国家科学技术学术著作出版基金资助出版

肺部疾病细胞学诊断图谱

名誉主编　刘东戈

主　　编　武春燕

副 主 编　董正伟　郭俊红

编　　者（按姓氏汉语拼音排序）

董正伟　郭俊红　侯立坤　黄　焰　李　辉　李少玲

王冉月　吴　伟　武春燕　谢惠康　谢晓枫　赵胜男

人民卫生出版社
·北　京·

图书在版编目（CIP）数据

肺部疾病细胞学诊断图谱 / 武春燕主编. -- 北京：
人民卫生出版社，2024. 12. -- ISBN 978-7-117-36479
-9

Ⅰ. R56365

中国国家版本馆 CIP 数据核字第 2024NV1622 号

| 人卫智网 | www.ipmph.com | 医学教育、学术、考试、健康，购书智慧智能综合服务平台 |
| 人卫官网 | www.pmph.com | 人卫官方资讯发布平台 |

肺部疾病细胞学诊断图谱
Feibu Jibing Xibaoxue Zhenduan Tupu

主　　编：武春燕
出版发行：人民卫生出版社（中继线 010-59780011）
地　　址：北京市朝阳区潘家园南里 19 号
邮　　编：100021
E - mail：pmph @ pmph.com
购书热线：010-59787592　010-59787584　010-65264830
印　　刷：鸿博睿特（天津）印刷科技有限公司
经　　销：新华书店
开　　本：889×1194　1/16　　印张：14
字　　数：444 千字
版　　次：2024 年 12 月第 1 版
印　　次：2025 年 4 月第 1 次印刷
标准书号：ISBN 978-7-117-36479-9
定　　价：158.00 元

打击盗版举报电话：**010-59787491**　E-mail：**WQ @ pmph.com**
质量问题联系电话：**010-59787234**　E-mail：**zhiliang @ pmph.com**
数字融合服务电话：**4001118166**　　E-mail：**zengzhi @ pmph.com**

序

　　同济大学附属上海市肺科医院是一家以肺部疾病诊疗为特色的专科医院，其病理科自 2007 年始将液基细胞学技术应用于胸部细胞学的病理诊断，细胞病理检查量达到每年 9 万余例，并在国内率先开展了胸部细胞学的快速现场评估及基于液基细胞学的分子检测等新技术，在肺部疾病的细胞学诊断方面有着丰富的经验。武春燕主任带领其团队汇总了过去十余年积累的大量经典、少见及疑难液基细胞学检查病例，精心编著成书。书中呈现了大量胸部常见疾病的液基细胞学图片，展示疾病的细胞学诊断特点，同时辅以相应的细胞块或活检 HE 染色图片为对照。此外，书中还介绍了液基细胞制片、快速现场评估、细胞标本的靶向基因检测质控要点及流程等内容。

　　本书不仅适用于从事肺部疾病病理诊断的医生，同时也适用于进行快速现场评估的呼吸科或内镜医生。我相信本书的出版可为广大细胞病理医师提高肺部疾病的细胞学诊断水平提供有力的支撑。

　　谨此为序。

医学博士

美国匹兹堡大学医学院教授

美国匹兹堡大学医学中心 Magee 妇女医院细胞学主任

2024 年 5 月

前　言

肺癌是严重威胁人类生命的恶性肿瘤，半个世纪以来，肺癌的发病率和病死率均有所增加。肺癌发病隐匿，大多数患者就诊时已处于晚期，失去了手术机会，难以获取肿瘤的组织学标本。微创技术的应用以及肺部细胞学检查成为诊断晚期肺癌患者的有效方法。

细胞病理学是病理学诊断的重要组成部分，是对组织病理学的重要补充。细胞病理学对于肺部疾病的诊断与鉴别诊断具有重要价值和意义。通过微创手段获取的病理细胞学标本是诊断肺癌的一个重要的标本来源，而液基细胞学技术的开展，解决了细胞学标本的富集及最大化利用的问题，可以降低血液及黏液对细胞学标本诊断的干扰，从而提高细胞学标本的诊断阳性率，目前在临床细胞病理诊断中应用广泛。然而现有的肺部疾病液基细胞病理学专业书籍十分有限，不能完全满足新手入门及相关人员继续教育的需求。

鉴于此，我们总结多年的工作经验，从近十余年积累的大量病例中挑选经典、少见及疑难病例，精心编著了这本《肺部疾病细胞学诊断图谱》。书中展示了精选的 800 余张高清彩色细胞学图片，覆盖胸部常见恶性肿瘤（包括腺癌、鳞状细胞癌、神经内分泌肿瘤、涎腺型肿瘤、间皮瘤及转移性肿瘤等）、良性肿瘤以及感染性疾病等肺部疾病，并配有相应的细胞块包埋或组织学图片及免疫组织化学图片做对比。此外，书中还简要介绍了液基细胞制片、快速现场评估、细胞标本的靶向基因检测质控要点及流程等内容。

本书图文并茂，是一本非常实用的胸部液基细胞病理学参考工具书，可供细胞病理学诊断医生、细胞技术人员及临床医生参考。希望本书的问世能帮助国内肺部疾病细胞病理学工作者及有细胞学现场快速评估需求的呼吸科和内镜医生解决日常工作中遇到的很多难题。

尽管本书经过反复修改润色，但在编写过程中难免存在疏漏，不足之处恭请读者及同行指正。

武春燕

2024 年 5 月

目　　录

第一章　肺部细胞病理学简介 ……………………………………………………………**1**

　第一节　肺部细胞学检查的意义及标本分类 ……………………………………………1

　　一、肺部细胞学检查的意义 …………………………………………………………1

　　二、肺部细胞病理学标本分类 ………………………………………………………1

　第二节　肺部细胞病理学标本的固定及染色 ……………………………………………1

　　一、肺部细胞病理学标本的固定 ……………………………………………………1

　　二、肺部细胞病理学标本的染色 ……………………………………………………2

第二章　液基细胞学技术在肺部细胞病理学中的应用 …………………………………**4**

　第一节　液基细胞学制片的流程和要点 …………………………………………………4

　　一、液基细胞学制片方法分类 ………………………………………………………4

　　二、不同肺部液基细胞学标本制片前处理工作 ……………………………………4

　　三、不同液基细胞学制片方法的操作步骤 …………………………………………5

　第二节　液基细胞学制片技术的优势和不足 ……………………………………………5

　　一、液基细胞学制片技术对比传统细胞学检查涂片的优势及不足 ………………5

　　二、沉降式液基细胞学制片技术的优缺点 …………………………………………6

　　三、膜式液基细胞学制片技术的优缺点 ……………………………………………6

　第三节　辅助检查在肺部液基细胞学标本中的应用 ……………………………………6

　　一、细胞块包埋技术 …………………………………………………………………6

　　二、免疫组织化学染色技术 …………………………………………………………7

　　三、真菌荧光快速染色技术 …………………………………………………………8

　　四、特殊染色技术 ……………………………………………………………………8

　第四节　肺部液基细胞病理报告 …………………………………………………………9

第三章　痰液细胞病理学 …………………………………………………………………**11**

　第一节　痰液标本的采集和制备 …………………………………………………………11

　　一、痰液标本的采集 …………………………………………………………………11

　　二、痰液标本的制备 …………………………………………………………………11

　第二节　痰涂片中可见的成分 ……………………………………………………………12

　　一、痰涂片中可见的正常细胞 ………………………………………………………12

　　二、痰涂片中可见的其他成分 ………………………………………………………12

第三节　痰液细胞学检查涂片中的恶性肿瘤细胞 ··14

一、肺腺癌 ···14

二、肺鳞状细胞癌 ··15

三、肺非小细胞癌 ··16

四、肺神经内分泌肿瘤 ···17

第四章　支气管刷检及灌洗液细胞病理学 ···**19**

第一节　支气管刷检及灌洗液标本的采集和制备 ··19

一、支气管刷检细胞学标本的采集和制备 ···19

二、灌洗液细胞学标本的采集 ··19

第二节　支气管刷检及灌洗液细胞学检查涂片中可见的正常细胞和成分 ·····················19

一、支气管刷检及灌洗液细胞学检查涂片中的正常细胞 ··19

二、支气管刷检及灌洗液细胞学检查涂片中的非细胞成分 ··22

第三节　支气管刷检及灌洗液细胞学检查涂片中非肿瘤性良性上皮细胞的改变 ·············22

第四节　支气管刷检及灌洗液细胞学检查涂片中的恶性肿瘤细胞 ·····························25

一、肺腺癌 ···25

二、肺鳞状细胞癌 ··34

三、肺非小细胞癌 ··40

四、肺神经内分泌肿瘤 ···41

五、涎腺型肿瘤 ··47

六、其他肺原发肿瘤 ···53

第五章　经支气管内超声引导针吸活检细胞病理学 ··**59**

第一节　经支气管内超声引导针吸活检标本的采集和制备 ·······································59

第二节　经支气管内超声引导针吸活检细胞学检查涂片中可见的正常细胞和成分 ··········59

第三节　经支气管内超声引导针吸活检细胞学检查涂片中良性肿瘤细胞 ·····················62

第四节　经支气管内超声引导针吸活检细胞学检查涂片中的恶性肿瘤细胞 ··················63

一、肺腺癌 ···63

二、肺鳞状细胞癌 ··68

三、肺非小细胞癌 ··76

四、肺神经内分泌肿瘤 ···78

五、涎腺型肿瘤 ··81

六、其他恶性肿瘤 ··85

第六章　细针穿刺细胞病理学 ··**90**

第一节　细针穿刺细胞学标本的采集和制备 ···90

一、经皮肺细针穿刺标本的采集 ··90

二、经皮肺细针穿刺标本的制备 ··90

第二节　细针穿刺细胞学检查涂片中可见的正常及增生的细胞和成分 ·······················91

一、细针穿刺细胞学检查涂片中可见的正常细胞和成分 ···································· 91

二、细针穿刺细胞学检查涂片中增生的细胞和成分 ··· 91

第三节　细针穿刺细胞学检查涂片中的恶性肿瘤细胞 ··· 95

一、肺腺癌 ··· 96

二、肺鳞状细胞癌 ··· 109

三、肺非小细胞癌 ··· 113

四、肺神经内分泌肿瘤 ·· 116

五、涎腺型肿瘤 ··· 127

六、其他少见的恶性肿瘤 ··· 127

第四节　细针穿刺细胞学检查涂片中的良性肿瘤 ·· 140

第七章　胸腔积液细胞病理学 ···145

第一节　胸腔积液标本的采集和制备 ·· 145

第二节　胸腔积液细胞学检查涂片中可见的正常和增生的细胞 ······························· 145

第三节　胸腔积液细胞学检查涂片中的恶性肿瘤细胞 ··· 149

一、肺腺癌 ·· 149

二、肺鳞状细胞癌 ··· 154

三、肺非小细胞癌 ··· 157

四、肺神经内分泌肿瘤 ·· 159

五、间皮瘤 ·· 162

六、其他恶性肿瘤 ··· 164

第八章　转移性肿瘤 ··170

第一节　肺部转移性恶性肿瘤 ·· 170

第二节　浅表淋巴结转移性肿瘤 ·· 183

第九章　感染性病变的细胞学诊断 ··189

第一节　分枝杆菌病 ··· 189

第二节　真菌病 ·· 191

一、隐球菌病 ··· 191

二、曲霉菌病 ··· 195

三、毛霉菌病 ··· 196

四、其他病变 ··· 197

第十章　细胞学快速现场评估 ··199

第一节　细胞学快速现场评估的临床意义 ··· 199

第二节　细胞学快速现场评估的评估方法和判读 ··· 199

一、细胞学快速现场评估的评估方法 ··· 199

二、细胞学快速现场评估的结果判读 ··· 199

第三节　细胞学快速现场评估病例展示 ……………………………………………………………200

第十一章　液基细胞学样本在分子检测中的应用 ……………………………………………**209**

第一节　液基细胞学样本用于肿瘤基因检测流程 …………………………………………………209

　一、液基细胞学样本用于肿瘤基因检测前流程 …………………………………………………209

　二、液基细胞学样本用于肿瘤基因检测中流程 …………………………………………………210

　三、液基细胞学样本用于肿瘤基因检测后流程 …………………………………………………210

第二节　液基细胞学样本用于荧光原位杂交检测流程 ……………………………………………211

　一、细胞学包埋块的荧光原位杂交检测流程 ……………………………………………………211

　二、细胞学检查涂片的荧光原位杂交检测流程 …………………………………………………212

第三节　液基细胞学样本用于感染性疾病的分子检测 ……………………………………………212

第一章

肺部细胞病理学简介

第一节　肺部细胞学检查的意义及标本分类

一、肺部细胞学检查的意义

细胞病理学是病理学诊断的重要组成部分,具有操作简便、诊断迅速、无创或微创,以及并发症少等优点。随着制片技术和微创技术在临床上的广泛应用,细胞病理学诊断的敏感性和阳性率有了较大提高。

肺部细胞学检查在肺部肿瘤诊断中占有重要地位。约 70% 的肺癌患者确诊时已处于晚期,无法进行手术,难以获取肿瘤的组织学标本。微创技术的应用以及肺部细胞学检查成为诊断晚期肺癌患者的有效方法,同时肺部细胞学检查对于患者明确病灶良恶性、肺门 / 纵隔 / 锁骨上淋巴结(N)及转移灶(M)的分期具有重要意义。

二、肺部细胞病理学标本分类

肺部疾病细胞病理学标本根据获取方法不同主要分为两类:一类为脱落细胞学标本,包括痰液、胸腔积液、心包腔积液、支气管刷检标本、支气管灌洗和支气管肺泡灌洗液等样本;另一类为细针穿刺(或针吸)标本,包括 CT 引导下经皮肺细针穿刺抽吸(活检)术(fine needle aspiration,FNA)、经支气管针吸(活检)术(transbronchial needle aspiration,TBNA)、经支气管内超声引导针吸(活检)术(endobronchial ultrasound guided-transbronchial needle aspiration,EBUS-TBNA)以及电磁导航支气管镜(electromagnetic navigation bronchoscopy,ENB)针吸术等获取的标本。随着微创检查方法的快速发展,细胞病理学在肺部、纵隔及胸膜病变的病理诊断及临床治疗中发挥着越来越重要的作用。

第二节　肺部细胞病理学标本的固定及染色

一、肺部细胞病理学标本的固定

细胞学中常用的固定液有 95% 乙醇固定液、乙醚乙醇固定液、卡诺氏固定液、甲醇固定液和丙酮固定液等。

1. **95% 乙醇固定液**　是目前最常用的细胞固定液,对细胞固定效果较好。使用时加入 1% 冰醋酸可增强固定效果,也可抵消部分乙醇对细胞的收缩作用。

2. **乙醚乙醇固定液**　是按 95% 乙醇：乙醚：冰醋酸 =49.5：49.5：1 的比例配制成的混合固定液。该固定液对细胞的固定效果与 95% 乙醇相似,缺点是乙醚易挥发,不易长时间保存且有毒性,人长期吸入可能引起头晕、头痛等不良反应,临床较少使用。

3. **卡诺氏固定液**　是按无水乙醇：三氯甲烷：冰醋酸 =6：3：1 的比例配制成的混合固定液。该固定液中的三氯甲烷对细胞的穿透作用极佳,冰醋酸可以抵消部分乙醇对细胞的收缩作用,还可以溶解红细胞。其缺点是三氯甲烷的毒性对人体的肝、肾及中枢神经有一定的伤害。

4. 甲醇固定液　固定细胞,特别是细胞核,效果好、时间快,对细胞的收缩作用也比乙醇小,常用于穿刺细胞涂片的固定。其缺点是甲醇易挥发且有毒性,可造成中枢神经及眼部损害。

5. 丙酮固定液　对细胞形态的保存效果差,可使细胞收缩严重,但是对酶的保存效果好,所以较常用于细胞免疫组化涂片的固定。而且丙酮也具有毒性,会损害人的肝、肾及中枢神经。

固定常规细胞学检查涂片时可以采用浸入法,即将细胞涂片直接浸入足量的固定液内。此种方法的固定效果好,但是涂片上的细胞易脱落,多张涂片在同一固定液缸中固定时可能发生交叉污染。另外,固定常规细胞学检查涂片亦可以采用滴加法,用滴管吸取固定液滴加在细胞涂片表面至完全覆盖,待细胞涂片干燥后再滴加固定液。此种方法固定效果差,可避免发生交叉污染。

二、肺部细胞病理学标本的染色

肺部细胞病理学标本的染色包括:苏木精-伊红(hematoxylin-eosin,HE)染色、巴氏染色、瑞氏染色、Diff-Quik 染色以及罗氏(Romanowsky)染色。每种染色所呈现的细胞特点以及应用于临床标本的适用性均有不同。

1. 苏木精-伊红染色　简称 HE 染色,是组织学、胚胎学、病理学教学与科研中最基本、使用最广泛的技术方法。苏木精染液为碱性,主要使细胞核内的染色质与胞质内的核酸着紫蓝色;伊红为酸性染料,使细胞质和细胞外基质中的成分着红色。HE 染色有利于辨认核膜的光滑程度、核染色质状况、是否有明显的核仁,有利于观察细胞核形态的细节,并且因为与组织学染色一致,细胞标本的 HE 标本染色较接近组织,在细胞学诊断中有着重要的作用。此外,细胞学标本的快速现场评估(rapid on-site evaluation,ROSE)中使用的是快速 HE 染色。该染色方法是先将苏木精染液缸放入 37℃恒温水浴箱中加热以增快染色速度、减少染色时间。该方法染色效果与普通 HE 染色效果相似,但时间大为缩短,一般不超过 3min。

(1)常规 HE 染色步骤:①用卡诺氏固定液固定 10min;②用清水冲洗,洗净固定液后浸入苏木精液 5min;③用清水冲洗,洗净苏木精液后用 1% 盐酸乙醇分化(浸提 2 次);④用清水冲洗返蓝 5min;⑤用 95% 乙醇浸提 2 次,稍沥干后用伊红染液浸提 2 次;⑥梯度乙醇漂洗:75% 乙醇→85% 乙醇→95% 乙醇→无水乙醇,分别浸提 2 次;⑦浸入无水乙醇静置 2min;⑧用二甲苯漂洗浸提 2 次,稍沥干后再浸入另一缸二甲苯静置 2min;⑨用中性树胶封片。

(2)快速 HE 染色(包括 ROSE)步骤:①用卡诺氏固定液固定 1min;②用清水冲洗(浸提 2 次),浸入苏木精染液 1min;③用清水冲洗(浸提 2 次),1% 盐酸乙醇分化(浸提 1 次);④用清水冲洗(浸提 2 次),温水蓝化 5s;⑤用 95% 乙醇漂洗(浸提 2 次),浸入伊红染液(浸提 2 次);⑥用 95% 乙醇漂洗 4 次;⑦用电吹风吹干后,用中性树胶封片。

2. 巴氏染色　是妇科脱落细胞检查中最常用的染色方法。采用该法染色后,胞核呈深蓝色;鳞状上皮底层、中层及表层角化前细胞胞质呈绿色,表层不全角化细胞胞质呈粉红色,完全角化细胞胞质呈橘黄色;细菌呈灰色;滴虫呈淡蓝灰色;黏液呈淡蓝色或粉红色;中性粒细胞和淋巴细胞、吞噬细胞胞质均呈蓝色;红细胞呈粉红色;高分化鳞状细胞癌呈粉红色或橘黄色;腺癌胞质呈灰蓝色。该染色法具有显示细胞核结构清晰、分色明显、透明度好、胞质受色鲜艳等特点。通过巴氏染色可反映细胞在炎症刺激下和癌变后的形态学变化,对早期发现和诊断一些炎症病变及肿瘤具有较重要的意义。

染色步骤:①用 95% 乙醇固定 15min;②用清水冲洗,洗净固定液后浸入苏木精液静置 5min;③用清水冲洗,洗净苏木精液后用 1% 盐酸乙醇分化(浸提 2 次);④用清水冲洗返蓝 5min;⑤用 95% 乙醇漂洗(浸提 2 次),浸入橙黄染液 1~10s;⑥用 95% 乙醇漂洗 4 次,然后用无水乙醇漂洗(浸提 2 次);⑦浸入 EA50 3~5min;⑧用 95% 乙醇漂洗(浸提 2 次),再次用 95% 乙醇漂洗(浸提 2 次),然后用无水乙醇漂洗(浸提 2 次);⑨用无水乙醇静置 2min;⑩用二甲苯漂洗(浸提 2 次),稍沥干后再浸入另一缸二甲苯静置 2min;⑪用中性树胶封片。

3. 瑞氏染色　是血液、骨髓涂片最常用而又最简单的染色方法。经该法染色后:红细胞呈浅红色。白细胞细胞膜清晰,呈紫黑色;细胞核着色呈深浅不同的紫红色;胞质呈浅红色,胞质中各种颗粒区分明显。其中,中性粒细胞胞质中颗粒呈淡紫红色,嗜酸性粒细胞胞质中颗粒呈橘红色,嗜碱性粒细胞胞质中颗粒呈蓝褐色;单核细胞的胞质呈灰蓝色,胞质中颗粒呈细小淡紫红色或蓝紫色;淋巴细胞胞质呈淡蓝色。

染色步骤:①涂片自然干燥后,用蜡笔在两端画线,以防染色时染液外溢。随后将玻片平置于染色架上,滴加染液3～5滴,使其盖满血涂片,大约1min后,滴加等量或稍多的磷酸盐缓冲液,用洗耳球轻轻混匀。②冲洗:染色5～10min用流水染液,冲洗时不能先倒掉染色液,可缓慢从玻片一端冲洗。③将干燥后的血涂片置显微镜下观察。先用低倍镜观察,再用油镜观察。

4. Diff-Quik 染色 是在细胞学快速现场评估(ROSE)中较常使用的染色技术。其特点是染色所需时间极短,一般不超过90s。Diff-Quik 染色是在瑞氏染色基础上改良而来的一种快速染色方法,染色结果也与瑞氏染色液一致。

染色步骤:①用常规方法制备细胞涂片,浸入 Diff-Quik 固定液或甲醇固定20s;②Diff-QuikⅠ染色5～10s(上下提动玻片2～3次,使染液均匀分布),立即取出;③Diff-QuikⅡ染色10～20s(上下提动玻片2～3次,使染液均匀分布),立即取出;④水洗后直接在显微镜下观察,或用电吹风吹干,中性树胶封片后在显微镜下观察。

参考文献

[1] WAMOTO N, ICHINOSE J, HOSHI R, et al. Positive bag lavage cytology during thoracoscopic surgery for lung cancer is a significant predictor of locoregional recurrence. Gen Thorac Cardiovasc Surg, 2022, 70(4): 366-371.

[2] JAIN D, ROY-CHOWDHURI S. Advances in cytology of lung cancer.Semin Diagn Pathol, 2021, 38(5): 109-115.

[3] CANBERK S, ENGELS M. Cytology samples and molecular biomarker testing in lung cancer-advantages and challenges. Virchows Arch, 2021, 478(1): 45-57.

[4] JAIN D, NAMBIRAJAN A, CHEN G. NSCLC subtyping in conventional cytology: results of the International Association for the Study of Lung Cancer Cytology Working Group Survey to Determine Specific Cytomorphologic Criteria for Adenocarcinoma and Squamous Cell Carcinoma. J Thorac Oncol, 2022, 17(6): 793-805.

[5] XIA C, DONG X, LI H. Cancer statistics in China and United States, 2022: profiles, trends, and determinants. Chin Med J (Engl), 2022, 135(5): 584-590.

[6] TUTAR N, YURCI A, GUNES I. The role of endobronchial and endoscopic ultrasound guided fine needle aspiration for mediastinal nodal staging of non-small-cell lung cancer. Tuberk Toraks, 2018, 66(2): 85-92.

[7] LAYFIELD LJ, PEARSON L, WALKER BS. Diagnostic accuracy of fine-needle aspiration cytology for discrimination of squamous cell carcinoma from adenocarcinoma in non-small cell lung cancer: a systematic review and meta-analysis. Acta Cytol, 2018, 62(5-6): 318-326.

第二章

液基细胞学技术在肺部细胞
病理学中的应用

液基细胞学制片法（liquid-based cell production）也称为薄层液基细胞学检测（liquid-based cytology test，LCT）技术，具有收集细胞量多、背景干净清晰、细胞分布均匀、染色效果良好等优点，而且在制片过程中可避免人为因素干扰，从而提高诊断的准确性。近年来，以液基细胞为基础的细胞病理学技术延伸出了很多实用的分子生物学方法，如免疫荧光原位杂交（fluorescence in situ hybridization，FISH）、靶向分子检测聚合酶链反应（polymerase chain reaction，PCR）法、二代测序技术等，在诊断的同时也满足了临床个体化治疗模式的需求。目前我国绝大多数三甲医院均开展了液基细胞学制片技术。

第一节　液基细胞学制片的流程和要点

一、液基细胞学制片方法分类

液基细胞学制片主要有膜式及沉降式两种方法。

膜式液基细胞学制片的原理是负压吸取肿瘤细胞，有选择性地留取有价值的细胞成分并将其黏附在带有电荷的玻璃片上进行制片。此技术的核心是高精度程控过滤技术，关键内容包括过滤膜质量、自动化处理程序、随机化取样控制及细胞转移。

沉降式液基细胞学制片的原理是利用肿瘤细胞体积大、沉降快的特点，将肿瘤细胞黏附在带胶的载玻片上进行制片。

二、不同肺部液基细胞学标本制片前处理工作

肺部细胞学标本（如穿刺组织标本、支气管刷检组织标本、胸腔积液及痰液等）含有较多黏液和血液时，在标本制片前首先需要去除黏液和血液，具体步骤如下：

1. **含有较多血液的细针穿刺细胞学标本以及血性胸腔积液的制片前处理流程**　与普通肺部液基细胞学标本处理流程不同，含血液较多标本在制片前要按如下流程处理：①标本中加入含 10% 冰醋酸的清洗液（或 LCT 红色固定液），振荡 5min；②在离心机中离心（2 000r/min）；③取出标本后观察。如果仍含血较多，去除上清液后，重复上述步骤。去除多余血液后，标本制片步骤同一般操作流程（根据不同的液基细胞学制片方法，具体操作步骤见本节"三、不同液基细胞学制片方法的操作步骤"）。

2. **含黏液较多液基细胞学标本（如痰液和灌洗液标本等）的制片前处理流程**　①在标本中加入消化液（每 15mL 中加 1～2 滴），振荡 15～20min；②用纱布过滤后，放入离心机中离心（2 000r/min）；③去除上清液后加入固定液。后续步骤同一般制片操作流程。

3. **不含或仅含少量血液及黏液的胸肺部细胞学标本制片前处理**　可以按照如下步骤进行：①在标本中加入清洗液（或 LCT 红色固定液），转移入 50mL 离心管中，振荡 15min；②在离心机中离心（2 000r/min）；③去除上清液，加入固定液（或 LCT 缓冲液），振荡 2min；④将标本转移至专用标本瓶中，上机制片。

三、不同液基细胞学制片方法的操作步骤

1. 沉降式液基细胞学制片方法

（1）制片步骤：①充分混匀振荡，使标本中的细胞分布均一。②去除血凝块、组织碎块和黏液（血凝块和组织碎块可留作细胞块包埋）。③放入离心机，以 2 000r/min 的转速离心 10min。④倒去上清液，保留下层细胞沉积物。注意：去除血凝块和组织碎块这一步非常关键，否则可能造成吸取管堵塞；可以利用纱布之类的东西过滤标本；根据需要按照实验室的标准工作程序处理消化黏液。⑤加入 30mL CytoRichTM 红色固定液。⑥振荡后静置 30min。⑦放入离心机，以 2 000r/min 的转速离心 10min，然后倒掉上清液并充分振荡。⑧如果看不到明显的细胞块，加入 10mL 缓冲液，振荡后全部转移至 12mL 离心管内；如果看见有明显的细胞块，吸取 1～5 滴转移至 12mL 离心管内，加入 10mL 缓冲液。⑨放入离心机，以 2 000r/min 的转速离心 5min，然后倒去上清液并充分振荡。⑩在玻片架上与离心管对应的位置放上 SurePathTM PreCoat 玻片；检查试剂瓶内试剂剩余量。将吸液管与对应的试剂瓶正确连接，运行制片程序。⑪制片结束后移去玻片上的沉降室，迅速将玻片转移至无水乙醇中，随后放入二甲苯进行透明，封片。

（2）制片要点：①每次制片前必须检查试剂瓶中的试剂是否充足。液基制片仪系统无法自行提示试剂不足，而试剂不足将导致染色异常。②检查废液桶中的废液是否已满，避免废液溢出。③血凝块和组织碎块中含有大量细胞，处理时可以适当延长振荡时间，若无法振散则必须用纱布过滤。用纱布过滤标本中的大团杂质或细胞团块这步非常重要，因这些杂质容易堵塞管道造成制片仪损坏。④过滤下来的血凝块或组织团块可制作成细胞包埋块。⑤脑脊液、支气管灌洗液等标本本身含细胞量较少，不需要使用纱布过滤，否则会造成额外的细胞量减少。⑥苏木精容易结晶，使用前最好用滤纸过滤一遍。如果平时制片量少，苏木精打开后使用超过 1 周需要再次过滤。⑦移去沉降室后，应及时将玻片放入无水乙醇内，不能暴露在空气中，否则会影响制片效果。⑧染色结束后应及时封片，以免在乙醇中浸泡过久造成褪色。

2. 膜式液基细胞学制片方法

（1）制片步骤：①将标本放入 30mL 清洗液中涮洗（若所取标本含血较多，可加入含 10% 冰醋酸的消化液 20～30mL），以 1 500～2 000r/min 振荡 10min。②以 1 500～2 000r/min 离心 5～10min，弃去上清液。观察细胞层，若肉眼仍可见血或黏液则重复前面步骤。③弃去上清液后，将沉淀倒入盛有细胞保存液的标本瓶中。④将标本瓶静置 15min 后，使用液基制片仪按照说明书相关流程制片。

（2）制片要点：①膜式液基细胞学制片中，大块的血凝块或细胞团块虽然不会堵塞管道，但是往往会造成制片仪误判标本浓度过高而无法制片。即使制片成功，也会因细胞重叠影响阅片效果，所以也必须去除。②每做完一批标本，都应更换液基制片仪内酒精缸中的 95% 乙醇（或者制片时不要在酒精缸内加入任何试剂，制片结束后迅速将载玻片取出放入大酒精缸内）。这样可以降低液基标本交叉污染的风险。其余染色注意要点同沉降式液基细胞学制片要点。

第二节　液基细胞学制片技术的优势和不足

一、液基细胞学制片技术对比传统细胞学检查涂片的优势及不足

液基细胞学制片技术在制片过程中去除了血液和黏液的影响，使得细胞学检查涂片中对于细胞的呈现更有利于细胞病理医生的观察，尤其是一些细胞核或细胞质的细节显示更加清晰，背景中的干扰成分也更少。然而，常规细胞学检查涂片仍然是不可或缺的，因为常规细胞学检查涂片虽然存在细胞黏附在一起的情况，可能无法清楚观察细胞的特点，黏液、血液和炎症细胞还会严重影响病理诊断，但是常规细胞学检查涂片保留了穿刺病灶病变的特点，比如黏液腺癌中大量的黏液背景，细胞排列更接近其在组织学中的排列方式等。将常规细胞学检查涂片与液基细胞学检查涂片相结合，将更有利于做出准确的细胞病理学诊断。

膜式液基细胞学制片技术和沉降式液基细胞学制片技术由于自身制片的流程和原理不同,各有优缺点。

二、沉降式液基细胞学制片技术的优缺点

1. **优点**　①细胞分布均匀,且范围较小;②机器自动染色,染色效果好,且每个样本单独染色,不存在染色过程中的交叉污染,样本间由于染色原因而互相污染的概率低;③肿瘤细胞(尤其是腺癌细胞)呈现三维结构,容易辨认,降低漏诊率。

2. **缺点**　①每次上机的样本个数必须是 4 的倍数,不足时会造成试剂及耗材浪费;②堆积在储液仓上层的细胞会随废液一起被吸走,造成标本的损失,无法更好地利用液基剩余标本;③沉降式制片会造成细胞堆叠,使得肿瘤细胞存在重叠的现象,不易分辨。

三、膜式液基细胞学制片技术的优缺点

1. **优点**　①每个样本单独制片,降低由于制片原因造成污染的可能性;②在保证细胞数足够诊断的情况下,尽可能多地保留了液基剩余标本,利于进一步细胞包埋块的制作及病理分子检测;③细胞无重叠,可以清晰显示细胞所组成的平面结构,有利于细胞学诊断分型。

2. **缺点**　①采用人工染色,且固定及染色过程中始终存在交叉环节,样本间有互相污染的可能;②细胞分布不均匀,存在细胞密度不均一的问题,玻片的部分区域存在无细胞的情况,且玻片外圈的细胞容易出现肿胀变形。

第三节　辅助检查在肺部液基细胞学标本中的应用

一、细胞块包埋技术

细胞学检查对于大部分具有典型形态学特征的细胞,诊断较容易,但在某些情况下,如分化好的肿瘤细胞与良性增生细胞、低分化癌的组织学分型及需要进一步明确来源的恶性肿瘤等,仅依靠形态特征难以诊断。很多学者认为,细胞块包埋技术是解决这个问题的有效方法。与常规涂片相比,沉渣包埋切片可以显示一定的组织学结构从而协助诊断,若结合免疫组化、特殊染色或基因检测,可得到更明确的病理诊断。胸腔积液、痰液及穿刺得到的样本,如血凝块或组织碎块,都可制作细胞块。细胞块制作的方法较多,临床工作中可以根据细胞学标本中细胞的数量及性质选择合适的细胞块包埋方法。

1. **琼脂包埋法**　液基细胞学标本制片后剩余的细胞沉渣较少时,可用琼脂进行包埋,以便于细胞的收集。

（1）具体步骤:①将标本倒入 50mL 离心管中离心(转速 2 000r/min,5min)。量多时可分多管,多次离心,收集沉淀物。②弃去上清液,将所有离心管中的沉淀物收集于同一个离心管中,加入清洗液。当沉淀物中含有较多血细胞时,需要加入含 10% 冰醋酸的清洗液,振荡后离心(转速 2 000r/min,5min)。离心后去上清液,将沉淀物转移至 EP 管中,加入液态琼脂(琼脂浓度 0.5%),离心(转速 2 000r/min,5min)。③将EP 管取出,待琼脂凝固,将琼脂块取出,切下底部含沉淀物部分。④将含沉淀物琼脂块包入包埋筐中,包埋筐放入自动脱水机中脱水。固定及脱水步骤根据不同的仪器的操作流程设定。

（2）包埋要点:使用此法包埋应注意控制琼脂浓度。琼脂加热后,水分蒸发、浓度升高。琼脂浓度过高会导致离心后标本分散,浓度过低则会使细胞块难以成形并且难以从 EP 管中取出。取琼脂块时,可用牙签贴 EP 管内壁插入直,至底部,有空气进入后就能轻易取出琼脂块(图 2-1)。

2. **肠衣包埋法**　如果送检的穿刺样本在进行液基细胞学检查涂片制备前有较多和较大的血凝块,可以用肠衣包埋起来,制作成细胞包埋块。肠衣包埋便于破碎组织的聚集;在包埋时将肠衣和被包裹的细胞血凝块一起放入包埋盒,避免包埋及切片时的交叉污染。

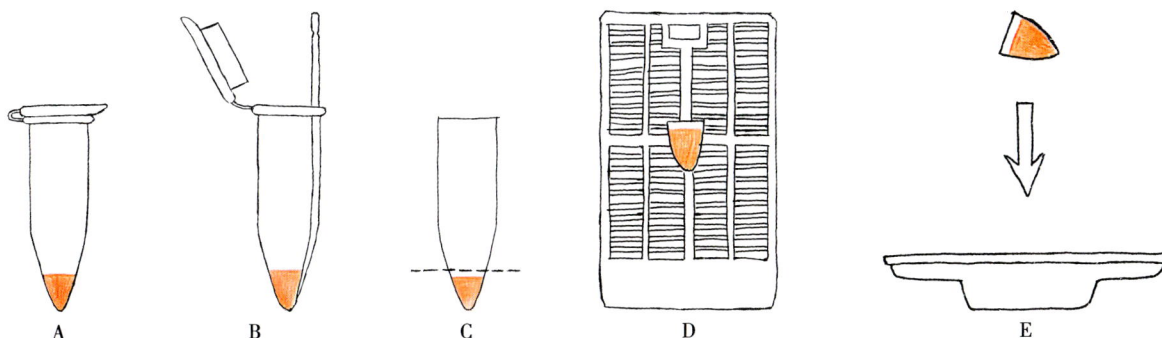

图 2-1　琼脂包埋法取琼脂块及切片流程

A. 从离心机中取出 EP 管, 待琼脂凝固; B. 用牙签沿 EP 管内侧管壁插至底部, 将琼脂块轻轻挑出; C. 使用刀片沿沉淀物上缘略高处切下; D. 将切下的琼脂块放入包埋筐中脱水; E. 石蜡包埋时须将细胞块侧放入包埋模具, 侧放能尽量保证每张切片的大小及细胞成分基本相同。

（1）具体步骤: ①将湿肠衣用清水冲洗, 使肠衣内外盐分洗净, 浸泡 1h; ②将浸泡好的肠衣剖开, 剪成 2cm 左右长的小块, 再将剪好的肠衣块浸入 10% 中性甲醛溶液罐中过夜; ③包埋开始前, 将肠衣块取出浸入清水中漂洗; ④取出肠衣块摊平在取材板上, 用木棒将纱布上的血凝块刮下, 然后将离心管中剩余血凝块刮出, 集中至肠衣块正中间; ⑤将肠衣块四角合拢后放入包埋盒中, 用脱水机脱水。后续步骤根据不同厂家机器的参数进行设定。

（2）包埋要点: 肠衣包埋法只适用于血凝块标本。血凝块标本使用肠衣包埋可以避免镊子直接夹取血凝块破碎后造成的污染。肠衣包埋无法将标本密封, 散碎的细胞会游离至脱水机试剂中, 因此散碎细胞的包埋不能使用此包埋方法。

3. 蛋清包埋法　类似琼脂包埋法。

具体步骤: ①将标本倒入 50mL 离心管中离心（转速 2 000r/min, 5min）。沉淀物量少时可分多管, 多次离心, 收集沉淀物。②弃去上清液, 将所有离心管中沉淀物收集于同一离心管中, 加入细胞清洗液。当沉淀物中含有较多血细胞时, 需加入含 10% 冰醋酸的清洗液, 振荡后离心（转速 2 000r/min, 5min）。离心后去上清液, 沉淀物转移至 EP 管中, 加入鸡蛋清混匀, 离心（转速 2 000r/min, 5min）。③将 EP 管取出, 放入沸水中, 2~3min 后取出冷却, 切下底部含沉淀物部分。④将含沉淀物的琼脂块包入包埋筐中, 包埋筐放入自动脱水机中脱水, 固定及脱水步骤同组织块。

4. 乙醇包埋法

（1）具体步骤: ①将标本倒入 50mL 离心管中离心（转速 2 000r/min, 5min）。沉淀物量少时可分多管, 多次离心, 收集沉淀物。②弃去上清液, 将所有离心管中沉淀物收集于同一离心管中, 加入细胞清洗液。当沉淀物中含有较多血细胞时, 需要加入含 10% 冰醋酸的清洗液, 振荡后离心（转速 2 000r/min, 5min）。③离心后去上清液, 沿管壁倒入 95% 乙醇 10mL, 静置 1h。④去乙醇, 加入 10% 中性甲醛溶液, 静置 1h。⑤去 10% 中性甲醛溶液, 将含沉淀物的琼脂块包入包埋筐中, 包埋筐放入自动脱水机中脱水。固定及脱水具体步骤根据不同的仪器的操作流程设定。

（2）包埋要点: 使用乙醇包埋法时应注意, 沉淀物在加入 10% 中性甲醛溶液后应能在试剂中浮起, 如果未浮起, 可用细竹签轻戳边缘使其浮起, 以方便取出。少数沉淀物凝聚不紧、易碎, 则须改用琼脂包埋法。

二、免疫组织化学染色技术

免疫组织化学染色技术是在细胞块包埋的基础上或直接用剩余液基细胞再制成一张未染色的细胞学检查涂片后进行免疫组织化学检查, 可以采用手工染色, 亦可以在自动免疫组化平台上进行染色。

自动免疫组化平台具体操作步骤: ①切片（细胞蜡块切片 3μm）; ②脱蜡, 即烘干后的玻片通过二甲苯脱蜡至水化; ③打号, 即核对玻片编号并打印标签; ④上机, 即将做好好标签的玻片上机; ⑤下机, 即染色结束后, 下机, 清洗并核对; ⑥封片, 即烘干后, 用中性树胶封片。

细胞学标本用于免疫组织化学染色时通常采用细胞蜡块。注意行免疫组织化学时玻片的选用,选黏附性强的玻片以免染色过程中细胞脱落,对诊断结果造成影响。同时做好细胞蜡块制作及免疫组织化学染色的质控,染色结果通常比较理想。

除用细胞蜡块行免疫组化检测外,亦可以直接使用液基细胞学标本制作涂片行免疫组织化学检测。使用剩余液基标本制作细胞涂片可直接使用液基细胞制片仪制片,遇到剩余标本较少时也可以使用手工涂片法制备涂片。

手工涂片法制备涂片具体方法:①将剩余液基细胞标本倒入50mL尖底离心管中离心(转速2 000r/min,5min);②根据需要选用涂胶的黏附玻片,并在玻片的背面用金属划线笔画一个直径1cm的圆圈;③将离心管内的上清液倒回液基标本瓶中;④使用移液器将离心管内的沉淀吹打混匀;⑤吸取50μL标本并滴在圆圈中心;⑥用移液器枪头侧壁将标本涂开,注意不要超出圆圈位置;⑦将移液器内剩余标本注回液基标本瓶中;⑧用电吹风冷风吹干玻片后进行免疫组织化学染色。

三、真菌荧光快速染色技术

真菌荧光快速染色技术是通过抗体特异性结合,经形态学观察快速定性,检测人体组织或样本中可能存在的各类真菌的检测技术。其检测结果阳性率高和准确率高。具体操作步骤如下:

1. 样本制备

(1)液基细胞学剩余样本制作白片:当液基细胞学剩余标本较多时,可直接用液基剩余标本制作一张白片,用蒸馏水稍洗,稍晾干后滴加1滴荧光染色液,加盖盖玻片,作用1min,置于荧光显微镜下观察。

(2)液基细胞学剩余样本制作手工滴片:当液基剩余标本较少时,可手工滴片。将液基剩余标本倒入离心管中离心,弃去上清液后,用一次性滴管或加样器吸取沉淀物滴在涂胶片上,稍晾干后用蒸馏水稍洗,再稍晾干后滴加1滴荧光染色液,加盖盖玻片,作用1min,置于荧光显微镜下观察。

(3)液基细胞学染色片:当液基剩余标本极少或没有剩余标本时,可将原HE染色片用二甲苯退胶,在二甲苯中洗净树胶,予逆向梯度乙醇浸泡(从无水乙醇直至75%乙醇),用蒸馏水稍洗,稍晾干后滴加1滴荧光染色液,加盖盖玻片,作用1min,置于荧光显微镜下观察。如果需要较长时间保留荧光效果,可在制片完成后滴加荧光染色液,待其作用1min,倾去染色液,置于75%乙醇溶液缸中固定,用蒸馏水稍洗,梯度乙醇脱水,二甲苯透明,滴加中性树胶后加盖盖玻片封固。

2. 显微镜下观察　将上述经处理的染色片置于荧光显微镜下观察。先设定荧光显微镜蓝色光滤光片,调整物镜镜头:先用中倍物镜(10×)扫描寻找发光部位,再用较高倍镜(20×,40×)观察确认。阳性样本中可明显观察到真菌细胞胞体、孢子及菌丝轮廓等真菌特征。

(1)检验结果解释:样本染色后,其形态可对照真菌染色图谱以便确定真菌的属性,不同种属的真菌形态差别较大,比如念珠菌一般呈酵母状,有时有假丝;曲霉有很长的菌丝以及大量孢子,菌丝上有隔膜;隐球菌则呈小的圆形胞体;肺孢子菌呈明亮的圆球状细胞。若需要进一步确定真菌种类,则应结合样本取得部位、真菌培养或核酸分子检测结果等。

(2)检验方法的局限性:本染色方法能够确定病理组织中真菌体物质的存在,但不能确定具体的菌种,对于真菌的侵袭或定植,需要结合样本来源、真菌的数量、患者临床表现等因素判断。

四、特殊染色技术

特殊染色在胸肺部细胞学标本中主要用于查找真菌以及结核分枝杆菌和非结核分枝杆菌。六胺银(gomori methenamine silver, GMS)及过碘酸希夫(periodic acid-Schiff, PAS)染色可以使真菌的细胞壁着色,从而为细胞病理诊断提供依据。黏液卡红染色可将隐球菌荚膜中的黏多糖染成胭脂红色,对隐球菌有特异性显示。结核分枝杆菌和非结核分枝杆菌均可以被抗酸染色染成红色,背景为蓝色,需要在400倍放大或更高倍数(1 000倍)放大时进行观察,低倍镜观察则容易漏诊。

进行特殊染色时,由于每个样本单独处理,不存在交叉污染及稀释的风险,可有效避免病原体减少及污染其他样本的可能。细胞包埋蜡块的特殊染色效果也比较理想。但用于胞外感染的细菌及真菌时需要注意,细胞脱水过程中,由于脱水机试剂不断搅动,细胞沉渣中的病原体很有可能被冲走,导致细胞沉渣中的病原体减少,降低检出率,并且会污染脱水机里面的试剂。

第四节　肺部液基细胞病理报告

完整的液基细胞学病理报告中,除患者姓名、性别、年龄外,还应包含检查部位、取材方法、辅助检查结果以及病理(细胞)诊断。细胞学标本结果常用诊断术语如下:无法诊断(标本质量欠佳)、阴性结果、见异型细胞、良性肿瘤、怀疑恶性肿瘤及恶性肿瘤。对于恶性肿瘤,液基细胞学诊断报告中还应尽可能进一步明确肿瘤的分型及来源。对于见异型细胞的病例,应尽量明确细胞类型,如异型鳞状上皮、异型腺上皮等。根据肺部恶性肿瘤的特点及临床治疗的需求,推荐如下常用术语标准进行规范:

1. **首先进行标本评估**　从事细胞病理工作的医生首先根据细胞涂片中细胞的成分和数量判断取样质量满意与否。高品质的标本应含有足够数量的病变细胞,制片和染色优良。

2. **感染性病变**　细胞学标本对一些特异性感染,如结核分枝杆菌感染、真菌(隐球菌、曲霉菌等)感染,可以借助特殊染色进行诊断。对一些非特异性感染的标本,在做细胞学诊断时也应根据看到的细胞成分进行描述性诊断。

(1)见炎性坏死(凝固性坏死)组织及上皮样细胞,考虑结核可能。

(2)见形态类似曲霉菌、隐球菌及白念珠菌等的真菌,考虑真菌感染可能。

(3)涂片中见中性粒细胞,淋巴细胞、巨噬细胞及嗜酸性粒细胞等,对感染性疾病的临床诊断具有一定的价值。

3. **上皮性肿瘤性病变**　对于肺部肿瘤性病变,目前尚无统一的报告系统,上海市肺科医院根据肺部标本的特点及类型,推荐对如下肺部细胞学诊断报告进行规范:

(1)正常或增生上皮细胞:细胞形态基本正常,结构较清晰,常见于良性病变或炎症刺激增生的上皮细胞。

(2)异型增生(或见核异型细胞):发现具有低级别非典型增生的细胞,但不能明确其良恶性。

(3)可疑恶性:例如见异型细胞,疑恶性、疑腺癌、疑鳞状细胞癌、疑非小细胞癌等。见于虽然细胞异型性较大,怀疑为恶性肿瘤,但因为异型细胞量较少,不能完全肯定的情况。建议临床再次检查或用其他方式进一步检查。

(4)倾向性诊断:例如见异型细胞,倾向腺癌、鳞状细胞癌、非小细胞癌、小细胞癌等。

(5)恶性诊断

1)对于良恶性的肯定性诊断:例如见恶性细胞/低分化癌/非小细胞癌等,不能明确来源者归入恶性肿瘤,不能区分类型的上皮性肿瘤归入低分化癌。世界卫生组织(World Health Organization,WHO)推荐使用术语非小细胞癌(non-small cell carcinoma,NSCC)取代非小细胞肺癌(non-small cell lung carcinoma,NSCLC),因为在细胞学标本中不能排除肿瘤为转移瘤的可能性,而诊断为原发性肺癌必须建立在临床已经排除其他原发灶的基础上。对于这部分病例,建议参考活检或进行细胞块包埋及免疫组织化学检查,进一步鉴别诊断。

2)对于肿瘤分型的肯定性诊断:例如见鳞状细胞癌/腺癌细胞/小细胞癌等。

4. **间叶源性肿瘤、淋巴造血系统肿瘤或转移性肿瘤等其他系统肿瘤**

(1)肺部原发间叶源性肿瘤或淋巴造血系统肿瘤少见,如孤立性纤维性肿瘤、炎性肌成纤维细胞瘤、上皮样血管内皮瘤等在形态上具有一定交叉性,大多数情况下通过细胞学检查涂片直接诊断困难,应根据看到的细胞学形态进行描述或给出倾向性意见,结合细胞块包埋及免疫组织化学对诊断有一定帮助。

(2)其他系统转移到肺部的肿瘤,在对照原发部位肿瘤的切片后,根据细胞学形态,结合免疫组织化学可以对部分的转移性肿瘤进行诊断,如肠癌、肾癌等。

参考文献

［1］钟南山，叶枫.深部真菌感染：新的挑战与展望.中华结核和呼吸杂志，2006（5）：289-290.

［2］徐礼裕，包宇旺，王世彪，等.病理确诊肺毛霉菌八例临床分析.中华内科杂志，2014，53（3）：206-209.

［3］虞红珍，吴强.浆膜腔积液细胞学检查中制片技术应用的现状与进展.临床与实验病理学杂志，2014（4）：434-436.

［4］朱正龙，刘静.膜式液基薄层细胞学技术制片的体会.诊断病理学杂志，2011，8（1）：69.

［5］赵琳，乔昀.荧光染色法在真菌检测中的应用.检验医学，2021，36（12）：1219-1221.

第二章 液基细胞学技术在肺部细胞病理学中的应用

第三章

痰液细胞病理学

痰液细胞学检查涂片检查因操作相对简便、无创伤、费用低等优点,曾是最常见的用于细胞学诊断的标本类型。但是痰液检查不能提高无症状肺癌患者的检出率,因此,现在痰液细胞学检查常用于有症状的及慢性肺部疾病患者的体检或肺癌诊断。

1. 痰液细胞学检查的优点　①属于无创检查;②取样方便且可以重复多次取样;③中央型肺癌检出率高,鳞癌和小细胞癌较常见,对周围型腺癌的诊断也具有一定价值;④诊断恶性肿瘤的特异性高。

2. 痰液细胞学检查的缺点　痰液细胞学诊断恶性肿瘤的灵敏度约为 66%(42%~97%)。灵敏度较低受多种因素影响:①肿瘤的位置(中央型、周围型);②医护人员是否指导患者科学咳痰;③涂片中细胞的数量和制片质量;④不同病理医生诊断水平的差异。

多次送检以及加强从咳痰、送检、制片到镜检等各环节的质量控制,可以提高痰液细胞学检查的灵敏度。

第一节　痰液标本的采集和制备

一、痰液标本的采集

1. 咳痰时间最好在清晨。嘱咐患者清洁口腔后用力咳嗽,从肺部深处咳出痰液 2~3 口(3~5mL),连续送检 3 次。避免送检口水痰及鼻吸痰。

2. 将痰液吐入痰液专用保存瓶中,将含有痰液的保存瓶拧紧瓶盖,摇晃混匀,瓶壁贴上患者信息及取样日期,填写申请单,在 2h 以内送病理科检查,以防细胞退变。

3. 若患者无法咳痰,可采取超声雾化吸入诱咳取痰;也可以在支气管镜检查后取痰(检后痰的阳性率较高)。

二、痰液标本的制备

1. **痰液常规涂片法**　肉眼观察痰液为黏性灰白色样痰、陈旧性血丝样痰、脓性痰及无黏性坏死样痰,为合格痰。用一次性细竹签挑取痰液中的有效痰液约 1mL,均匀涂在在玻片上,涂片厚度约 1mL。涂片太厚,则细胞重叠,影响显微镜下观察;涂片太薄,则细胞稀少,会降低阳性率。

痰常规涂片法简便快捷,但假阴性率高,其原因有:①细胞固定不及时,造成细胞退变,影响诊断;②痰液内杂质成分不能有效去除,导致涂片过厚,坏死细胞碎屑、黏液和炎症细胞遮挡视野,有效细胞成分难以观察;③涂片面积大,易造成阅片者疲劳而漏检。

2. **痰液的液基细胞学制片**　采取沉降式制片方法(详见第二章相关内容)。液基制片能解决上述假阴性率高的②③问题。

液基细胞学制片的优点:①背景干净,细胞分布均匀;②对比性强,显示清晰,对各类型的肺癌特点显示较突出;③面积缩小,细胞密度提高,使细胞学诊断医生精力更加集中。

第二节　痰涂片中可见的成分

一、痰涂片中可见的正常细胞

1. **鳞状上皮细胞**　痰涂片中最常见的细胞是口腔脱落的成熟鳞状上皮细胞。细胞体积大，呈不规则或多边形，胞质丰富淡染，细胞中央常见一个小的固缩或泡状核（图3-1A）。

2. **纤毛柱状上皮细胞**　在痰涂片（图3-1B）中较少见，与支气管刷检涂片中的纤毛柱状上皮细胞及支气管纤毛柱状上皮组织学形态（图3-1C）相似。吸烟、结核分枝杆菌感染、真菌感染或放化疗等可导致支气管上皮鳞化，甚至不典型增生（图3-1D），注意不要误诊为鳞状细胞癌。

3. **基底细胞**　又叫储备细胞，较少见于痰涂片中，支气管刷检和灌洗液涂片中较常见，常为反应性增生。

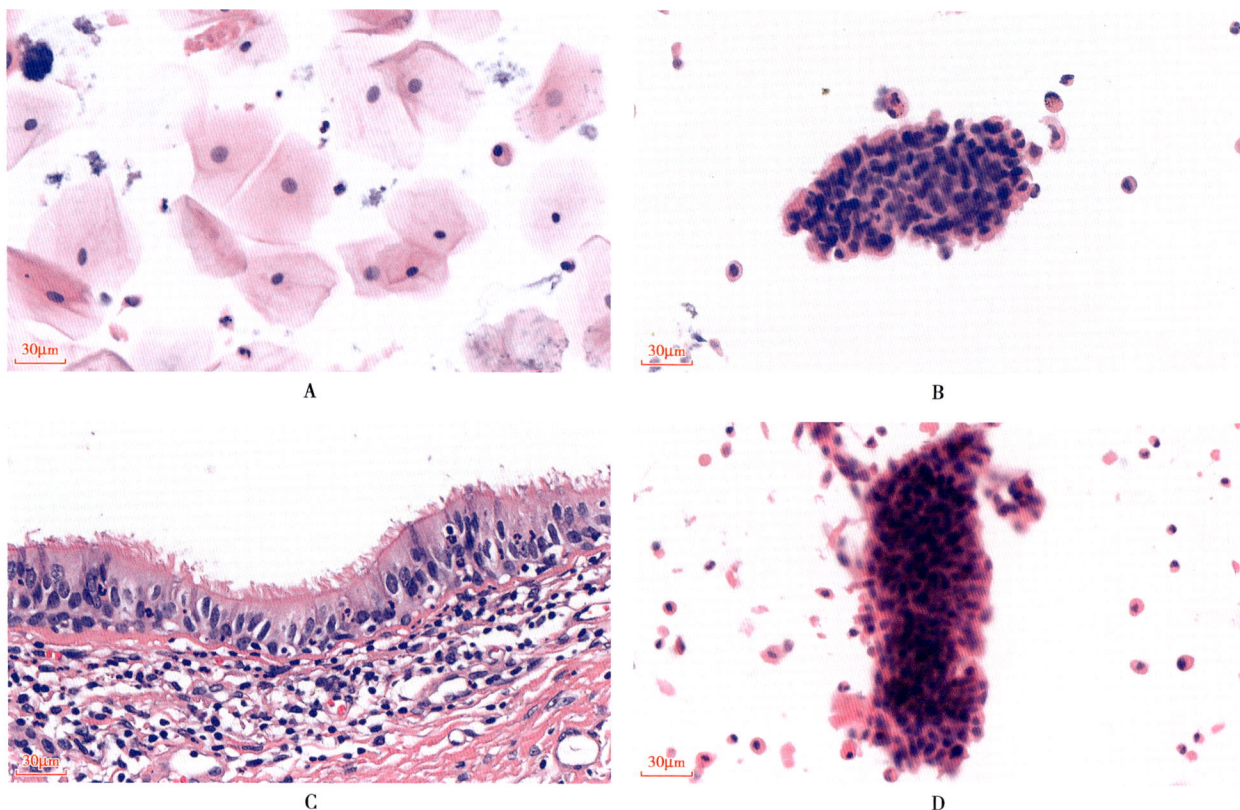

图3-1　痰涂片中的正常上皮细胞

A.液基细胞学检查涂片中的鳞状上皮细胞，数量多，体积大，呈多边形，胞质嗜酸性淡染，核小，位于中央；B.液基细胞学检查涂片中的支气管黏膜上皮，可见清晰整齐的纤毛；C.支气管黏膜纤毛柱状上皮组织学形态，可见清晰整齐的纤毛；D.液基细胞学检查涂片中，支气管上皮鳞化异型增生，细胞层数增多，排列紊乱，核质比增高。A~D均为HE染色。

4. **巨噬细胞**　又称组织细胞，来自血液中的单核细胞，具有吞噬功能。痰涂片中见巨噬细胞（图3-2A~C），说明标本来自肺深部。巨噬细胞数量足够的痰标本才是合格的。

5. **炎症细胞**　痰涂片中的炎症细胞主要是中性粒细胞和淋巴细胞（图3-2D）。

二、痰涂片中可见的其他成分

痰涂片中除以上正常细胞成分，还可见由病变产生的非细胞学物质。痰涂片中常见的主要非细胞成分有以下几种。

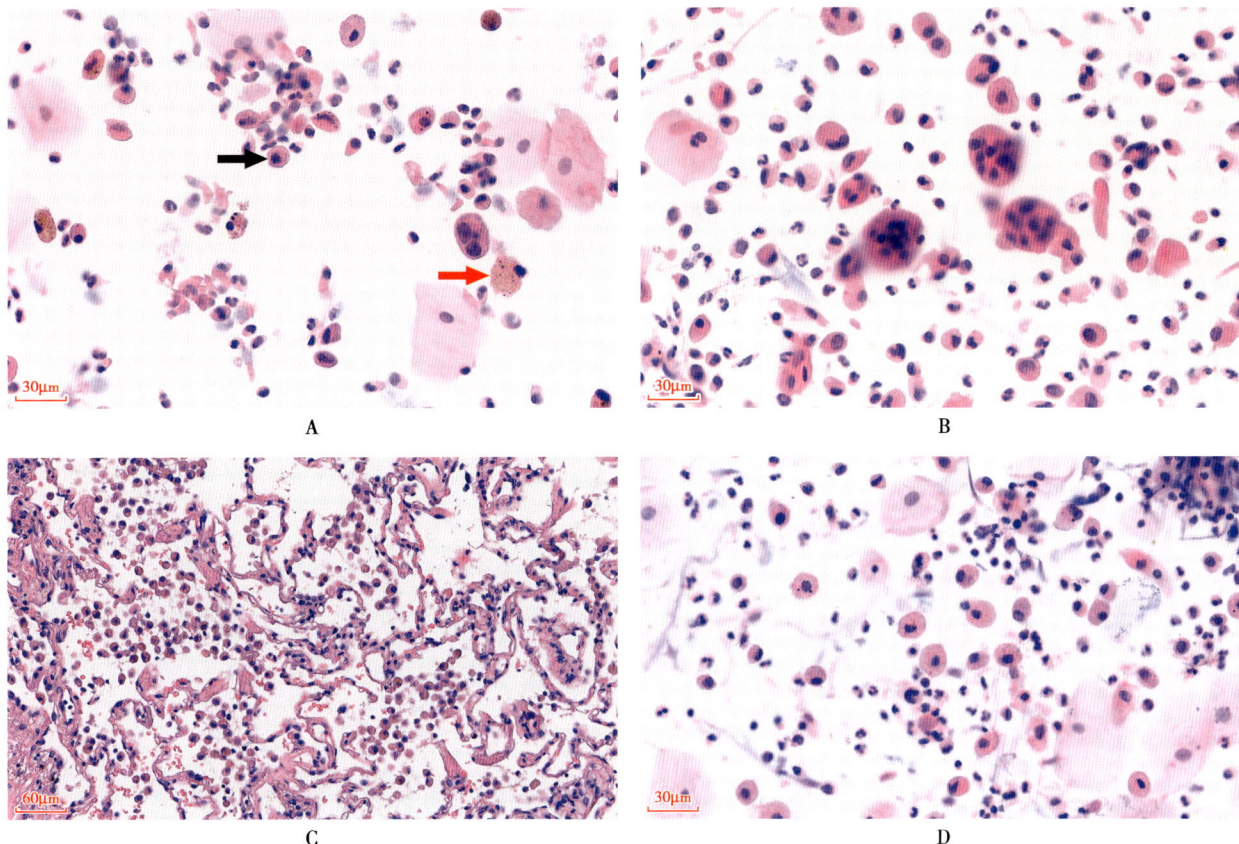

图 3-2　痰涂片中的巨噬细胞和炎症细胞

A. 液基细胞学检查涂片可见巨噬细胞（黑色箭头）呈圆形或椭圆形；胞质丰富淡染，呈细颗粒状或空泡状；核位于中央或偏位，呈圆形或肾形。巨噬细胞吞噬大量灰尘颗粒后，胞质出现棕色或黑色的颗粒，称为尘细胞（红色箭头）。B. 液基细胞学检查涂片中巨噬细胞内可见双核或多核，有时可达到数十个核，形成多核巨细胞。C. 肺手术标本中肺泡腔内的组织细胞。D. 液基细胞学检查涂片可见中性粒细胞和淋巴细胞。A～D 均为 HE 染色。

1. **夏科 - 莱登（Charcot-Leyden）结晶**　为双锥形或针形的红色晶体，来源于嗜酸性粒细胞的颗粒，与哮喘、过敏、曲霉病、嗜酸细胞性肺炎有关。

2. **黏液斑点**　黏液凝聚成一个圆点，中间深染，周围淡染，模拟癌细胞的核及胞质（图 3-3A）。

3. **食物残渣**　例如，牛排中可见横纹肌（图 3-3B），蔬菜中可见植物细胞壁（图 3-3C）。

4. **坏死**　痰涂片中见大量凝固性坏死组织，高度提示结核或非结核分枝杆菌病（图 3-3D）。恶性肿瘤患者的痰液中也可出现坏死组织。

5. **其他非细胞成分**　包括口腔中的正常菌群及空气中的污染颗粒等。

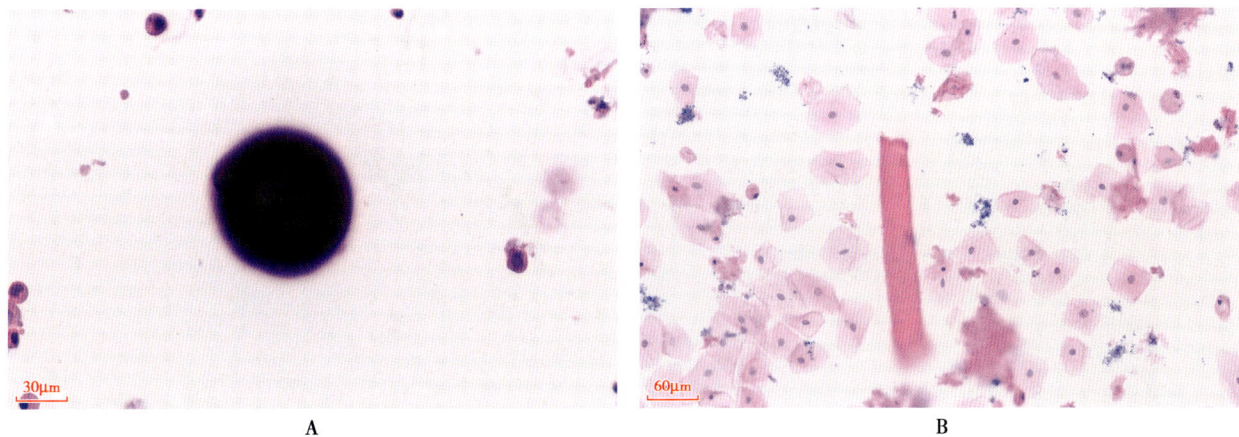

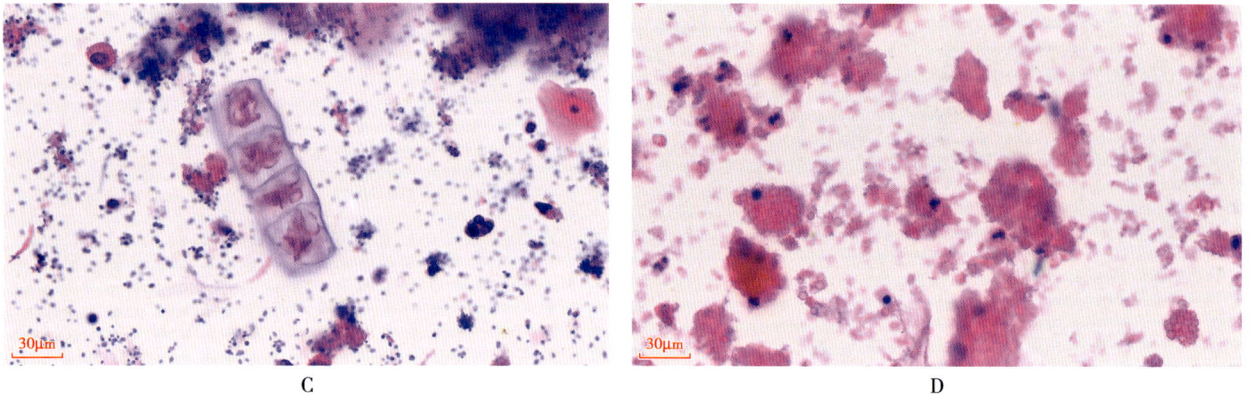

图3-3　痰液基细胞学检查涂片中可见的其他成分

A.黏液斑点；B.食物残渣,肉类；C.食物残渣,植物细胞,可见细胞壁结构；D.非结核分枝杆菌病患者的痰液中见大量凝固性坏死。A～D均为HE染色。

第三节　痰液细胞学检查涂片中的恶性肿瘤细胞

痰涂片中常见的恶性肿瘤细胞有肺腺癌细胞、鳞状细胞癌细胞、非小细胞癌细胞等。

一、肺腺癌

1. 痰涂片中的腺癌　痰涂片中的腺癌可形成多种腺样结构,如乳头、微乳头及腺泡状的三维立体结构,细胞排列拥挤,胞质丰富,可有黏液空泡,细胞核增大,深染,呈圆形或卵圆形,染色质增多(图3-4)。

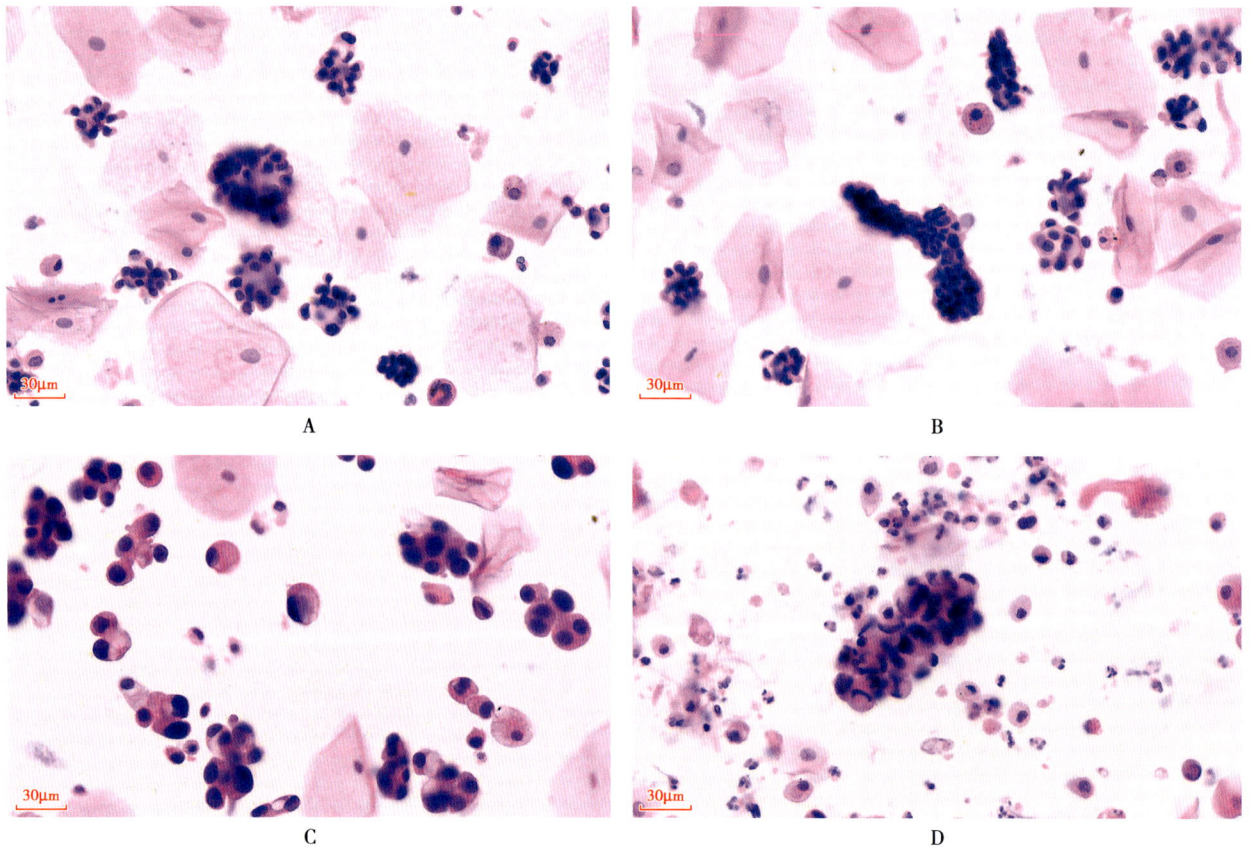

图3-4　痰涂片中的腺癌细胞

A、B.液基细胞学检查涂片中,肿瘤细胞呈微乳头、乳头状、腺管状排列的三维立体结构；C.液基细胞学检查涂片中,肿瘤细胞胞质丰富,内见黏液空泡,核深染,偏位；D.肿瘤细胞内见黏液分泌,把细胞核推至细胞一侧,呈印戒样细胞。A～D均为HE染色。

阅片要点：高分化腺癌与增生的支气管上皮相比，腺癌的细胞量丰富，形成三维立体结构，细胞排列更加拥挤，有不同程度的核质比增高和细胞异型性，而增生的上皮细胞排列整齐，呈平铺结构，有极向。

2. **黏液腺癌** 常累及双肺或多肺叶，常见肿瘤细胞气腔内播散，在痰涂片中可见黏液腺癌细胞。黏液腺癌细胞学特点与支气管刷检细胞学中的形态一致（图3-5）。

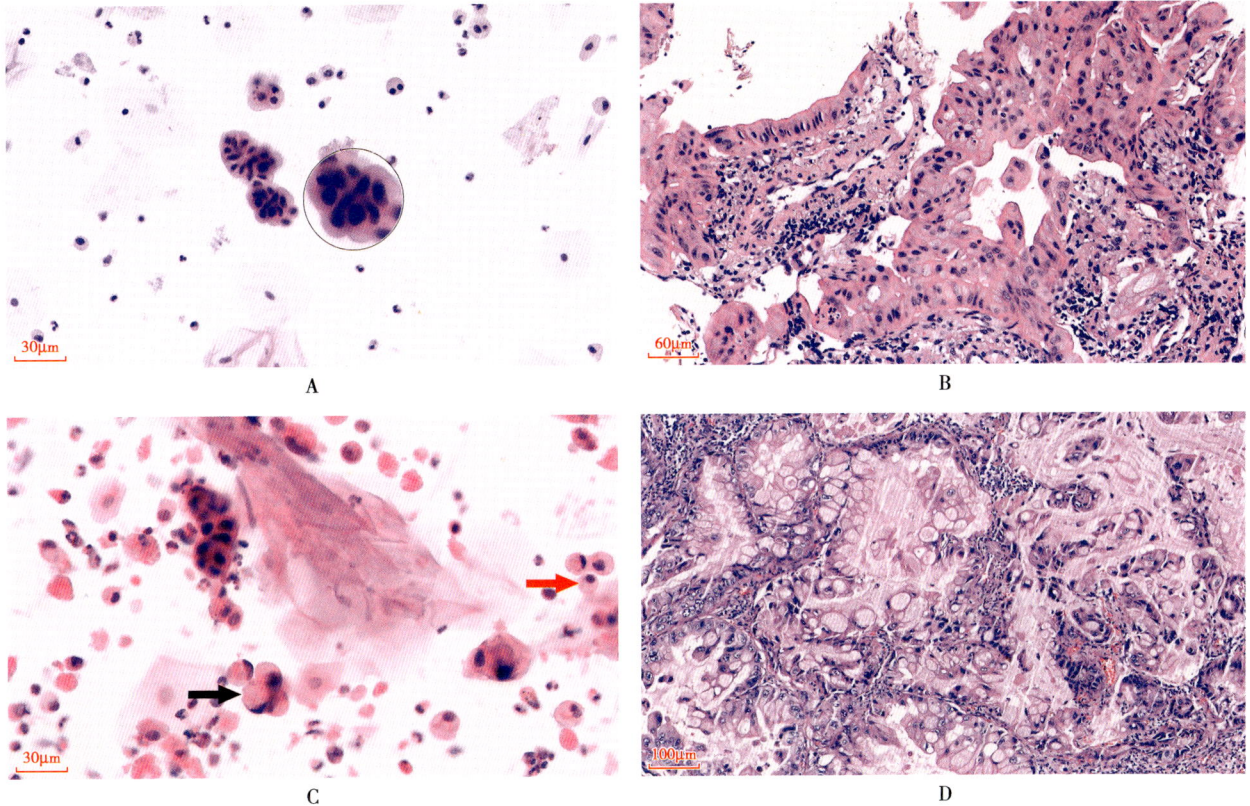

图3-5 痰涂片中的黏液腺癌

A. 液基细胞学检查涂片，细胞较温和，形成三维立体结构，细胞呈高柱状，胞质较丰富，含黏液；B. 与A图同一病例的活检组织 HE 染色，黏液腺癌；C. 液基细胞学检查涂片，见印戒样细胞及黏液，黑色箭头所示为腺癌细胞，红色箭头所示为组织细胞；D. 黏液腺癌手术切除标本 HE 染色，细胞内黏液把细胞核推至一侧，位于基底部，另见大量细胞外黏液。A～D 均为 HE 染色。

二、肺鳞状细胞癌

鳞状细胞癌与吸烟密切相关，常发生于主支气管或叶支气管，2/3 的鳞状细胞癌为中央型，其余为周围型，痰液细胞学中鳞状细胞癌也比较常见。

1. **角化型鳞状细胞癌** 痰涂片中，角化型鳞状细胞癌与支气管刷检涂片中的形态相似（图3-6）。

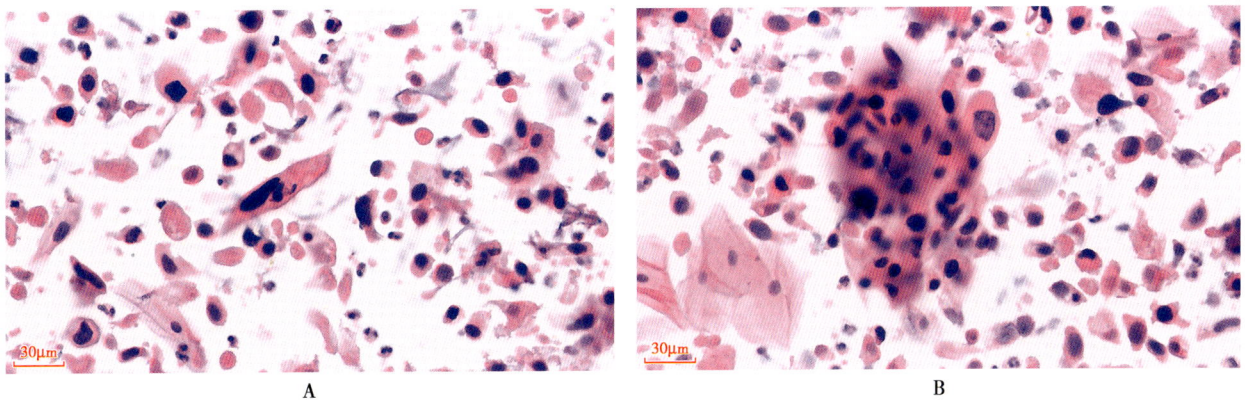

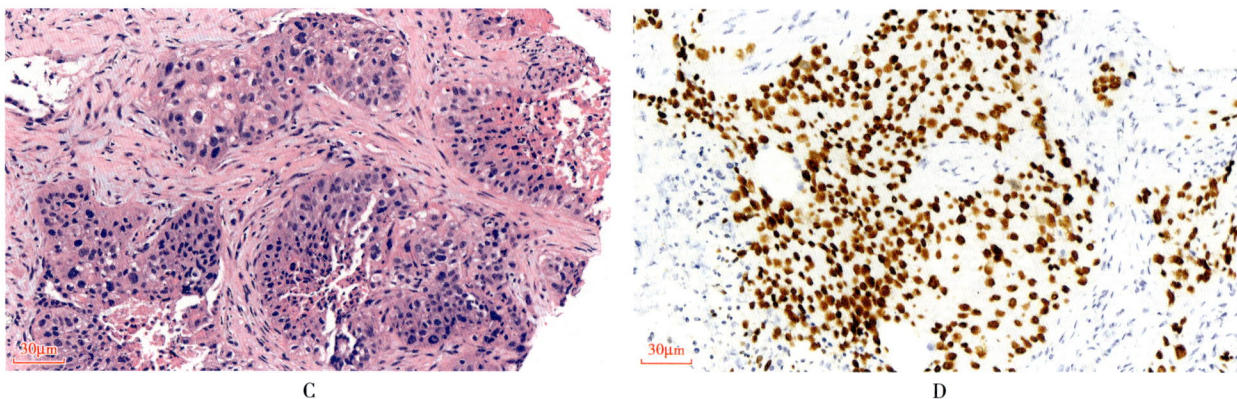

图 3-6　痰涂片中的角化型鳞状细胞癌

A. 液基细胞学检查涂片,可见散在单个角化的肿瘤细胞,呈纺锤形、蝌蚪形,胞质嗜酸性,较致密(HE 染色);B. 可见角化的肿瘤细胞团,胞质红染,细胞核固缩深染,异型明显(HE 染色);C. 组织学活检 HE 染色;D. 免疫组化 P40 阳性。

2. 非角化型鳞状细胞癌　缺乏角化,细胞排列呈平铺的流水状,也可以排列成类似腺样的三维立体结构,易误诊为腺癌(图 3-7)。

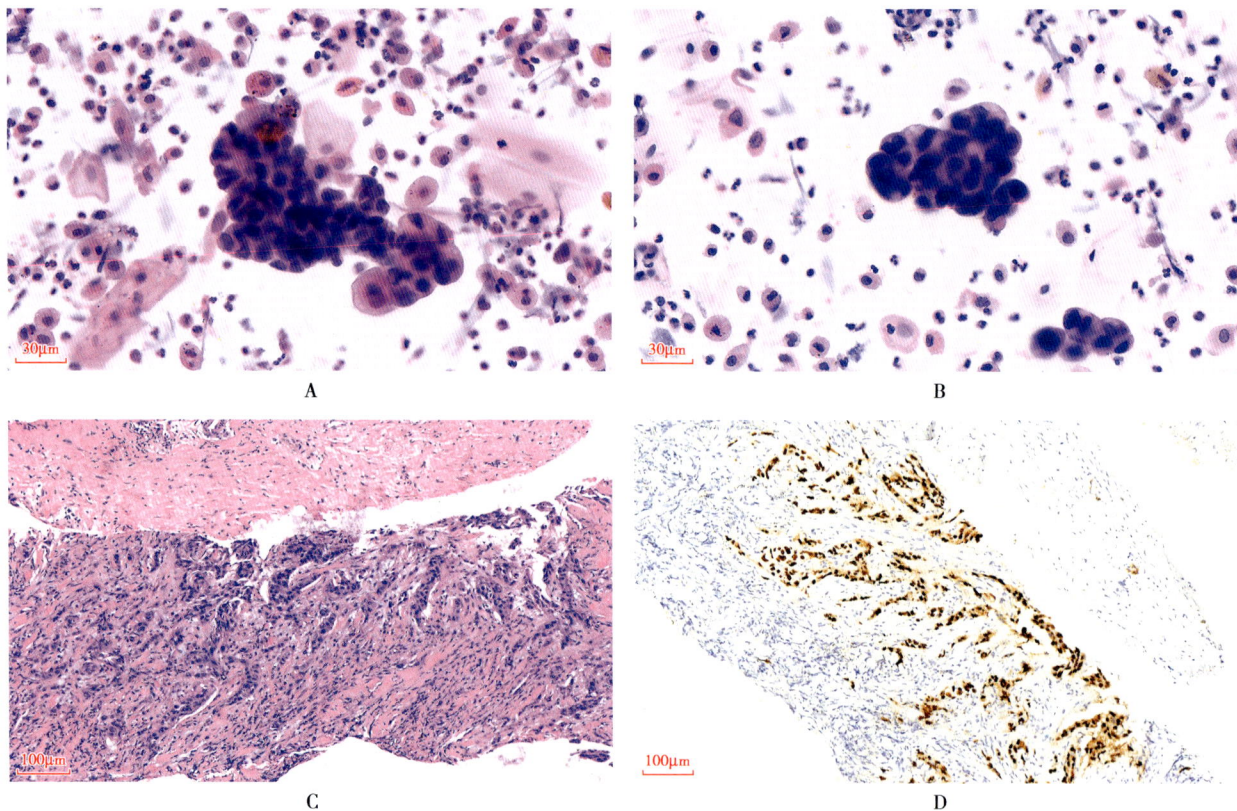

图 3-7　痰液细胞学标本中的非角化型鳞状细胞癌

A、B. 液基细胞学检查涂片中,见较大的细胞团,类似腺样、乳头状的三维立体结构,易误诊为腺癌(HE 染色);C. 组织学活检 HE 染色,未见明显角化,呈非小细胞癌形态;D. 免疫组化 P40 阳性,证实为鳞状细胞癌。

三、肺非小细胞癌

痰液细胞学诊断具有局限性,可获得的细胞量少,无法行细胞块包埋做免疫组化辅助诊断,部分病例缺乏腺癌或鳞状细胞癌分化,细胞可形成较大的细胞团或单个散在分布,细胞较大,明显异型,胞质丰富,细胞核大,圆形或不规则,核染色质增粗,核仁明显,常伴有坏死,在痰涂片中诊断为非小细胞癌(图 3-8)。

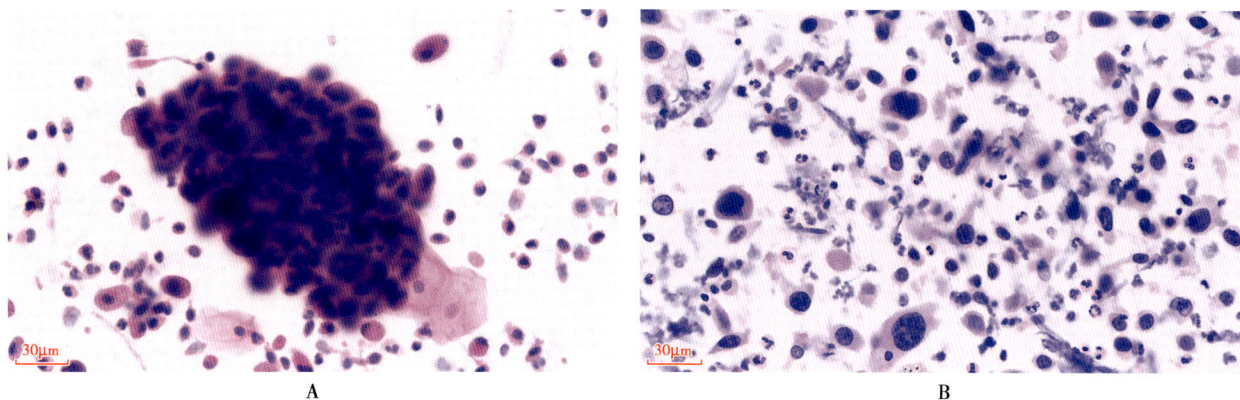

图 3-8　痰涂片中的非小细胞癌

A. 液基细胞学检查涂片中，细胞排列为较大的细胞团，缺乏鳞状或腺样分化，细胞排列紧密，异型性明显；B. 液基细胞学检查涂片，细胞较大呈单个散在分布，明显异型，胞质丰富，细胞核大，呈圆形或不规则形，染色质粗。A、B 为 HE 染色。

四、肺神经内分泌肿瘤

肺神经内分泌肿瘤包括典型类癌、不典型类癌、大细胞神经内分泌癌和小细胞癌。痰涂片中最常见的神经内分泌肿瘤是小细胞癌。

痰涂片中小细胞癌的肿瘤细胞可呈单排列兵样镶嵌排列或单个细胞散在分布，肿瘤细胞小（大小为 2~3 个静止的淋巴细胞），核质比高（胞质稀少），核呈胡萝卜状，呈裸核，核型一致，染色质均匀细小，像撒了"盐和胡椒"（椒盐状核），核仁小或不明显，核分裂多，坏死背景及制片过程的核挤压拉丝（图 3-9）。

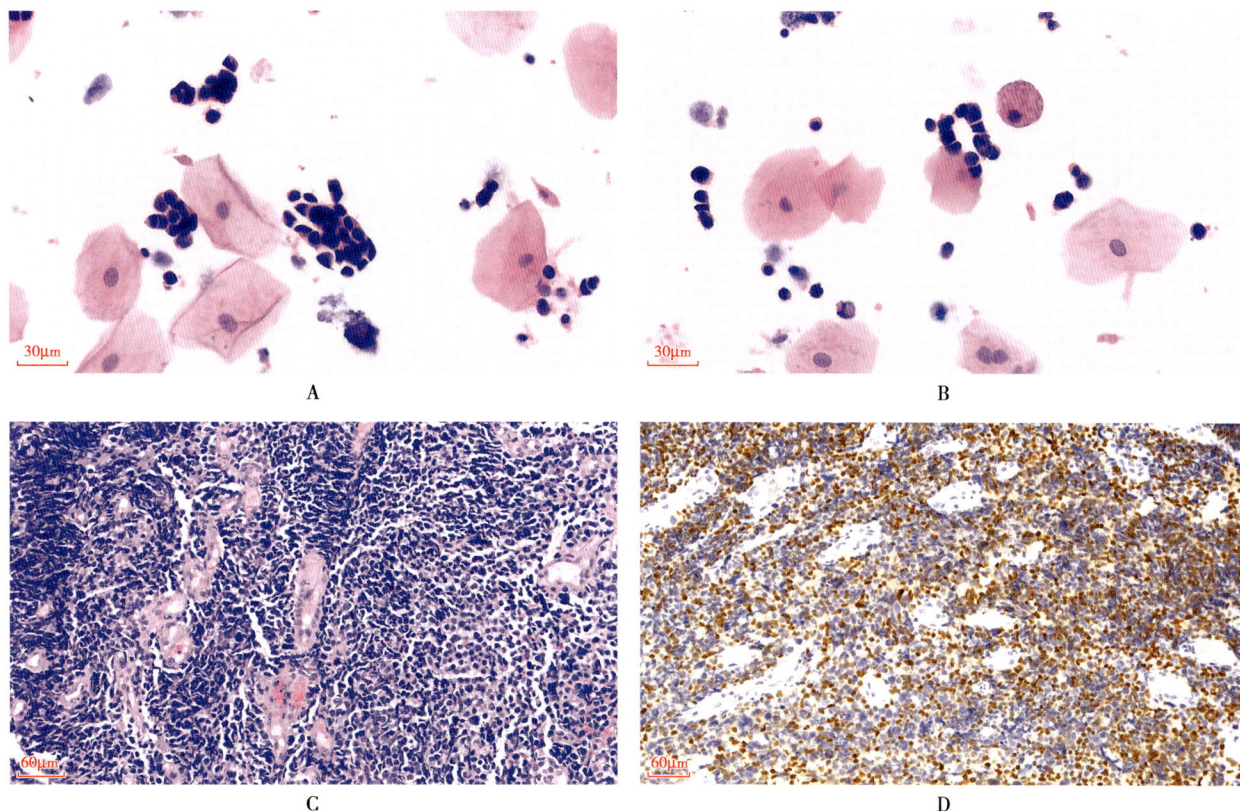

图 3-9　痰涂片中的小细胞癌

A、B. 液基细胞学检查涂片中（HE 染色），肿瘤细胞镶嵌排列呈单排列兵样，胞质较少，呈裸核样，染色质细腻；C. 组织学活检 HE 染色，可见肿瘤细胞弥漫浸润，挤压深染；D. 免疫组化 INSM1 阳性。

参考文献

［1］RIVERA MP，MEHTA AC，WAHIDI MM. Establishing the diagnosis of lung cancer：Diagnosis and management of lung cancer，3rd ed：American College of Chest Physicians evidence-based clinical practice guidelines. Chest，2013，143（5Suppl）：e142S-e165S.

［2］MICHAEL CW，HODA RS，SAQI A. Committee I：Indications for pulmonary cytology sampling methods. Diagn Cytopathol，2016，44（12）：1010-1023.

［3］CANBERK S，MONTEZUMA D，AYDIN O. The new guidelines of Papanicolaou Society of Cytopathology for respiratory specimens：Assessment of risk of malignancy and diagnostic yield in different cytological modalities. Diagn Cytopathol，2018，46（9）：725-729.

第四章

支气管刷检及灌洗液细胞病理学

第一节　支气管刷检及灌洗液标本的采集和制备

纤维支气管镜检查对肺癌患者的诊断有较高的灵敏度、特异度,对肺结核的诊断也有一定辅助作用。经支气管镜获得脱落细胞样本,常见的方式有支气管刷检、支气管灌洗和支气管肺泡灌洗。应用支气管肺泡灌洗液结合刷检及活检多种方法检查,可提高肺癌诊断的阳性率。

一、支气管刷检细胞学标本的采集和制备

纤维支气管镜下刷取细胞学检查因简便、创伤小、取材范围广和可重复性强等优势,成为肺癌诊断的重要方法。纤维支气管镜可进入气管和支气管的远端,探查的范围是亚段支气管,直接观察气管和支气管的病变以及肺部病灶。支气管刷取的细胞直接涂到载玻片上,立即将载玻片放入固定液固定,毛刷上残余细胞放入含有细胞收集液的液基瓶内,送检病理科。

二、灌洗液细胞学标本的采集

1. **支气管灌洗液细胞学标本的采集**　在支气管镜下,病变部位支气管注入 3～10mL 生理盐水,回收冲洗液送检病理科。

2. **支气管肺泡灌洗细胞学标本的采集**　支气管肺泡灌洗是通过将支气管镜的尖端插入亚段支气管,将 40～60mL 生理盐水灌注和抽吸回洗涤液体而获得标本,将获取的标本送检病理科。

第二节　支气管刷检及灌洗液细胞学检查涂片中
可见的正常细胞和成分

呼吸道分鼻、咽、喉、气管及支气管,支气管刷检涂片中可见多种源于呼吸道的脱落细胞,掌握这些正常的细胞成分是学习支气管刷检细胞学诊断的必要条件。

一、支气管刷检及灌洗液细胞学检查涂片中的正常细胞

1. **纤毛柱状上皮细胞**　来自气管、支气管黏膜,是支气管刷检涂片中最常见的正常细胞。细胞呈柱状,游离缘宽而平,表面有纤毛,核的变化较大,大小和形状不同,圆形或卵圆形,常位于基底部,染色质呈细颗粒状,有时可见核仁,其纤毛细胞可单个散在,也可成团成簇(图 4-1A、B)。

2. **杯状细胞**　组织学中,支气管上皮是假复层柱状上皮,以柱状纤毛细胞为主,其间散在分布杯状细胞,类似于肠道的杯状细胞。杯状细胞在支气管刷检和灌洗液细胞标本中常见,特别是在哮喘和慢性肺部炎症时,可见较多化生的杯状细胞,呈高柱状,形似高脚杯,梨形或卵圆形,胞质内有多量黏液呈空泡状。当黏液较多时,核被推到基底而呈不规则形(图 4-1C、D)。

3. **基底细胞**　又称储备细胞,位于支气管上皮的基底部,是一种未分化的干细胞,可增殖分化为上皮内各类细胞。正常情况下基底细胞为单层,沿基底膜分布,细胞体积小,核质比高,核深染(图 4-2)。

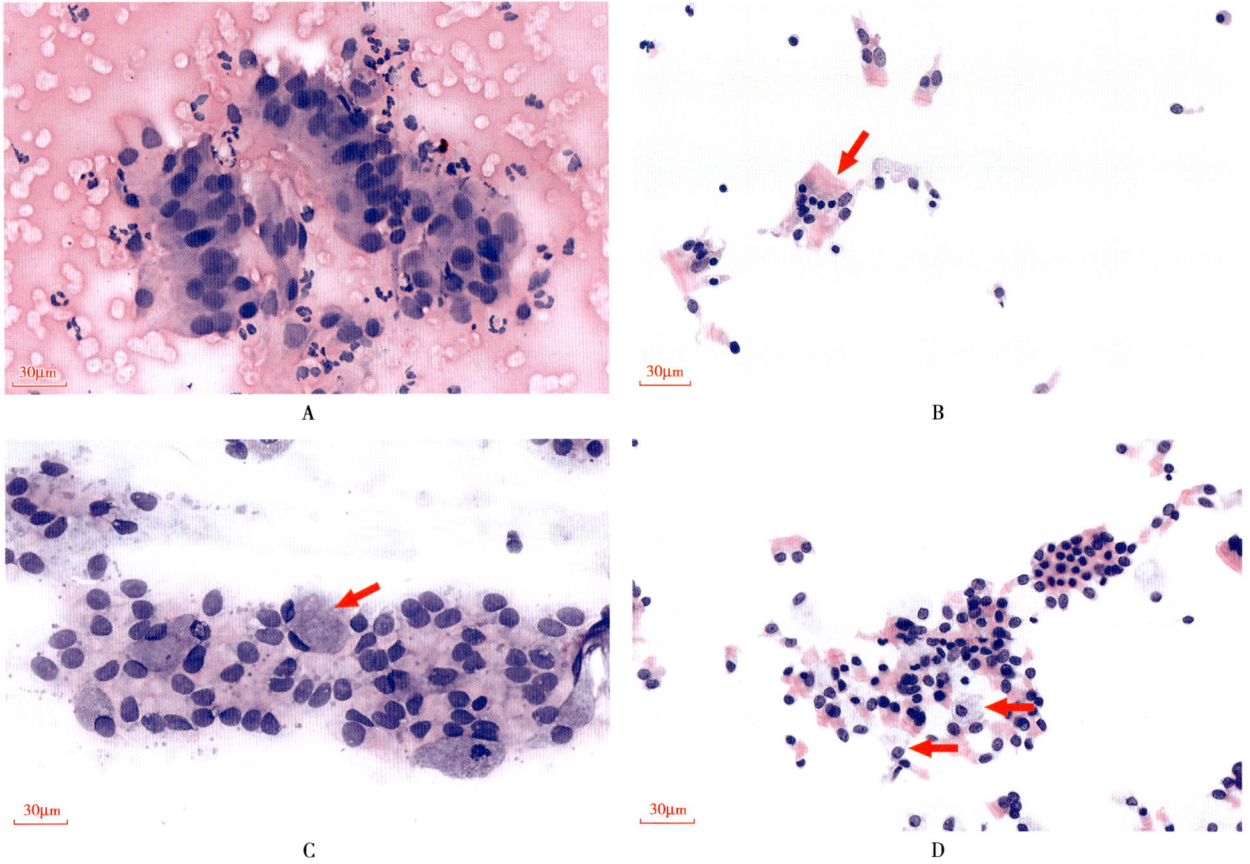

图4-1　支气管刷检涂片中的纤毛柱状上皮细胞和杯状细胞

A. 常规细胞学检查涂片中的纤毛柱状上皮细胞；B. 液基细胞学检查涂片，可见正常纤毛柱状上皮细胞及刷状缘（箭头所示）；C. 常规细胞学检查涂片，可见纤毛细胞之间分布的杯状细胞（箭头所示）；D. 液基细胞学检查涂片，可见杯状细胞（箭头所示）。A～D均为HE染色。

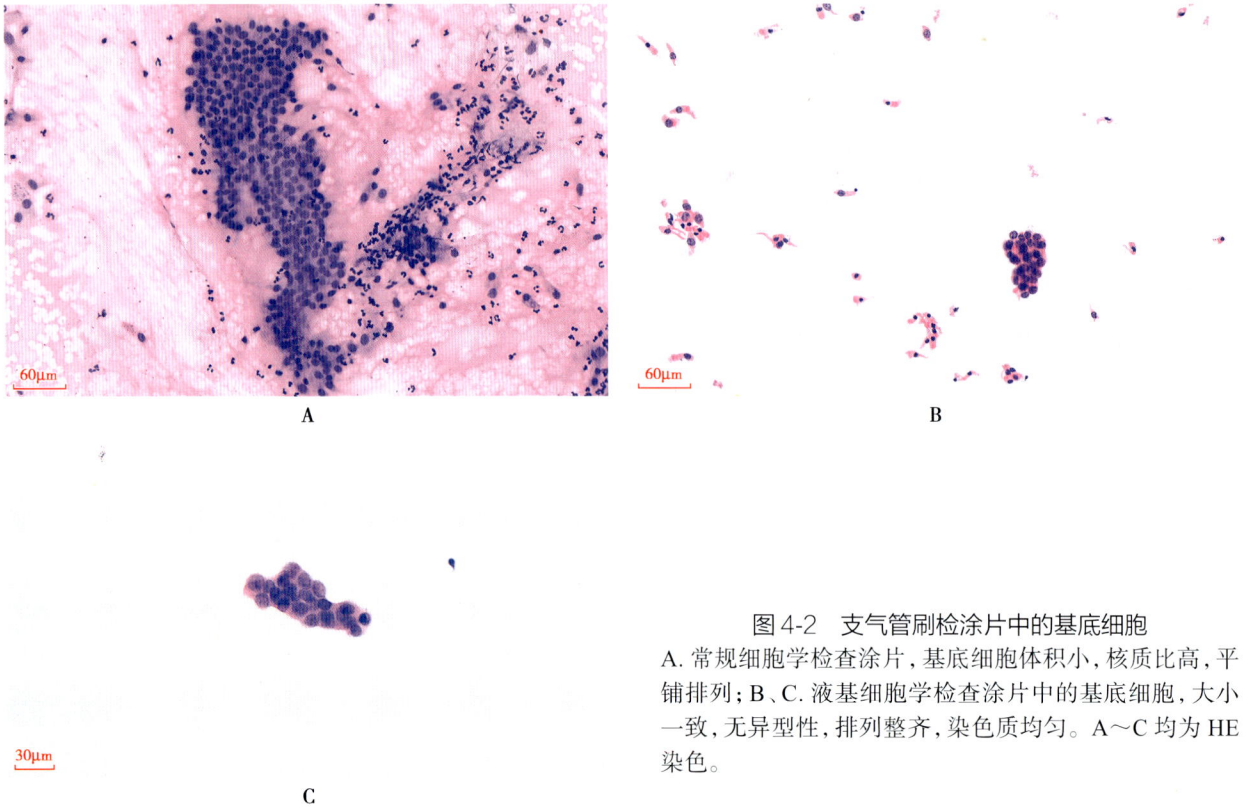

图4-2　支气管刷检涂片中的基底细胞

A. 常规细胞学检查涂片，基底细胞体积小，核质比高，平铺排列；B、C. 液基细胞学检查涂片中的基底细胞，大小一致，无异型性，排列整齐，染色质均匀。A～C均为HE染色。

4. 鳞状上皮细胞　在支气管刷检涂片中较少见,但当支气管上皮鳞化时可见,细胞形态如图4-3A所示。偶尔也可见少量来自口腔脱落的、成熟的鳞状上皮细胞,细胞体积大,呈不规则或多边形,胞质丰富淡染,细胞中央常见一个小的固缩或泡状核,与痰液中形态相似(图4-3B)。

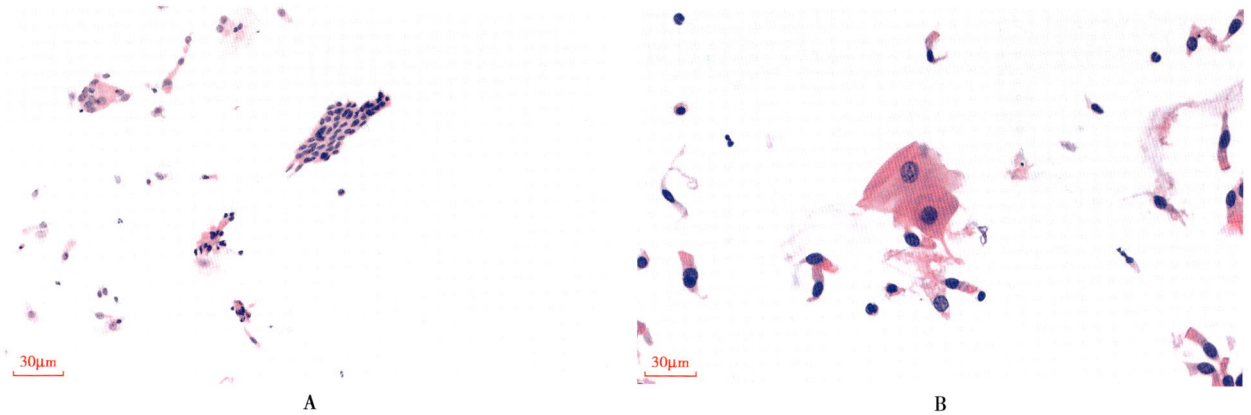

图4-3　支气管刷检涂片中的鳞状上皮细胞

A. 液基细胞学检查涂片,见鳞化的支气管上皮,呈平铺状,排列整齐,部分细胞核增大,胞质丰富,多见于吸烟者或结核病患者;B. 液基细胞学检查涂片,来自口腔脱落的鳞状上皮细胞。A、B均为HE染色。

5. 巨噬细胞　形态与痰液细胞学中的巨噬细胞相同(图4-4A~C)。

6. 炎症细胞

(1)中性粒细胞:样本中存在少量中性粒细胞可视为正常现象,当出现大量中性粒细胞时提示急性

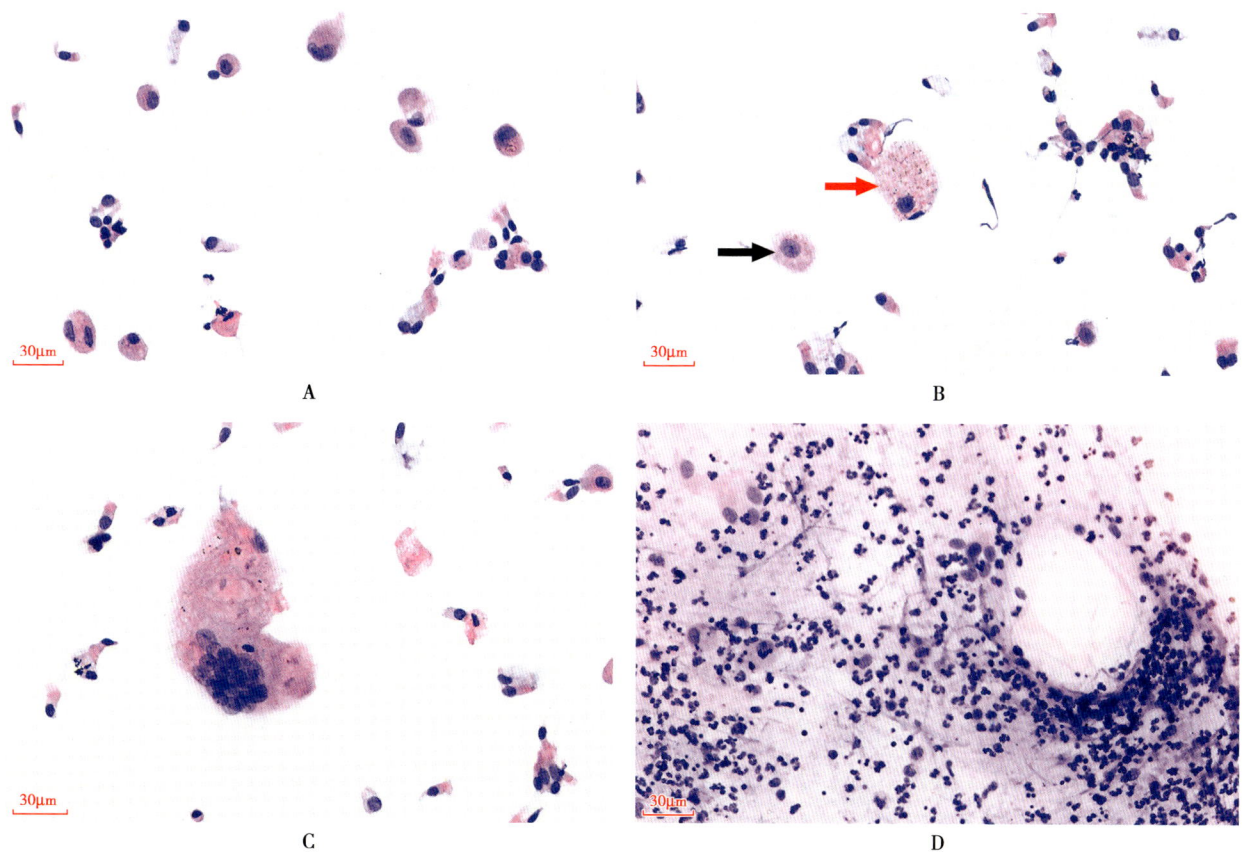

图4-4　支气管刷检涂片中的巨噬细胞和炎症细胞

A. 液基细胞学检查涂片中的组织细胞;B. 液基细胞学检查涂片中的组织细胞(黑色箭头)和尘细胞(红色箭头);C. 液基细胞学检查涂片中的多核巨细胞;D. 常规细胞学检查涂片中的中性粒细胞和淋巴细胞。A~D均为HE染色。

炎症或坏死反应。支气管扩张、肺脓肿和恶性肿瘤发生坏死伴感染患者的细胞涂片中，中性粒细胞较多见（图 4-4D）。

（2）淋巴细胞：常见于慢性支气管炎、吸烟及结核病患者。

（3）嗜酸性粒细胞：常见于支气管哮喘或某些肺过敏性疾病。

二、支气管刷检及灌洗液细胞学检查涂片中的非细胞成分

支气管刷检及灌洗液细胞学检查涂片中还可见由病变产生的非细胞成分，常见的非细胞成分有以下几种：

1. **夏科 - 莱登结晶**　常见于支气管哮喘的患者。

2. **Curschmann 螺旋体**　多见于慢性支气管炎或支气管哮喘的患者，与黏液过度分泌有关。镜下见黏液成分呈螺旋状，临床意义不大。

3. **无结构蛋白**　可见于肺泡蛋白沉积症患者的灌洗液细胞标本，镜下为无定形均质红染的物质（图 4-5A、B）。

4. **钙化**　砂粒体镜下为同心圆层状钙化小体，常见于恶性肿瘤如肺腺癌、转移性卵巢癌及甲状腺癌等，也可见于肺结核和肺泡微石症。

5. **黏液**　炎症或其他因素损伤呼吸道时，支气管黏膜肿胀，上皮脱落，代之以增生的无纤毛柱状或扁平上皮，杯状细胞增多，黏液分泌增加，甚至形成黏液栓堵塞支气管腔（图 4-5C）。

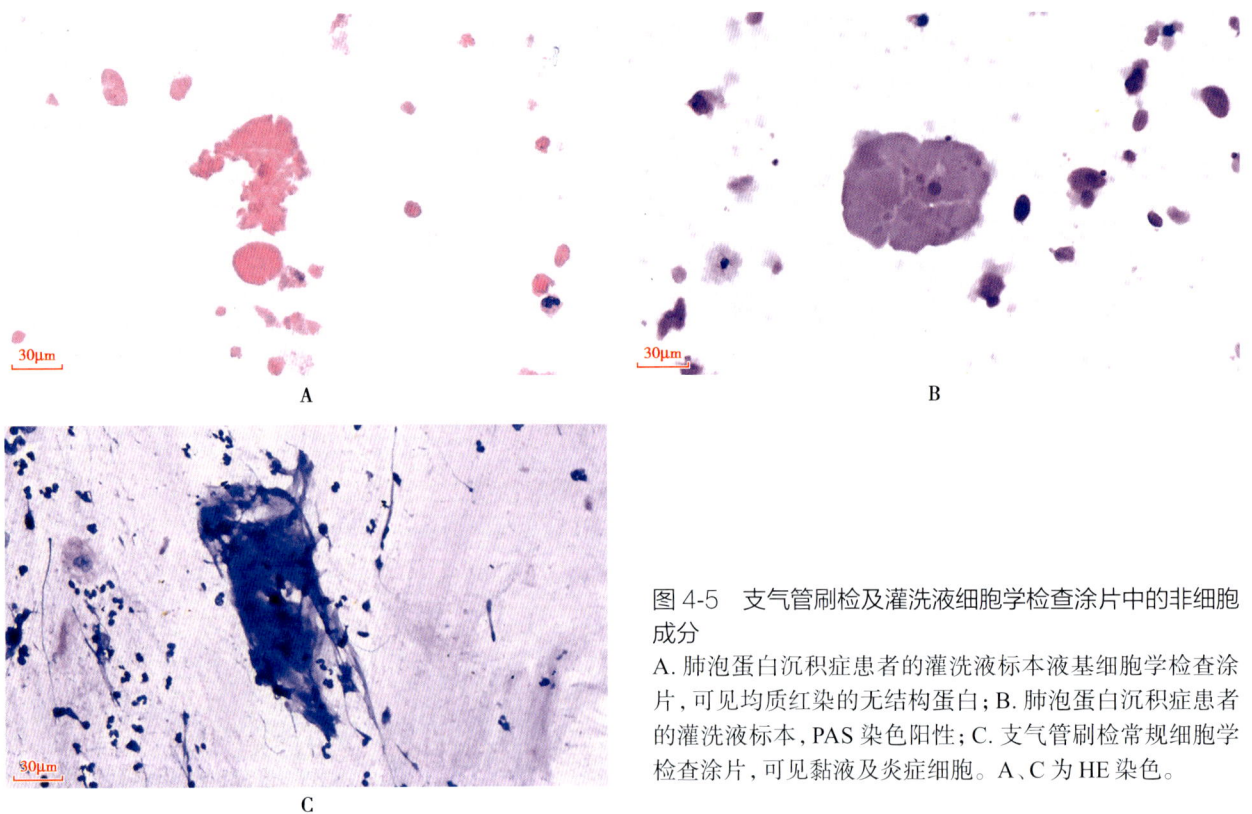

图 4-5　支气管刷检及灌洗液细胞学检查涂片中的非细胞成分
A. 肺泡蛋白沉积症患者的灌洗液标本液基细胞学检查涂片，可见均质红染的无结构蛋白；B. 肺泡蛋白沉积症患者的灌洗液标本，PAS 染色阳性；C. 支气管刷检常规细胞学检查涂片，可见黏液及炎症细胞。A、C 为 HE 染色。

第三节　支气管刷检及灌洗液细胞学检查涂片中非肿瘤性良性上皮细胞的改变

上皮细胞在炎症等其他因素刺激下可发生增生性改变，易被误认为肿瘤性病变，需引起警惕，避免诊断为恶性肿瘤。

1. **支气管上皮细胞增生**　炎症、放化疗等均可引起支气管纤毛上皮细胞发生反应性增生，如细胞层

次增多，细胞核明显增大，核染色质深染，核仁明显。增生的纤毛柱状上皮细胞表面见纤毛结构，可判定为良性增生性改变（图4-6A～C），但在人为及炎症等因素作用下，纤毛消失，这些增生的细胞互相重叠呈圆球状的三维立体结构，称为"科瑞拉（Creola）小体"，极易误诊为腺癌（图4-6D）。

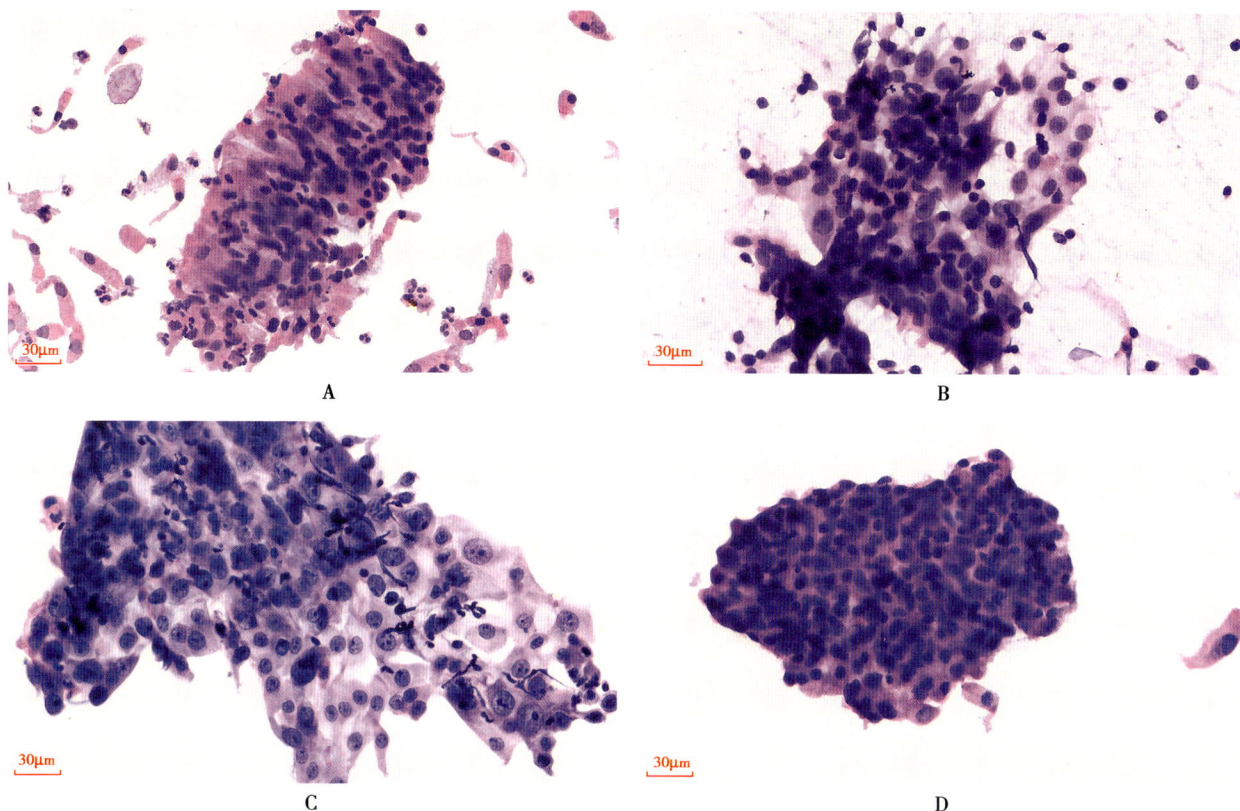

图4-6 支气管刷检涂片中的支气管上皮增生

A. 液基细胞学检查涂片，增生的支气管上皮排列有极向，无细胞异型性；B. 结核病患者的常规细胞学检查涂片，支气管上皮增生，细胞层数增多，平铺状，有极向，核膜规整；C. 液基细胞学检查涂片，支气管上皮良性增生，平铺排列，胞质丰富，细胞核大，核仁明显，慢性炎症背景；D. 液基细胞学检查涂片，Creola 小体，无纤毛结构，细胞层数增多，形成细胞排列紧密的三维立体结构，需与腺癌鉴别。A～D 均为 HE 染色。

2. 基底细胞增生 增生的基底细胞排列紧密，呈平铺片状，细胞体积略大于正常的淋巴细胞，呈圆形，大小较一致，胞质少，呈嗜碱性，细胞核可镶嵌状排列，核质比高，染色质较粗深染，但无核分裂及坏死（图4-7）。

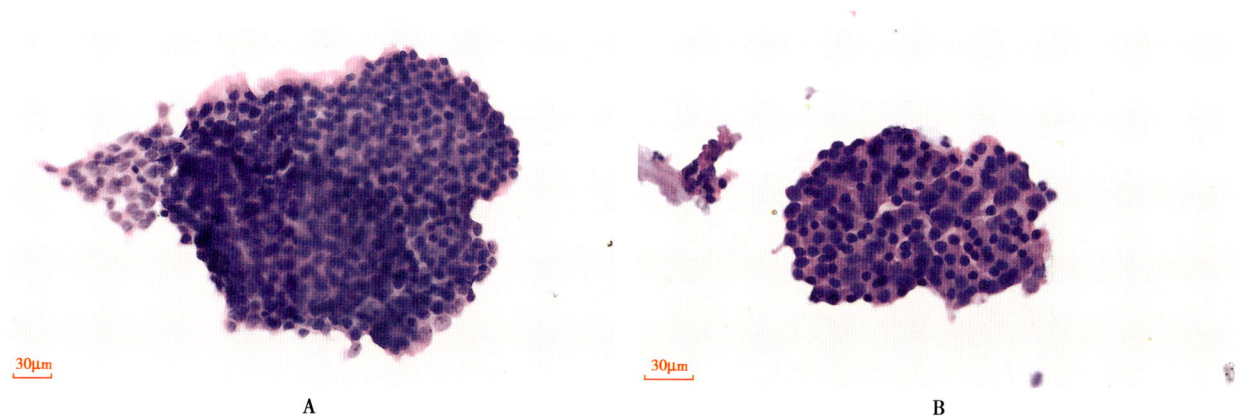

图4-7 支气管刷检涂片中的基底细胞增生

A. 液基细胞学检查涂片，基底细胞增生，细胞大小一致，平铺排列，周边可见纤毛上皮细胞；B. 液基细胞学检查涂片，表面的支气管上皮脱落，基底细胞增生，其间散在少量淋巴细胞。A、B 为 HE 染色。

3. **鳞状上皮化生**　是支气管上皮对外界刺激产生的自我保护的结果，常见于吸烟者，支气管扩张、长期支气管炎、结核病等患者的支气管刷检涂片中。脱落的细胞团细胞层次增多，细胞排列紧密，核质比增高，有异型，核膜光滑规整，无核分裂象（图4-8）。结核病患者的刷检涂片中会见红染的坏死细胞碎片类似"鳞状细胞癌坏死背景"中的角化细胞，有异型，避免误诊为鳞状细胞癌（图4-9）。

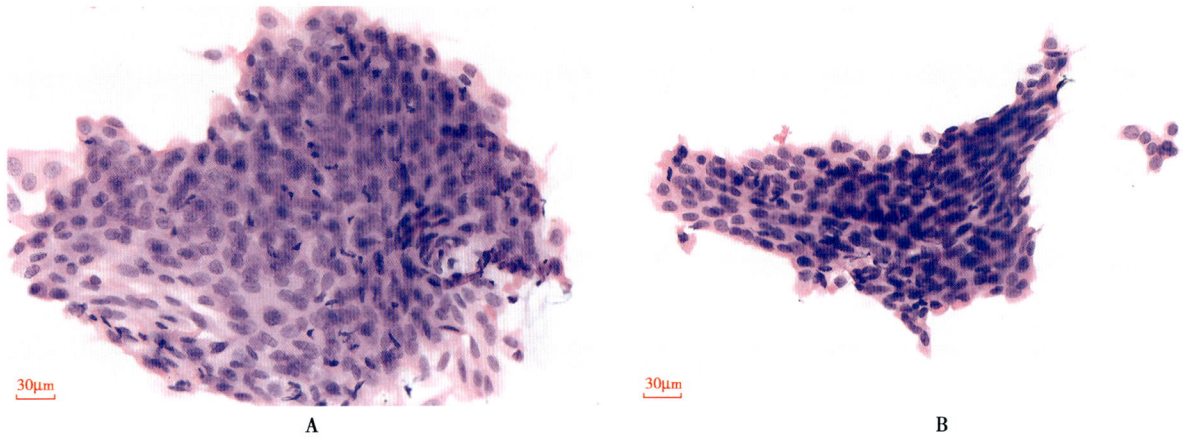

图4-8　支气管刷检涂片中的鳞状上皮化生
A. 液基细胞学检查涂片，支气管上皮鳞化增生，细胞层次增多，排列紧密，有极向，无异型性，核膜光滑，染色质细腻；
B. 液基细胞学检查涂片，支气管上皮鳞化增生，轻度异型。A、B为HE染色。

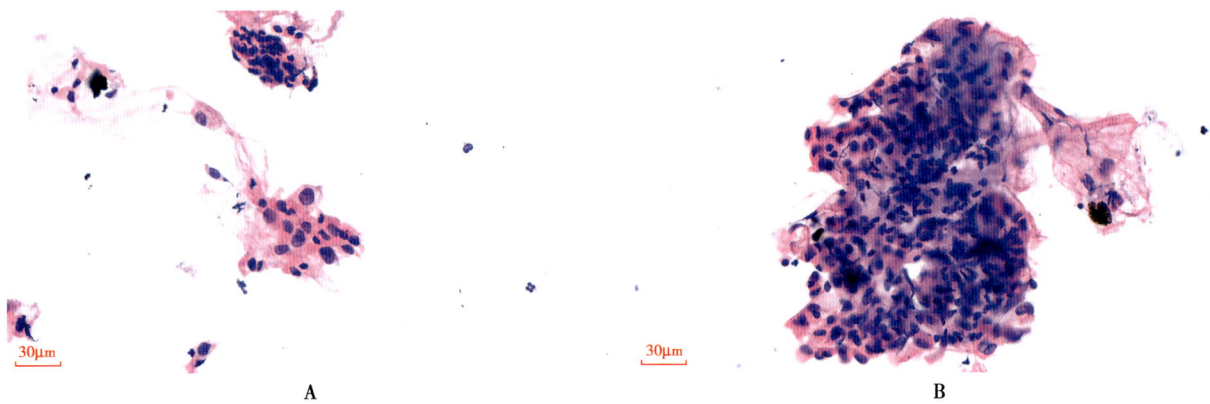

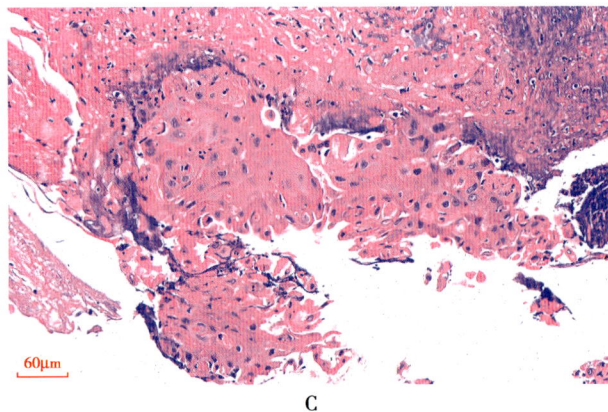

图4-9　支气管刷检涂片中的鳞状上皮化生伴异型增生
A、B. 结核病患者的液基细胞学检查涂片，可见鳞化异型细胞，不要误诊为鳞状细胞癌（HE染色）；C. 同一患者的支气管镜组织学活检HE染色，可见坏死及支气管上皮鳞化增生。

4. **Ⅱ型肺泡上皮细胞增生**　常见原因有肺炎、肺栓塞、放化疗、间质性肺病及吸入性损伤。当Ⅱ型肺泡上皮细胞显著增生时，细胞的非典型性类似于肺腺癌，避免误诊（图4-10）。

5. **人工损伤导致的支气管上皮改变**　见图4-11。

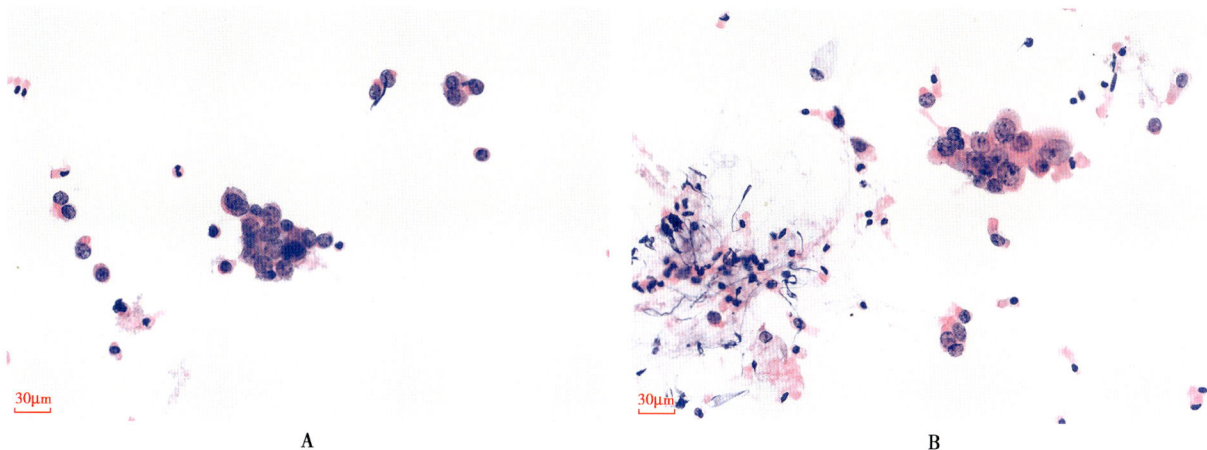

图4-10　支气管灌洗液涂片中的Ⅱ型肺泡上皮增生

A、B. 液基细胞学检查涂片，增生的Ⅱ型肺泡上皮细胞排列成腺样结构，核质比增高，细胞大小较一致，核大而圆，见小核仁，易误诊为腺癌（HE染色）。

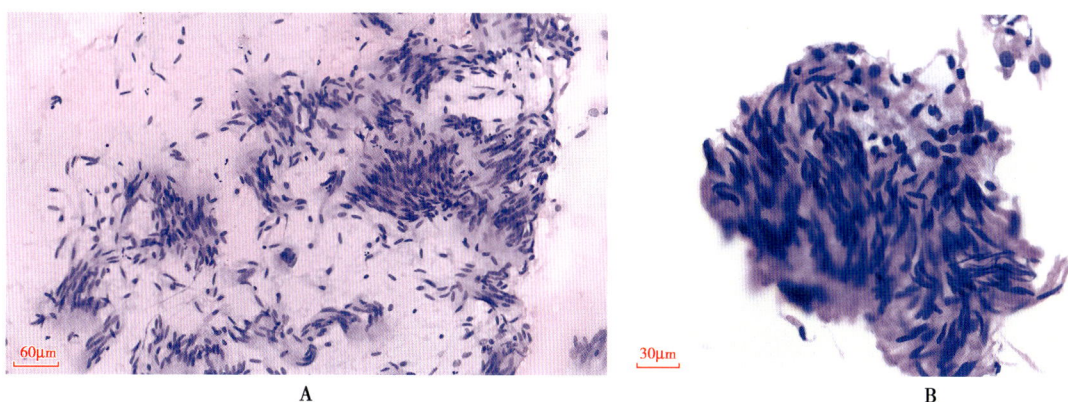

图4-11　支气管刷检涂片中人工损伤的支气管上皮

A. 常规细胞学检查涂片。B 液基细胞学检查涂片，涂片内见较多细胞核拉长扭曲，为临床医生取材过程中的人工损伤造成。此类细胞损伤严重，很难判断良恶性，注意不要把灼伤的细胞误诊为恶性。A、B为HE染色。

第四节　支气管刷检及灌洗液细胞学检查涂片中的恶性肿瘤细胞

一、肺腺癌

肺腺癌是肺癌最常见的组织学类型，组织学上具有明显异质性，其亚型包括贴壁型、腺泡型、乳头型、微乳头型及实性型。此外，还包括少见的变异型腺癌如浸润性黏液腺癌、胶样腺癌、胎儿型腺癌和肠型腺癌。支气管刷检细胞学标本中的腺癌形态与其他类型细胞学标本类似。

1. **高分化腺癌和中分化腺癌**　细胞学中的腺癌细胞，表现为排列结构异常和细胞形态异常，肿瘤细胞可形成细胞层次增多的片状、三维立体、腺样和乳头状结构；肿瘤细胞之间具有异型性，细胞排列紧密，胞质丰富透明或嗜酸性，可有黏液空泡。细胞核增大，深染，圆形或卵圆形，核质比不同程度增高，染色质增多（图4-12～图4-14）。

2. **低分化腺癌**　肿瘤细胞团无明确腺样结构，细胞异型明显，核质比增高，细胞核增大，核染色质增粗，核仁明显。大多数低分化腺癌在刷检细胞学中无法明确分型，可诊断为"低分化非小细胞癌"，结合组织学活检明确分型（图4-15～图4-18）。

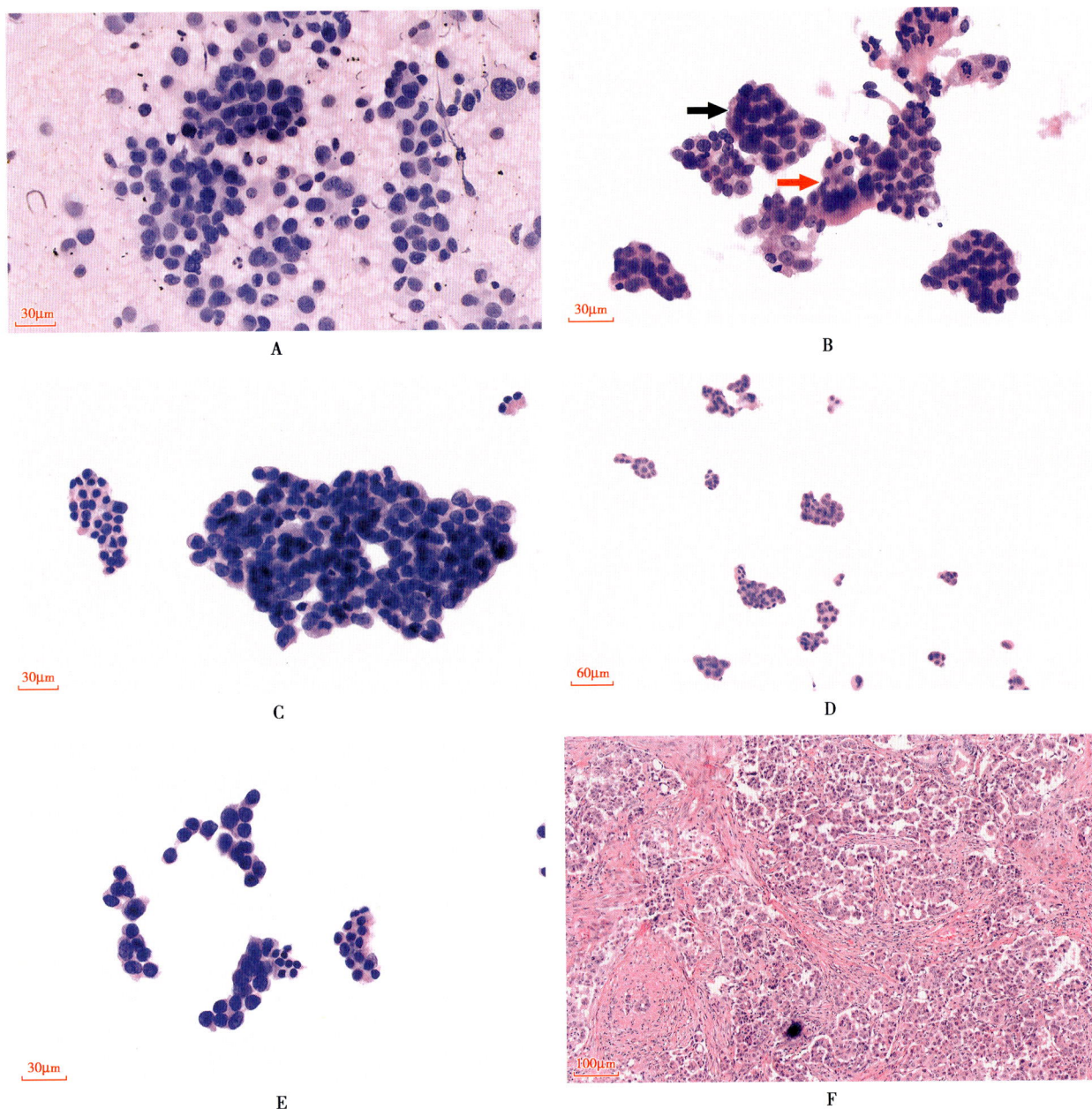

图 4-12　支气管刷检涂片中的高分化腺癌

A. 常规细胞学检查涂片，腺癌细胞呈腺泡样、乳头状排列，细胞排列紧密；B. 液基细胞学检查涂片，腺癌细胞（黑色箭头）大而圆，排列成腺泡状结构，正常支气管上皮（红色箭头）；C. 液基细胞学检查涂片，腺癌细胞形成大细胞团，与涂片左侧的正常支气管上皮比较，有明显异型性；D、E. 液基细胞学检查涂片，腺癌细胞呈细小微乳头状细胞簇；F. 组织学标本，组织学形态以微乳头型为主。D～F 为同一病例。A～F 均为 HE 染色。

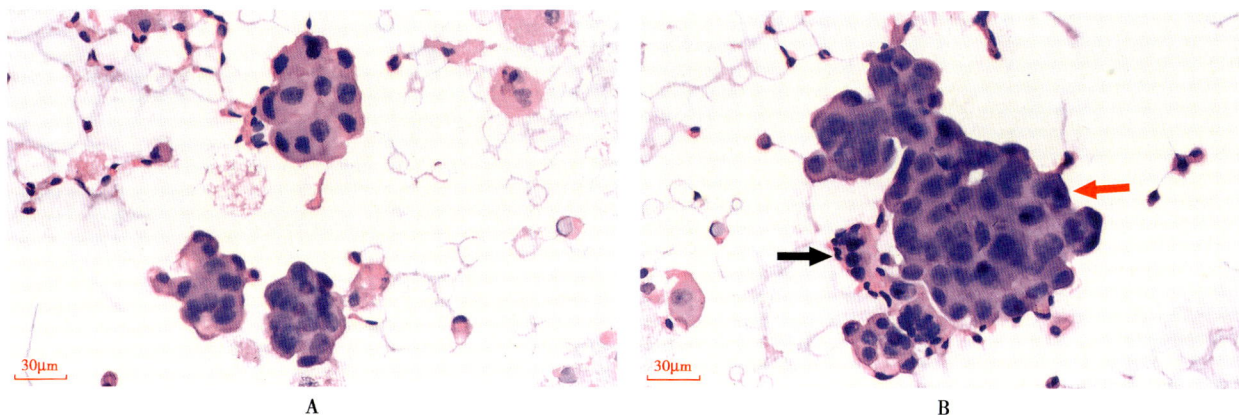

图 4-13 灌洗液细胞涂片中的腺癌

A.液基细胞学检查涂片,可见乳头状三维立体结构;B.液基细胞学检查涂片,腺癌细胞(红色箭头),支气管上皮细胞(黑色箭头)。A、B 为 HE 染色。

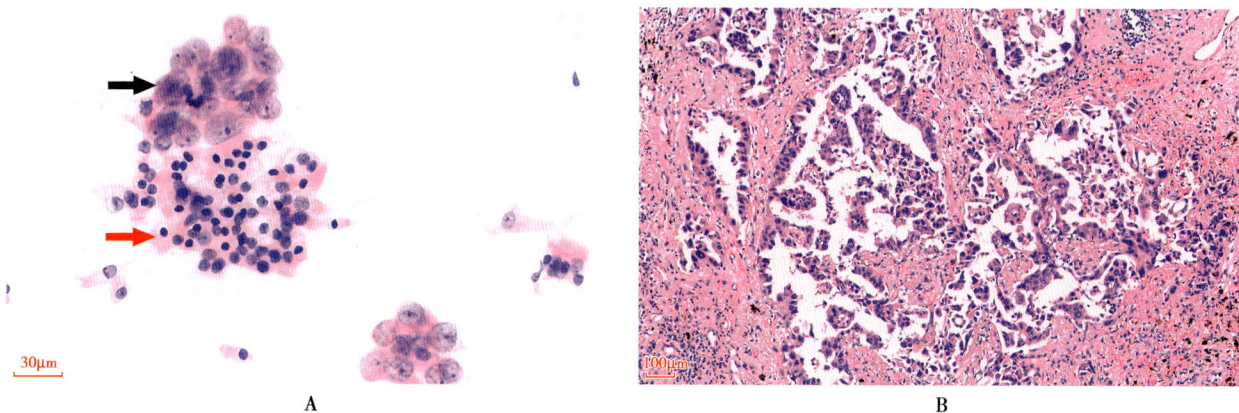

图 4-14 支气管刷检涂片中的中分化腺癌

A.液基细胞学检查涂片,腺癌(黑色箭头),细胞排列成腺样结构,胞质较少,核增大,泡状核,核仁明显;正常支气管上皮(红色箭头);B.手术切除标本 HE 染色,组织学上表现为腺管型和乳头型。

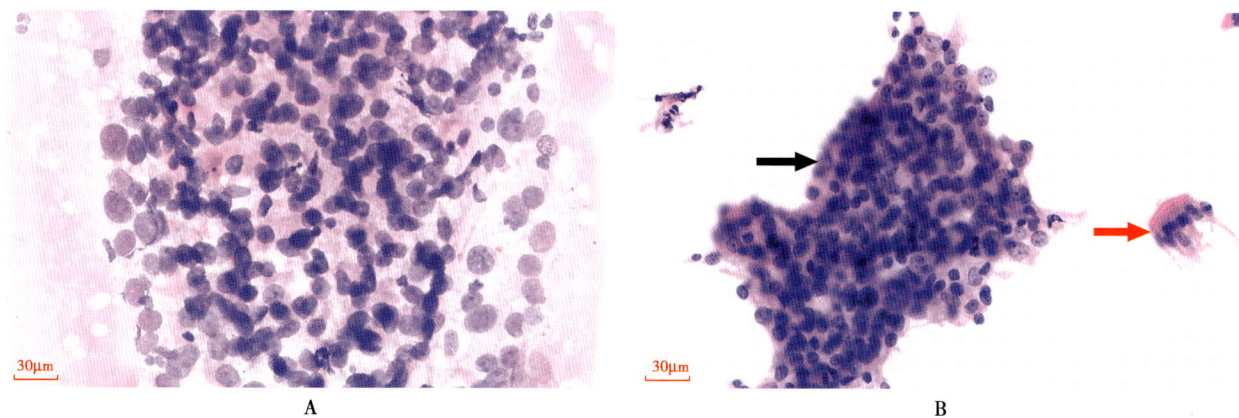

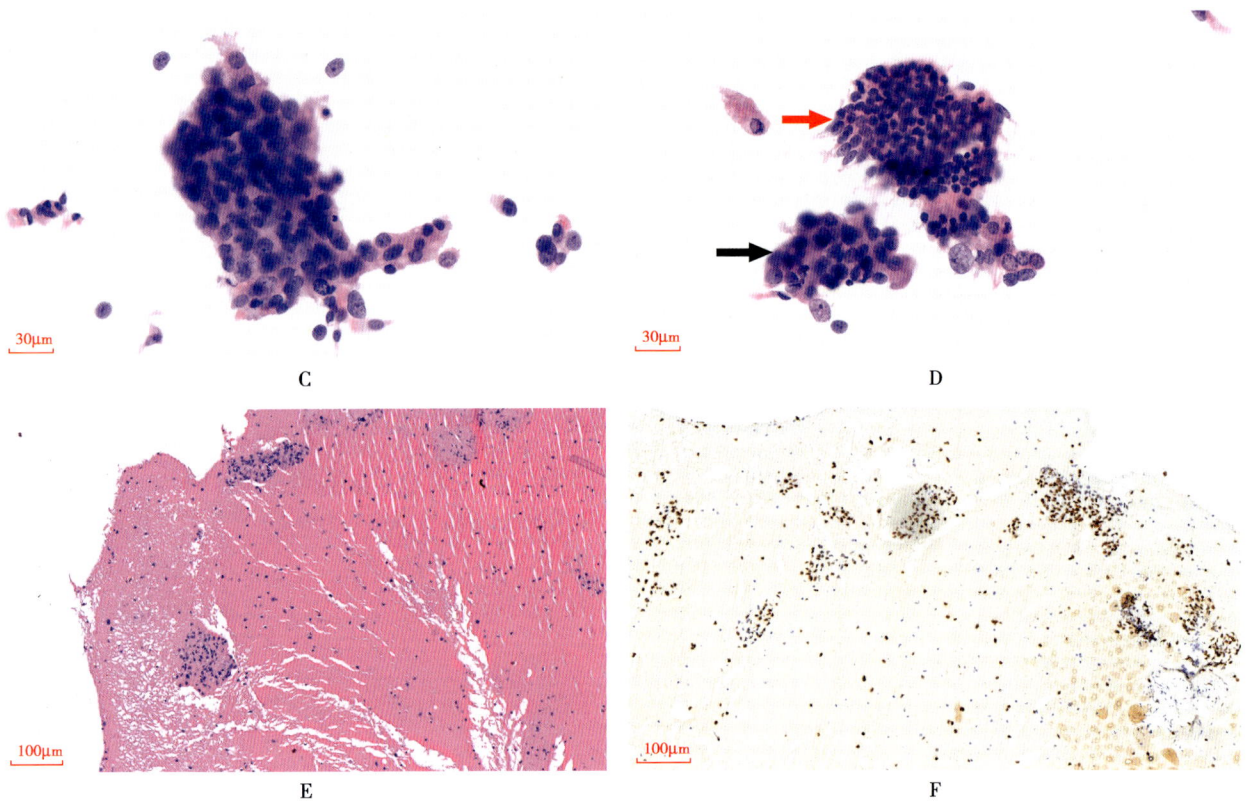

图4-15 支气管刷检涂片中的低分化腺癌

A.常规细胞学检查涂片,腺癌细胞呈片状排列,无明确腺样结构。B～D.液基细胞学检查涂片,腺癌细胞(黑色箭头),增生的支气管上皮(红色箭头),腺癌细胞呈片状排列,异型性明显,染色质粗,有核仁。A～D均为HE染色。E.细胞块包埋HE染色。F.免疫组化甲状腺转录因子1(thyroid transcription factor-1,TTF-1)阳性,符合腺癌。

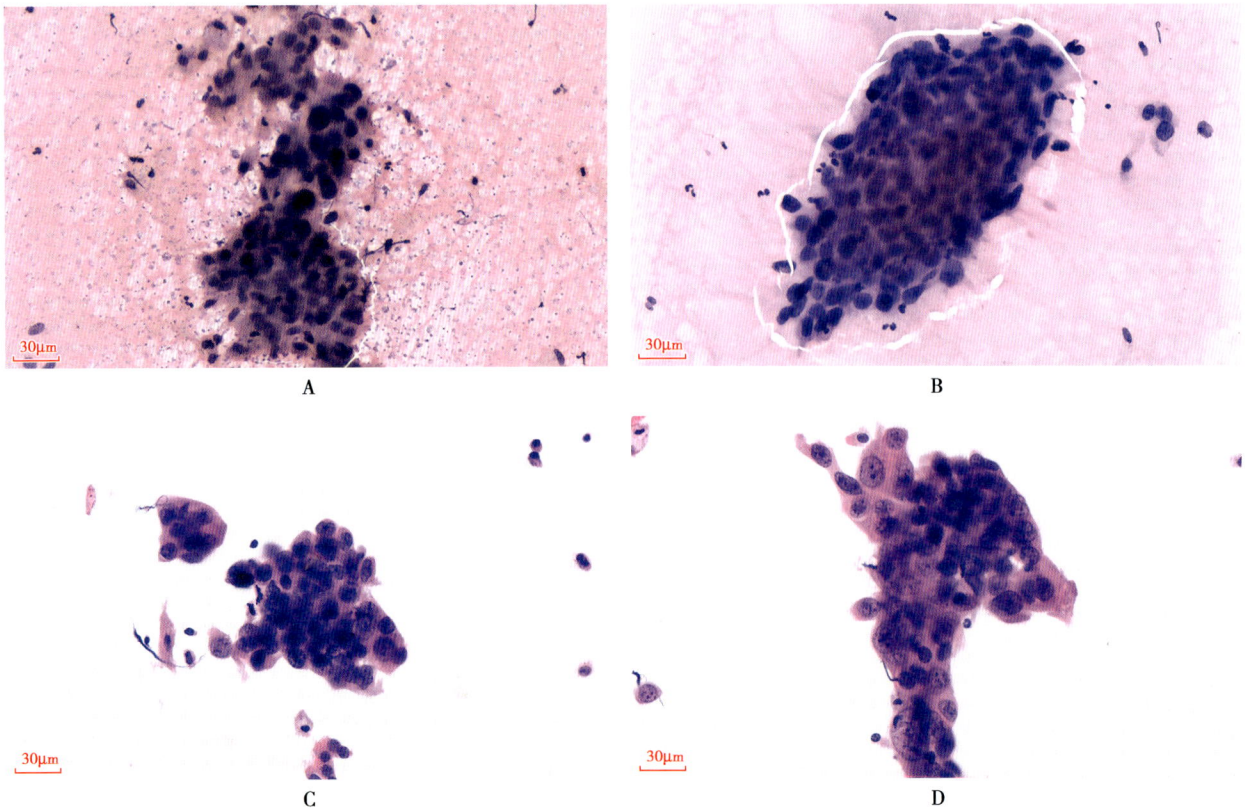

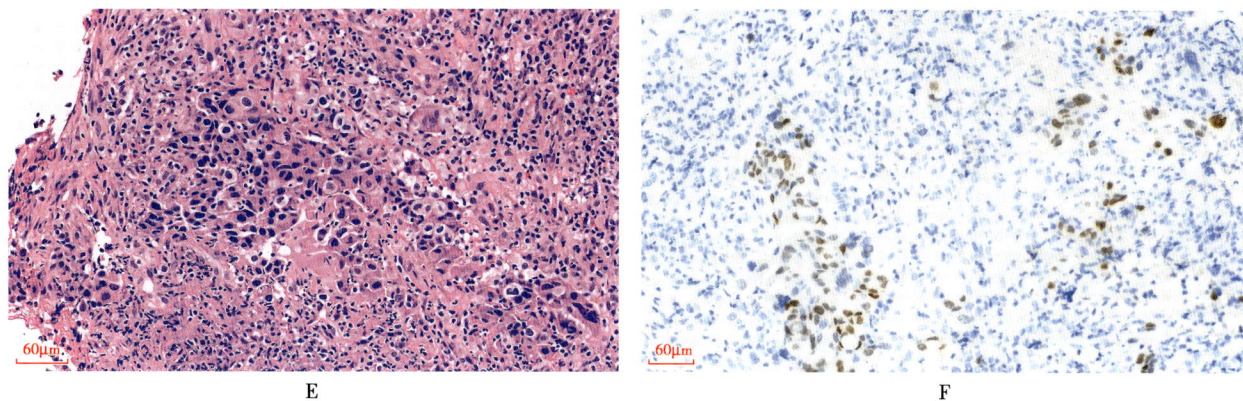

图 4-16　支气管刷检涂片中的低分化腺癌

A、B. 常规细胞学检查涂片，见大细胞团，细胞排列拥挤，明显异型。C、D. 液基细胞学检查涂片，大细胞团，异型明显，胞质丰富，染色质粗，核仁明显。E. 同一患者标本的组织学活检标本，肿瘤细胞呈实性巢状排列，明显异型，腺癌分化不明显。A～E 均为 HE 染色。F. 免疫组化 TTF-1 阳性。

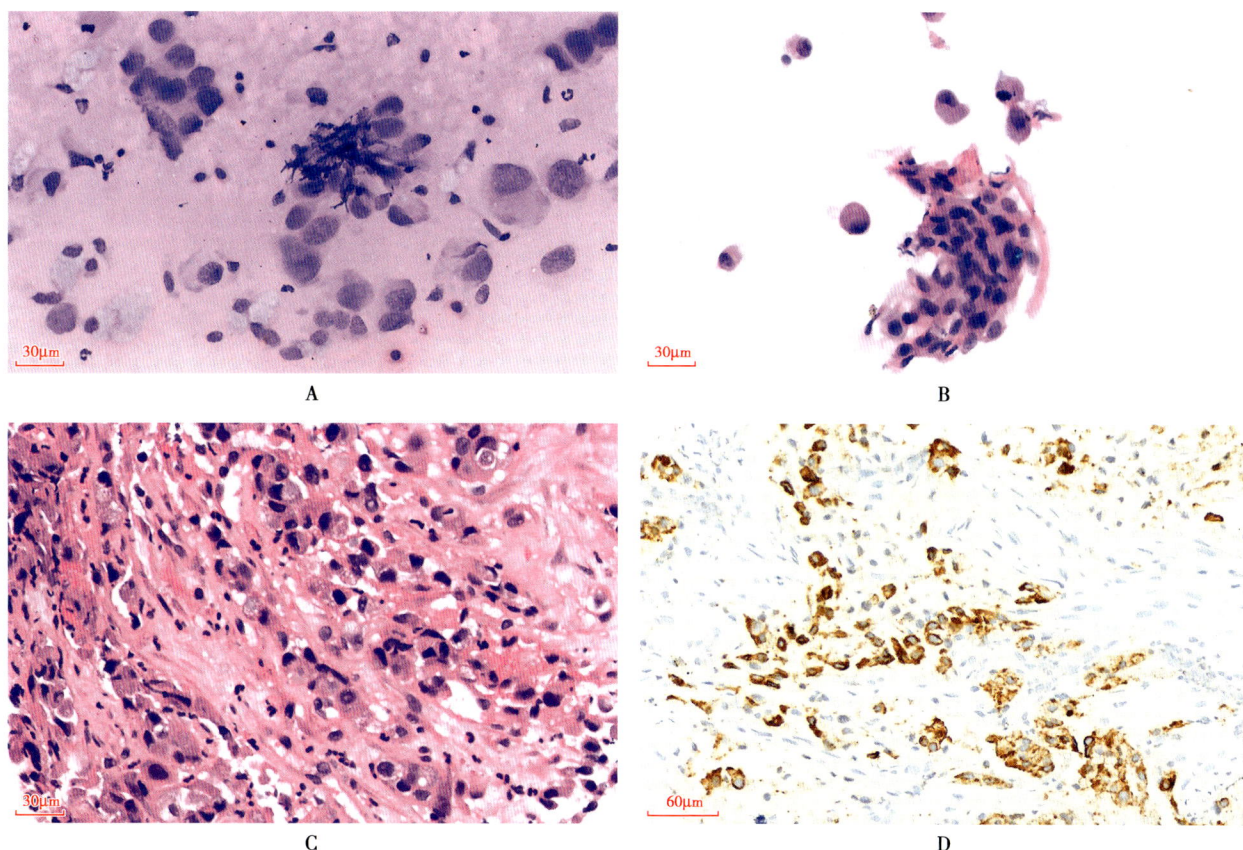

图 4-17　支气管刷检涂片中的低分化腺癌

A. 常规细胞学检查涂片，见肿瘤细胞聚集成团或单个散在分布，细胞增大，明显异型，胞质丰富。B. 液基细胞学检查涂片，腺癌细胞可聚集成团或单个散在分布，细胞团内细胞与单个散在的细胞形态相似，异型性明显，胞质丰富，含黏液，把细胞核推至一侧，细胞核不规则。C. 低分化腺癌的组织学活检标本，肿瘤细胞内含黏液。A～C 均为 HE 染色。D. 免疫组化间变性淋巴瘤激酶（anaplastic lymphoma kinase, ALK）(D5F3) 阳性。

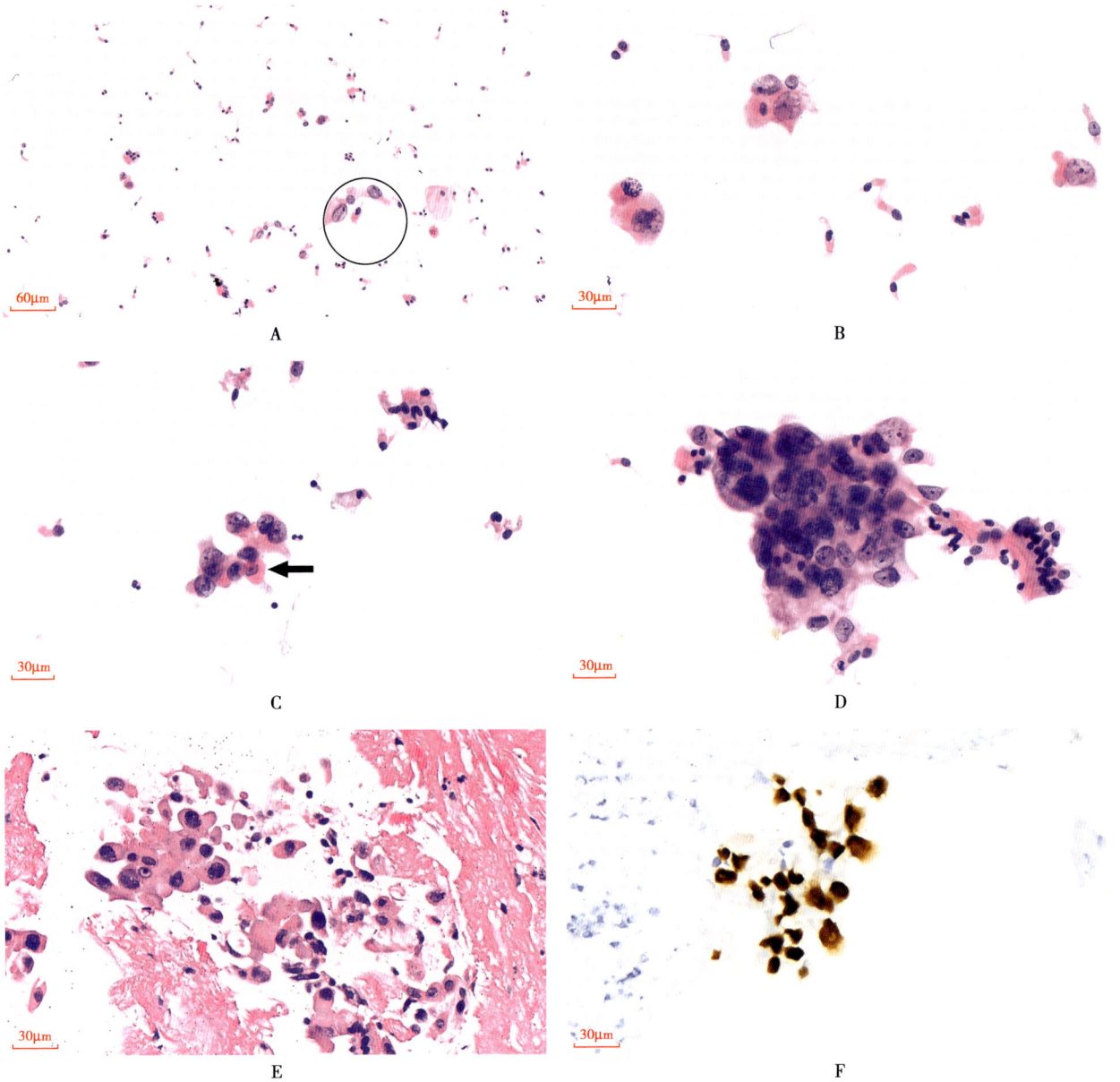

图 4-18　支气管刷检涂片中的低分化腺癌

A. 液基细胞学检查涂片，肿瘤细胞单个散在分布，泡状核，见核沟。B、C. 液基细胞学检查涂片，肿瘤细胞三五成群，胞质丰富，泡状核，核仁明显，箭头所示的肿瘤细胞胞质红染，需与鳞状细胞癌鉴别。D. 液基细胞学检查涂片，肿瘤细胞聚集呈较大的细胞团，胞质丰富，明显异型，核不规则，染色质粗，核仁明显。A～D 均为 HE 染色。E. 细胞块包埋 HE 染色，肿瘤细胞失黏附，胞质丰富，嗜酸性。F. 免疫组化 TTF-1 阳性，提示此病例为低分化腺癌。

　　3. **黏液腺癌**　在组织学上为含有大量黏液的杯状细胞和／或高柱状细胞以贴壁样生长方式为主，细胞核常位于基底部，异型性不明显。细胞学上为细胞均一，排列成腺样结构的立体细胞团，胞质丰富淡染，可见细胞内或细胞外黏液，细胞核大小一致，排列整齐，核质比可以很低，细胞核为圆形或高柱状（图 4-19、图 4-20）。

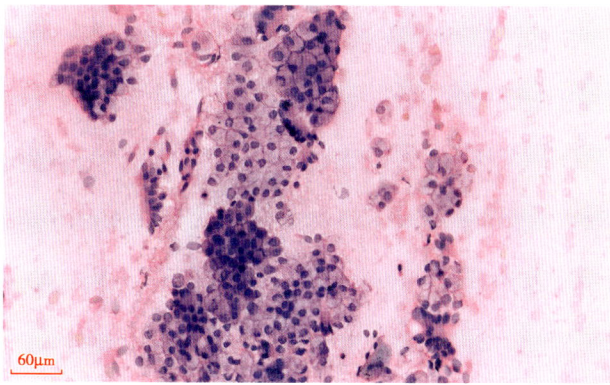

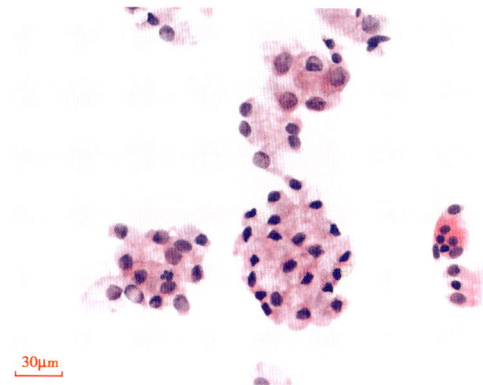

A

B

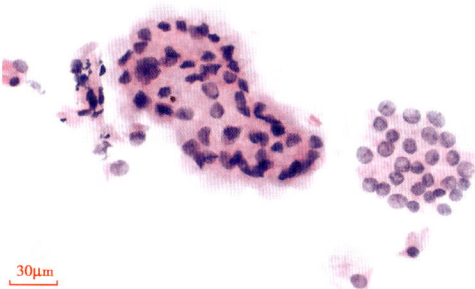

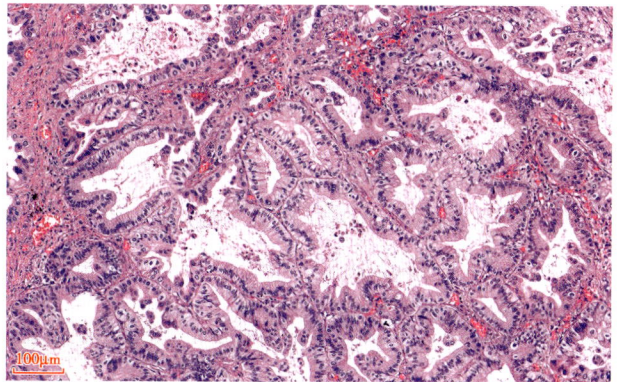

C

D

图 4-19　支气管刷检中的黏液腺癌

A. 常规细胞学检查涂片，富含黏液的细胞团，细胞温和；B. 液基细胞学检查涂片，细胞核较小，排列整齐，异型性小，易漏诊；C. 液基细胞学检查涂片，细胞体积增大，胞质丰富，富含黏液，将细胞核推至一侧，细胞核排列整齐，位于基底部；D. 同一患者的手术切除标本，肿瘤细胞富含黏液，细胞核位于基底部，排列整齐。A～D 均为 HE 染色。

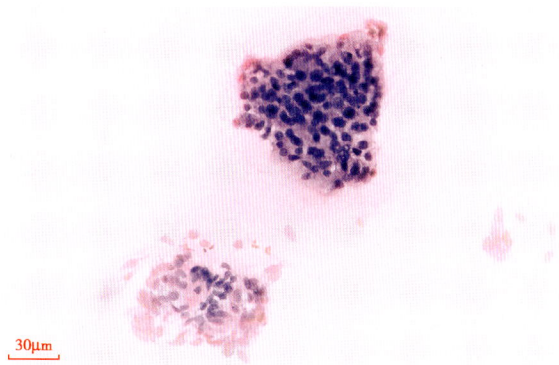

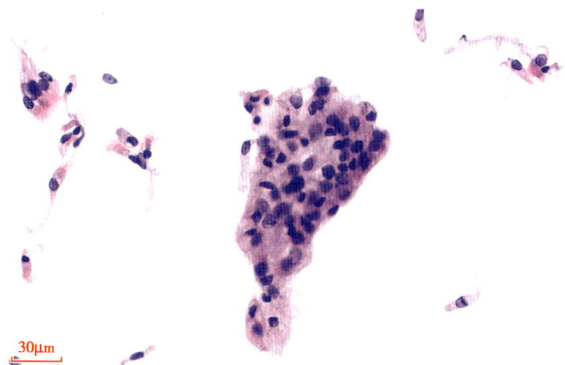

A

B

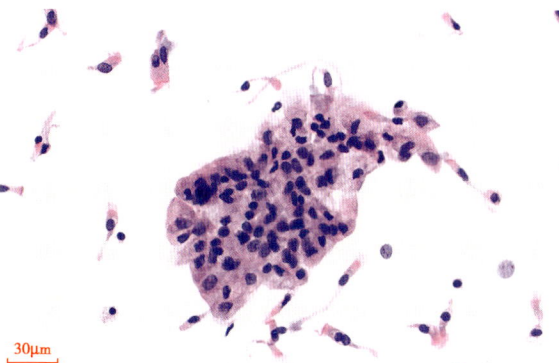

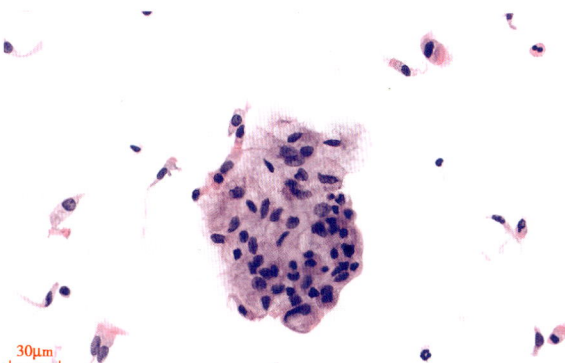

C

D

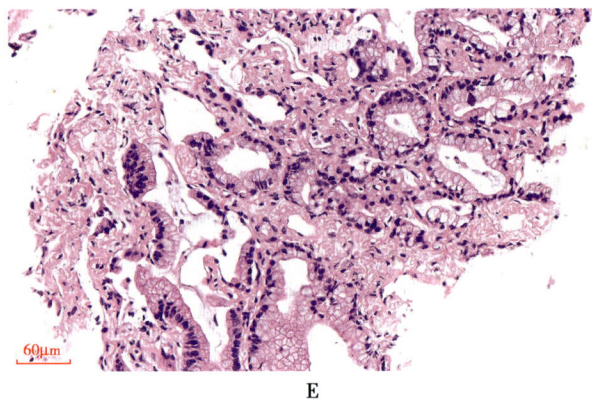

图4-20　支气管刷检涂片中的黏液腺癌
A.常规细胞学检查涂片,细胞温和,排列整齐,易漏诊;
B~D.液基细胞学检查涂片,细胞排列为腺样结构的立体
细胞团,轻度异型,细胞质丰富,富含黏液,细胞核位于基
底部,排列整齐;E.黏液腺癌的组织学标本。A~E 均为
HE 染色。

阅片要点:支气管与外界相通,其上皮容易受各种因素刺激增生,支气管刷检涂片中增生的支气管上皮需与黏液腺癌鉴别。黏液腺癌细胞团较大,具有立体结构,细胞质丰富,含丰富的黏液,细胞核有轻度的异型性。支气管黏膜上皮具有纤毛,提示为良性病变。

4. 胎儿型腺癌　是临床上极为少见的肺腺癌类型,细胞学检查涂片中形态易误诊为涎腺型肿瘤,必要时建议组织学检查明确诊断。细胞学特点(图4-21):具两种细胞群。①柱状细胞:细胞小,温和,排列紧密,呈腺泡和球状结构,胞质少至中等,可见核上或核下空泡,核呈圆形或卵圆形,染色质细腻,核仁不明显;②鳞样细胞:胞质丰富嗜酸性,核圆形或卵圆形,形成桑葚样小体。当看到以上描述的两种细胞形态时,应考虑此病可能。

鉴别诊断:①腺样囊性癌;②肺母细胞瘤;③类癌;④子宫内膜样癌肺转移;⑤肺其他亚型腺癌。

5. 胶样癌　胶样癌的组织学特点是大量的细胞外黏液形成黏液湖,肺泡壁破坏,具有杯状细胞特征的高柱状细胞漂浮在黏液湖中或贴附于扩张的囊壁上。胶样癌的液基细胞学检查涂片中无黏液,与细胞制片过程中黏液处理有关,肿瘤细胞呈小簇状聚集,形成三维立体的腺样结构,细胞团边缘光整,细胞呈高柱状,细胞核可呈圆形或杆状,核仁明显(图4-22)。

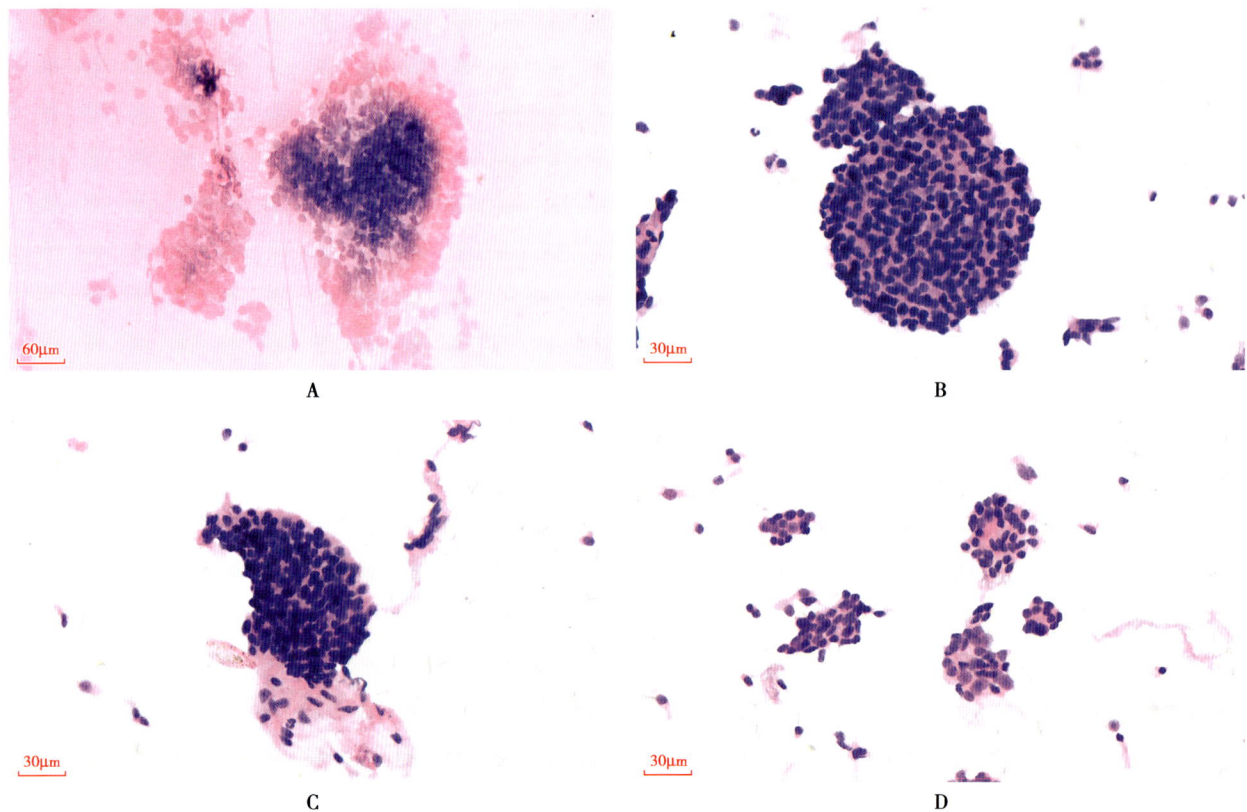

A

B

C

D

E

F

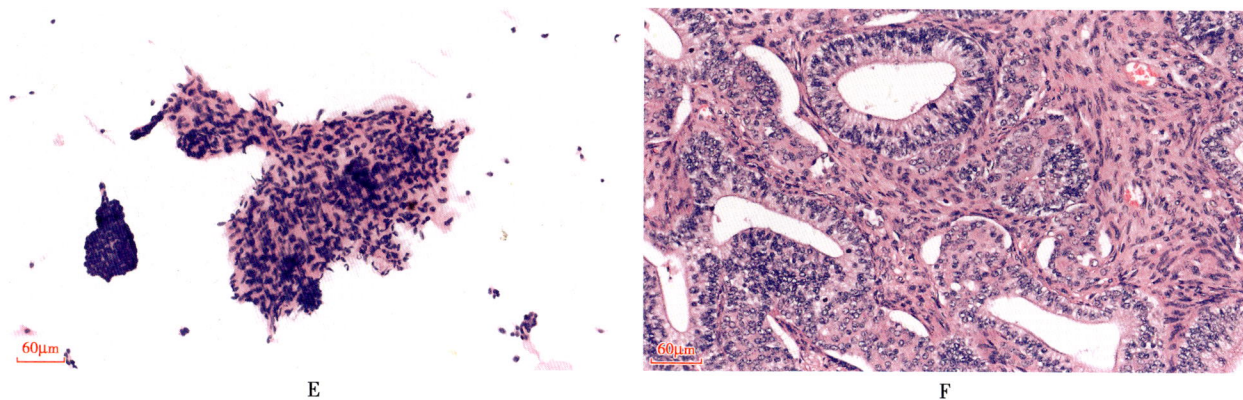

图 4-21　支气管刷检涂片中的胎儿型腺癌

A. 常规细胞学检查涂片，可见核下空泡。B、C. 液基细胞学检查涂片，细胞小、较温和，排列紧密呈球状结构。D. 液基细胞学检查涂片，可见腺泡样结构。E. 液基细胞学检查涂片，可见梭形细胞团，对应胎儿型腺癌组织学中的间质增生。A～E 均为 HE 染色。F. 手术切除标本 HE 染色。

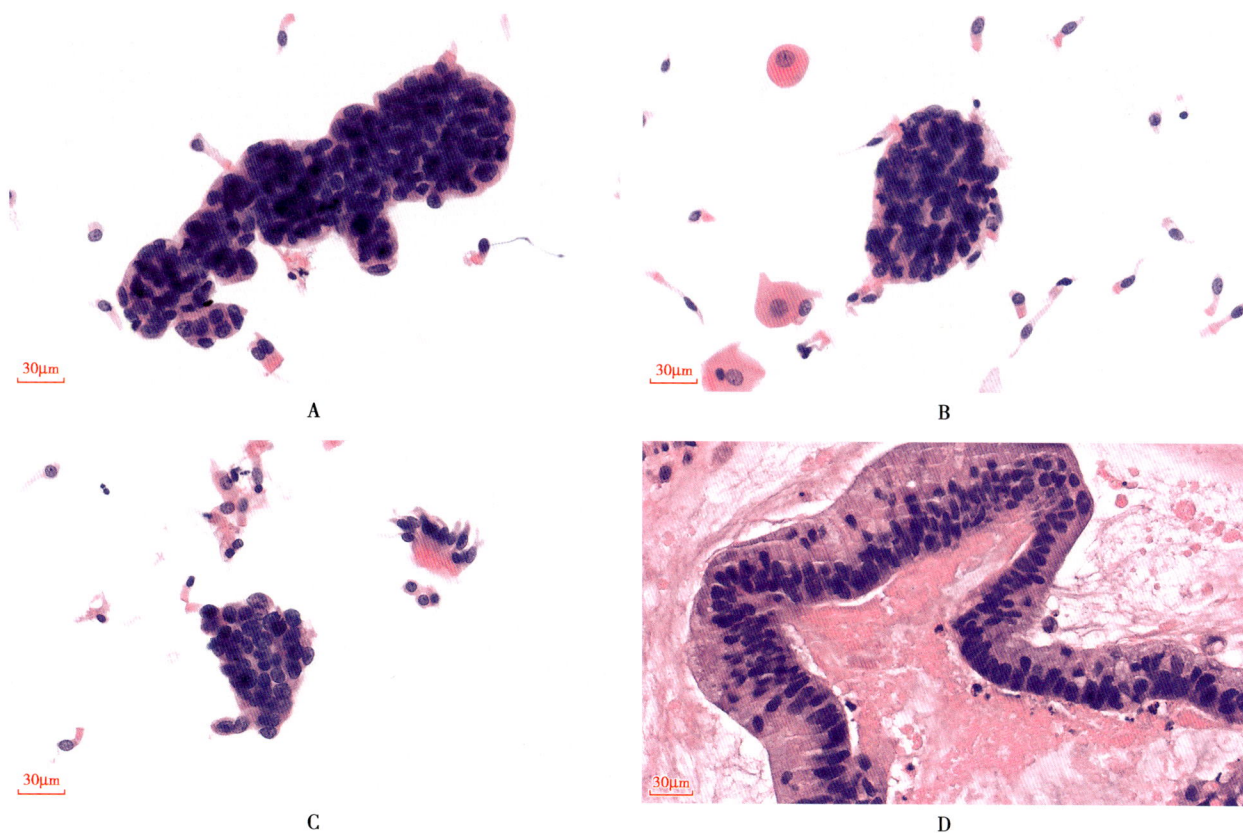

A

B

C

D

图 4-22　支气管刷检中的胶样癌

A～C. 液基细胞学检查涂片，可见三维立体结构，细胞团边缘光滑，细胞内黏液不明显，可见明显小核仁（HE 染色）；D. 手术切除标本 HE 染色，大量黏液湖中见少量腺癌。

6. **肠型腺癌**　在组织学和免疫表型上均与转移性肠癌类似。细胞涂片中肿瘤细胞簇具有三维立体结构，细胞大小不等，界限不清，可见炎症细胞及细胞坏死碎片（图 4-23）。

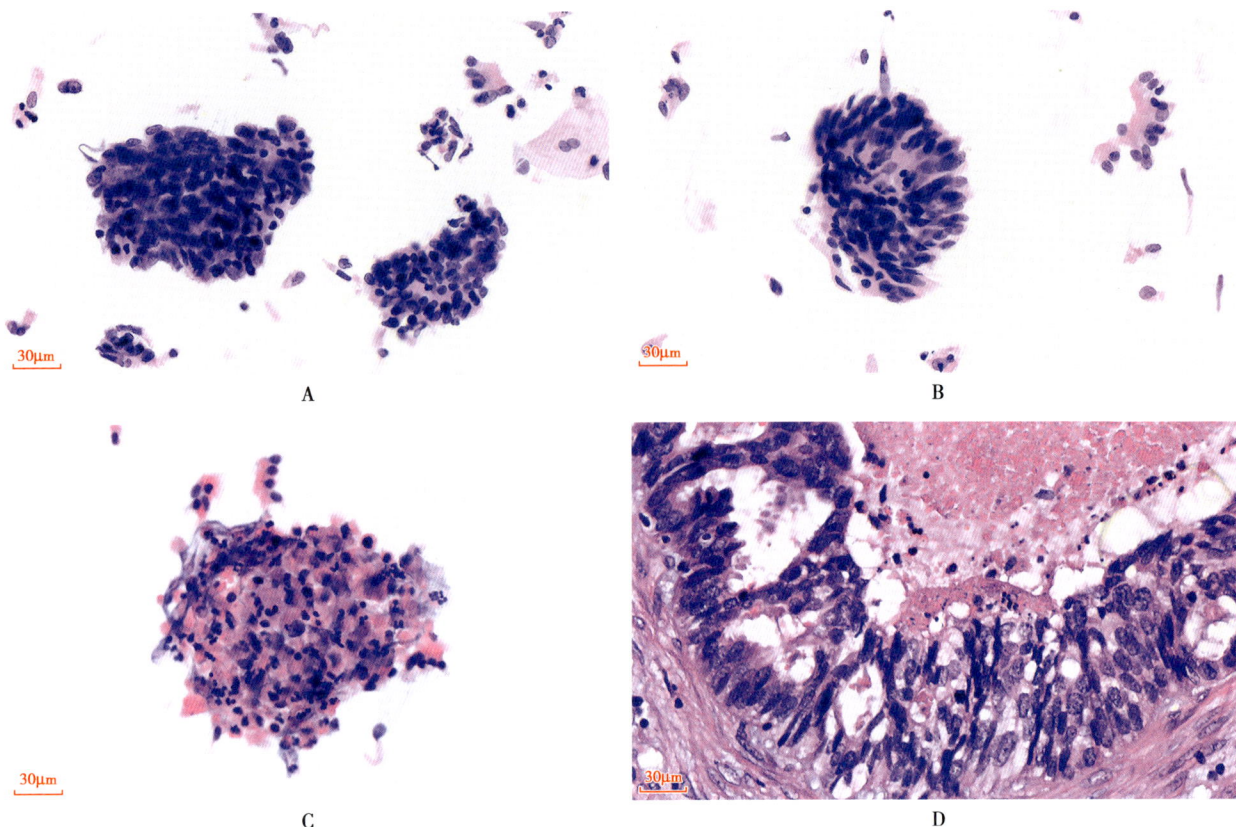

图 4-23　支气管刷检涂片中的肠型腺癌

A.液基细胞学检查涂片,肿瘤细胞排列成腺泡状。B.液基细胞学检查涂片,高柱状肿瘤细胞栅栏状排列。C.液基细胞学检查涂片,肠型腺癌中的坏死及退变的异型细胞需与鳞状细胞癌鉴别。A～C 均为 HE 染色。D.手术切除标本 HE 染色,高柱状细胞及坏死。

　　阅片要点：肠型腺癌的鉴别诊断包括转移性肠癌和鳞状细胞癌。①转移性肠癌:仔细了解临床病史资料,排除肠癌转移后方可诊断为肺原发肠型腺癌。②鳞状细胞癌:常见角化,细胞呈片状、流水线样排列,常无黏液分泌。

二、肺鳞状细胞癌

　　鳞状细胞癌分为角化型和非角化型鳞状细胞癌,角化型鳞状细胞癌在细胞涂片中可明确诊断,非角化型鳞状细胞癌由于缺乏角化细胞及细胞间桥,细胞学上分型较困难。2021 版《WHO 胸部肿瘤分类》中将淋巴上皮癌也归为鳞状细胞癌的一种亚型,但在细胞学中无法明确诊断。

　　1. **角化型鳞状细胞癌**　肿瘤细胞形态多样,呈多边形、圆形、纺锤形、蝌蚪形,细胞质丰富、光滑、致密,呈红色(HE 染色,细胞质致密通常也提示"鳞样"分化),核固缩深染,核仁通常不明显,可见角化珠。完全角化的鳞状细胞癌细胞核溶解消失,转变为无核鬼影细胞,与细胞碎屑构成鳞状细胞癌所特有的"坏死背景"(图 4-24、图 4-25)。

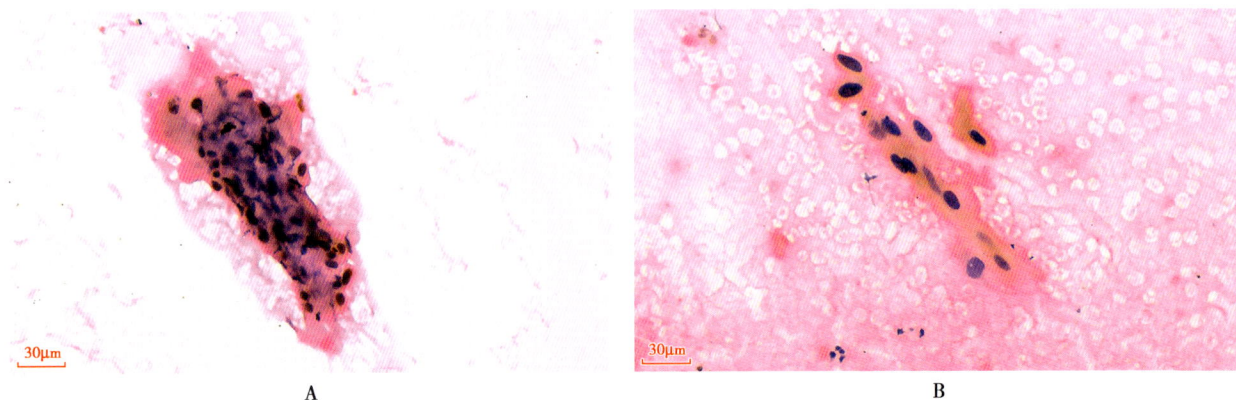

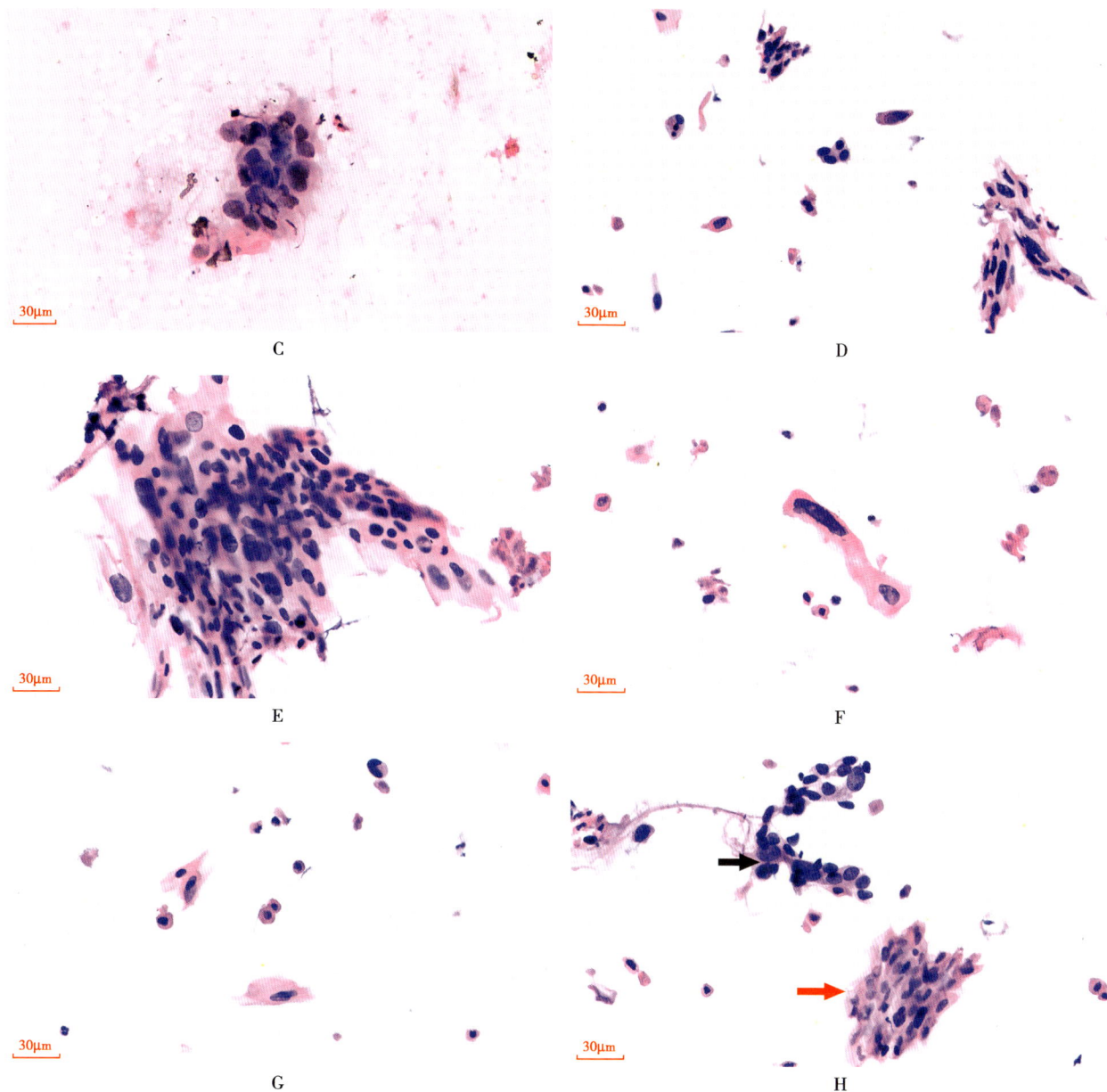

图 4-24　支气管刷检涂片中的角化型鳞状细胞癌

A. 常规细胞学检查涂片, 角化的肿瘤细胞; B. 常规细胞学检查涂片, 可见坏死及周边角化的肿瘤细胞; C. 常规细胞学检查涂片, 鳞状细胞癌细胞聚集成团; D、E. 液基细胞学检查涂片, 角化的鳞状细胞癌细胞片状排列; F、G. 液基细胞学检查涂片中单个角化的肿瘤细胞, 呈纺锤状、蝌蚪状; H. 液基细胞学检查涂片, 非角化鳞状细胞癌成分(黑色箭头)和角化的肿瘤细胞(红色箭头)。A～H 均为 HE 染色。

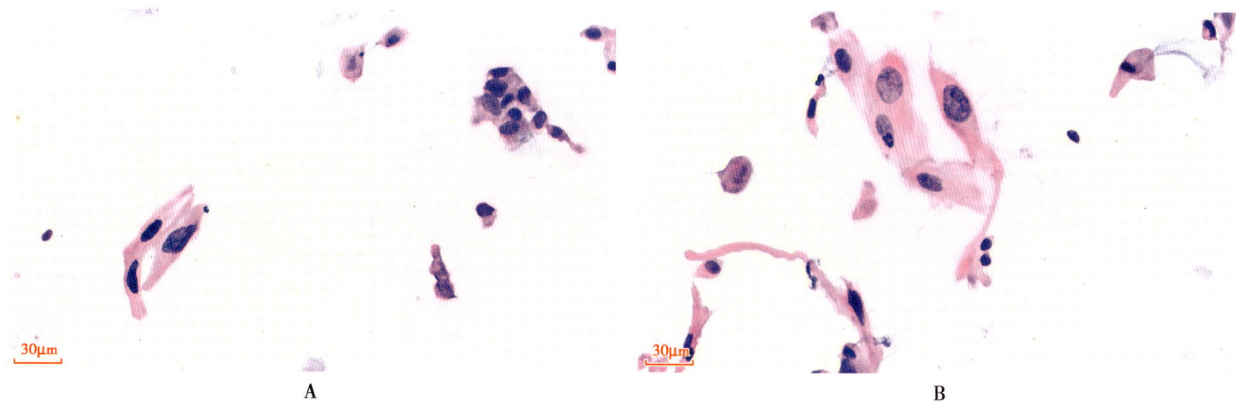

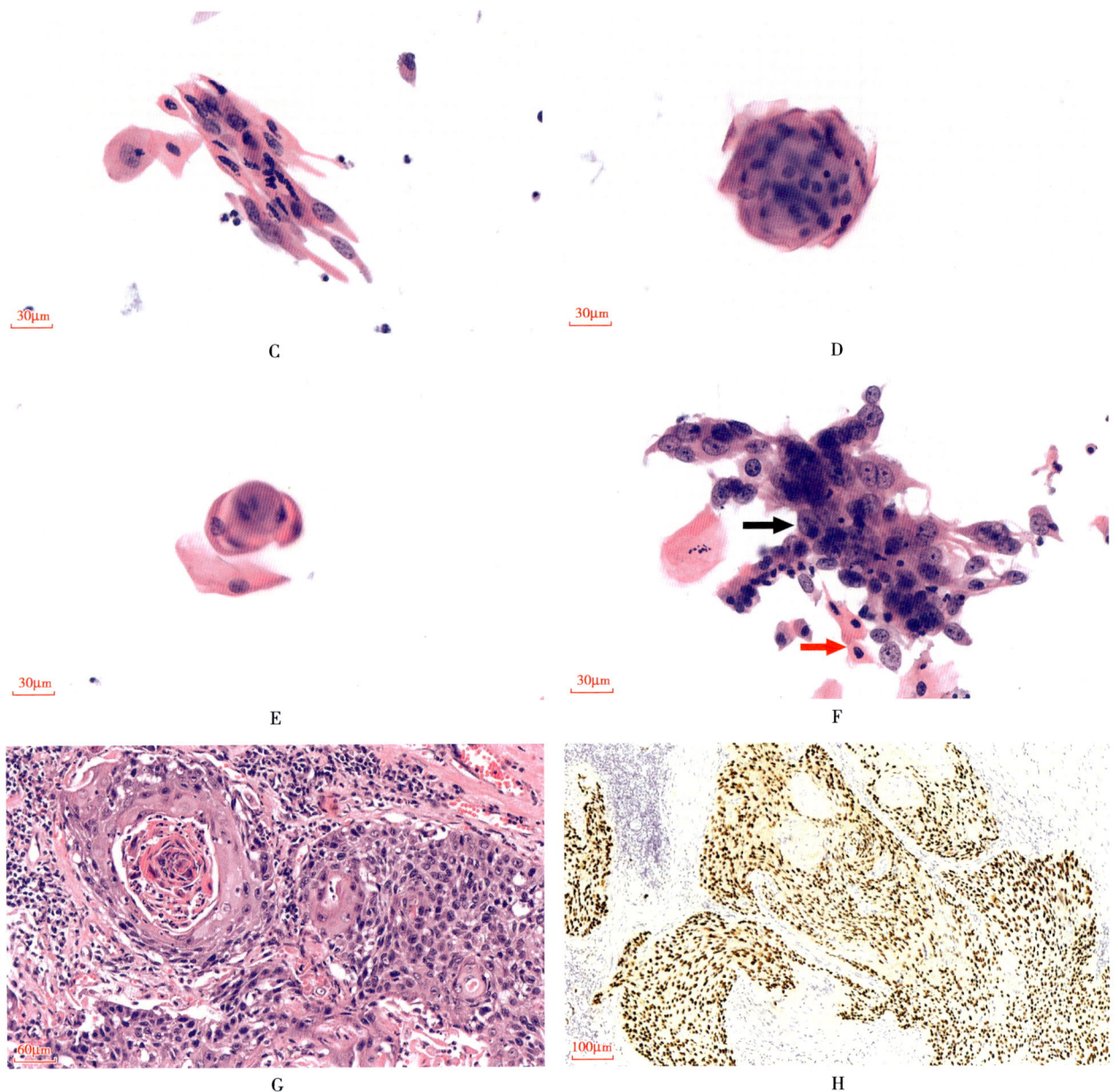

图 4-25　支气管刷检和灌洗液涂片中的角化型鳞状细胞癌

A、B.灌洗液液基细胞学检查涂片,可见角化的肿瘤细胞。C.支气管刷检液基细胞学检查涂片,角化的肿瘤细胞。D、E.支气管刷检液基细胞学检查涂片中的角化珠。F.支气管刷检液基细胞学检查涂片,非角化鳞状细胞癌成分(黑色箭头)和角化的异型细胞(红色箭头)。G.角化型鳞状细胞癌手术切除标本。A～G均为HE染色。H.免疫组化P40阳性。

2. **非角化型鳞状细胞癌**　角化不明显,细胞排列呈平铺的流水状,也可以排列成类似腺样结构,易误诊为腺癌。癌细胞大,核质比显著增高,核染色深,染色质粗大,核仁明显(图4-26、图4-27)。

3. **基底细胞样鳞状细胞癌**　组织学上诊断基底细胞样鳞状细胞癌时,要求基底样细胞比例>50%,因此细胞学中不要求明确分型。细胞学特点:细胞常聚集成细胞团,周围细胞呈特征性栅栏状排列,或散在单个分布,细胞呈小圆形或短梭形,细胞质少,可见细胞角化。因基底细胞样鳞状细胞癌细胞质较少,不要误诊为高级别神经内分泌癌(图4-28)。

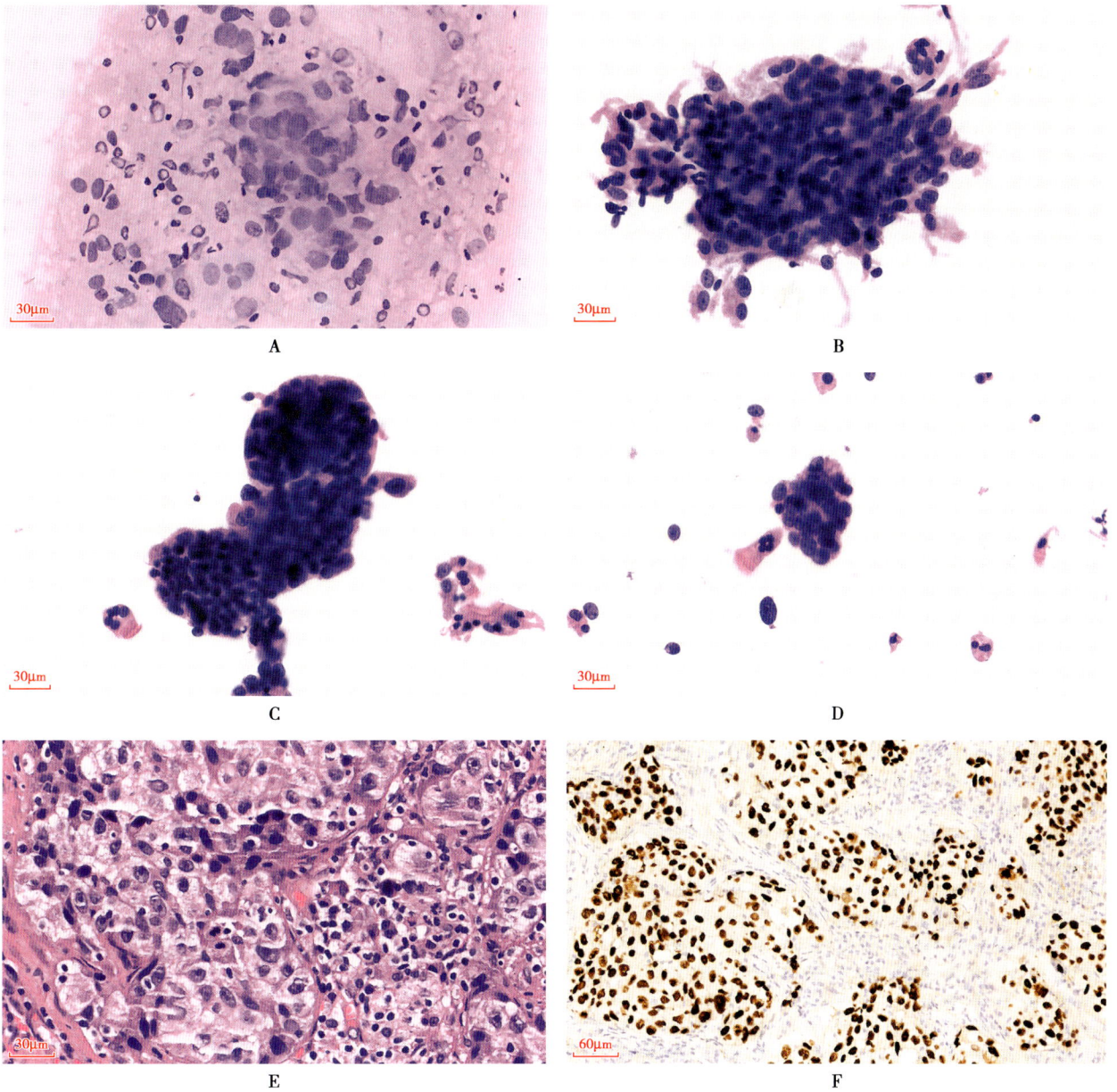

图4-26　支气管刷检涂片中的非角化型鳞状细胞癌

A.常规细胞学检查涂片，肿瘤细胞排列紧密，明显异型，染色质增粗，坏死背景。B.液基细胞学检查涂片，肿瘤细胞流水状排列。C、D.液基细胞学检查涂片，肿瘤细胞排列类似腺样结构，不要误诊为腺癌。E.非角化型鳞状细胞癌手术切除标本，未见角化或细胞间桥。A～E均为HE染色。F.免疫组化P40阳性。

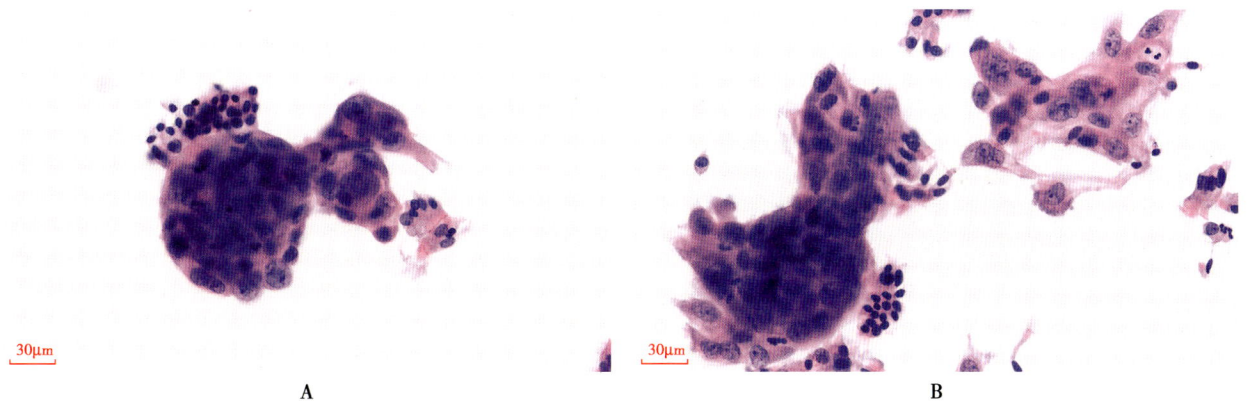

C

D

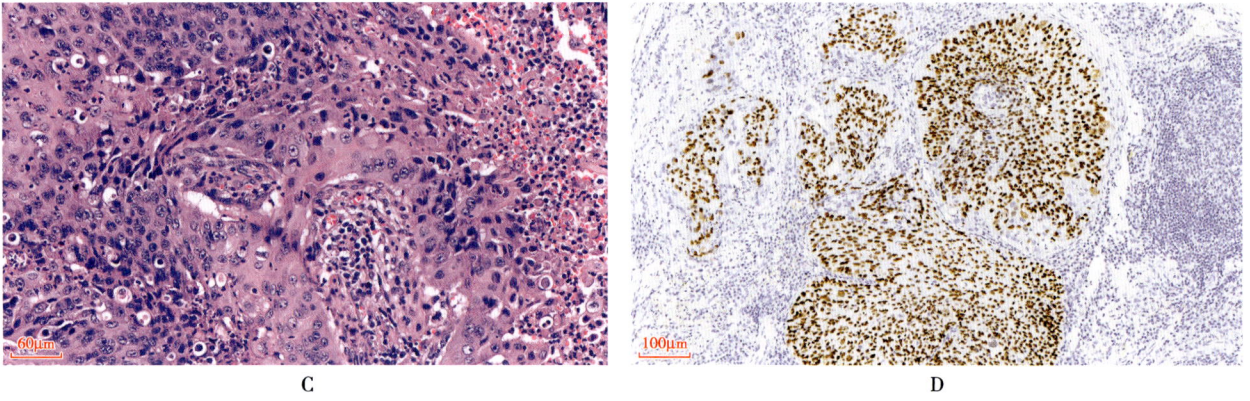

图 4-27　支气管刷检涂片中的非角化型鳞状细胞癌

A、B. 液基细胞学检查涂片,缺乏鳞状分化,肿瘤细胞形成三维立体结构,细胞增大,异型明显,易误诊为腺癌。C. 手术切除标本,无明显角化。A~C 均为 HE 染色。D. 免疫组化 P40 阳性。

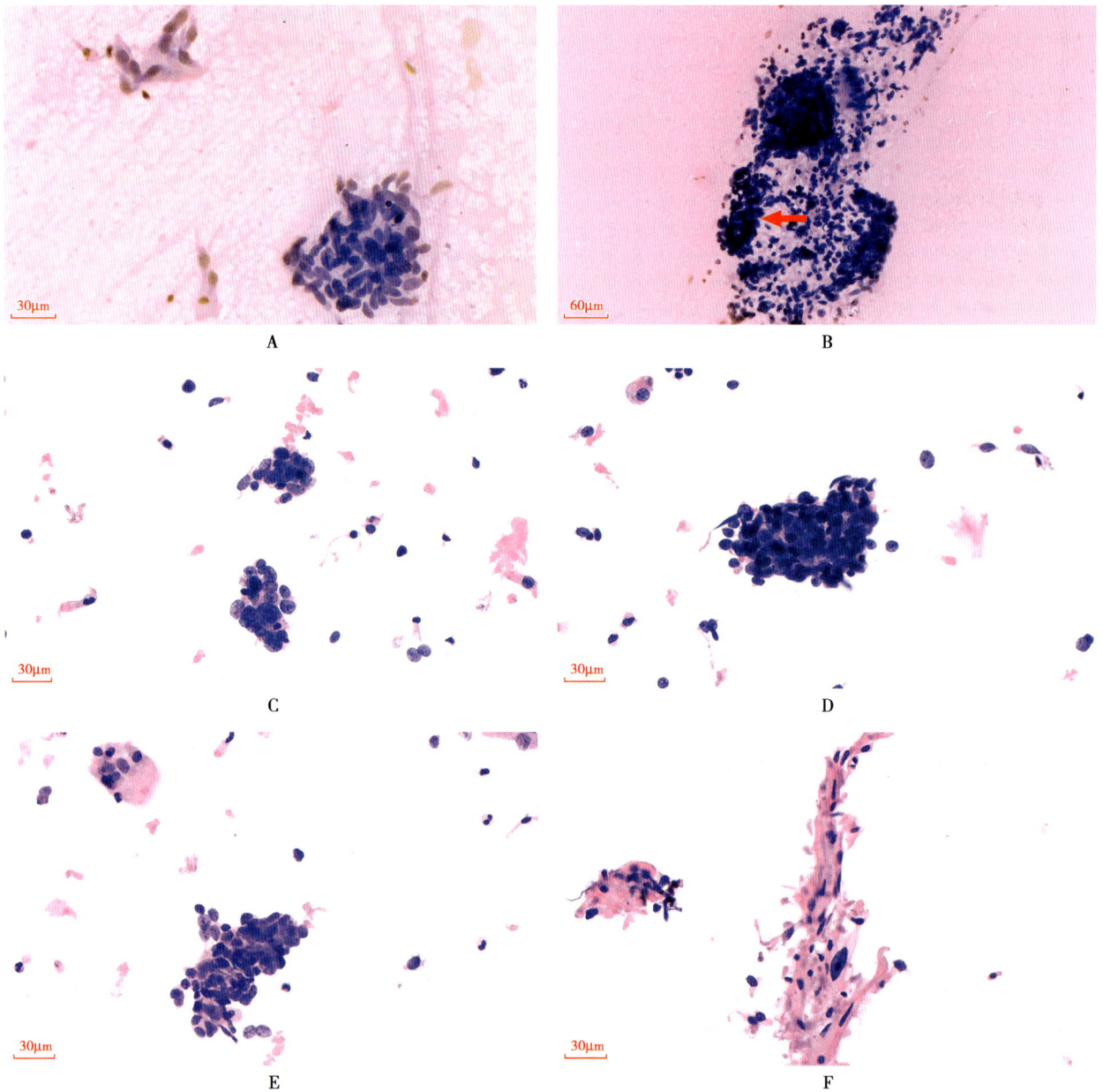

A

B

C

D

E

F

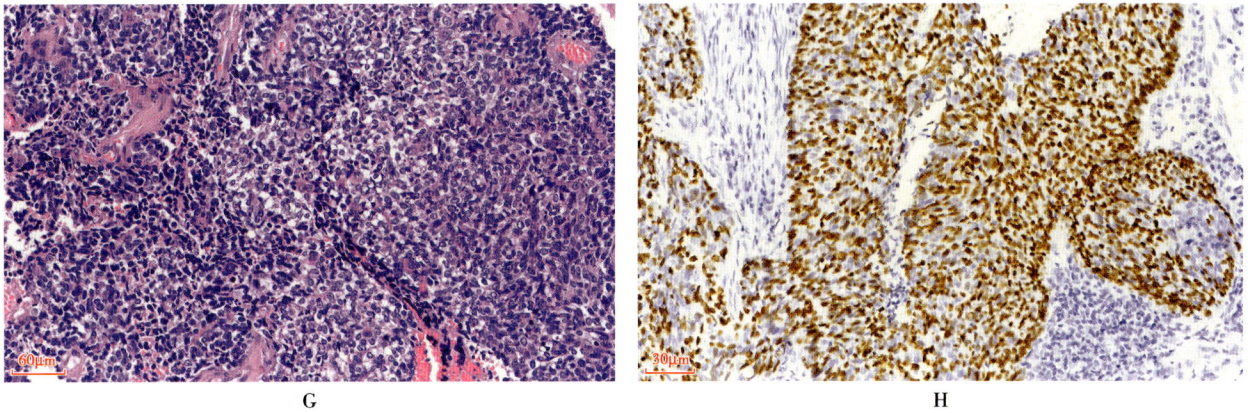

图 4-28　支气管刷检涂片中的基底细胞样鳞状细胞癌

A、B.常规细胞学检查涂片,细胞小,呈短梭形,周围细胞呈栅栏状排列。C～E.液基细胞学检查涂片,肿瘤细胞排列紧密,呈小圆形至梭形,胞质稀少,易误诊为高级别神经内分泌癌。F.液基细胞学检查涂片,可见角化的肿瘤细胞。G.手术切除标本。A～G 均为 HE 染色。H.免疫组化 P40 阳性。

　　阅片要点：鉴别诊断包括小细胞癌和腺样囊性癌。①小细胞癌：肿瘤细胞多呈镶嵌状排列,或者三五成群。核铸型和胡椒盐样染色质及核呈拉丝状是小细胞癌的特点。基底细胞样鳞状细胞癌的细胞比小细胞癌略大,大部分为周围呈栅栏状排列的大细胞团。②腺样囊性癌：由基底样小圆细胞构成的三维立体球状、指状、筛状结构,上皮细胞围绕黏液样基质形成粉染的基质球,细胞温和,大小一致。

　　4. 淋巴上皮癌　曾用名淋巴上皮瘤样癌,2021 版《WHO 胸部肿瘤分类》中推荐使用淋巴上皮癌,定义为一种低分化鳞状细胞癌,混有不同数量的淋巴细胞浸润,常与 EB 病毒感染相关。细胞学特征：肿瘤细胞呈合体细胞样外观,细胞圆形或椭圆形。泡状核,核仁明显,核分裂多见,细胞质呈细颗粒状至絮状。淋巴细胞浸润较多见(图 4-29)。

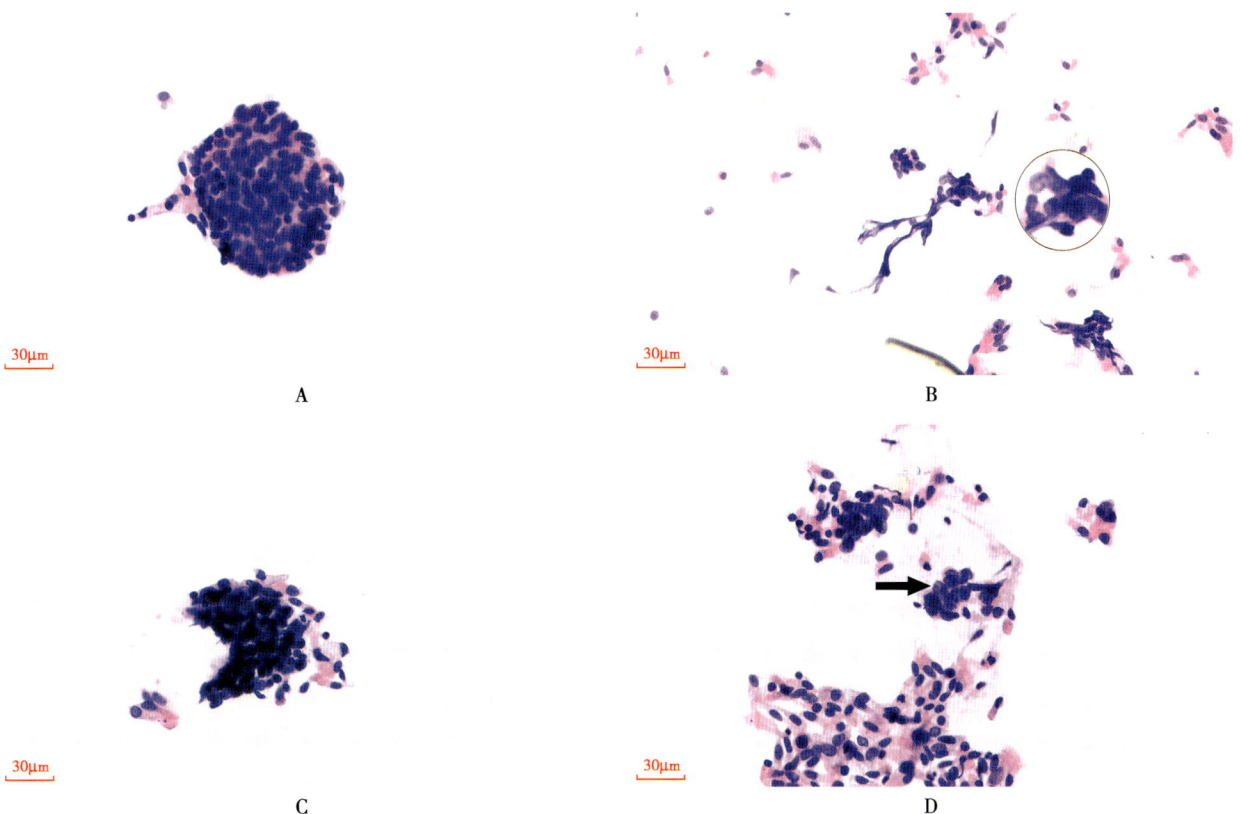

E

F

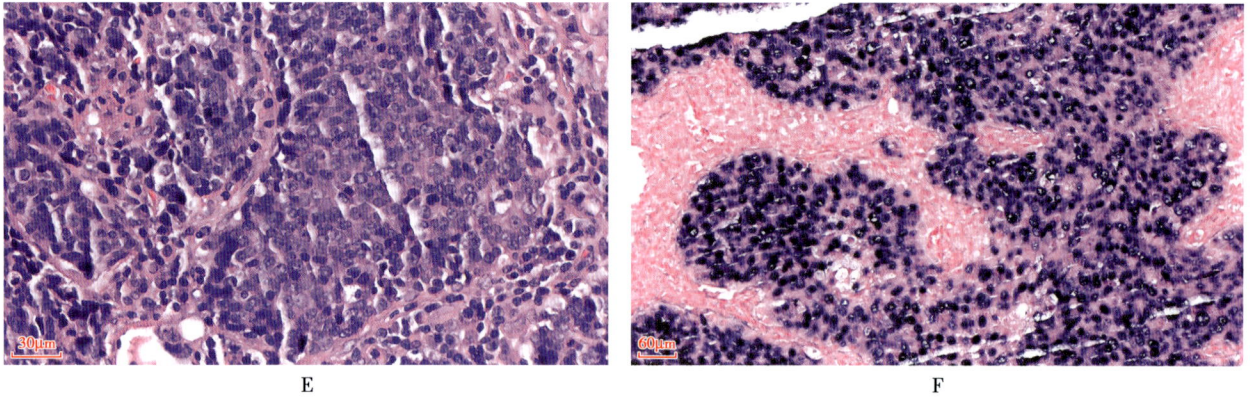

图 4-29　支气管刷检涂片中的淋巴上皮癌

A. 液基细胞学检查涂片，肿瘤细胞排列紧密，呈合体细胞样外观。B. 液基细胞学检查涂片，可见泡状核（放大圈内）。C. 液基细胞学检查涂片，肿瘤细胞排列紧密，形成不规则的片状结构。D. 液基细胞学检查涂片，可见核仁（箭头所示）。A～E 均为 HE 染色。E. 手术切除标本 HE 染色。F. 原位杂交 Epstein-Barr 病毒编码的小 RNA（Epstein-Barr virus encoded RNA，EBER）阳性。

三、肺非小细胞癌

1. 大细胞癌　是一种未分化的非小细胞肺癌，缺乏小细胞癌、腺癌、鳞状细胞癌、巨细胞癌、梭形细胞癌和多形性癌的细胞形态、组织学结构和免疫表型特征。大细胞癌的诊断只能用于手术切除且充分取材的标本，不能用于活检和细胞学标本的诊断。细胞学上首选诊断术语为非小细胞癌。细胞学特点：癌细胞大，排列拥挤，形成较大的细胞团，无明显的鳞样或腺样分化，癌细胞呈横纹肌样，胞质丰富，核偏位，染色质粗，核仁大且明显（图 4-30）。

2. 肉瘤样癌　是多形性癌、癌肉瘤和肺母细胞瘤的一个总称，肉瘤样癌的诊断只适用于手术切除的标本，细胞学上只需要诊断非小细胞癌或者分化差的恶性肿瘤。细胞学特点：细胞呈松散的单个细胞分

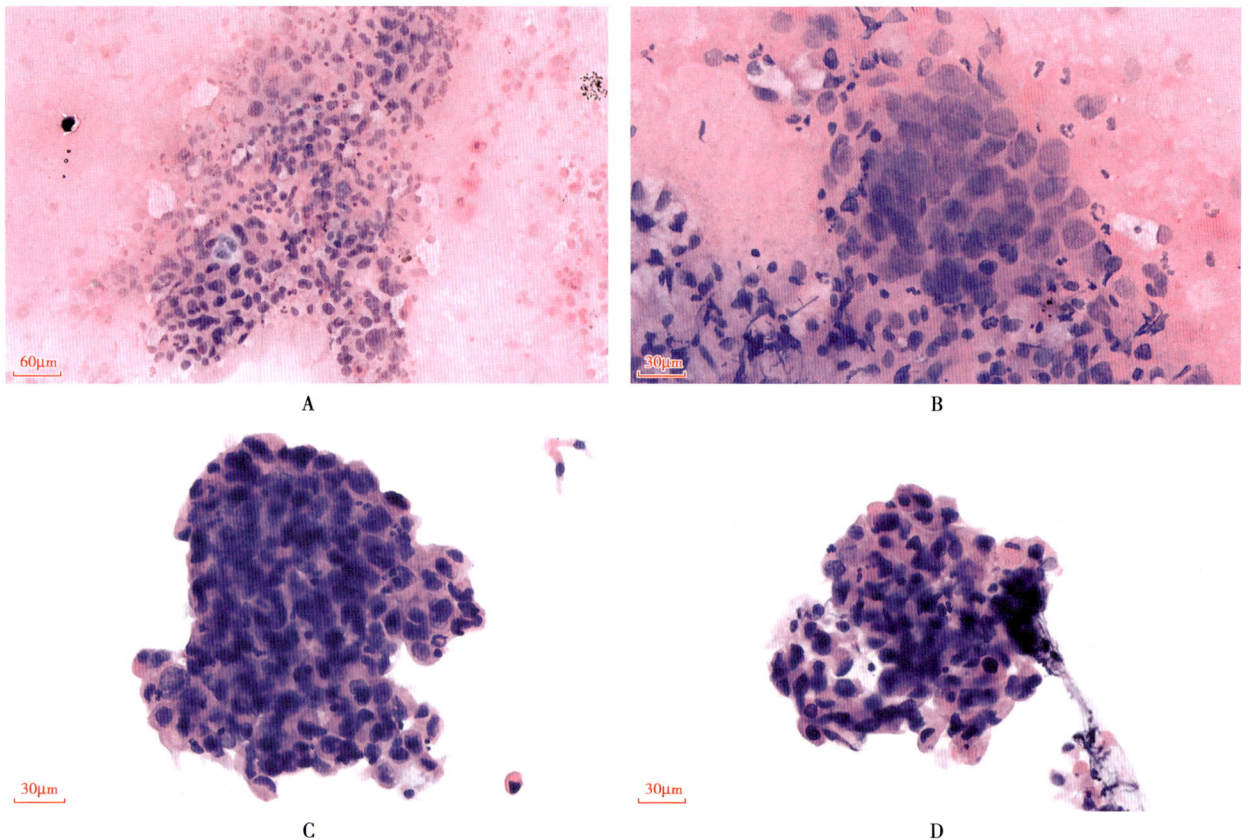

A

B

C

D

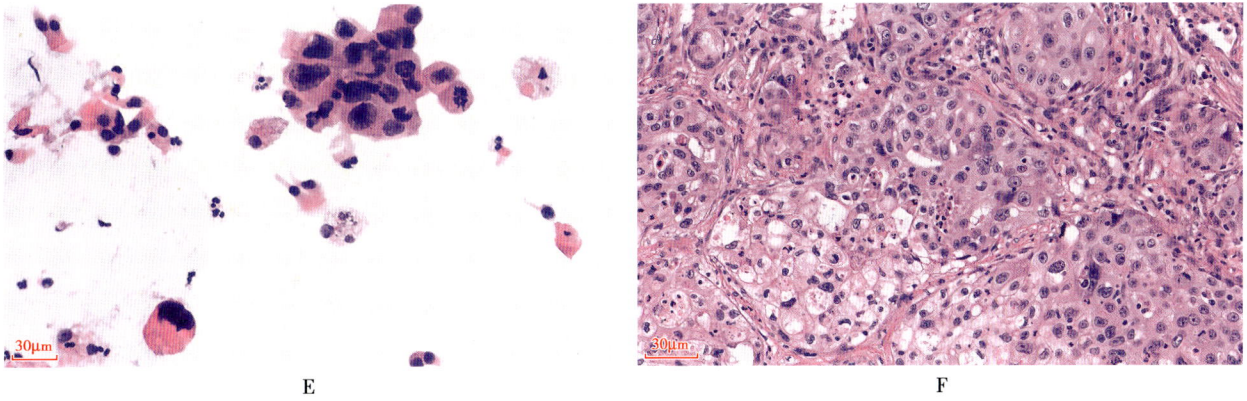

图4-30 支气管刷检涂片中的大细胞癌

A、B.常规细胞学检查涂片,癌细胞形成大的细胞团,明显异型,胞质丰富,部分细胞胞质透亮;C~E.液基细胞学检查涂片,胞质丰富,细胞核偏位呈横纹肌样,泡状核,核分裂象多;F.手术切除标本,缺乏腺样或鳞状分化,局部细胞胞质透亮。A~F均为HE染色。

布,也可形成大的细胞团,细胞体积较大,多形性,细胞质丰富呈嗜酸性,染色质粗,核仁明显。涂片背景中常见坏死碎片及炎症细胞浸润(图4-31、图4-32)。

四、肺神经内分泌肿瘤

1. **类癌** 支气管刷检涂片中的类癌,肿瘤细胞均一,细胞可排列成多种方式,如花环状、乳头状、丝带状和巢状。细胞质较丰富,核呈椒盐状,细胞圆形或细长形,细胞核偏位,呈浆细胞样外观

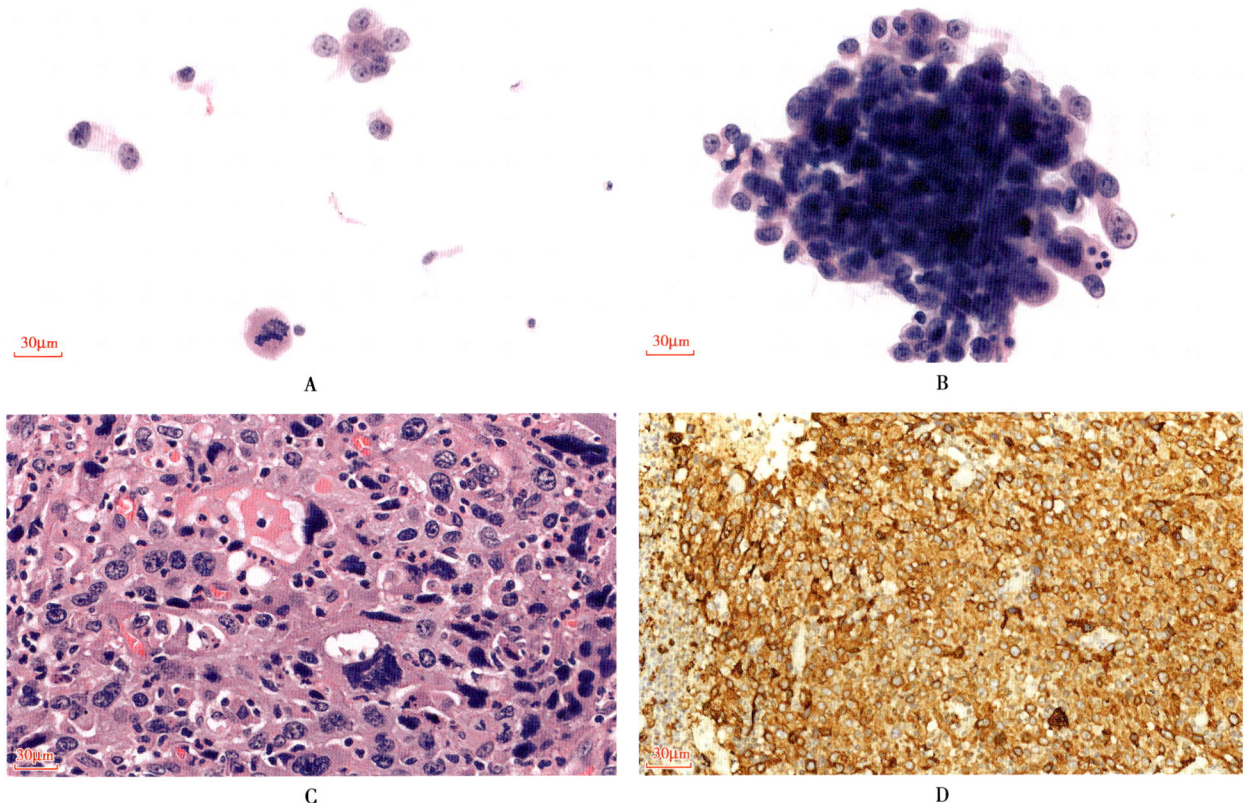

图4-31 支气管刷检涂片中的肉瘤样癌

A.液基细胞学检查涂片,大部分肿瘤细胞呈单个散在分布,细胞体积大,核染色质粗,核仁明显。B.液基细胞学检查涂片,肿瘤细胞形成较大的细胞团,明显异型,胞质丰富,可见泡状核及明显核仁。C.肉瘤样癌手术切除标本,肿瘤间质少,可见瘤巨细胞。A~C均为HE染色。D.免疫组化上皮膜抗原(epithelial membrane antigen,EMA)阳性。

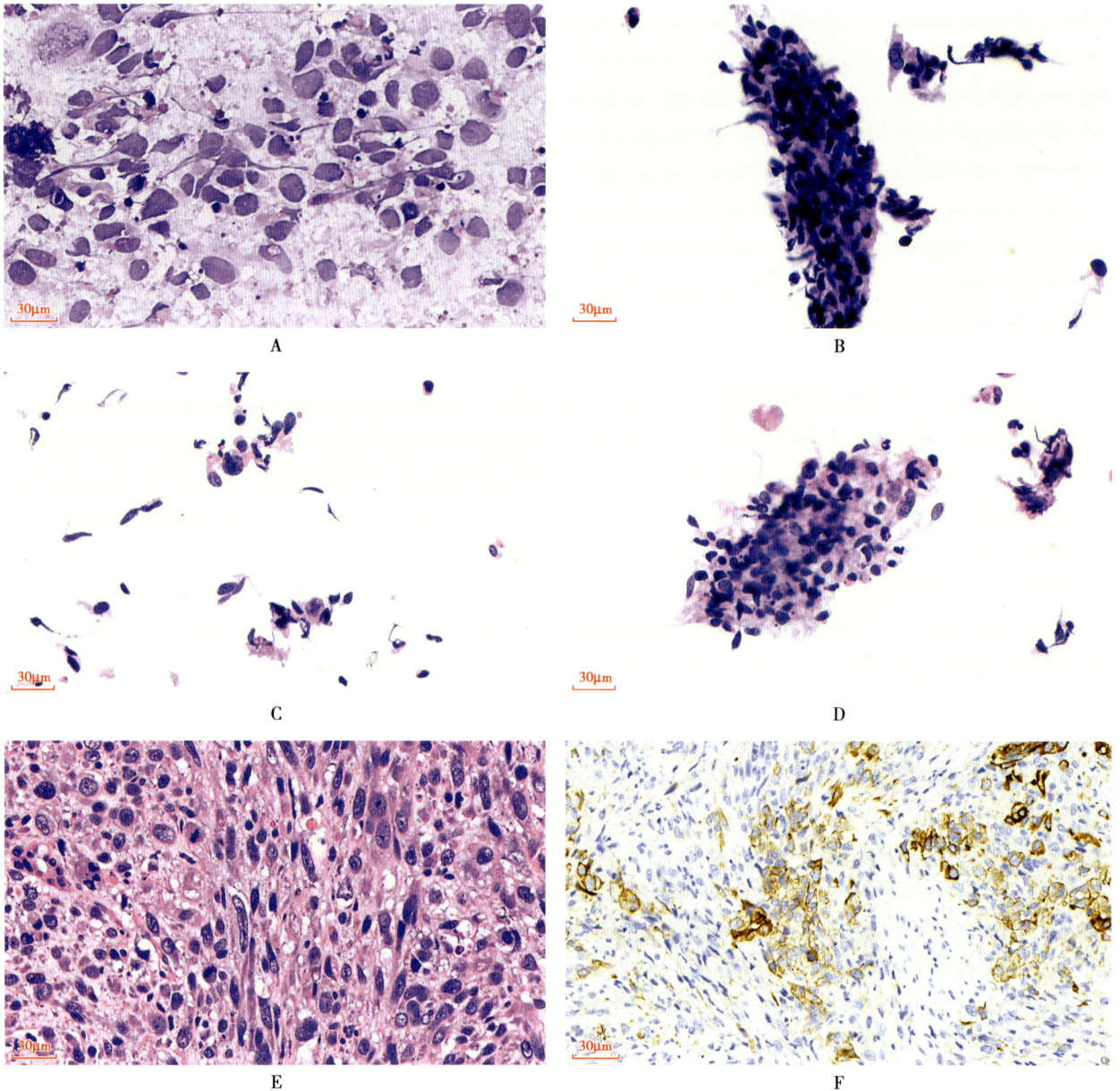

图 4-32　支气管刷检涂片中的肉瘤样癌

A. 常规细胞学检查涂片，肿瘤细胞失黏附，分化差，核不规则。B、C. 液基细胞学检查涂片，肿瘤细胞聚集成梭形细胞团。D. 液基细胞学检查涂片，见上皮样肿瘤细胞团。E. 手术切除标本，可见两种细胞形态，梭形细胞区域和上皮样细胞区域。A～F 均为 HE 染色。F. 免疫组化广谱细胞角蛋白（cytokeratin，CK）部分肿瘤阳性。

（图 4-33、图 4-34）。由于细胞学检查局限，不要求明确分型典型类癌和不典型类癌。

　　2. 大细胞神经内分泌癌　肿瘤细胞体积较大，常伴坏死背景，细胞排列呈花环状，或者形成不规则细胞团结构，核圆形或不规则，染色质粗，核仁明显，有时见类似小细胞癌的核镶嵌状排列及人工挤压的核拉丝现象（图 4-35）。区别于小细胞癌的特征是细胞比较大，细胞质较丰富，核仁明显。细胞学明确诊断大细胞神经内分泌癌十分困难，通常只能诊断为低分化非小细胞癌或高级别神经内分泌癌，需借助细胞块包埋及免疫组化进一步明确。

　　3. 小细胞癌　肺小细胞癌常为中央型肺癌，支气管刷检涂片中较常见。细胞学特点：肿瘤细胞小，细胞质稀少，细胞核拥挤而呈镶嵌状，核呈胡萝卜状、圆形、梭形或不规则形，核型一致，染色质均匀细小，像撒了"盐和胡椒"（椒盐核）。核仁小或不明显，核分裂象多，常有坏死背景。在常规涂片中细胞核常因人工挤压破裂形成苏木精染色的"染色质抹斑"（核拉丝状）（图 4-36）。

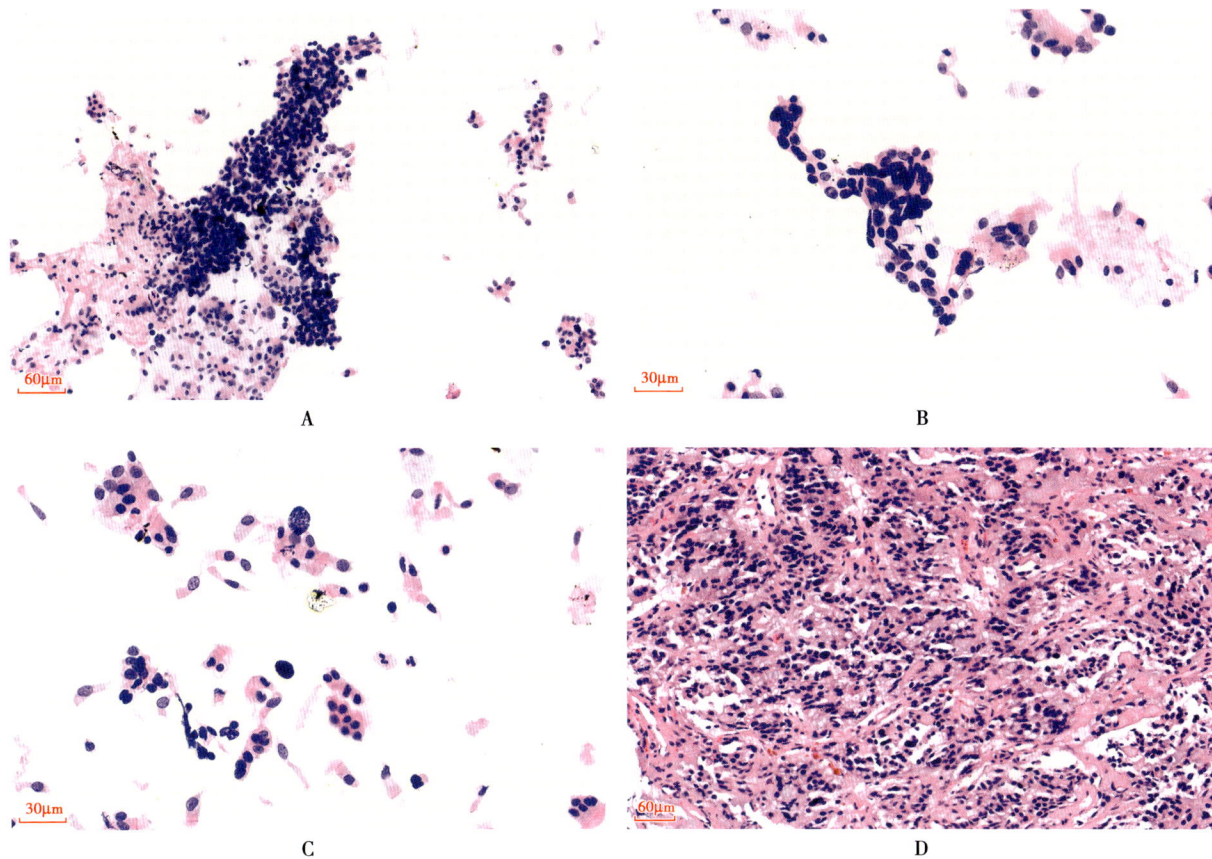

图 4-33　支气管刷检涂片中的类癌

A. 液基细胞学检查涂片，肿瘤细胞丰富，大小均匀一致；B. 液基细胞学检查涂片，肿瘤细胞呈梁状排列；C. 液基细胞学检查涂片，可见单个散在的肿瘤细胞，呈裸核样，注意与增生的基底细胞、小细胞癌鉴别；D. 活检组织，示巢状、小梁状排列，细胞大小一致。A～D 均为 HE 染色。

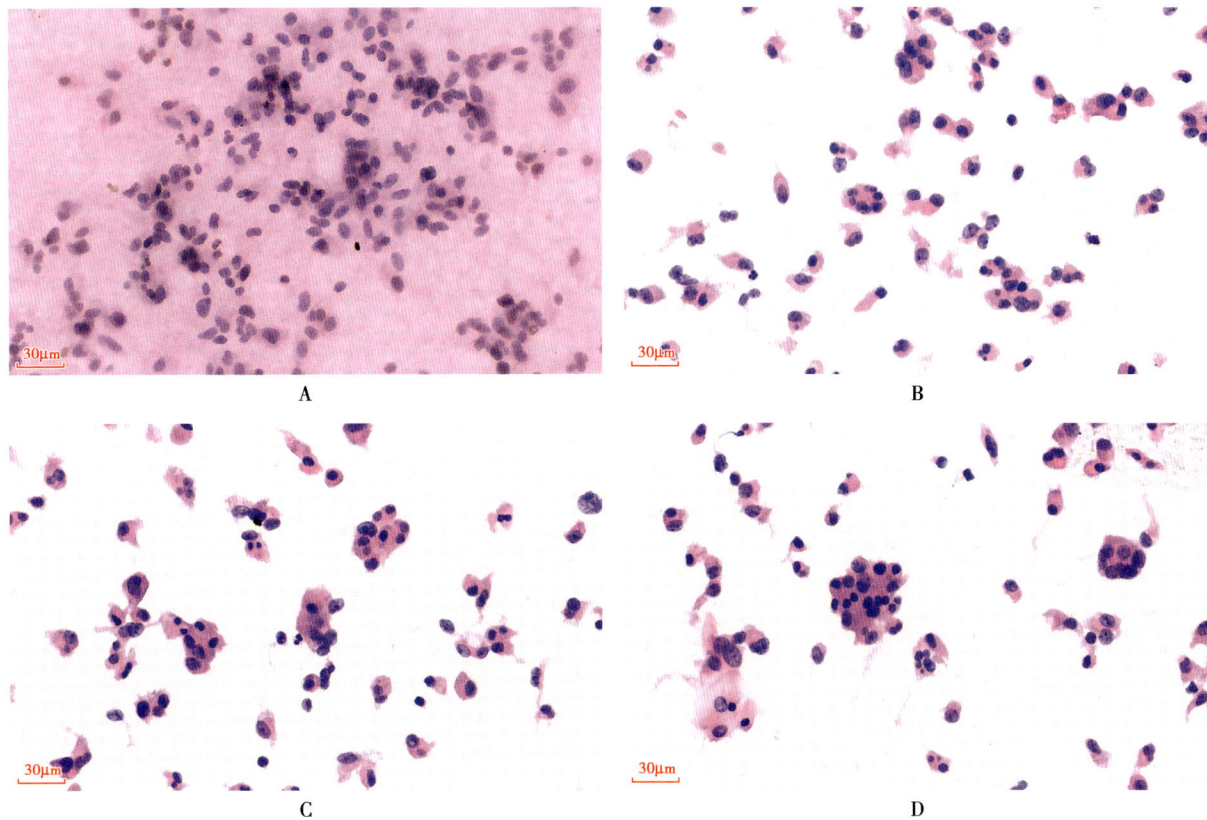

E

F

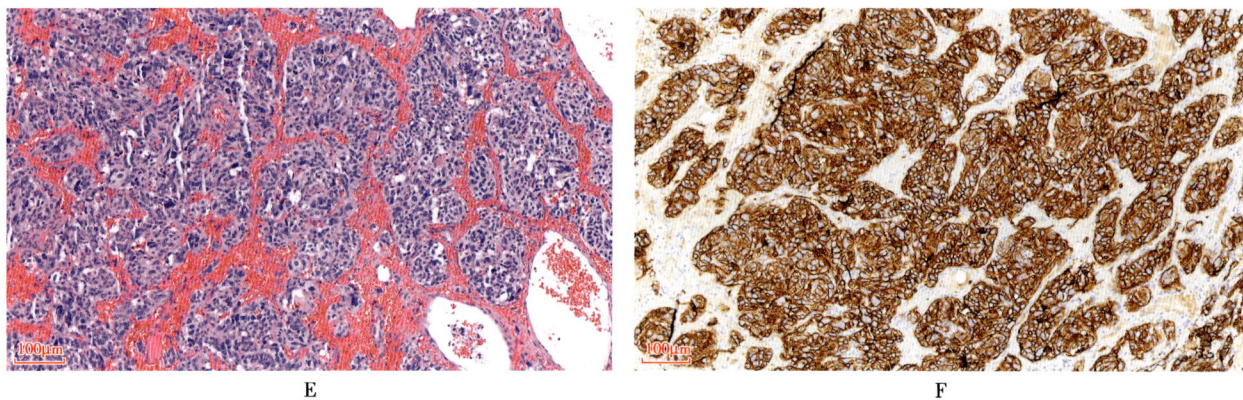

图 4-34 支气管刷检涂片中的类癌

A. 常规细胞学检查涂片, 见花环状、假腺样结构, 细胞呈圆形或短梭形, 易误诊为腺癌。B～D. 液基细胞学检查涂片, 部分细胞形成花环样、腺样、乳头状结构, 部分细胞排列较松散, 细胞质中等, 核偏位, 呈浆细胞样外观。E. 手术切除标本, 血窦丰富, 见器官样结构。A～E 均为 HE 染色。F. 免疫组化 CD56 阳性。

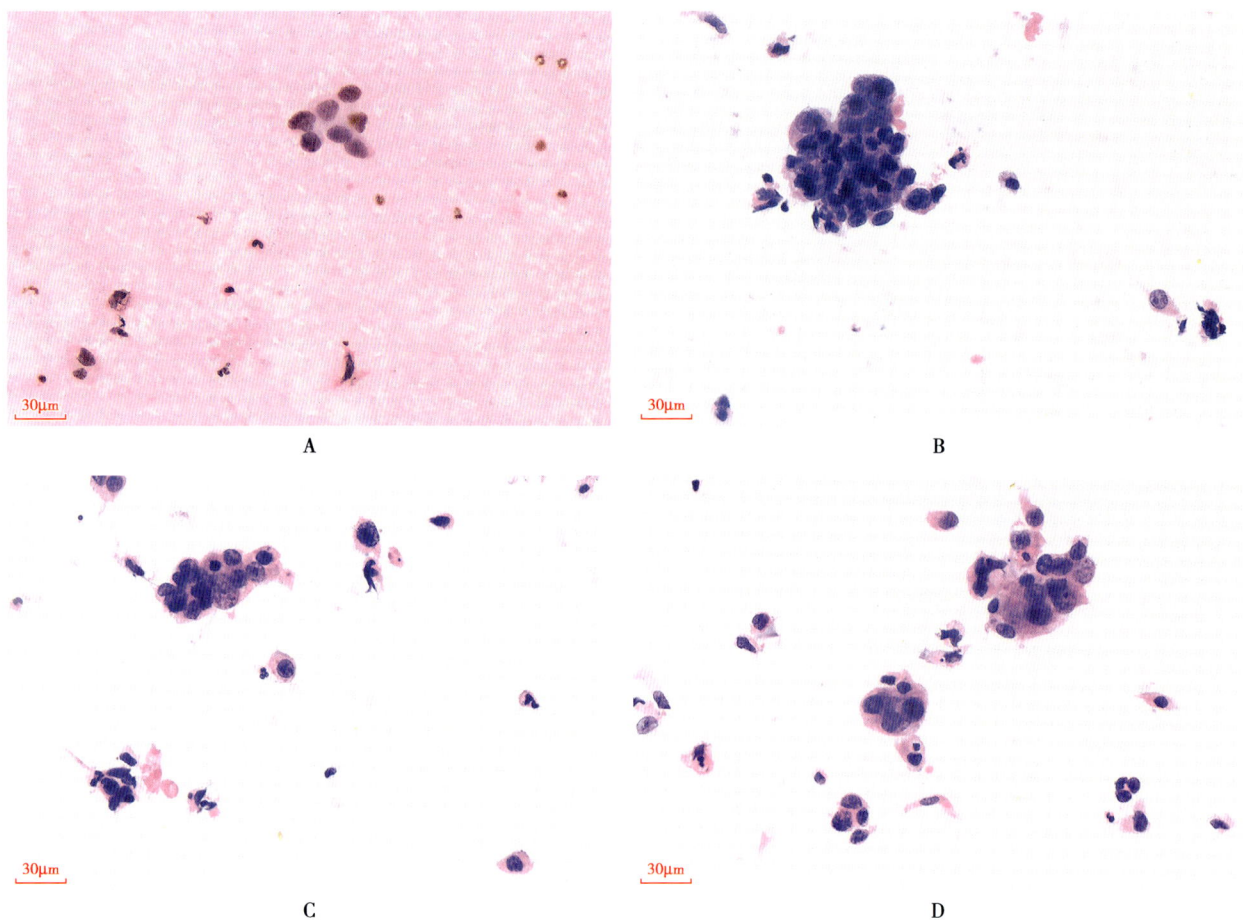

A

B

C

D

E

F

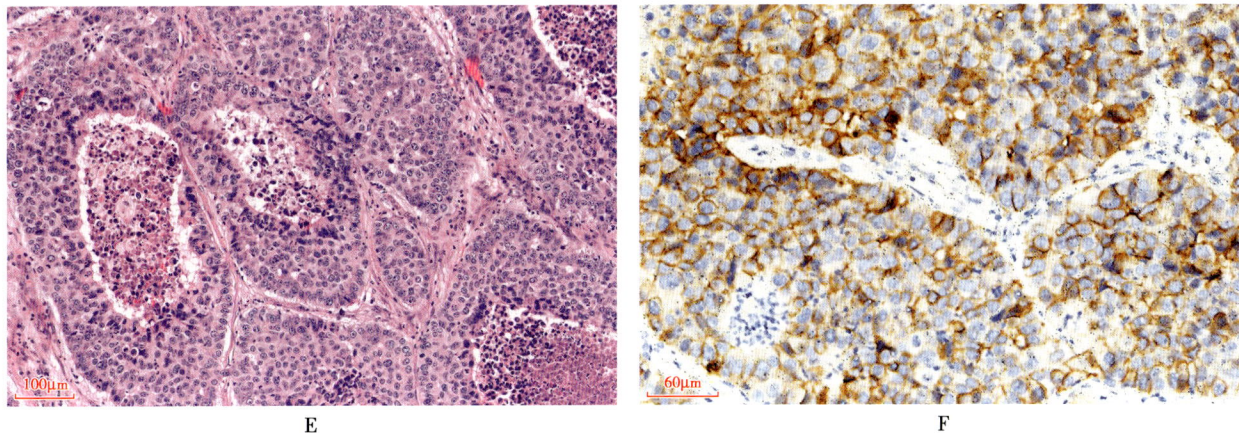

图 4-35 支气管刷检细胞学标本中的大细胞神经内分泌癌

A. 常规细胞学检查涂片，可见肿瘤细胞形成小的细胞团或单个散在分布。B. 液基细胞学检查涂片，癌细胞形成不规则细胞团。C、D. 液基细胞学检查涂片，癌细胞形成腺样结构，细胞质丰富，泡状核，核仁明显，与腺癌难以鉴别。E. 手术标本组织学，见器官样结构及周围细胞栅栏状排列伴中央坏死。A～E 均为 HE 染色。F. 免疫组化 CD56 阳性。

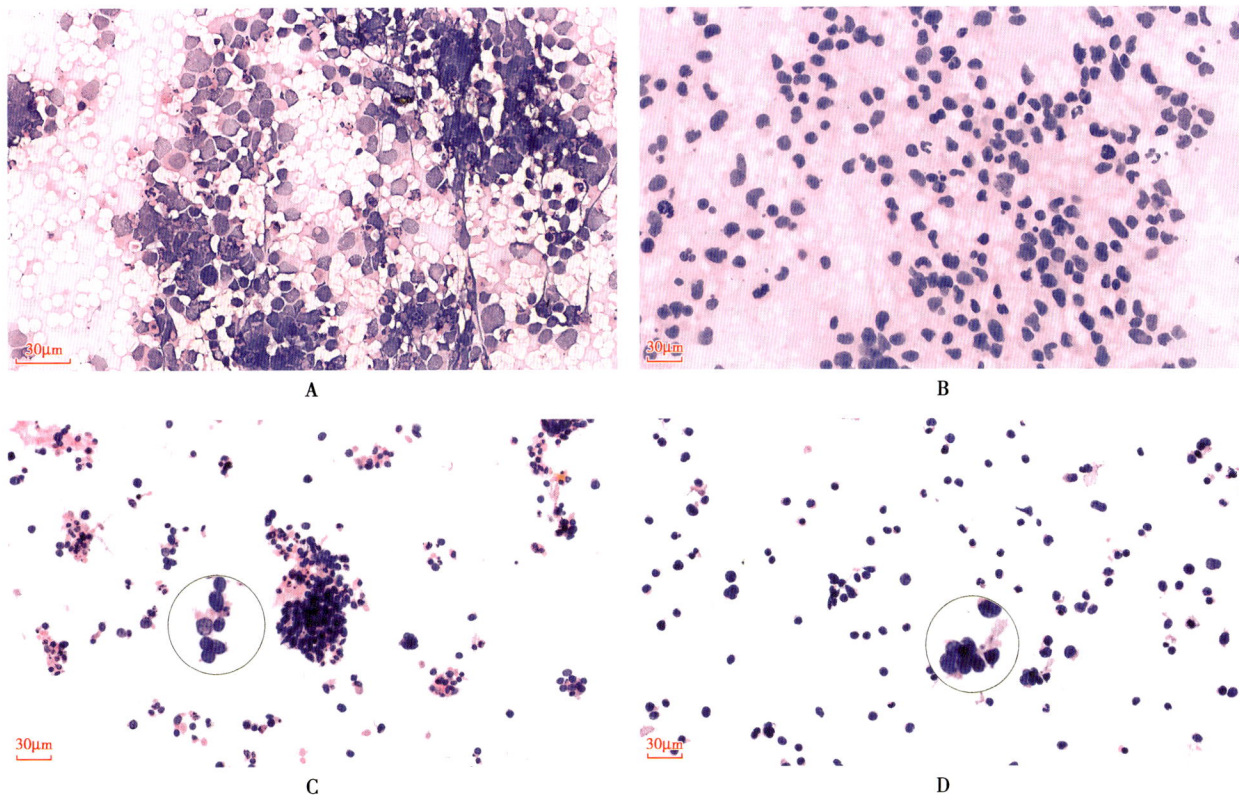

A

B

C

D

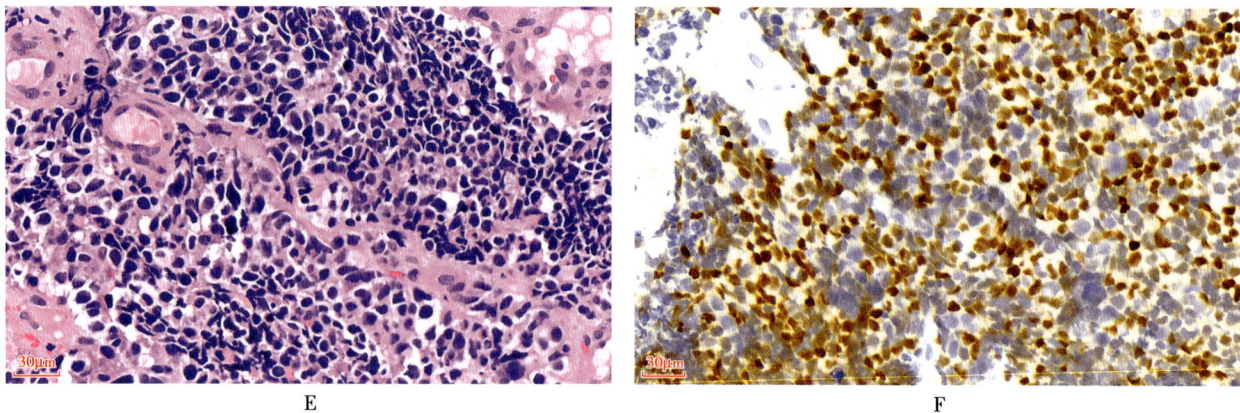

图 4-36　支气管刷检涂片中的小细胞癌

A. 常规细胞学检查涂片，见 "核拉丝状" 及癌细胞镶嵌状排列。B. 常规细胞学检查涂片，细胞松散，细胞质稀少，呈单个裸核分布。C. 液基细胞学检查涂片，坏死背景中见肿瘤细胞小，细胞质稀少，细胞核拥挤，椒盐状核（放大圈内）。D. 液基细胞学检查涂片，肿瘤细胞散在单个分布，胞质稀少，核染色质细腻（放大圈内）。E. 组织学活检标本。A～E 均为 HE 染色。F. 免疫组化胰岛素瘤相关蛋白 1（insulinoma-associated protein 1，INSM1）阳性。

阅片要点：需注意与类癌、增生的淋巴细胞、淋巴瘤及其他小圆细胞肿瘤鉴别。①与类癌鉴别：小细胞癌呈椒盐状核，核分裂象多见，伴坏死；②与增生的淋巴细胞鉴别：小细胞癌核呈胡萝卜形、纺锤形或圆形，核膜和核仁不明显；③与淋巴瘤鉴别：淋巴瘤肿瘤细胞弥漫散在分布，核不规则有切迹，核膜明显，染色质呈粗点状。

4. 复合型小细胞癌　是指小细胞癌与非小细胞癌成分的混合（图 4-37）。

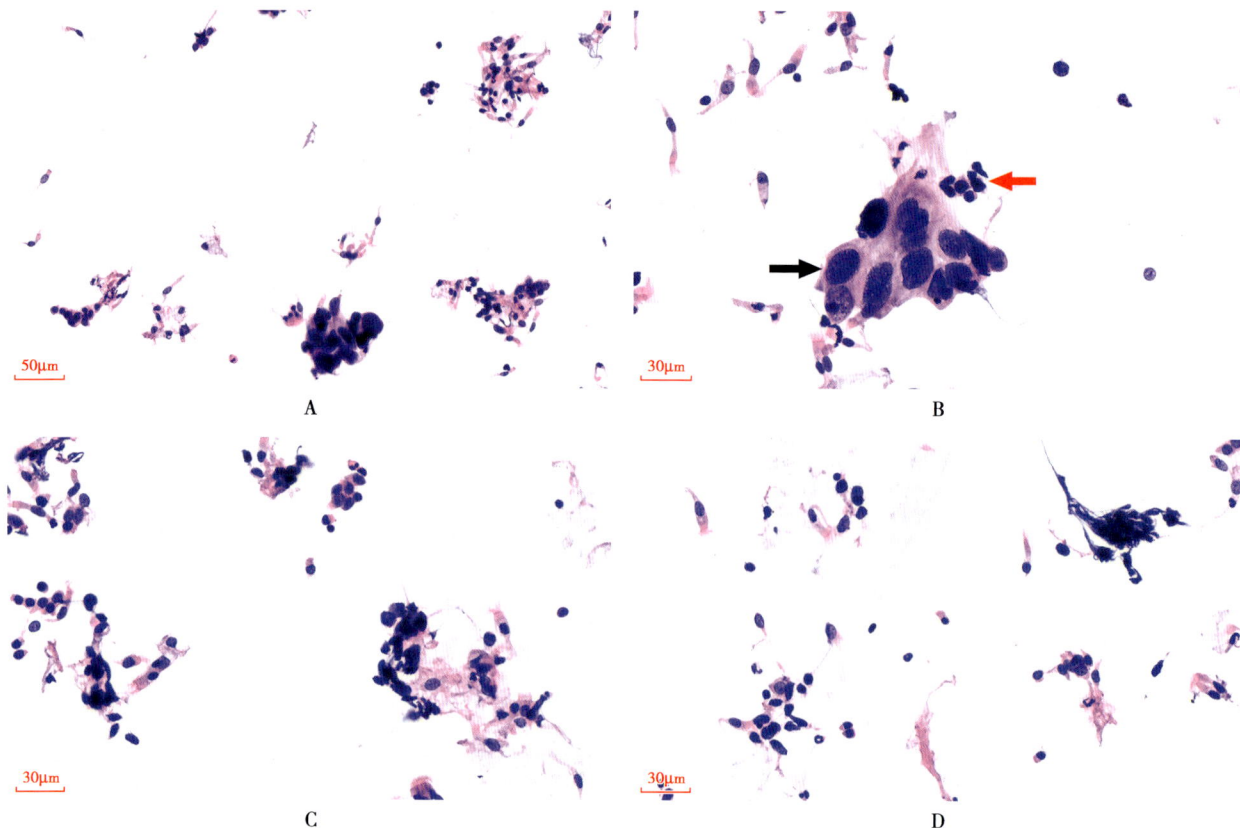

图 4-37　支气管刷检涂片中的复合型小细胞癌

A. 液基细胞学检查涂片，非小细胞癌成分，细胞大，胞质丰富；B. 液基细胞学检查涂片，非小细胞癌成分（黑色箭头），小细胞癌成分（红色箭头）；C、D. 液基细胞学检查涂片，其他视野中的小细胞癌成分，细胞拥挤，呈裸核样，核呈纺锤形或圆形，染色质细腻。A～D 均为 HE 染色。

五、涎腺型肿瘤

肺部原发的涎腺型肿瘤一般位于大气道，计算机断层成像（computed tomography，CT）表现为中央型的占位，纤维支气管镜影像显示气管腔内的息肉样肿物，引起气道阻塞后会表现为咳嗽、肺炎、咯血等症状。原发于肺的涎腺型肿瘤组织学形态与发生于头颈部的相应肿瘤相似。

1. 腺样囊性癌　由上皮和肌上皮细胞构成的恶性涎腺型肿瘤，组织学上可表现为管状、筛状、实性等多种组织学结构。细胞学特点：由基底样小圆细胞构成三维立体指状、球状和筛状结构，可见上皮细胞围绕黏液样基质形成粉染的基质球，边缘光滑，界限清楚，细胞温和，大小一致，核质比高，核圆形或卵圆形，深染，核仁、核分裂象和坏死少见（图 4-38、图 4-39）。

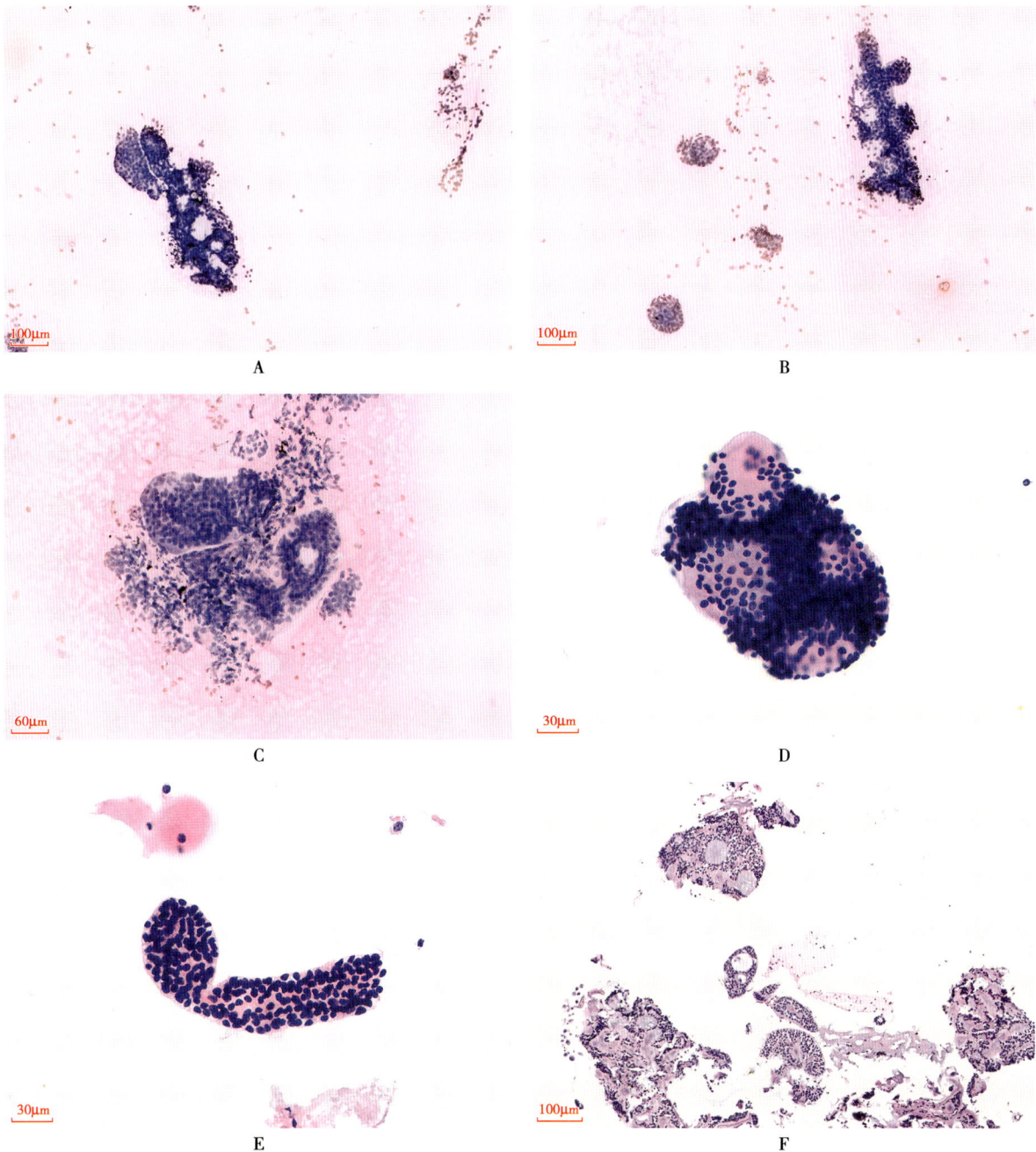

图 4-38　支气管刷检涂片中的腺样囊性癌

A～C. 常规细胞学检查涂片，三维立体的指状、球状结构；D. 液基细胞学检查涂片，相对单一的上皮细胞围绕黏液样基质，形成粉色透明基质球，是腺样囊性癌的特征；E. 液基细胞学检查涂片，基底样小圆细胞形成立体的指状结构，核圆形或卵圆形；F. 组织学中腺样囊性癌的筛状结构。A～F 均为 HE 染色。

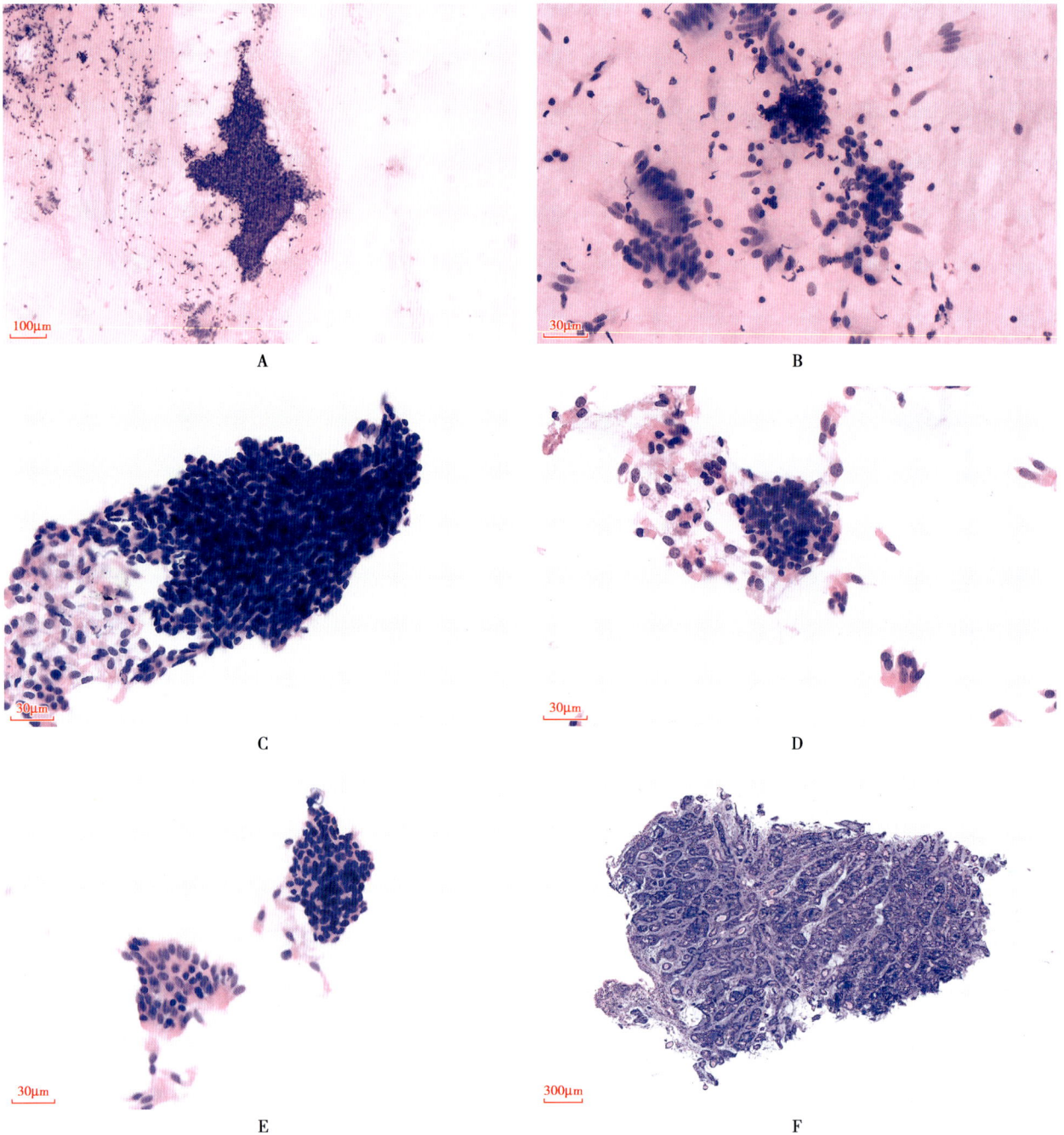

图4-39　支气管刷检涂片中的腺样囊性癌

A、B. 常规细胞学检查涂片,基底样小圆细胞形成不规则的细胞团;C~E. 液基细胞学检查涂片,大小较一致的基底样小圆细胞聚集成三维立体的细胞团,细胞质较少,核深染;F. 组织学,见肿瘤细胞巢状、筛状和管状排列及黏液样间质。A~F 均为 HE 染色。

阅片要点: 腺样囊性癌与基底细胞增生鉴别,腺样囊性癌细胞团数量较多,细胞排列不规则,构成的三维立体球状、指状、筛状结构,上皮细胞围绕黏液样基质形成粉染的基质球是其特点,核质比增高,染色质粗糙,核膜不规则。

2. **黏液表皮样癌**　由表皮样细胞、中间型细胞和黏液分泌细胞构成的恶性涎腺型肿瘤。细胞学特点:表皮样细胞较大,呈圆形或梭形。中间型细胞圆形或多角形,大小较一致,核圆形,居中或偏位,细胞质嗜酸性或嗜双性。黏液分泌细胞可单个散在分布,也可以形成腺样结构,呈柱状或立方状,细胞内富含黏液,细胞核小,位于细胞一侧(图4-40)。

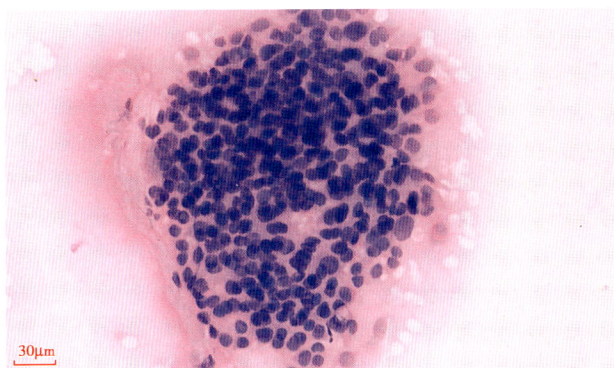

A

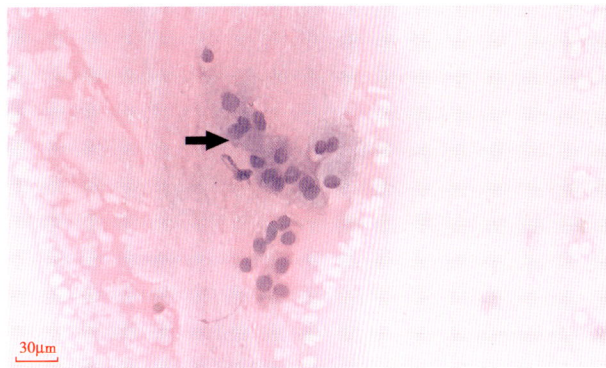

B

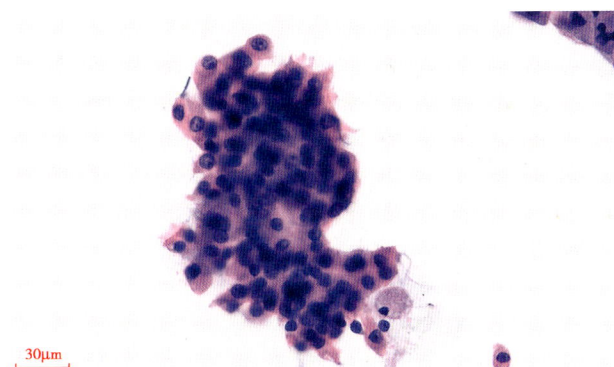

C

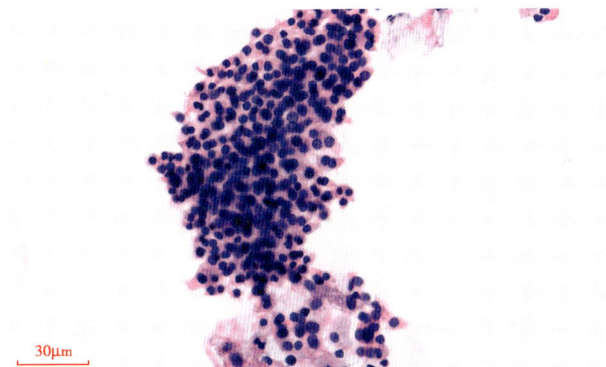

D

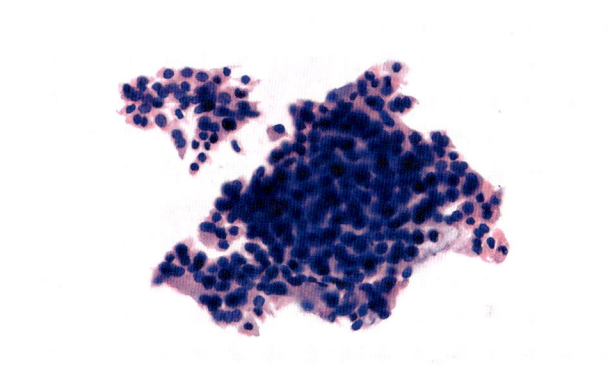

E

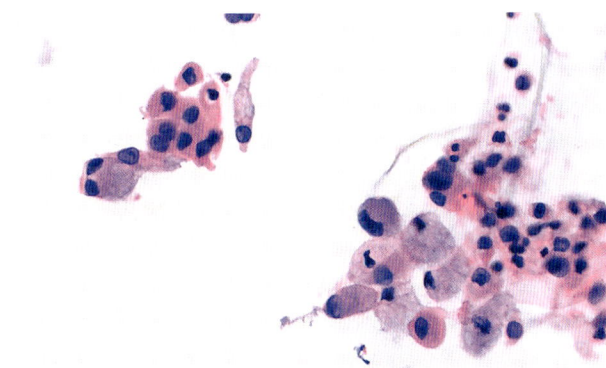

F

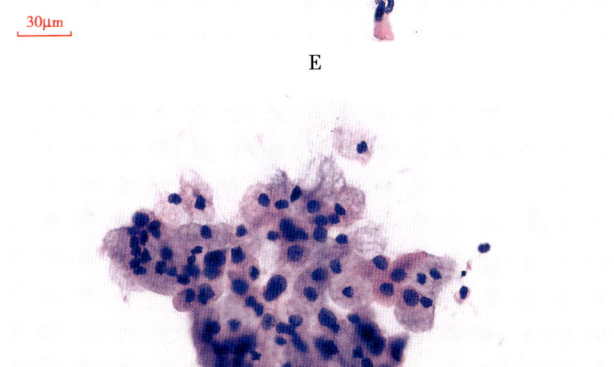

G

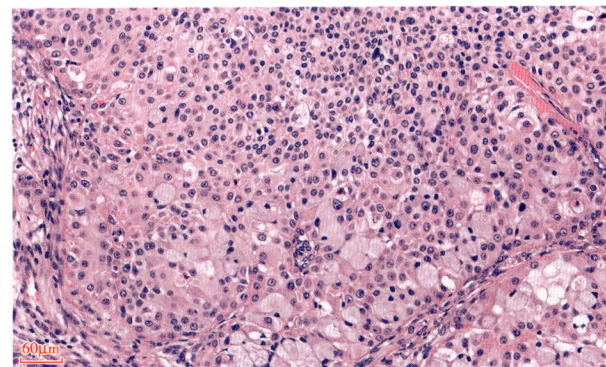

H

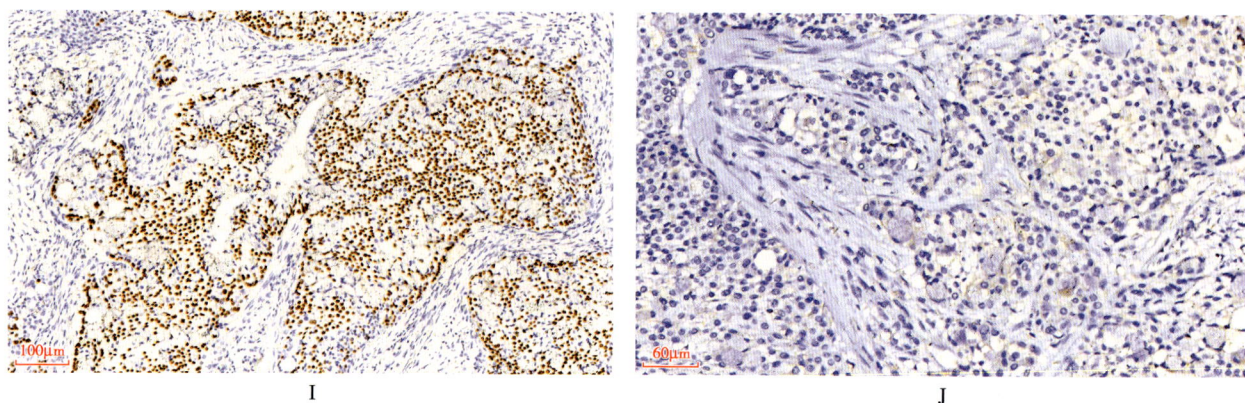

图 4-40　支气管刷检涂片中的黏液表皮样癌

A. 常规细胞学检查涂片中的中间型细胞，细胞呈圆形或多角形，大小较一致。B. 常规细胞学检查涂片中的黏液分泌细胞（箭头所示），轻度异型，细胞内黏液把细胞核推至细胞一侧。C. 液基细胞学检查涂片中的表皮样细胞，细胞体积较大，胞质丰富，嗜酸性，核仁明显。D、E. 液基细胞学检查涂片中的中间型细胞，形成不规则的片状结构，细胞小，呈圆形，大小较一致。F. 液基细胞学检查涂片，黏液分泌细胞可单个散在分布。G. 液基细胞学检查涂片，黏液分泌细胞排列成腺样结构，细胞呈高柱状。H. 手术切除标本，实性排列的表皮样细胞和中间型细胞间夹杂着腺样排列的黏液分泌细胞。A～H 均为 HE 染色。I. 免疫组化 P40 阳性。J. 免疫组化 TTF-1 阴性。

3. **玻璃样变透明细胞癌**　细胞学特点：肿瘤细胞形成细胞团或单个散在分布，肿瘤细胞小至中等大小，细胞质丰富透明或呈嗜酸性，细胞核圆形，大小均匀一致，可见明显小核仁（图 4-41）。

4. **上皮 - 肌上皮癌**　细胞学特点：显示两种细胞群，即上皮细胞和肌上皮细胞。较大的为上皮细胞，可为扁平、立方或柱状，胞质丰富，嗜酸性，细胞核呈圆形或卵圆形；肌上皮细胞或形成细胞团或单个散在分布，细胞质较少，或仅有裸核，核深染（图 4-42）。

5. **支气管涎腺乳头状瘤**　是一种罕见的良性的涎腺肿瘤，目前关于支气管涎腺乳头状瘤的细胞学特点国内外均无报道。细胞学明确诊断困难，必要时需要活检或手术切除，行免疫组化确诊。

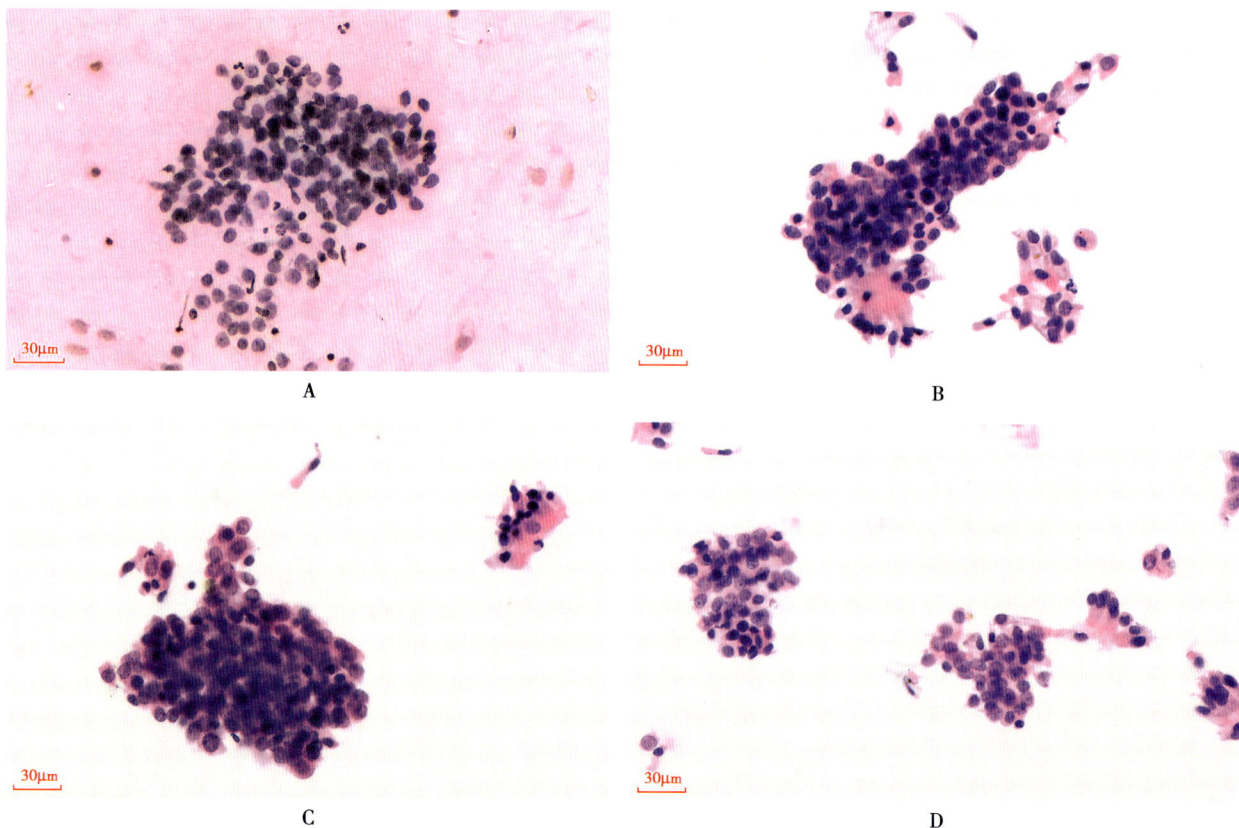

E

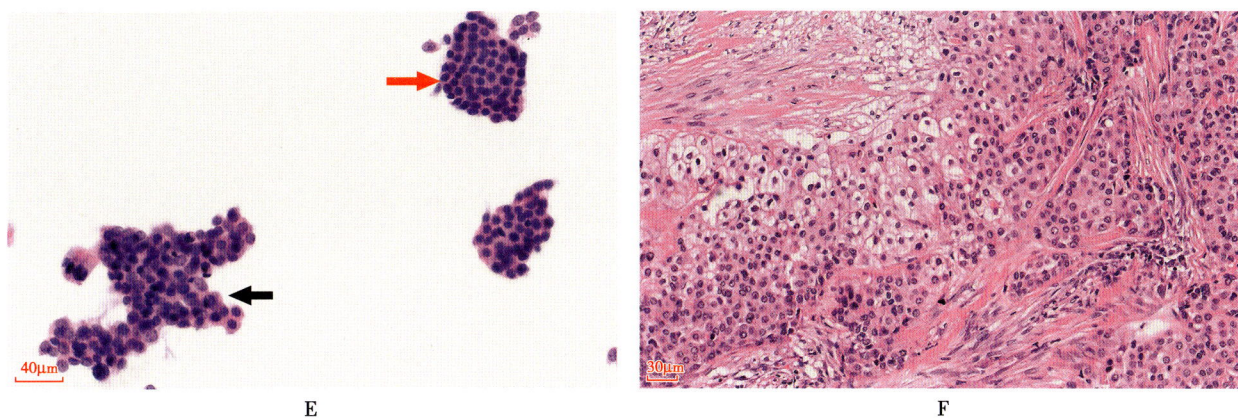

F

图 4-41　支气管刷检涂片中的玻璃样变透明细胞癌

A.常规细胞学检查涂片,肿瘤细胞大小一致,呈圆形;B、C.液基细胞学检查涂片,肿瘤细胞大小较一致,形成不规则的细胞团,细胞质嗜酸性;D.液基细胞学检查涂片,肿瘤细胞胞质淡染或透明;E.液基细胞学检查涂片,肿瘤细胞(黑色箭头)与基底细胞增生(红色箭头),基底细胞较小,排列整齐,无异型;F.玻璃样变透明细胞癌的手术切除标本。A~F 均为 HE 染色。

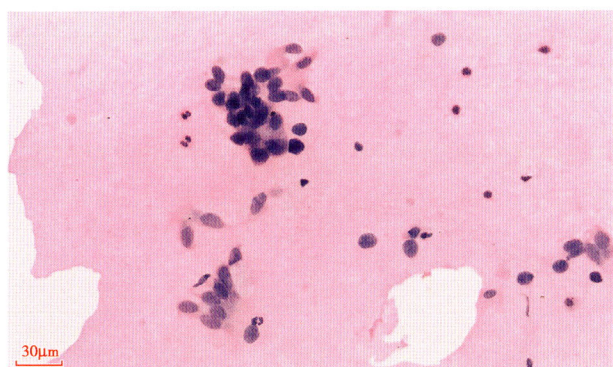

A

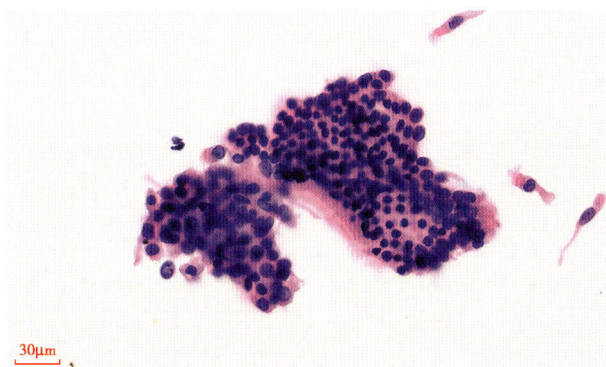

B

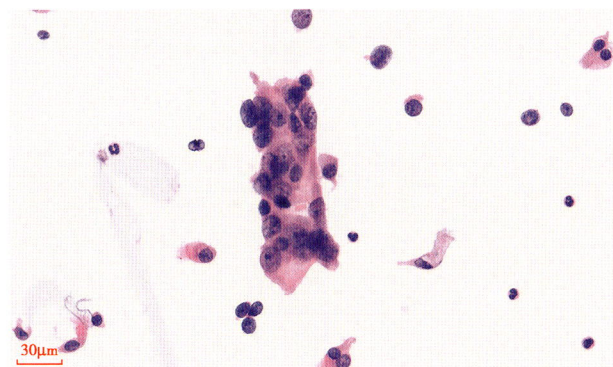

C

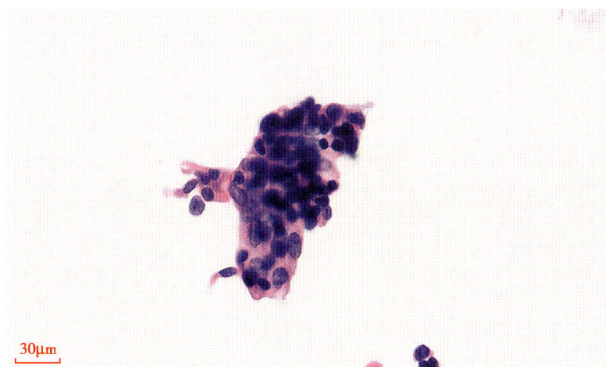

D

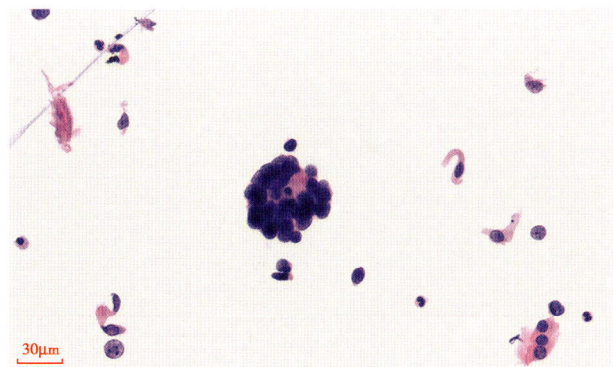

E

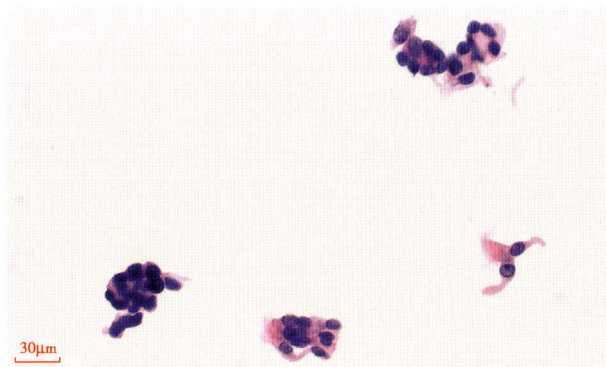

F

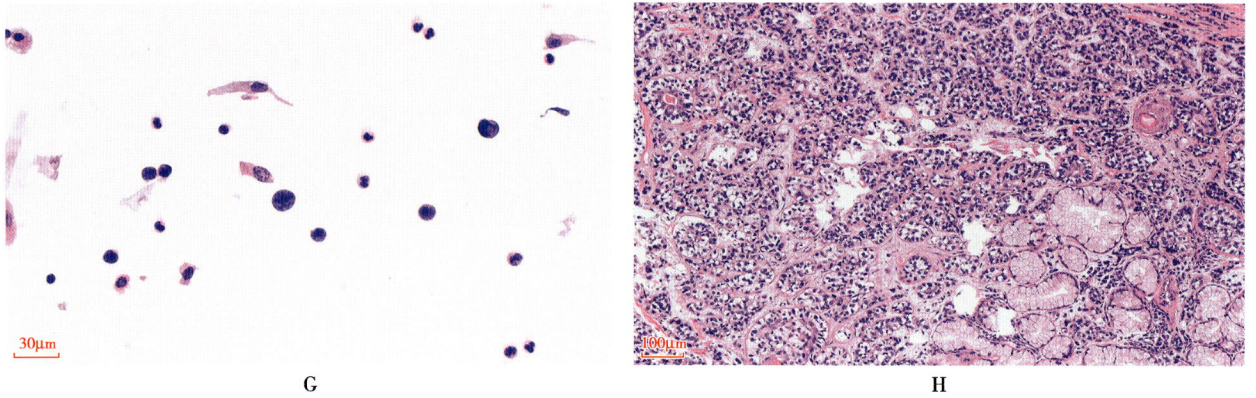

图4-42　支气管刷检涂片中的上皮-肌上皮癌

A. 常规细胞学检查涂片,肿瘤细胞形成不规则细胞团,背景中散在少量的裸核样肿瘤细胞;B～D. 液基细胞学检查涂片中的上皮细胞,细胞较大,胞质丰富,嗜酸性,核仁明显;E～G. 液基细胞学检查涂片中的肌上皮细胞,形成立体的细胞簇,胞质稀少,核深染;H. 手术切除标本 HE 染色,肿瘤细胞胞质透亮或嗜酸性。A～H 均为 HE 染色。

　　上海市肺科医院的 1 例支气管涎腺乳头状瘤细胞学病例,细胞学特点为肿瘤细胞大小较一致,形成乳头状、指状结构,核质比增高,细胞核呈圆形、卵圆形,染色质细腻,可见小核仁,核膜清楚,边缘规整(图4-43)。行右肺下叶切除术,切面见灰白色肿块,大小 32mm×20mm×20mm,质中,界尚清。组织学特征:肿瘤位于大气道,由内生性黏膜下层的导管成分构成,内生性的导管结构包含由柱状细胞组成的导管上皮细胞层和立方上皮细胞组成的底层细胞层。导管上皮细胞可形成类似于肺腺癌丝状微乳头的结构,没有纤维血管轴心。管腔内存在蛋白质或坏死样物,导管区可见黏液细胞。免疫组化表型:显示 CK7 阳性,P63、P40、CK5/6 在导管及乳头底层细胞中阳性,而在导管上皮中不表达。S100 蛋白底层细胞为阳性,TTF1 及 NapsinA 不表达。该肿瘤可发生 *BRAF V600E* 突变。

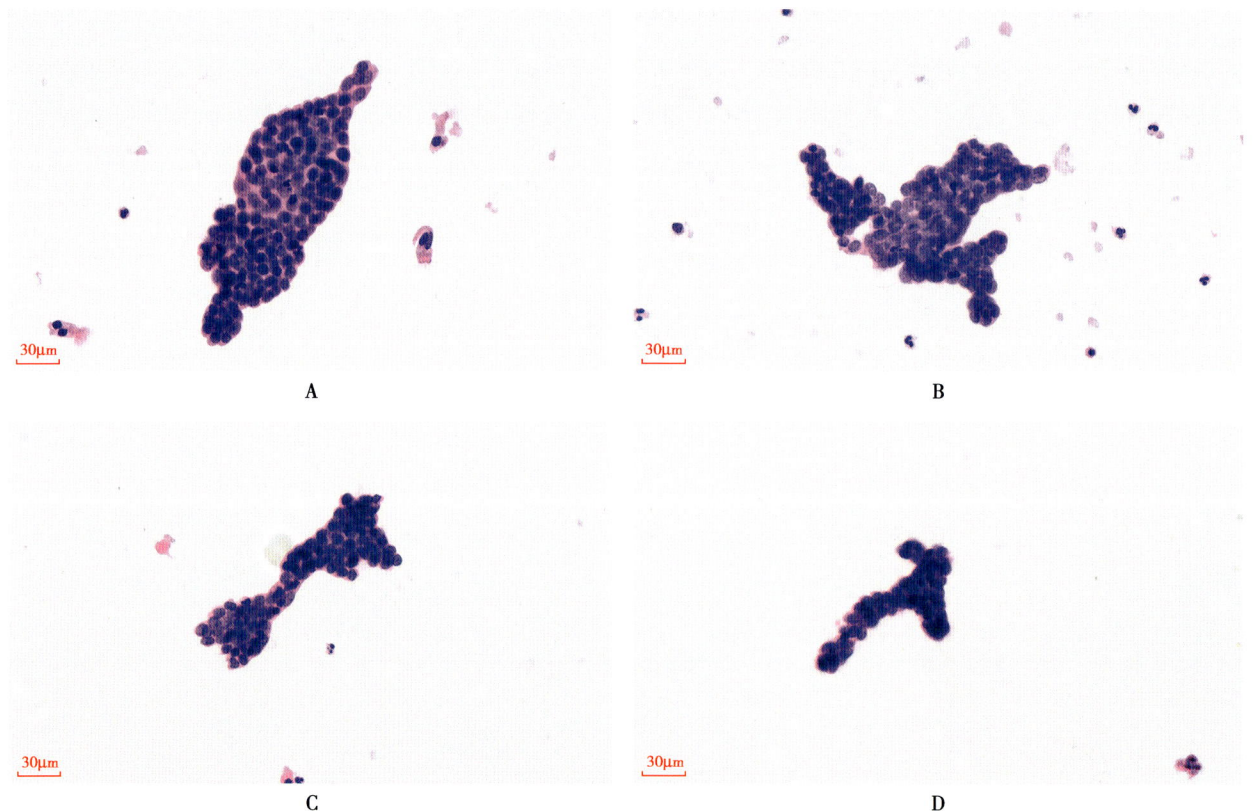

E

F

G

H

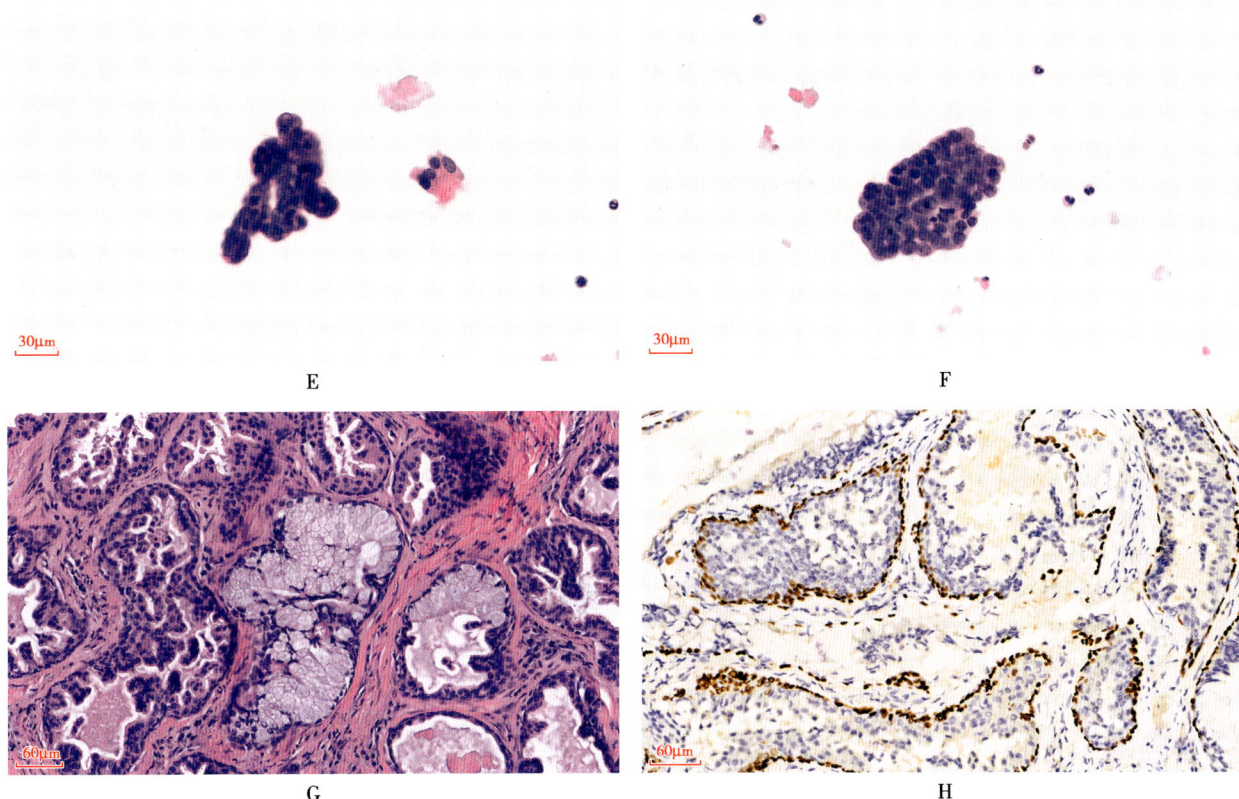

图 4-43　支气管刷检涂片中的支气管涎腺乳头状瘤

A～E. 液基细胞学检查涂片，肿瘤细胞大小较一致，形成乳头状、指状结构，细胞核呈圆形、卵圆形，背景中含部分嗜伊红蛋白或坏死样物。F. 液基细胞学检查涂片，肿瘤细胞也可形成腺样结构，需与腺癌鉴别。G. 支气管涎腺乳头状瘤手术切除标本。A～G 均为 HE 染色。H. 免疫组化 P40 导管底层细胞阳性。

阅片要点：涎腺乳头状瘤是一种罕见的良性涎腺肿瘤。本例的细胞学特点是形成较多的乳头状、指状结构，极易误诊为肺腺癌。其不同于肺腺癌的特点是，指状结构较多，肿瘤细胞大小一致，染色质较细。此外，涎腺乳头状瘤还需要与腺样囊性癌鉴别，腺样囊性癌具有特征性的基质球结构。

六、其他肺原发肿瘤

1. **神经鞘瘤**　是一种生长缓慢的良性神经外胚层肿瘤，起源于神经鞘的施万细胞，主要发生于浅表部位，有时发生于深部组织。细胞学特征：肿瘤细胞多形成细胞簇，少量细胞散在分布，可见形态单一的梭形细胞。细胞核呈不规则或两头尖细的波浪状，有时可见 Verocay 小体（图 4-44）。

2. **颗粒细胞瘤**　是起源于施万细胞的肿瘤，所有年龄段均可发病，发病部位多变，最常见于皮下组织和皮肤。大多数颗粒细胞瘤为良性。支气管颗粒细胞瘤非常罕见，细胞学明确诊断十分困难。细胞

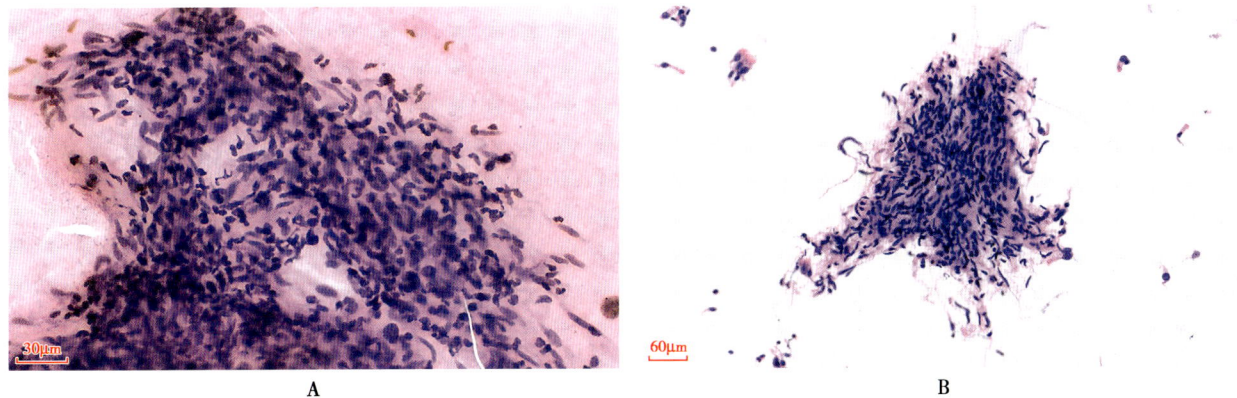

A

B

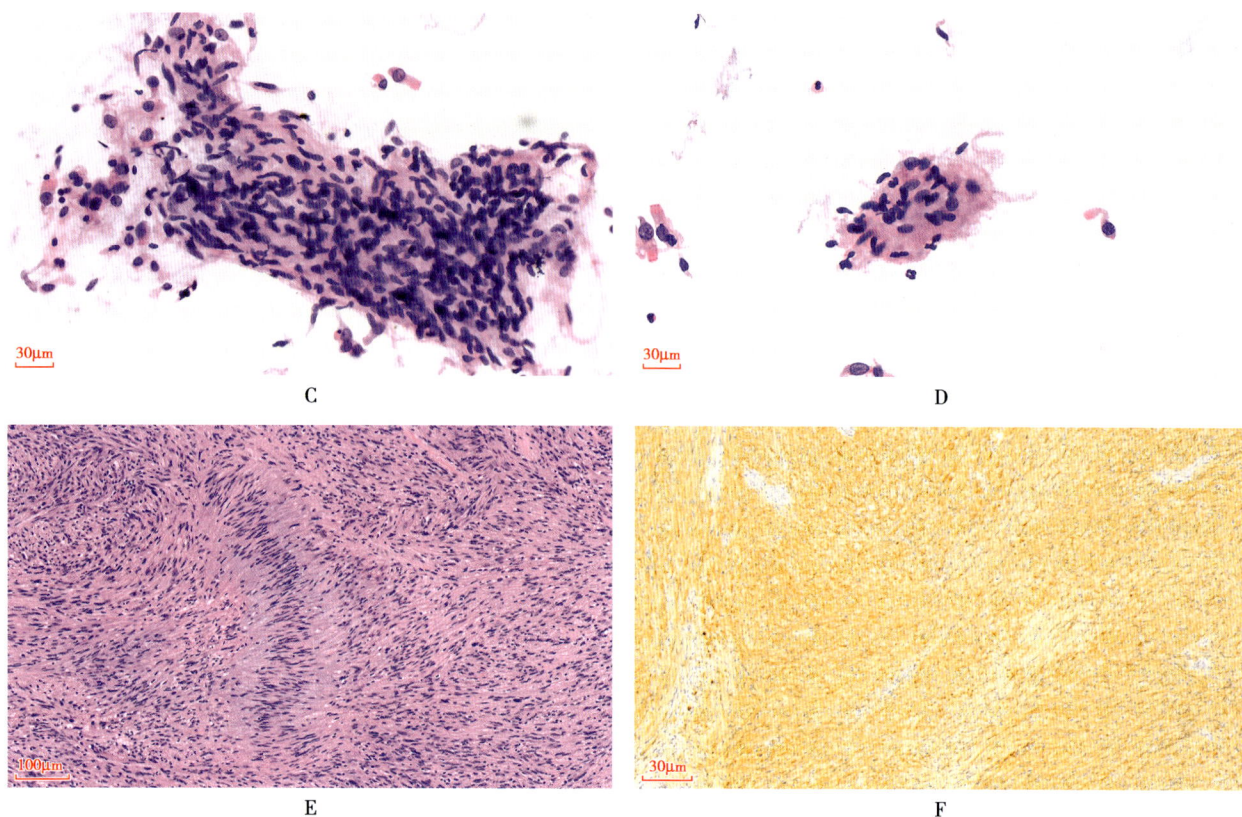

图4-44　支气管刷检涂片中的神经鞘瘤

A. 常规细胞学检查涂片, 肿瘤细胞呈梭形, 核呈两头尖的波浪状。B～D. 液基细胞学检查涂片, 细胞较丰富, 呈梭形, 核呈两头尖的波浪状。E. 神经鞘瘤手术切除标本, 可见 Verocay 小体。A～E 均为 HE 染色。F. 免疫组化 S-100 蛋白表达阳性。

学特征: 肿瘤细胞形成片状细胞团或单个散在分布, 细胞边界不明显, 呈合体样外观。肿瘤细胞大, 呈圆形、椭圆形、梭形或多边形, 细胞质丰富淡染, 呈细颗粒状, 细胞核小, 呈圆形、椭圆形, 位于中央或偏位 (图4-45)。

3. **NUT 癌**　细胞学无特异性, 与低分化鳞状细胞癌或其他低分化癌相似。细胞中等大小, 形成不规则片状细胞团, 细胞可呈圆形或短梭形, 细胞质淡染至嗜酸性, 核轮廓不规则, 常见核分裂象、坏死 (图4-46)。

4. **横纹肌肉瘤**　肺原发横纹肌肉瘤罕见, 肿瘤细胞呈单个散在分布或聚集成松散的细胞团, 细胞呈圆形或短梭形, 肿瘤细胞大多为裸核, 大细胞少见, 细胞质丰富, 嗜酸性。细胞核轮廓不规则, 深染 (图4-47)。

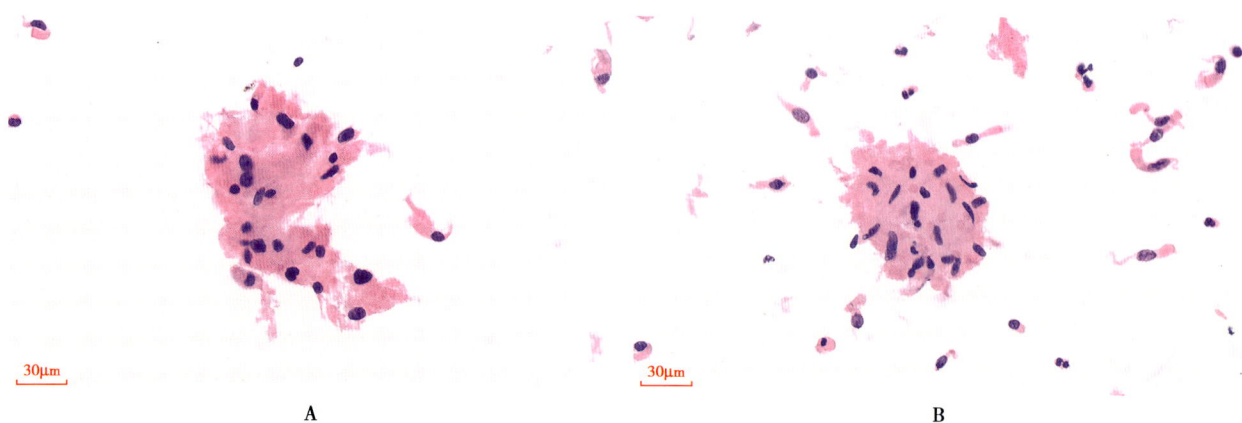

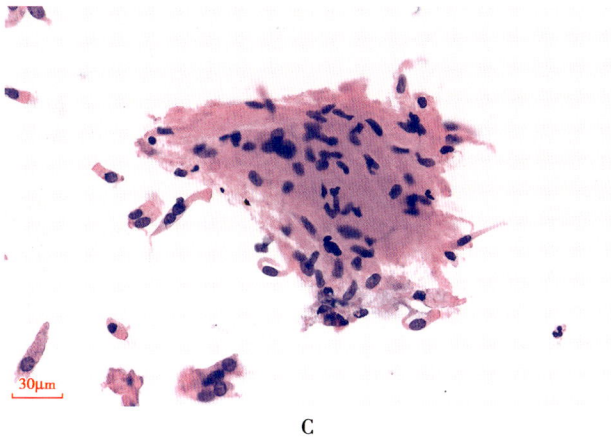

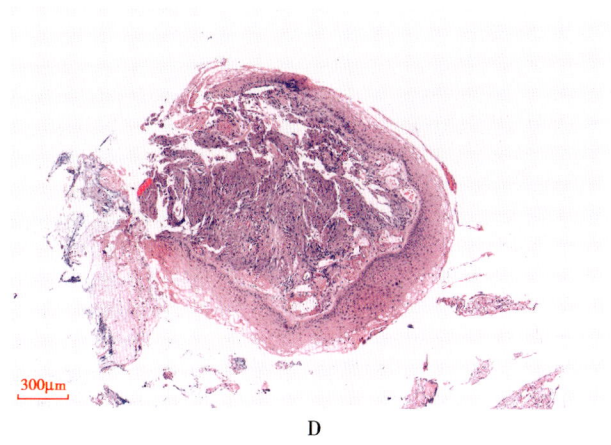

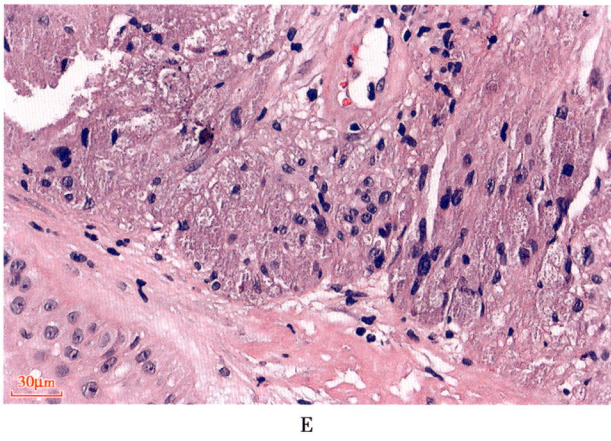

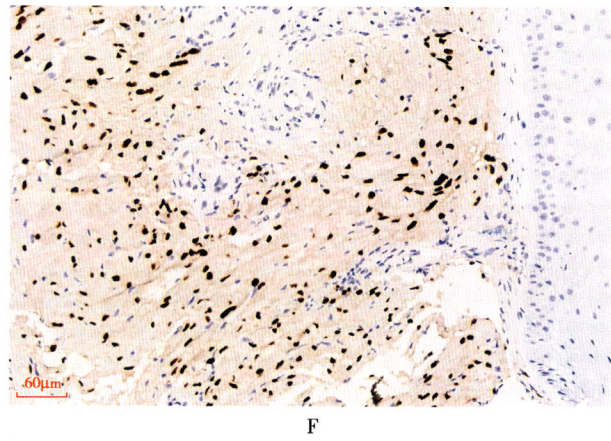

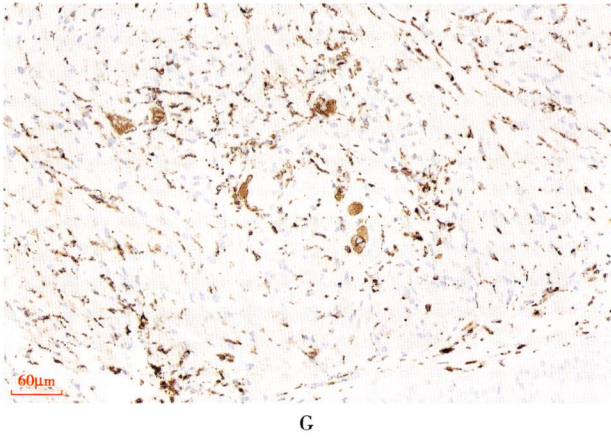

图4-45　支气管刷检涂片中的颗粒细胞瘤

A～C. 液基细胞学检查涂片，细胞团中细胞界限不清，呈合体样外观，细胞质丰富，淡染，细颗粒状，核呈卵圆至短梭形，需与类上皮细胞增生鉴别。D、E. 组织学活检标本，黏膜下肿瘤细胞呈巢状排列，细胞质丰富，嗜酸性，细颗粒状，细胞核小，圆形或卵圆形。A～E 均为 HE 染色。F. 免疫组化 SOX10 阳性。G. 免疫组化 CD68 阳性。

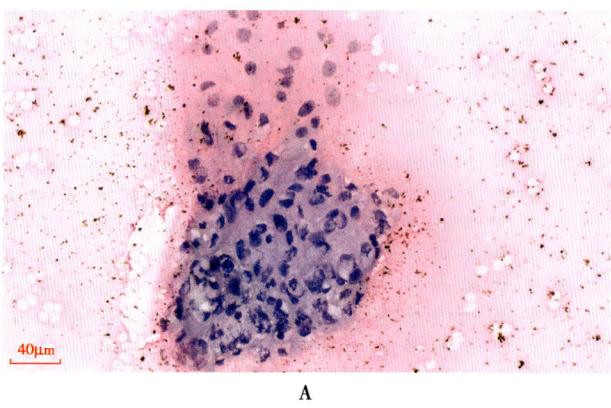

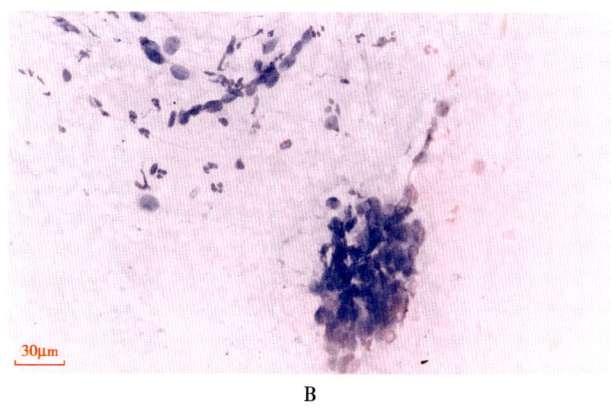

C

D

E

F

G

H

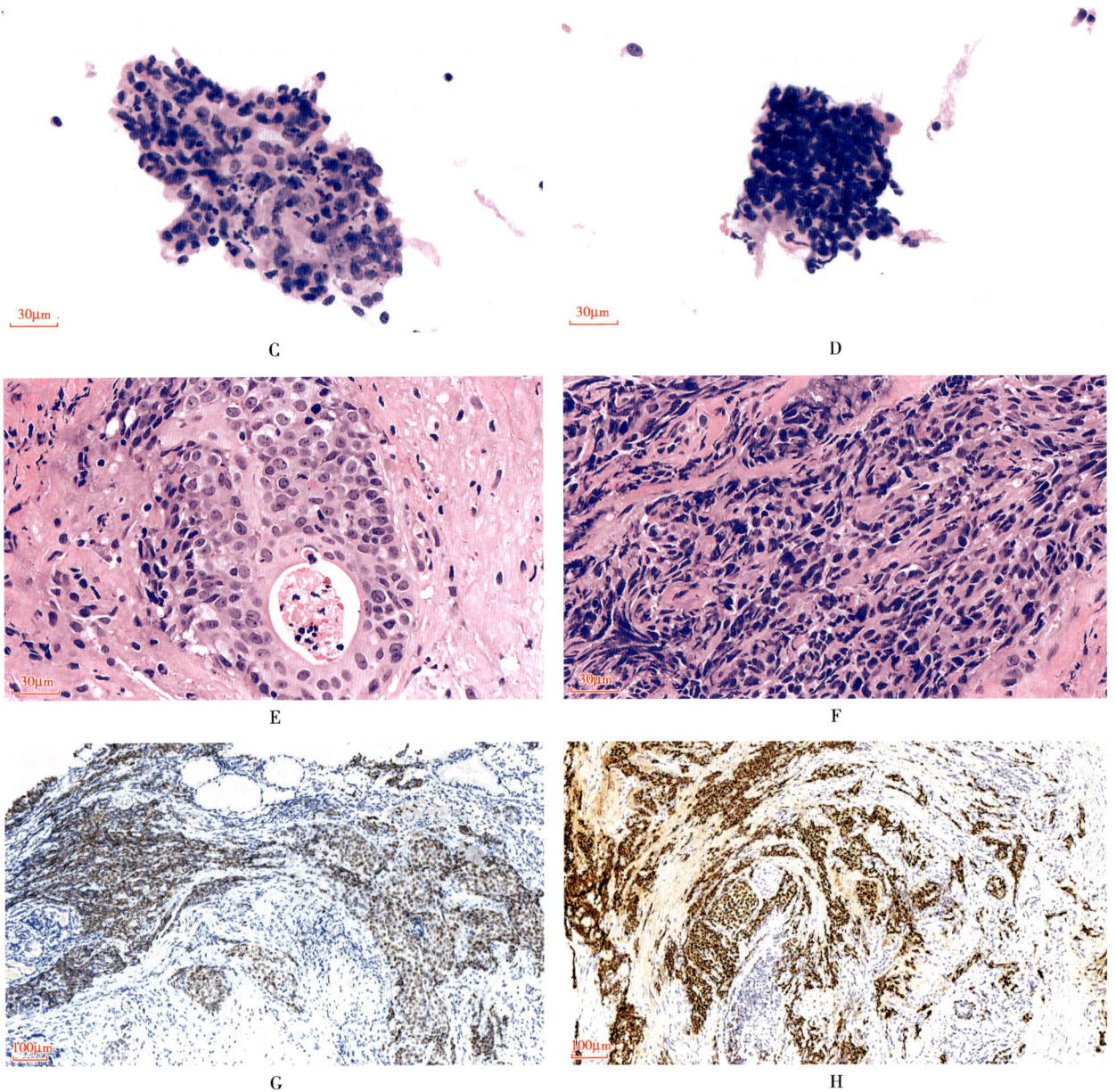

图4-46　支气管刷检涂片中的 NUT 癌

A. 常规细胞学检查涂片,肿瘤细胞团胞质丰富,嗜酸性。B. 常规细胞学检查涂片,肿瘤细胞团胞质稀少,挤压深染。C、D. 液基细胞学检查涂片,部分细胞胞质丰富,嗜酸性;部分细胞分化差,胞质稀少,细胞排列拥挤。E、F. 组织学活检,部分区域胞质丰富,部分区域分化差。A~F 均为 HE 染色。G. 免疫组化 NUT 阳性。H. 免疫组化 P40 阳性。

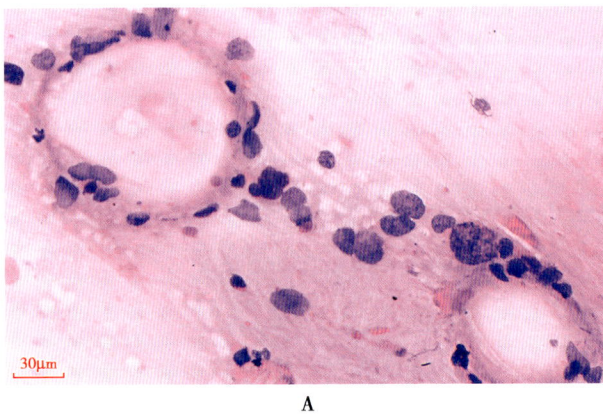

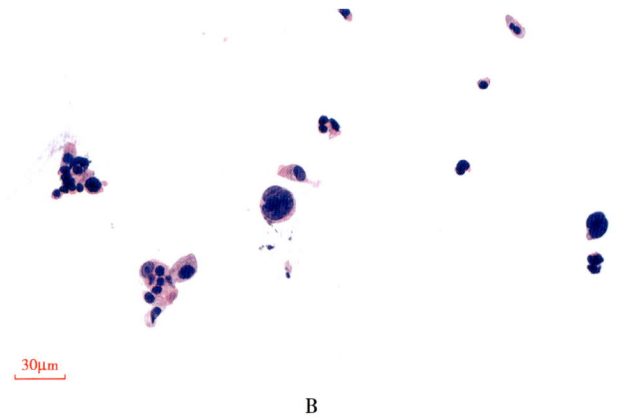

A

B

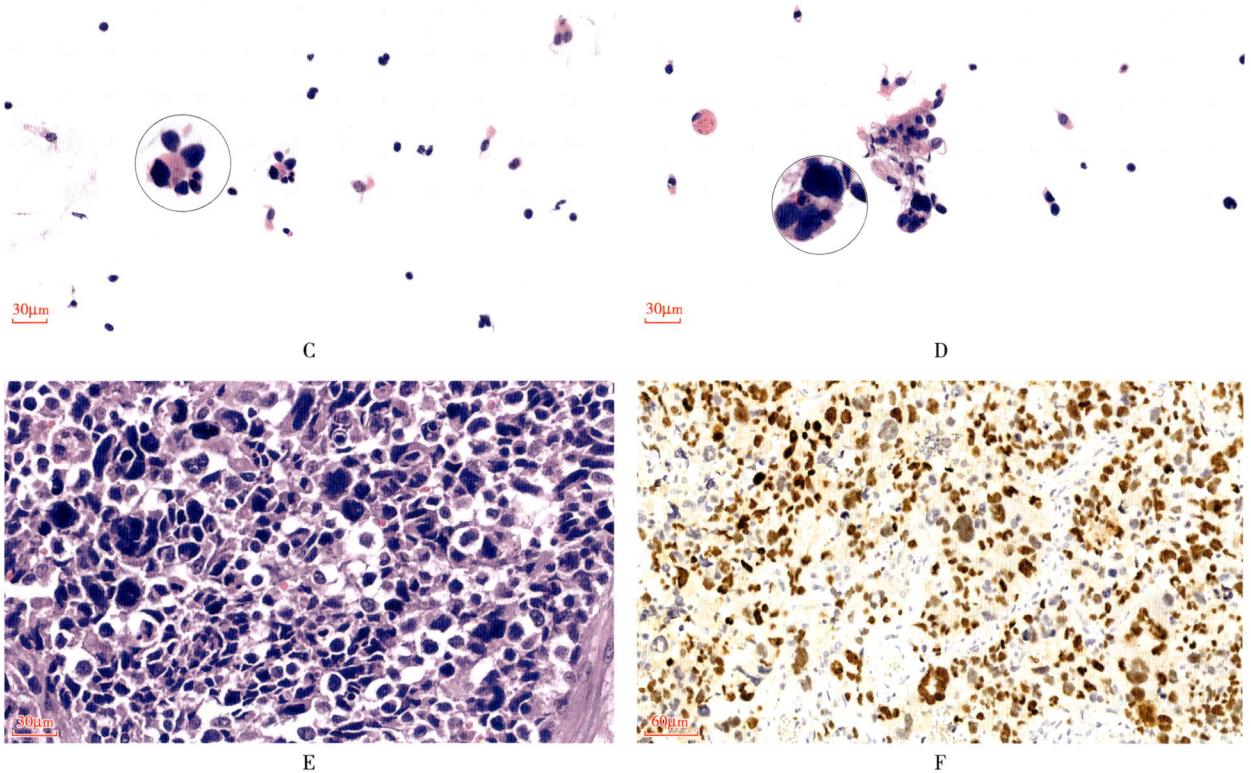

图 4-47　支气管刷检涂片中的横纹肌肉瘤

A. 常规细胞学检查涂片，肿瘤细胞单个散在分布，异型性明显。B～D. 液基细胞学检查涂片，小蓝圆细胞单个散在分布或聚集成团，可见不同成熟阶段的横纹肌母细胞，胞质丰富，呈嗜酸性，核偏位。A～D 均为 HE 染色。E. 横纹肌肉瘤手术切除标本 HE 染色，幼稚的肿瘤细胞间可见横纹肌母细胞。F. 免疫组化成肌分化因子（myogenic differentiation，MyoD1）核阳性。

　　阅片要点：肺原发横纹肌肉瘤细胞涂片最主要的鉴别诊断是小细胞肺癌，横纹肌肉瘤核膜清楚，可见核仁，小细胞癌中缺乏横纹肌母细胞。其次还要与其他小圆细胞恶性肿瘤鉴别，如尤因肉瘤 / 原始神经外胚层肿瘤（primitive neuroectodermal tumor，PNET）、促纤维增生性小圆细胞肿瘤（desmoplastic small round cell tumor，DSRCT）、淋巴瘤、基底细胞样鳞状细胞癌等。

　　5. 弥漫性大 B 细胞淋巴瘤　　细胞学特点：肿瘤性大 B 淋巴样细胞弥漫增生，肿瘤细胞单个散在分布或形成松散的细胞群，肿瘤细胞较大（为正常淋巴细胞大小的 2～4 倍），细胞核圆形或卵圆形，染色质细，核仁明显（图 4-48）。

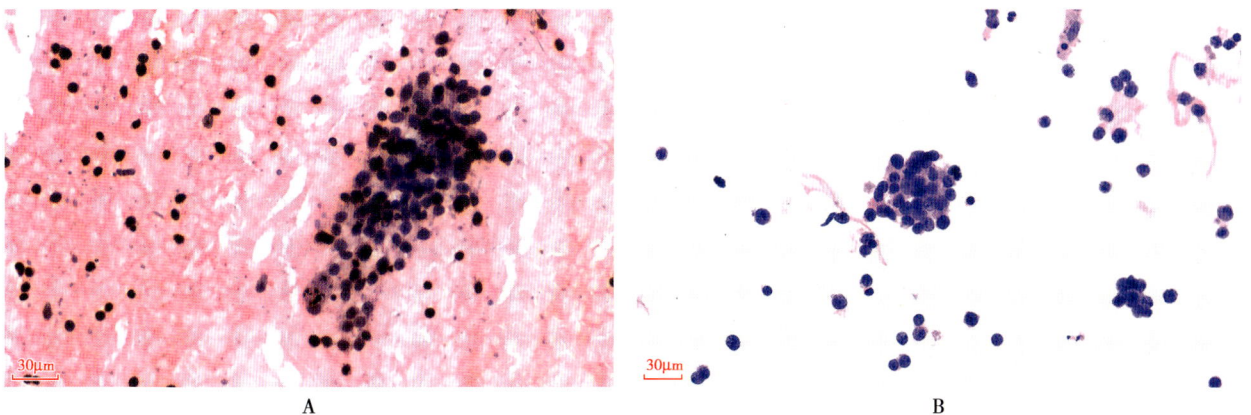

C

D

E

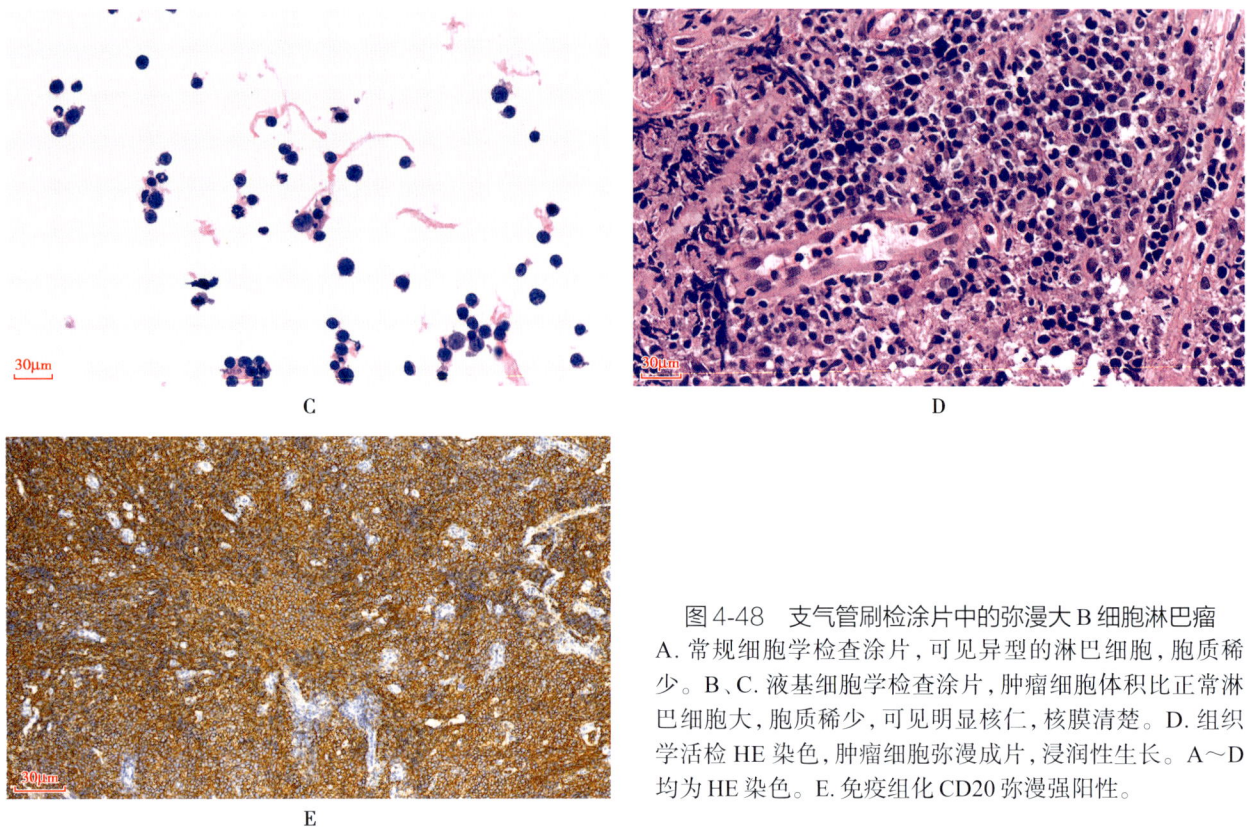

图 4-48　支气管刷检涂片中的弥漫大 B 细胞淋巴瘤
A. 常规细胞学检查涂片,可见异型的淋巴细胞,胞质稀少。B、C. 液基细胞学检查涂片,肿瘤细胞体积比正常淋巴细胞大,胞质稀少,可见明显核仁,核膜清楚。D. 组织学活检 HE 染色,肿瘤细胞弥漫成片,浸润性生长。A～D均为 HE 染色。E. 免疫组化 CD20 弥漫强阳性。

　　阅片要点:支气管刷检涂片中的弥漫性大 B 细胞淋巴瘤主要与小细胞肺癌鉴别,淋巴瘤肿瘤细胞弥漫散在分布,核不规则有切迹,核膜明显,染色质呈粗点状。

参考文献

[1] GOEL S, YESHVANTH SK, ASNANI R, et al. Accuracy of bronchial cytological diagnosis in lung lesions in comparison with histopathology. J Cytol, 2022, 39(4): 163-168.

[2] CHEN CC, BAI CH, LEE KY, et al. Evaluation of the diagnostic accuracy of bronchial brushing cytology in lung cancer: A meta-analysis. Cancer Cytopathol, 2021, 129(9): 739-749.

[3] SAREEN R, PANDEY CL. Lung malignancy: Diagnostic accuracies of bronchoalveolar lavage, bronchial brushing, and fine needle aspiration cytology. Lung India, 2016, 33(6): 635-641.

[4] XIAO MM, ZHAO YB, LIU DG, et al. The morphological analysis of cells in the bronchoscopic brushing and TBNA of patients with lung adenocarcinoma. Cell Transplant, 2020, 29: 963689720923599.

[5] DUTTA R, NAMBIRAJAN A, MITTAL S, et al. Cytomorphology of primary pulmonary NUT carcinoma in different cytology preparations. Cancer Cytopathol, 2021, 129(1): 53-61.

第五章

经支气管内超声引导针吸活检
细胞病理学

经支气管内超声引导针吸（EBUS-TBNA）活检细胞涂片中的肿瘤细胞形态与支气管刷检涂片相似，因涂片内背景细胞略有不同，故单独阐述。

第一节　经支气管内超声引导针吸活检标本的采集和制备

支气管镜活检对肺中央型肺癌诊断阳性率较高，对于肺外周 1/3 的病变取材具有一定挑战。随着支气管内超声（endobronchial ultrasound，EBUS）、细 / 超细支气管镜、径向探头 EBUS（radial probe EBUS，RP-EBUS）、电磁导航支气管镜（electromagnetic navigation bronchoscope，ENB）等新技术在临床中的应用，提高了周围型肺癌诊断的阳性率。

1. **经支气管内超声引导针吸活检标本的采集和制备**　经支气管内超声引导针吸活检（EBUS-TBNA）对于肺肿瘤的诊断和分期有良好的指导成效，且对肉芽肿性病变的诊断也有一定的提示作用。EBUS-TBNA 检测恶性肿瘤的总体敏感性为 88%～92%，诊断准确率为 91%～95%。

患者全麻或气管表面麻醉生效后，将超声镜经口腔插入，在超声扫描的帮助下，定位目标淋巴结或病灶，将专用的针头插入工作通道，在超声的直接引导下，对目标淋巴结或病灶进行穿刺获取样本。首先把取得的样本推至载玻片上，及时固定；随后穿刺针放入含有细胞收集液的液基瓶内充分涮洗剩余的细胞，液基瓶与载玻片一起送检病理科。

EBUS-TBNA 保留了纤维支气管镜操作简便、创伤小、可重复性强的优点，同时在超声的监控下选择适宜的穿刺点和方向以及避免损伤周围的大血管，从而增加了穿刺的准确性和安全性。

2. **RP-EBUS-TBLB 标本的采集和制备**　径向探头 EBUS（RP-EBUS）是一种可以生成 360°（径向）超声视图的超声探头，其探头外径约 2mm，可进入远端气道，现阶段主要用于肺外周病变的定位。取样器通过导向鞘直接进入目标病灶取得标本，将标本涂抹在载玻片上，及时固定，取样器中剩余标本放入含有细胞收集液的液基瓶内，送检病理科。

3. **ENB 标本的采集和制备**　将患者置于由手术台下方定位板产生的磁场中，带有电磁传感器的支气管镜通过导航路径，到达目标病变处取样。

第二节　经支气管内超声引导针吸活检细胞学检查涂片中可见
的正常细胞和成分

1. **淋巴细胞**　EBUS-TBNA 穿刺纵隔淋巴结时，细胞学检查涂片内常见的正常细胞为淋巴细胞，淋巴细胞量多或细胞挤压变形时，不要误诊为小细胞癌（图 5-1）。

2. **组织细胞**　多数情况下，EBUS-TBNA 涂片中的组织细胞量少，容易识别。少数情况下组织细胞可以聚集成团，形成假腺样结构，细胞温和，胞质丰富，呈嗜酸性，核偏位，圆形，核膜光滑规整，可见小的核仁，染色质细腻，为组织细胞的特点（图 5-2）。

3. **纤毛柱状上皮细胞**　与支气管刷检涂片中的形态一致见图 5-3。

4. **炭末颗粒**　纵隔淋巴结内常见吞噬较多的炭末颗粒，黑色的炭末颗粒形成团块或颗粒状散在分布（图 5-4）。

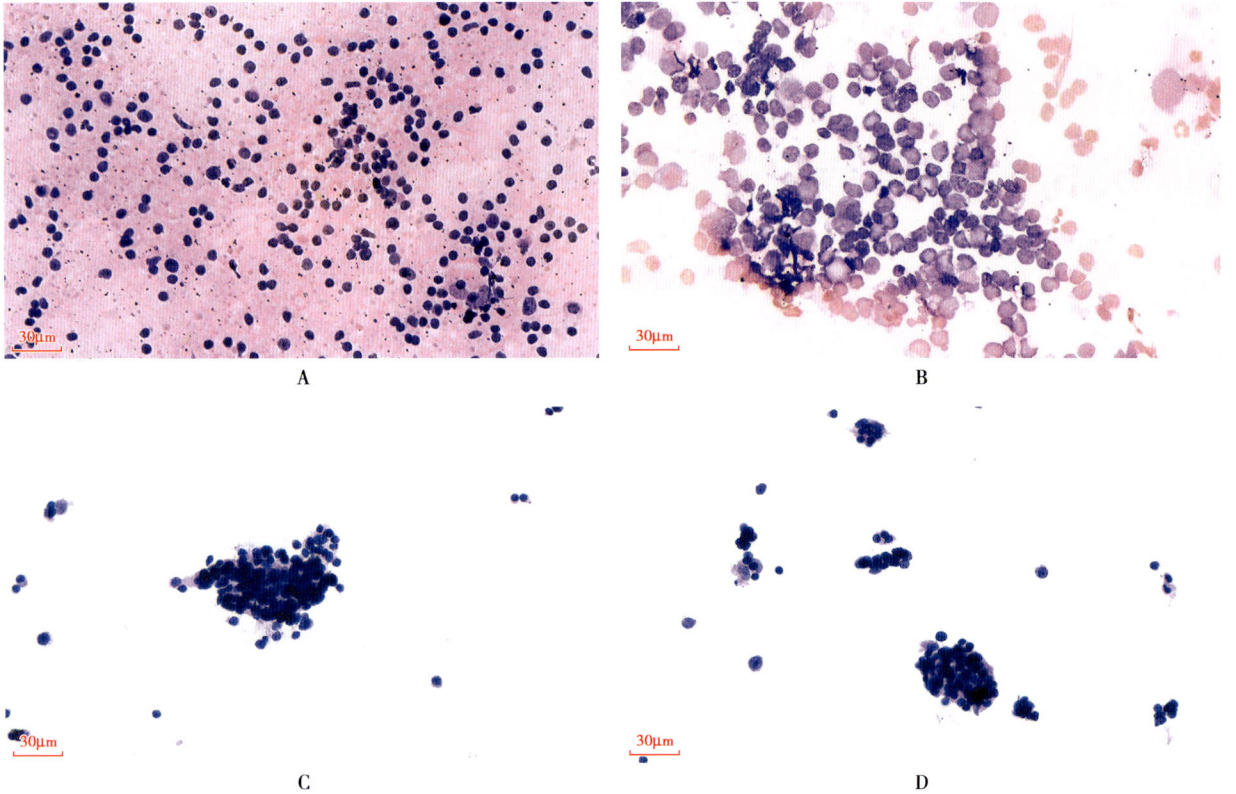

图 5-1　EBUS-TBNA 涂片中的正常淋巴细胞

A. 常规细胞学检查涂片，淋巴细胞散在分布，呈胞质稀少的裸核，核呈圆形，染色质细腻；B. 常规细胞学检查涂片，淋巴细胞排列拥挤，细胞肿胀，易误诊为小细胞癌；C、D. 液基细胞学检查涂片，增生的淋巴细胞形成细胞团，排列拥挤，细胞团内的淋巴细胞与周围的淋巴细胞形态一致，细胞核呈圆形，核膜清楚，染色质细腻。A～D 均为 HE 染色。

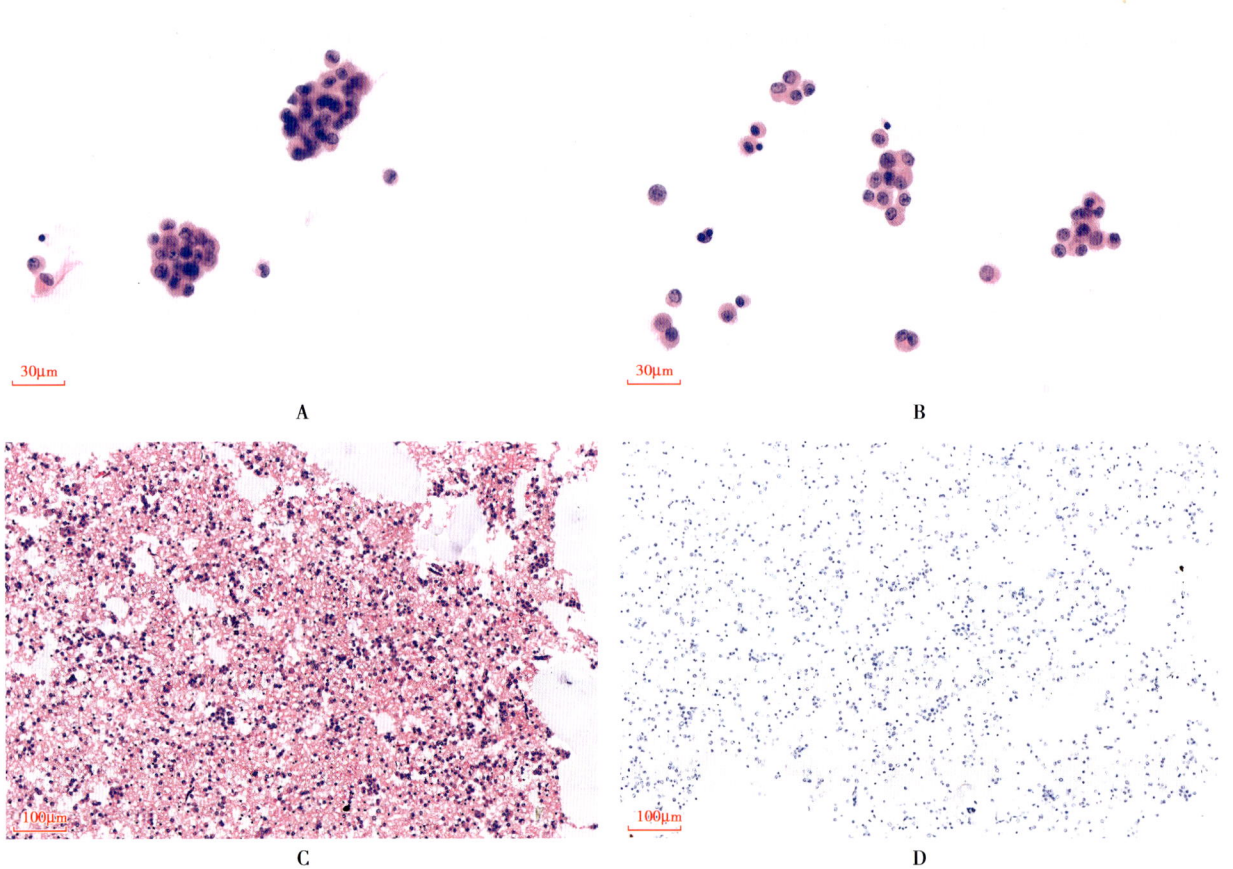

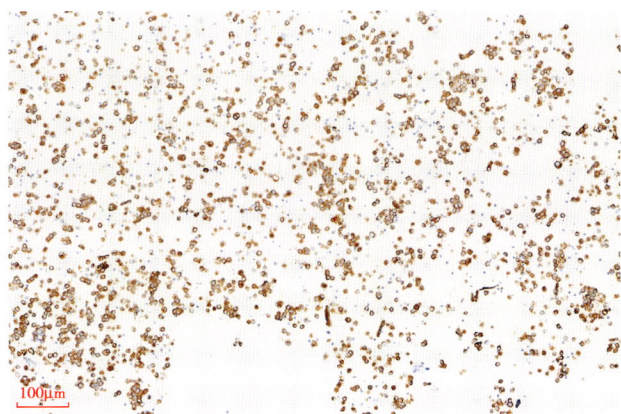

E

图5-2　EBUS-TBNA涂片中的组织细胞

A、B.液基细胞学检查涂片，组织细胞聚集成团，排列成假腺样结构，细胞团内的细胞与周围正常组织细胞的形态一致，胞质丰富，核偏位，细胞核染色质细腻，核膜光滑。A、B为HE染色。C.细胞块包埋HE染色切片。D.免疫组化CK阴性。E.免疫组化CD68阳性。

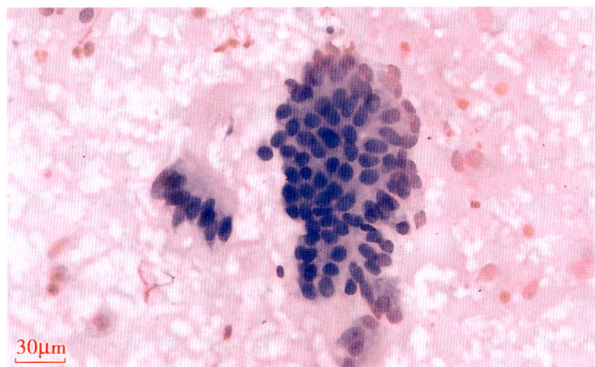

A

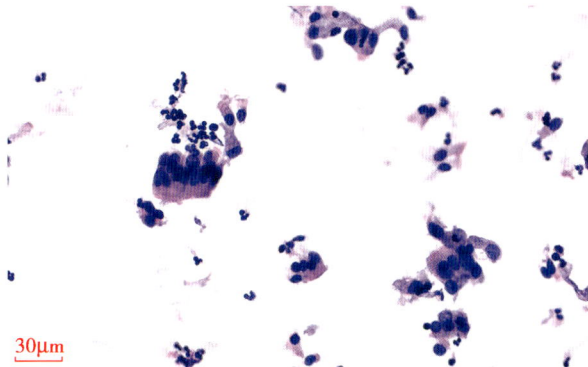

B

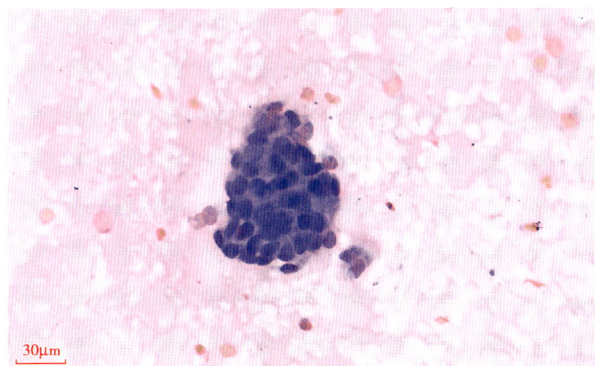

C

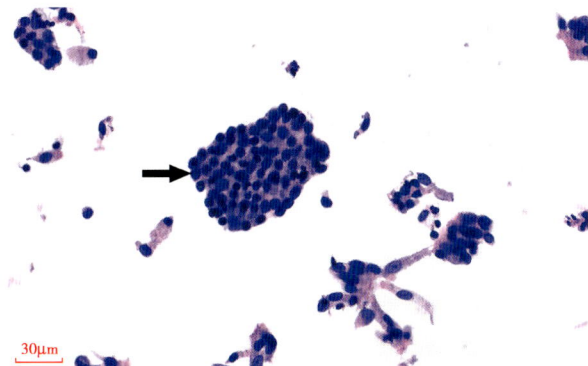

D

图5-3　RP-EBUS-TBLB涂片中的支气管上皮细胞

A.常规细胞学检查涂片，可见正常的纤毛柱状上皮细胞及刷状缘；B.液基细胞学检查涂片，可见正常的纤毛柱状上皮细胞及刷状缘；C.常规细胞学检查涂片，支气管上皮增生，排列有极向；D.液基细胞学检查涂片，基底细胞增生（箭头所示）。A～D均为HE染色。

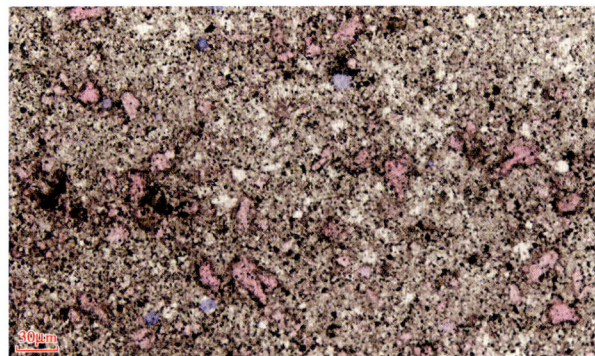

A

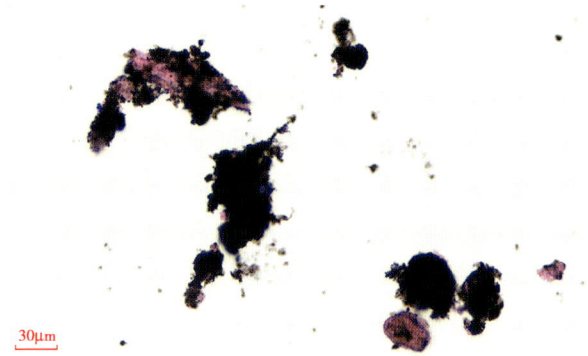

B

30μm

C

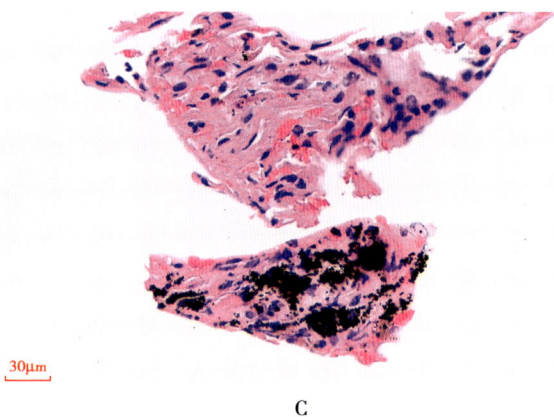

图5-4 EBUS-TBNA涂片中的炭末颗粒
A.常规细胞学检查涂片,可见大量的黑色炭末沉积;B.液基细胞学检查涂片,炭末呈团块状;C.活检组织HE染色,见炭末颗粒沉积。

第三节 经支气管内超声引导针吸活检细胞学检查涂片中良性肿瘤细胞

黏液腺腺瘤为罕见肿瘤,仅有个例报道,是起源于支气管腺体和导管的良性肿瘤,多为中央型。其组织学特征是形成富含黏液的囊性、管状、腺样和乳头状结构,被覆高柱状、扁平、立方、杯状嗜酸性或透明细胞。细胞学明确诊断困难,必要时需要手术切除,行免疫组化确诊。

上海市肺科医院的1例黏液腺腺瘤细胞学病例(图5-5),68岁,男性,反复出现气道黏稠液体,支气管内镜检查发现右中间支气管肿物,表面光滑完整,超声下未见明显血流,予以穿刺,细胞学检查涂片中见温和的黏液细胞,呈高柱状或立方状,细胞较一致,易误诊为涎腺型肿瘤和黏液腺癌。行右中下肺叶切除术,右中下叶支气管内见灰白色结节,直径5mm,质中,界清。组织学表现为多囊性结构,富含黏液,黏液腺上皮乳头状增生。

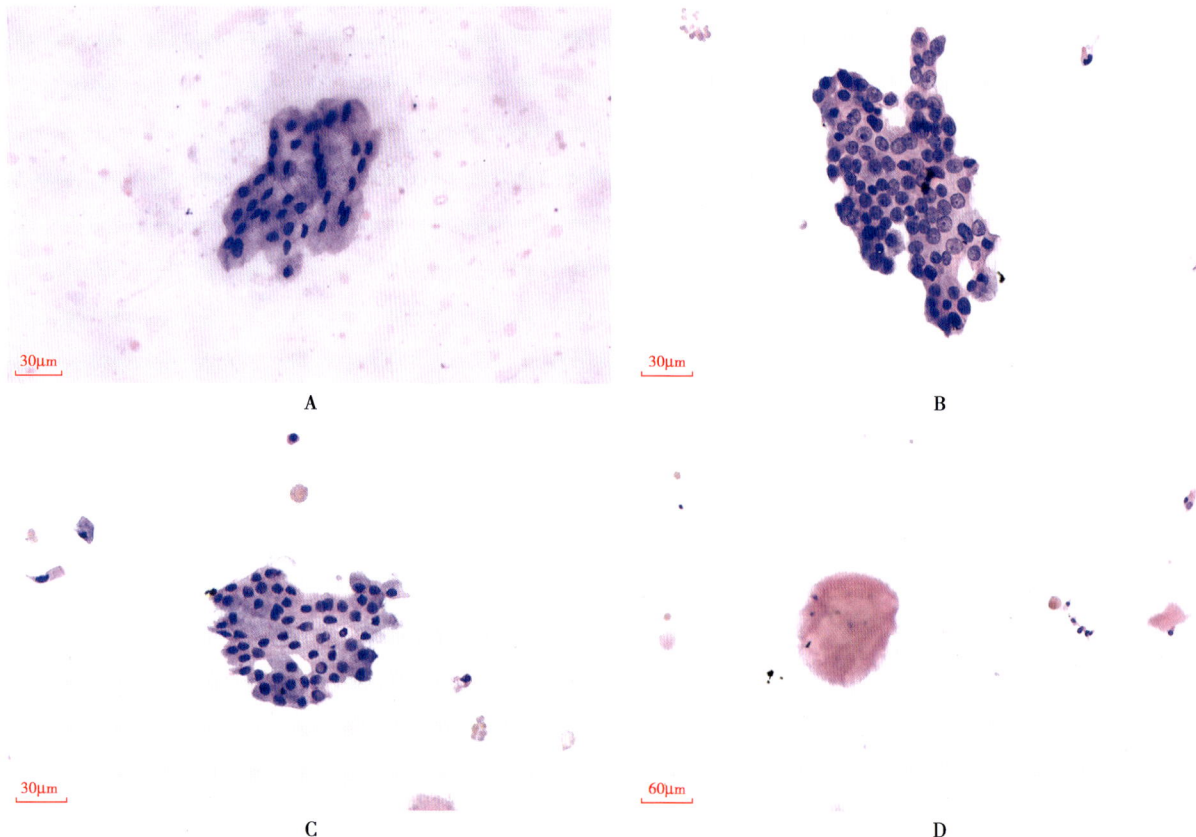

30μm

A

30μm

B

30μm

C

60μm

D

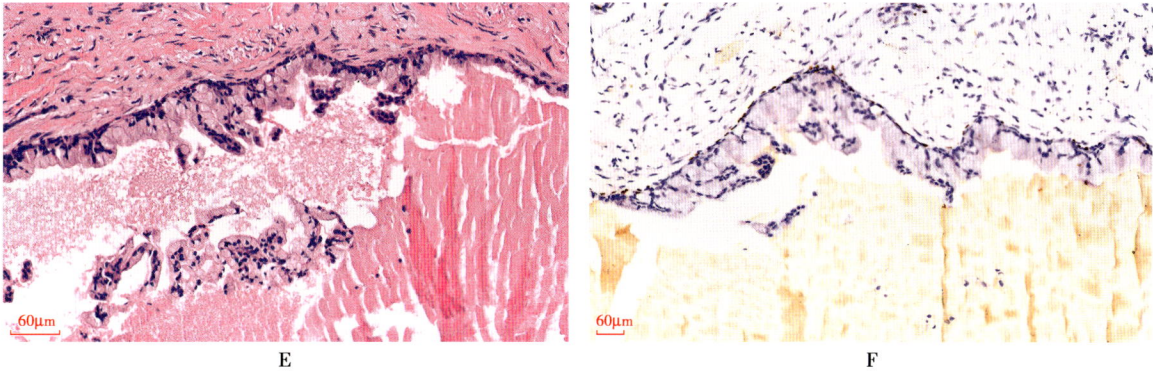

图 5-5 EBUS-TBNA 涂片中的黏液腺腺瘤

A. 常规细胞学检查涂片,见黏液细胞及背景中大量黏液。B、C. 液基细胞学检查涂片,见黏液上皮细胞团,细胞温和,胞质内含黏液。D. 液基细胞学检查涂片,见嗜酸性分泌物。A~D 均为 HE 染色。E. 手术切除标本 HE 染色,肿瘤为囊性,被覆黏液上皮细胞,腔内充满嗜酸性分泌物。F. 免疫组化 P40 示基底细胞阳性。

第四节　经支气管内超声引导针吸活检细胞学检查涂片中的恶性肿瘤细胞

一、肺腺癌

EBUS-TBNA 细胞学检查涂片中的腺癌与支气管刷检细胞涂片中的形态相似。

1. 高分化腺癌和中分化腺癌　见图 5-6～图 5-8。

2. 低分化腺癌　见图 5-9～图 5-12。

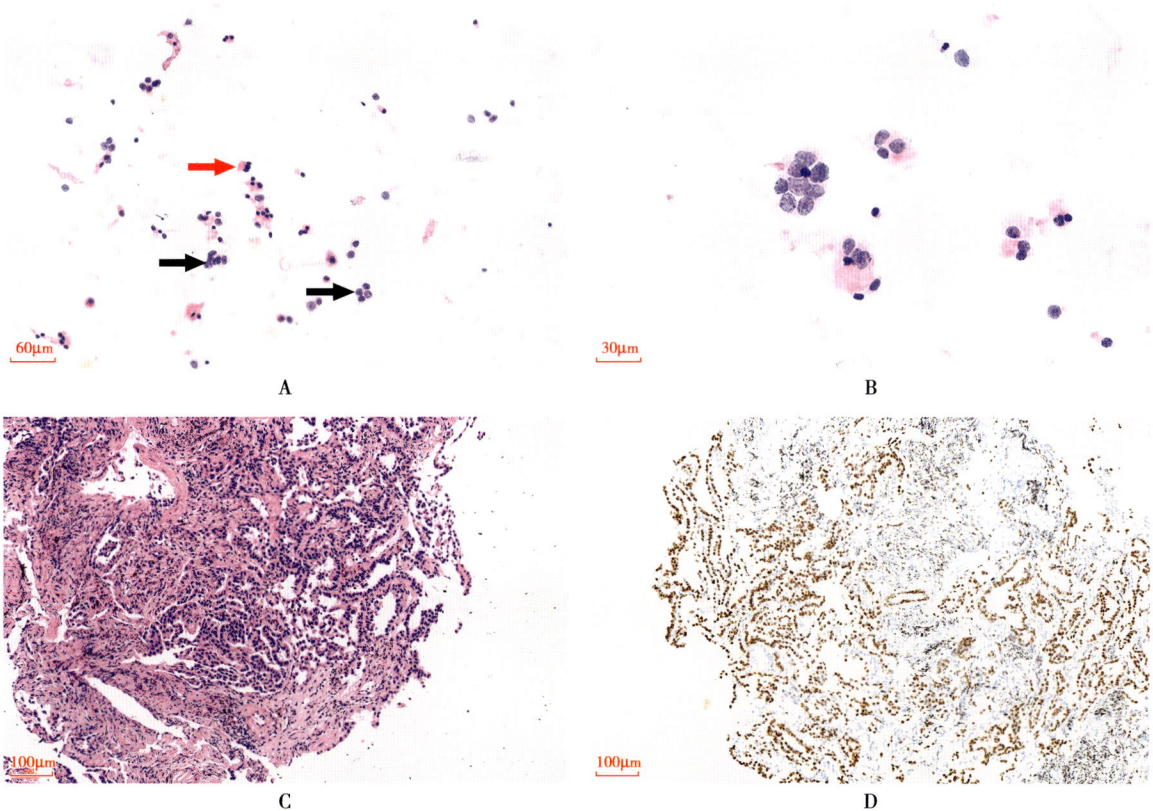

图 5-6 RP-EBUS-TBLB 涂片中的高分化腺癌

A、B. 液基细胞学检查涂片,肿瘤细胞排列呈腺样结构(黑色箭头),肿瘤细胞相对温和,核质比高,胞质不明显,核呈圆形或椭圆形,染色质稍粗,核仁不明显;正常支气管黏膜上皮(红色箭头)。A、B 为 HE 染色。C. 组织学活检 HE 染色。D. 免疫组化 TTF-1 阳性。

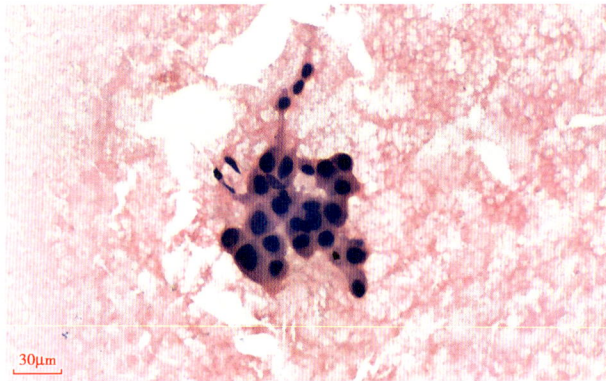

A

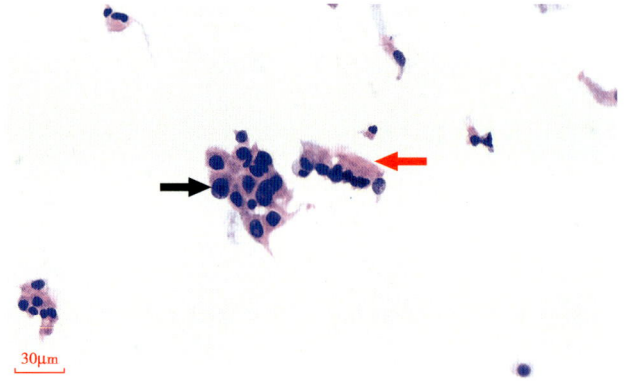

B

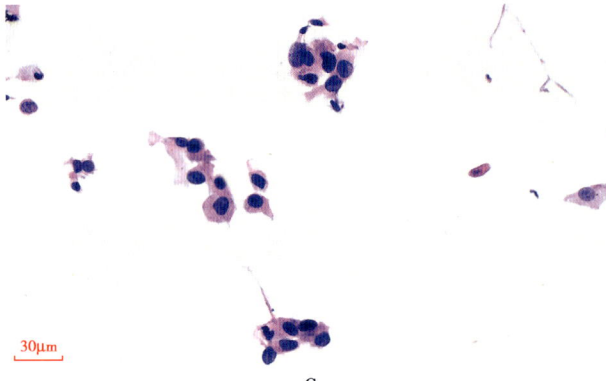

C

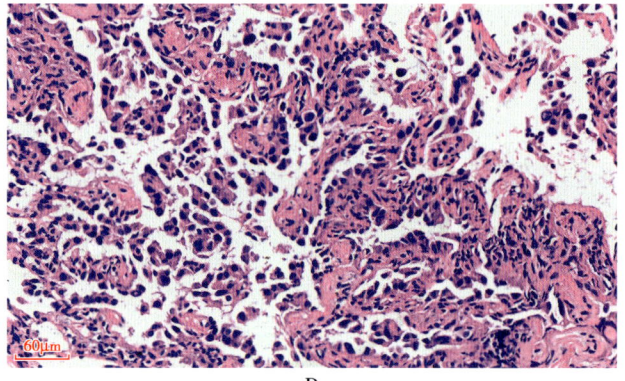

D

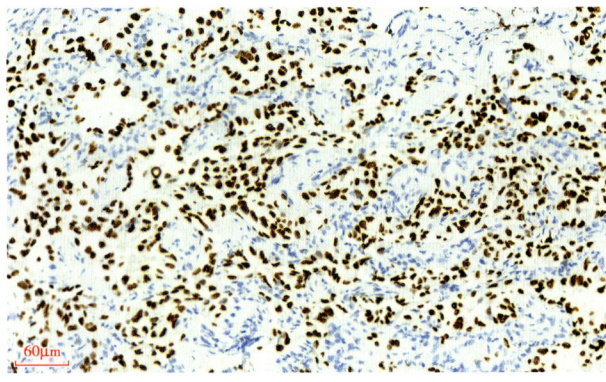

E

图5-7　ENB涂片中的高分化腺癌

A. 常规细胞学检查涂片，腺癌细胞排列成乳头状结构。
B. 液基细胞学检查涂片，腺癌细胞（黑色箭头），细胞之间有异型；正常的支气管上皮（红色箭头），可见刷状缘。
C. 液基细胞学检查涂片，腺癌细胞排列成微乳头状结构。
A～C 均为 HE 染色。D. 组织活检标本 HE 染色，见乳头、微乳头结构。E. 免疫组化 TTF-1 核阳性。

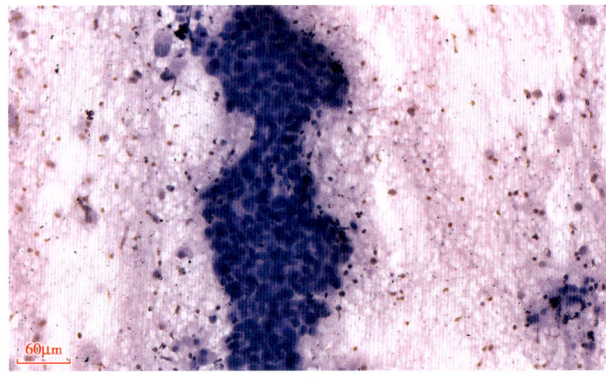

A

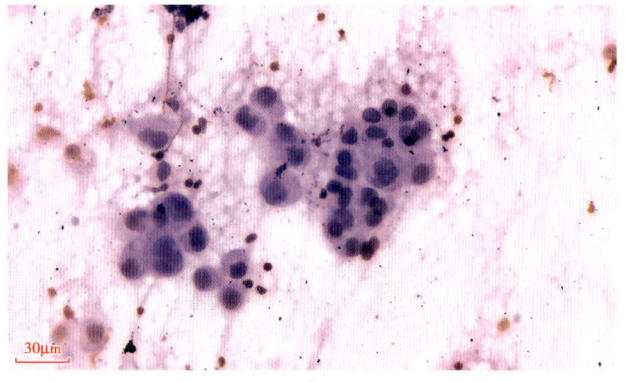

B

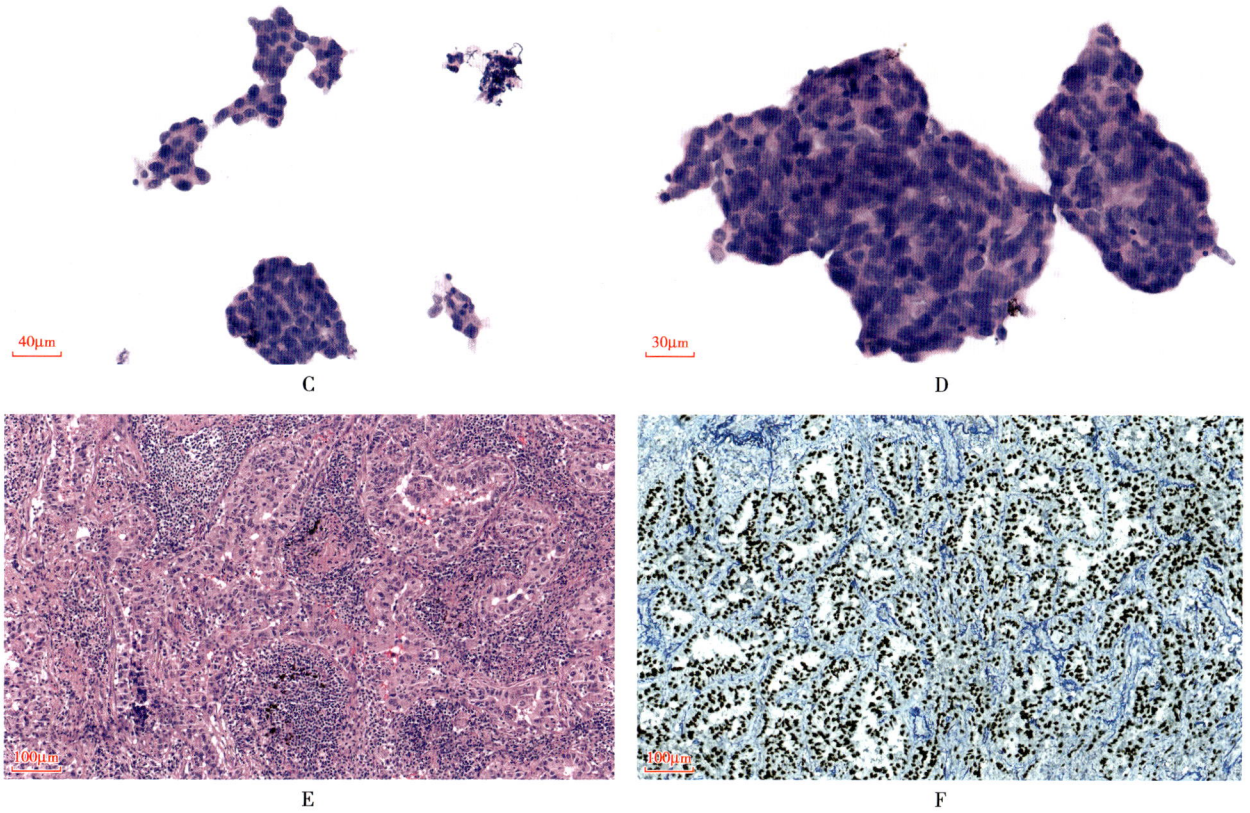

图 5-8　EBUS-TBNA 涂片中的中分化腺癌

A. 常规细胞学检查涂片，肿瘤细胞可聚集成大细胞团。B. 常规细胞学检查涂片，肿瘤细胞形成乳头状、腺泡状结构，细胞异型较明显，胞质丰富。C、D. EBUS-TBNA 液基细胞学检查涂片，肿瘤细胞形成腺泡样、微乳头状结构以及较大的立体细胞团，细胞排列拥挤。A～D 均为 HE 染色。E. 组织学活检 HE 染色，见腺管结构。F. 免疫组化 TTF-1 阳性表达。

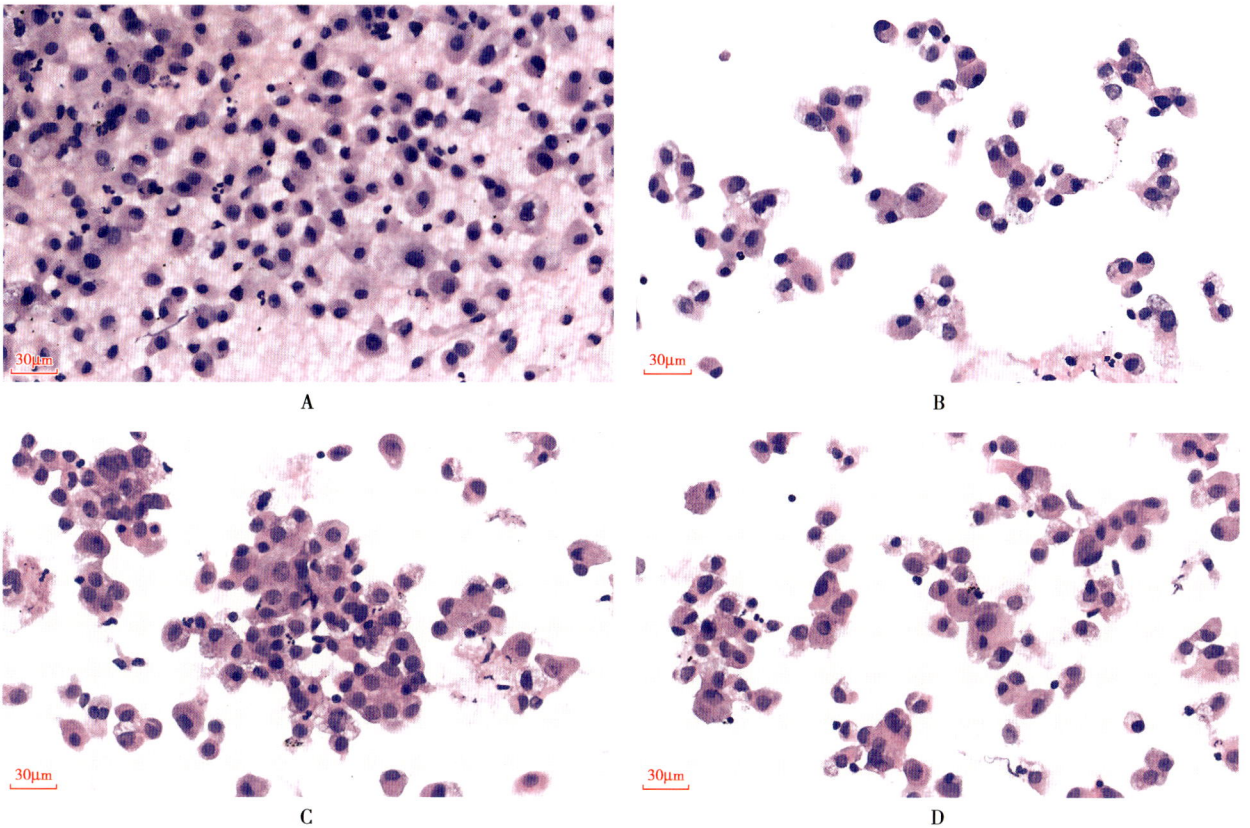

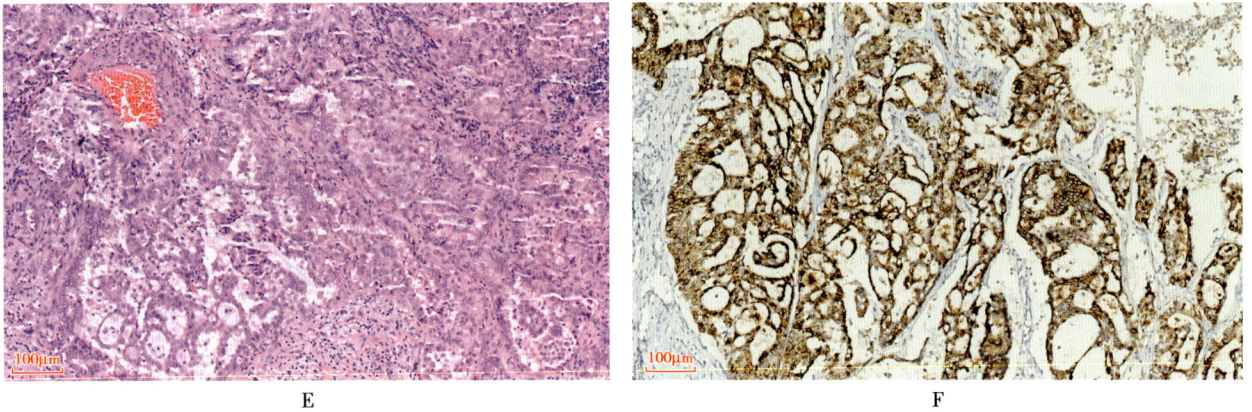

图5-9　EBUS-TBNA 涂片中 ALK 阳性的腺癌

A. 常规细胞学检查涂片,肿瘤细胞单个弥漫分布,明显异型,核深染,细胞质丰富含黏液。B～D. 液基细胞学检查涂片,肿瘤细胞可呈单个散在分布,或排列呈腺样结构。A～D 均为 HE 染色。E. 手术切除标本 HE 染色,可见筛状的复杂腺体结构,胞质丰富,含细胞内黏液。F. 免疫组化 ALK(D5F3)阳性。

　　阅片要点: ALK 阳性的腺癌往往细胞黏附性差,胞质丰富,需与增生的组织细胞鉴别。腺癌细胞体积比组织细胞大,细胞之间有异型,染色质较粗,可见核仁。

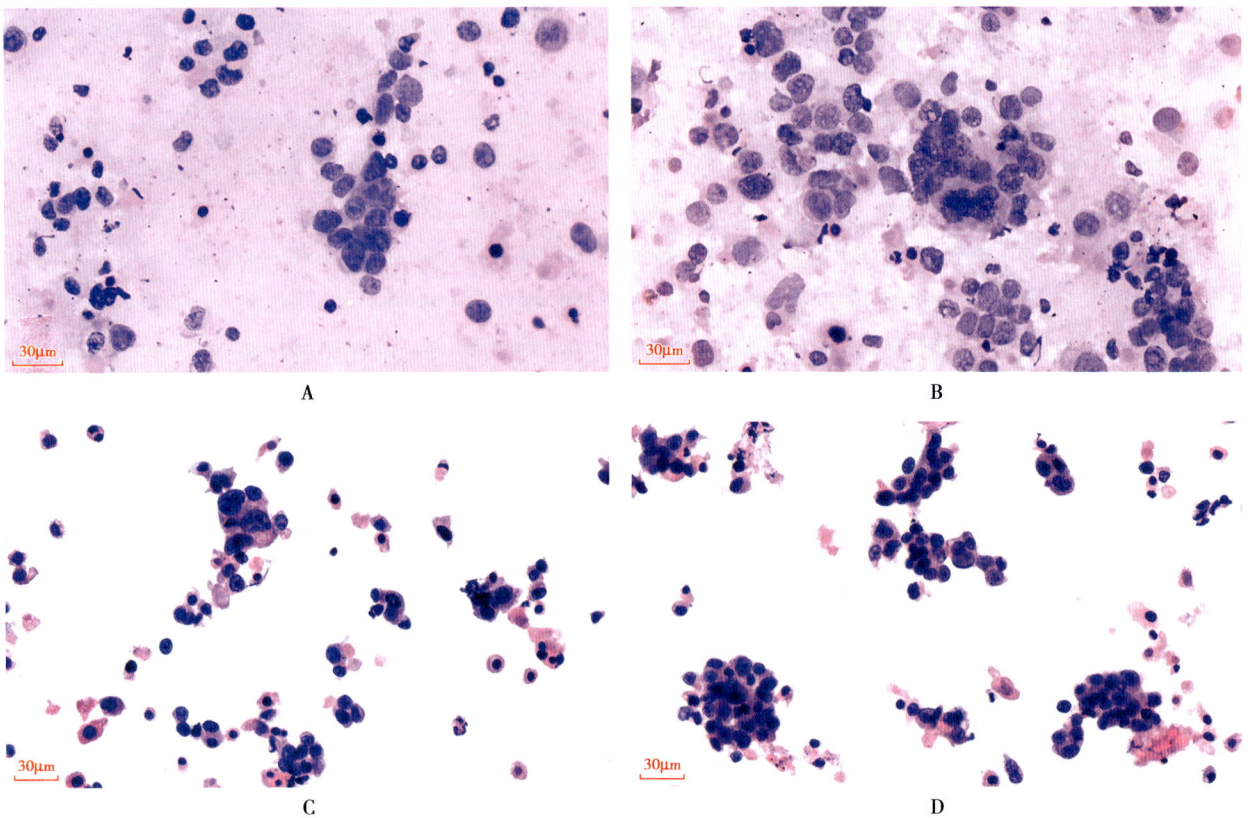

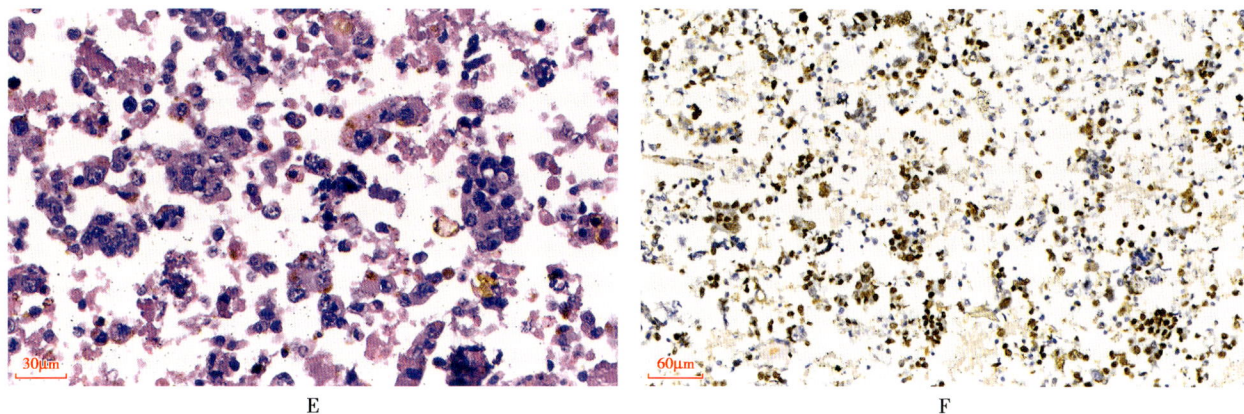

图 5-10　EBUS-TBNA 涂片中的低分化腺癌

A、B. 常规细胞学检查涂片, 部分细胞聚集成团, 部分细胞黏附性差呈散在分布, 异型明显, 胞质丰富, 核不规则。
C、D. 液基细胞学检查涂片, 无明确腺样结构, 胞质丰富, 核仁明显, 坏死背景, 注意与淋巴瘤及小细胞癌鉴别。A~D 均
为 HE 染色。E. 细胞块包埋标本 HE 染色, 肿瘤细胞胞质丰富, 泡状核, 核仁明显。F. 细胞块包埋免疫组化 TTF-1 阳性。

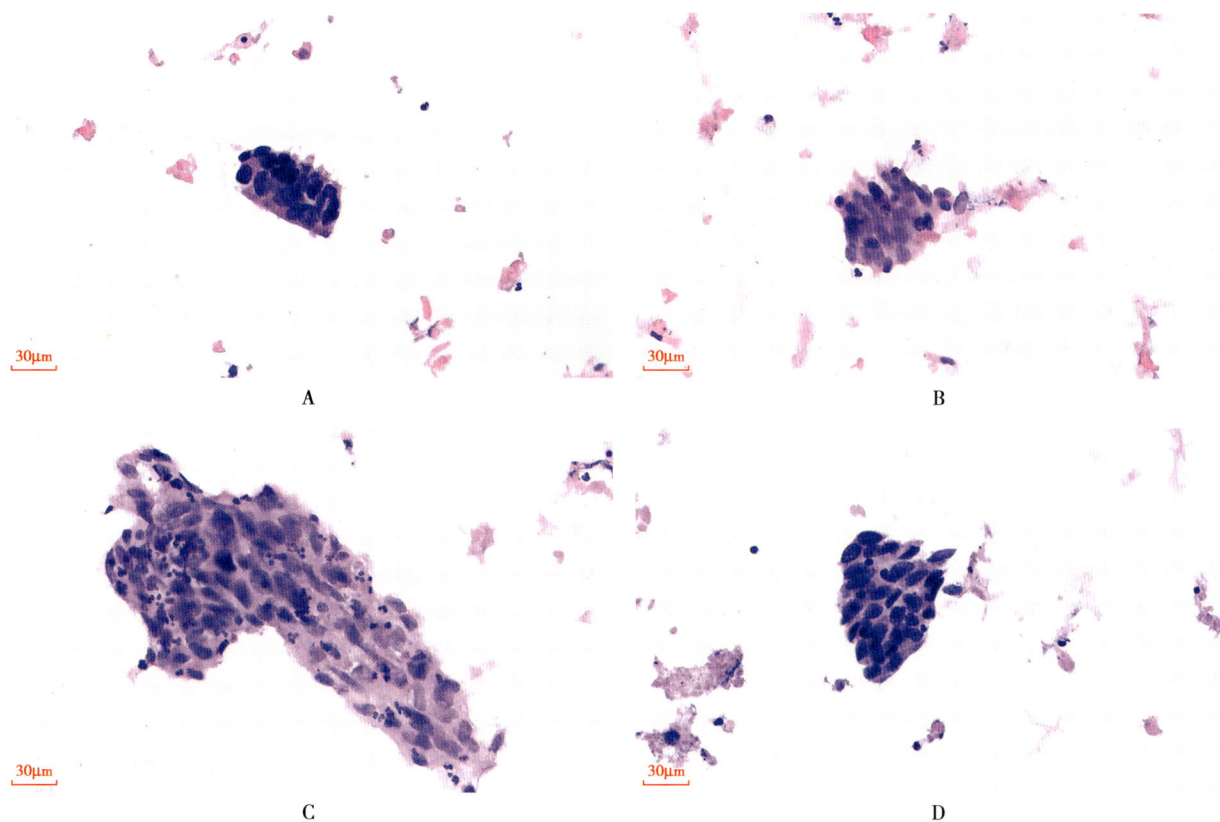

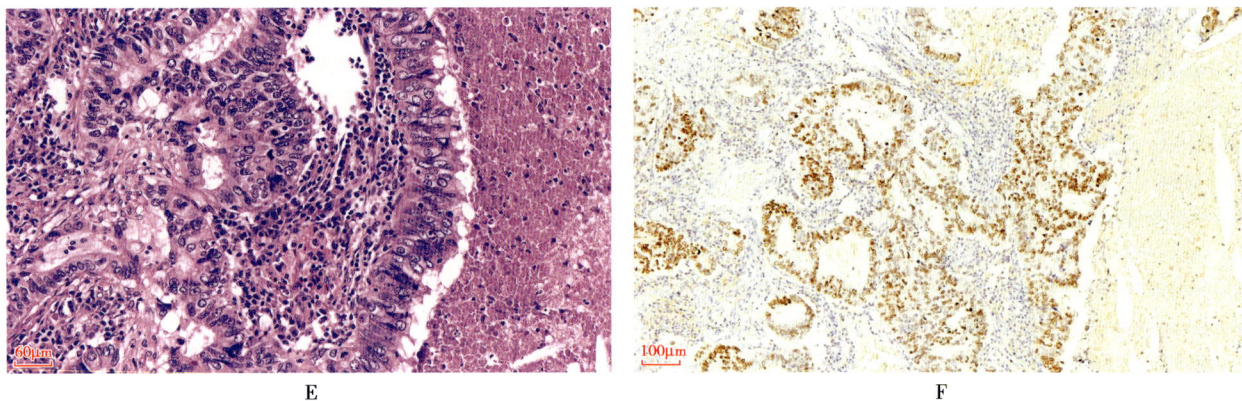

图 5-11　EBUS-TBNA 涂片中的低分化腺癌

A、B. 液基细胞学检查涂片，肿瘤细胞假复层排列，呈高柱状，坏死背景。C、D. 液基细胞学检查涂片，细胞异型明显，类似流水状平铺排列，胞质丰富，核呈卵圆形至梭形，坏死背景，易误诊为鳞状细胞癌。E. 手术切除标本，见筛状结构及腺管样结构，细胞呈高柱状。A～E 均为 HE 染色。F. 免疫组化 TTF-1 阳性。

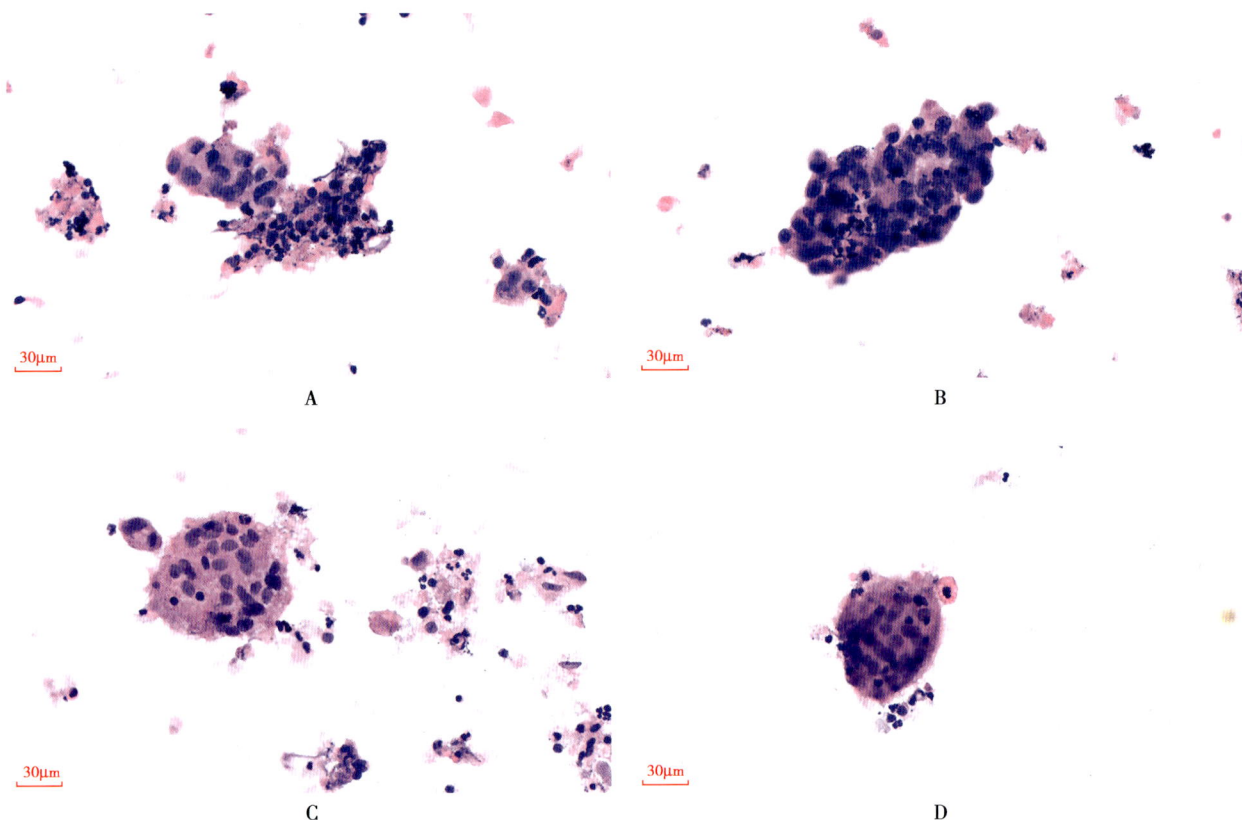

图 5-12　EBUS-TBNA 涂片中的腺癌（放化疗后）

A、B. 液基细胞学检查涂片，确诊腺癌放疗后，肿瘤细胞形成腺样结构，胞质丰富，坏死背景；C、D. 液基细胞学检查涂片，可见多核巨细胞和坏死，为放疗后的反应性改变。A～D 均为 HE 染色。

3. **黏液腺癌**　见图 5-13、图 5-14。

4. **肠型腺癌**　见图 5-15。

5. **易误诊为鳞状细胞癌的腺癌**　见图 5-16。

二、肺鳞状细胞癌

EBUS-TBNA 细胞学检查涂片中的鳞状细胞癌形态与支气管刷检涂片中的形态相似。

1. **角化型鳞状细胞癌**　见图 5-17。

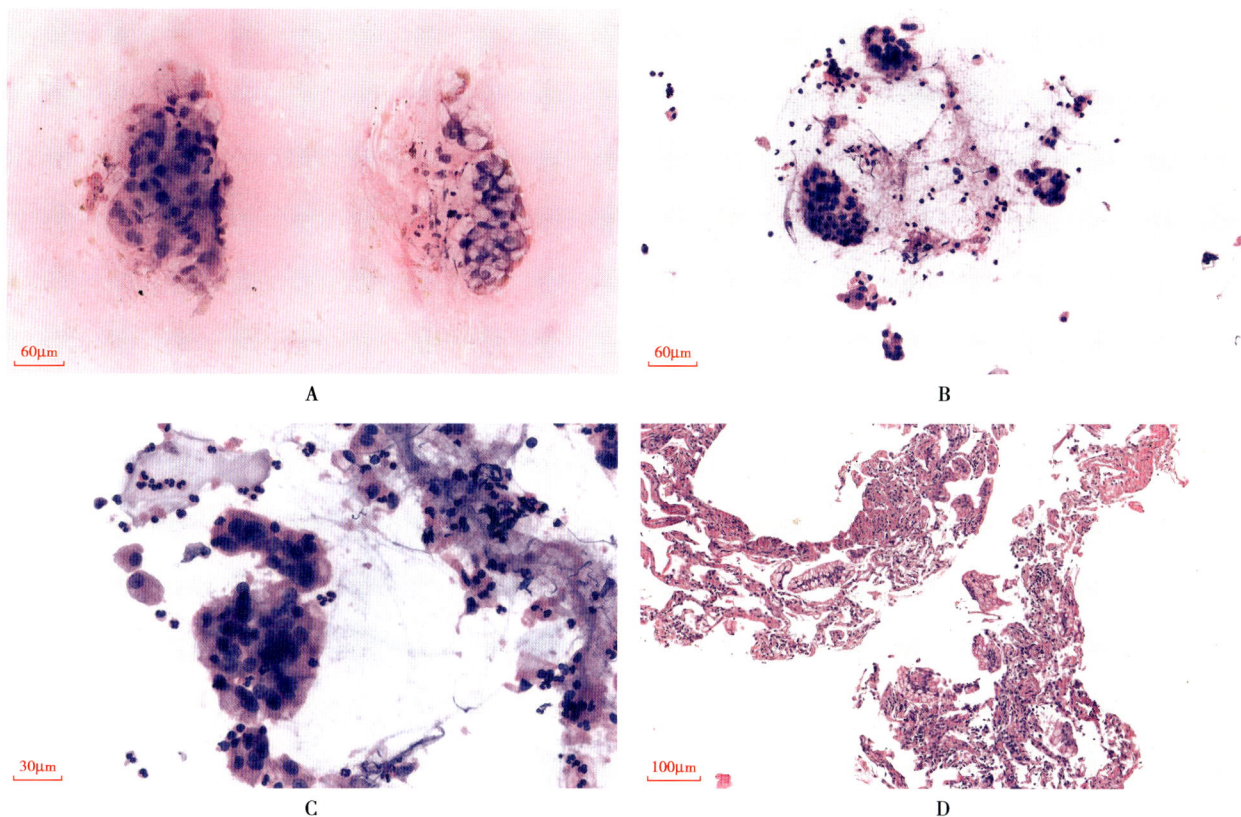

图5-13　EBUS-TBNA 涂片中的黏液腺癌

A. 常规细胞学检查涂片,细胞排列整齐,有异型,见细胞内黏液;B、C. 液基细胞学检查涂片,肿瘤细胞形成腺样、乳头状立体结构,轻度异型,排列整齐,胞质丰富,见细胞内黏液及细胞外黏液;D. 组织学活检,黏液腺癌。A～D 均为 HE染色。

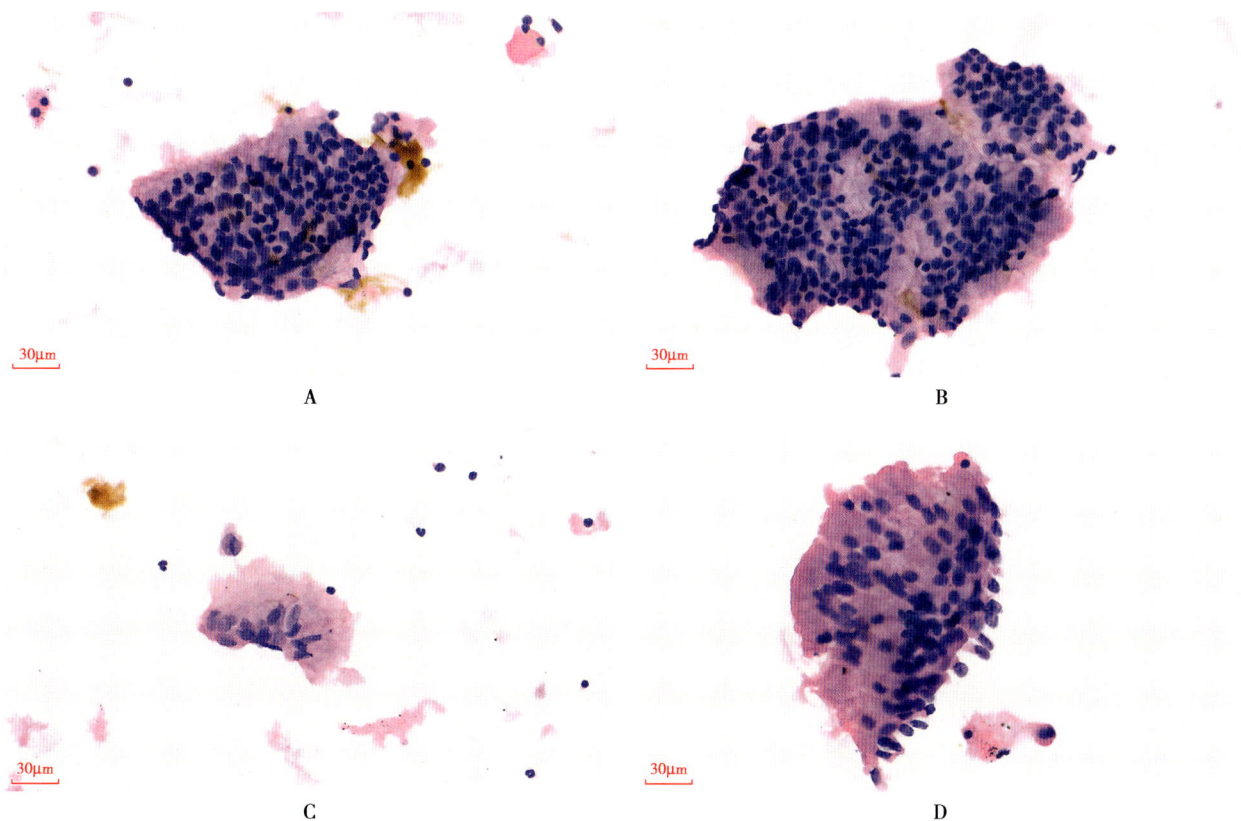

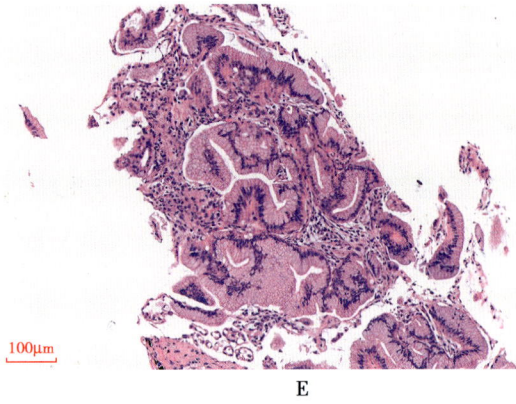

图 5-14　EBUS-TBNA 涂片中的黏液腺癌

A、B. 液基细胞学检查涂片，肿瘤细胞呈高柱状，细胞排列整齐，异型性小，需与增生的基底细胞鉴别；C、D. 液基细胞学检查涂片，肿瘤细胞呈高柱状，胞质富含黏液，细胞核位于基底部；E. 黏液腺癌组织学活检。A～E 均为HE 染色。

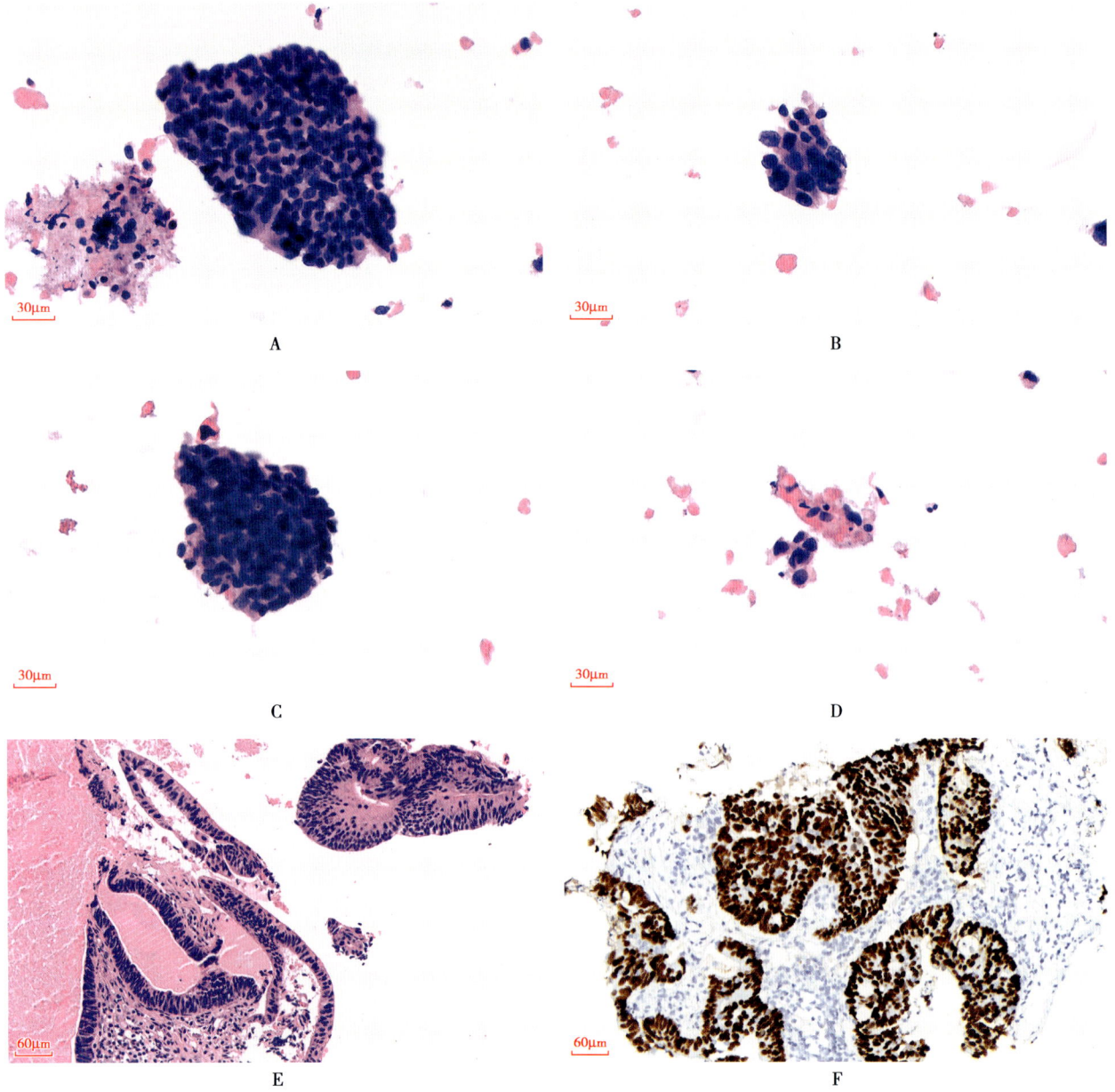

图 5-15　EBUS-TBNA 涂片中的肠型腺癌

A. 液基细胞学检查涂片，见较大的乳头状结构，细胞呈高柱状。B. 液基细胞学检查涂片，细胞异型明显。C、D. 液基细胞学检查涂片，肿瘤细胞排列拥挤，细胞团旁见坏死及退变的异型细胞，胞质红染，易误诊为鳞状细胞癌。A～D 均为HE 染色。E. 组织学活检 HE 染色，肿瘤细胞呈高柱状，伴大量坏死。F. 免疫组化特异 AT 序列结合蛋白 2（special aT-rich sequence-binding protein 2，SATB2）阳性。

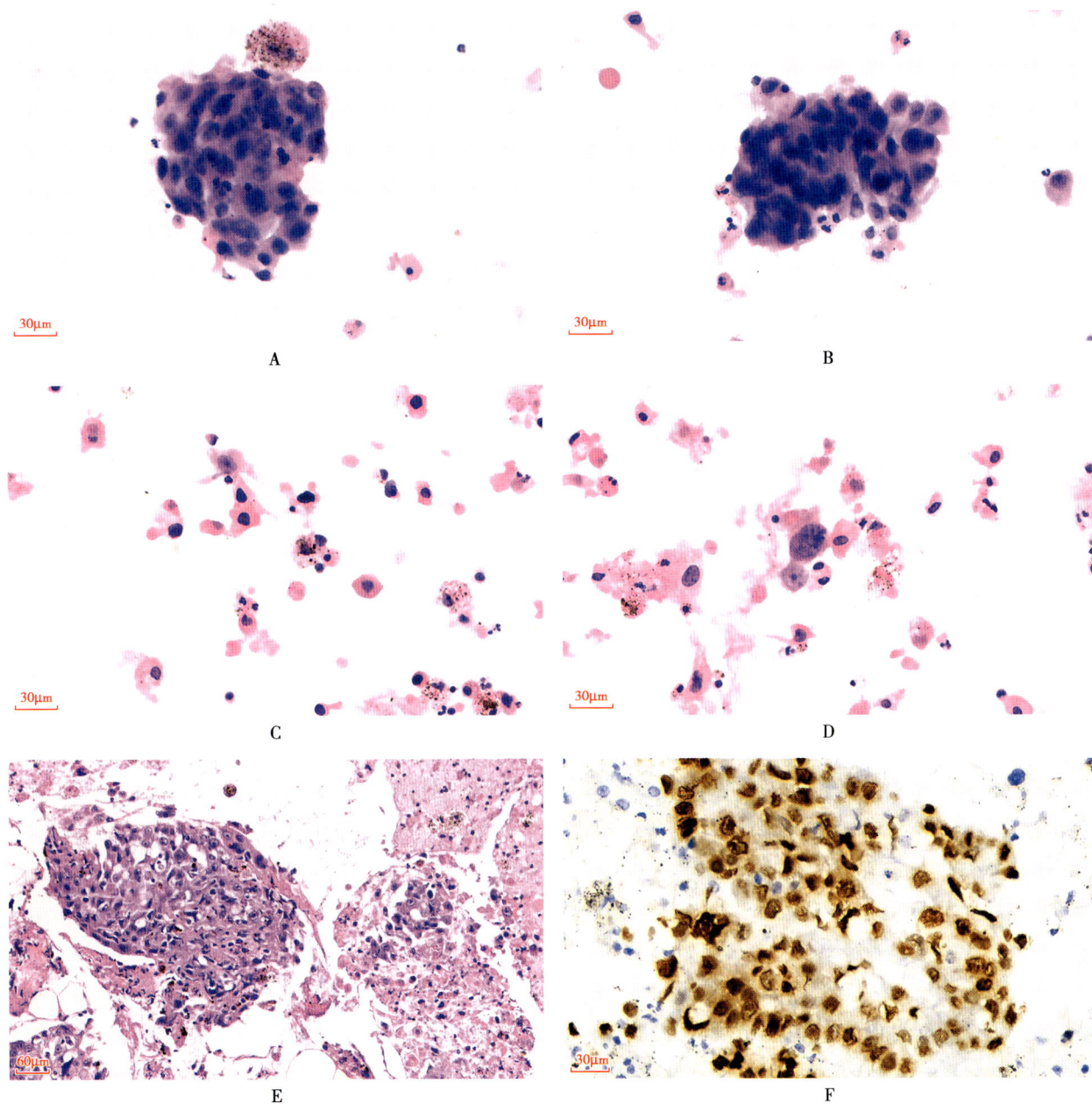

图 5-16　EBUS-TBNA 涂片中易误诊为鳞状细胞癌的腺癌

A、B. 液基细胞学检查涂片，缺乏腺样结构，肿瘤细胞排列紧密，结构紊乱，核大深染，可见核仁。C、D. 液基细胞学检查涂片，可见坏死及退变的异型细胞，胞质红染较致密，易误诊为鳞状细胞癌。A～D 均为 HE 染色。E. 组织学活检 HE 染色。F. 免疫组化 TTF-1 阳性证实为腺癌。

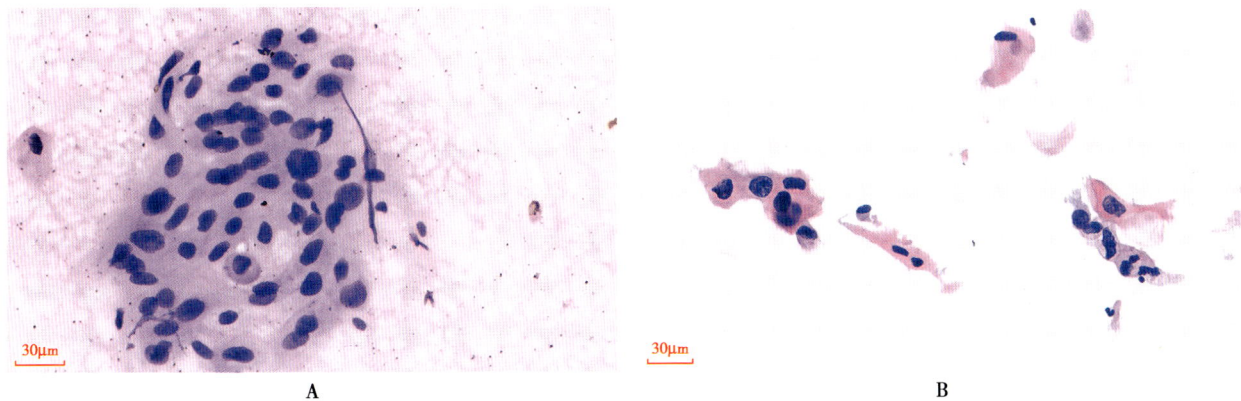

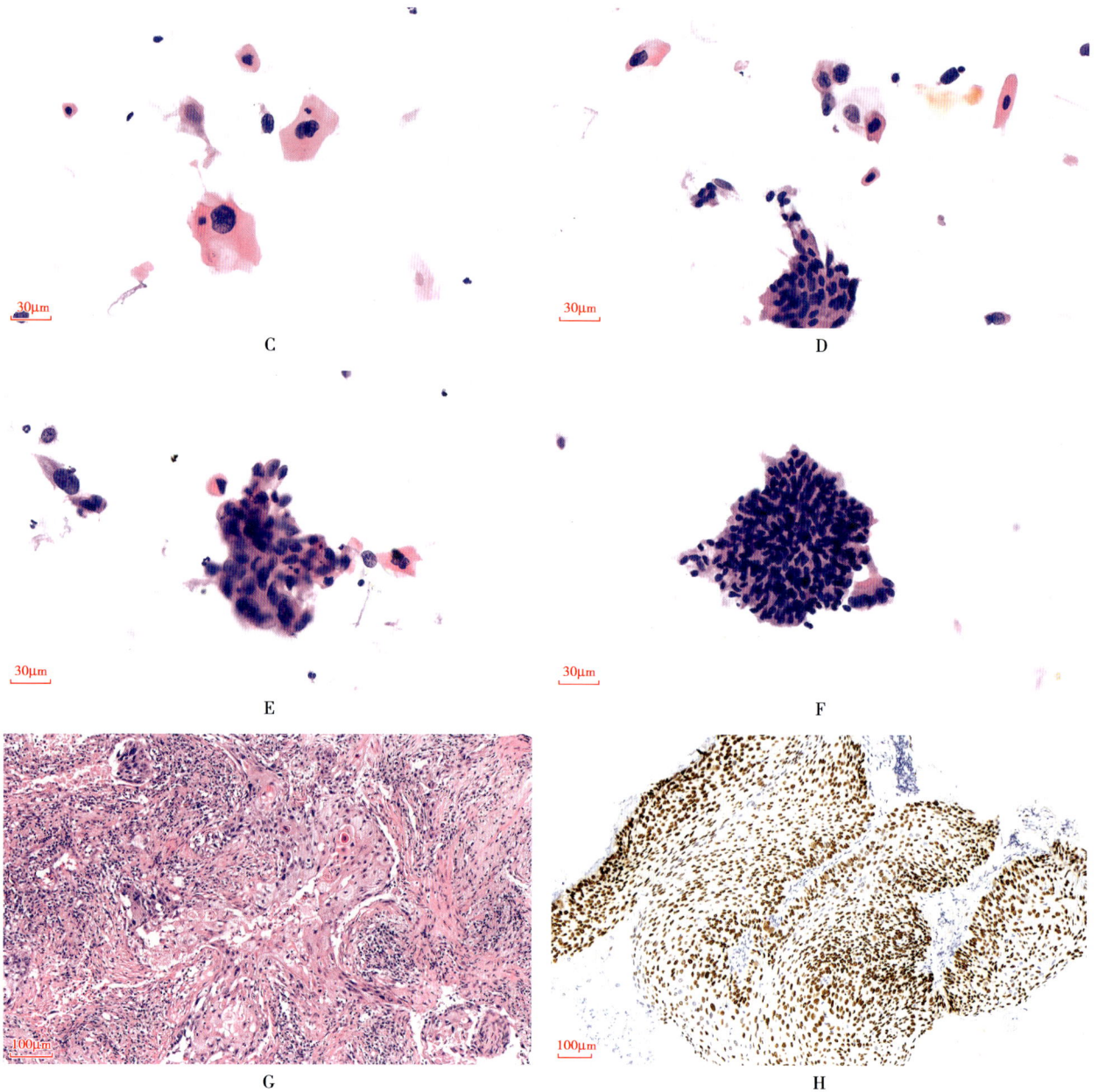

图 5-17　EBUS-TBNA 涂片中的角化型鳞状细胞癌

A. 常规细胞涂片, 细胞异型性明显, 胞质丰富, 细胞核不规则。B、C. 液基细胞学检查涂片, 可见角化的肿瘤细胞, 胞质丰富, 红染致密, 细胞核固缩, 核深染。D、E. 液基细胞学检查涂片, 可见异型明显的肿瘤细胞团和单个角化的肿瘤细胞。F. 肿瘤细胞的细胞核可呈高柱状, 形成腺样结构, 需与转移性肠癌鉴别。A~F 均为 HE 染色。G. 活检标本 HE 染色; H. 免疫组化 P40 阳性。

2. **非角化型鳞状细胞癌**　见图 5-18、图 5-19。

3. **淋巴上皮癌**　见图 5-20。

4. **易误诊为腺癌的鳞状细胞癌**　见图 5-21。

5. **易误诊为高级别神经内分泌癌的低分化鳞癌**　见图 5-22。

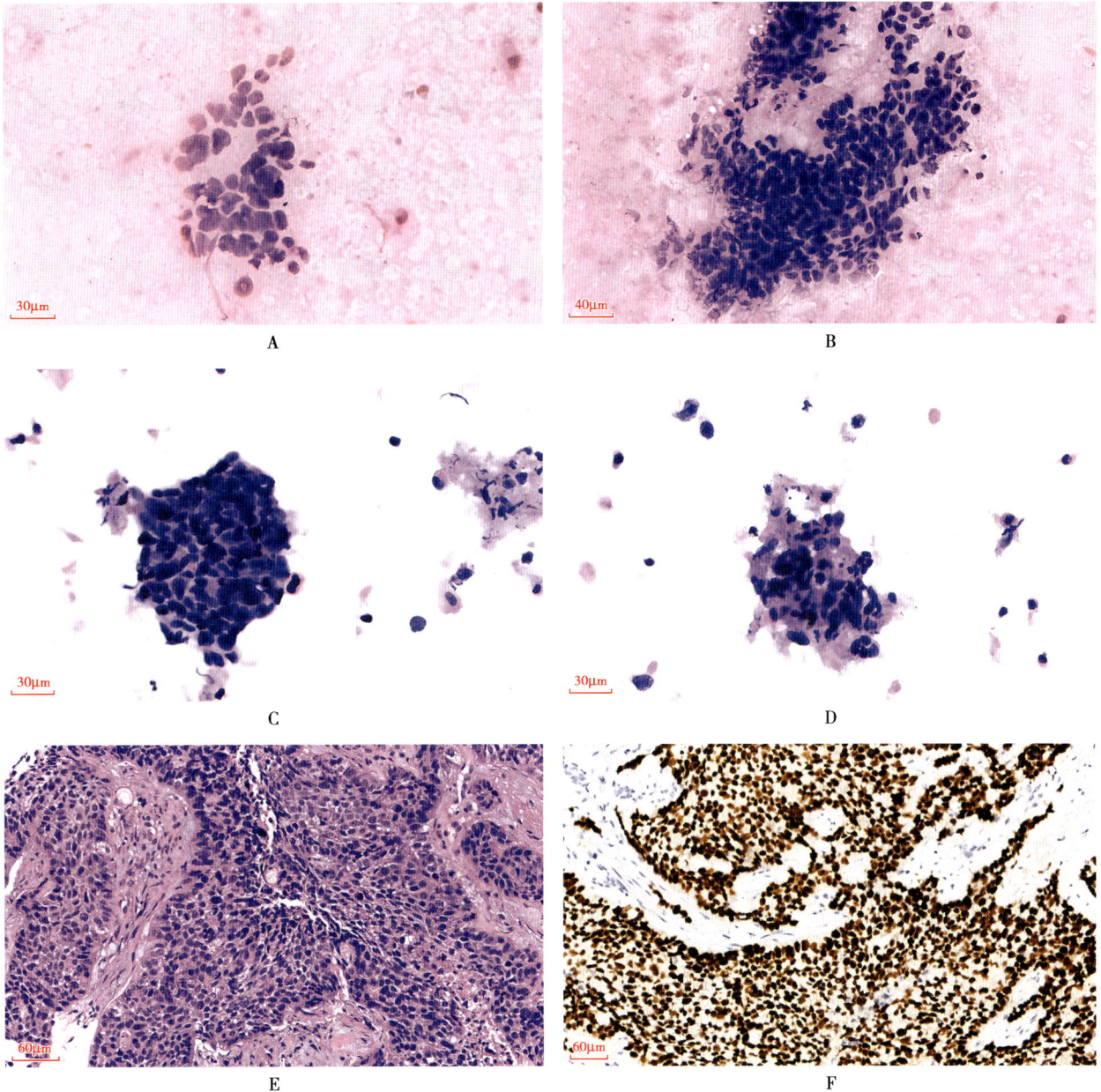

图 5-18　EBUS-TBNA 涂片中的非角化型鳞状细胞癌

A、B. 常规细胞涂片,肿瘤细胞平铺状排列,异型性明显,细胞核不规则。C. 液基细胞学检查涂片,肿瘤细胞排列紧密,核质比增高,核不规则,无腺样或鳞状分化的特点,伴坏死背景。D. 液基细胞学检查涂片,坏死中见肿瘤细胞。A～D 均为 HE 染色。E. 活检标本 HE 染色。F. 免疫组化 P40 阳性。

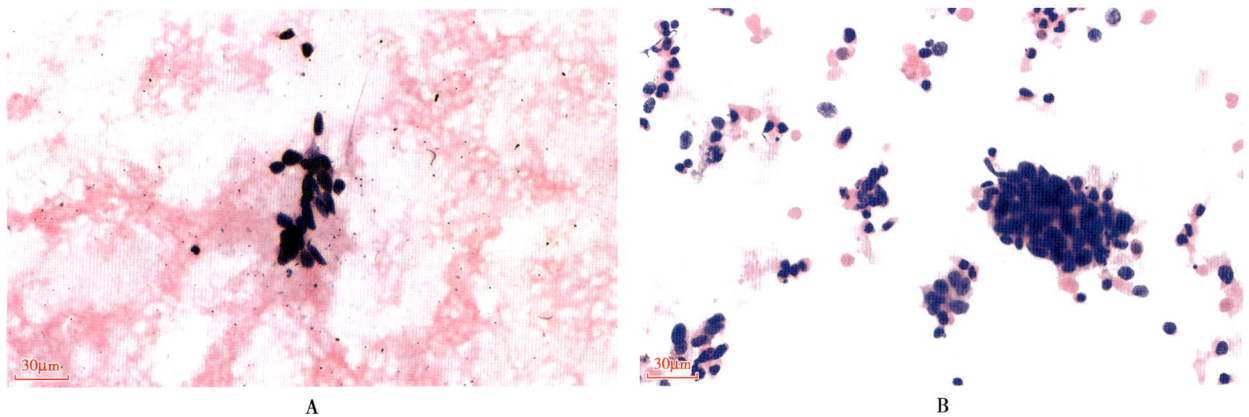

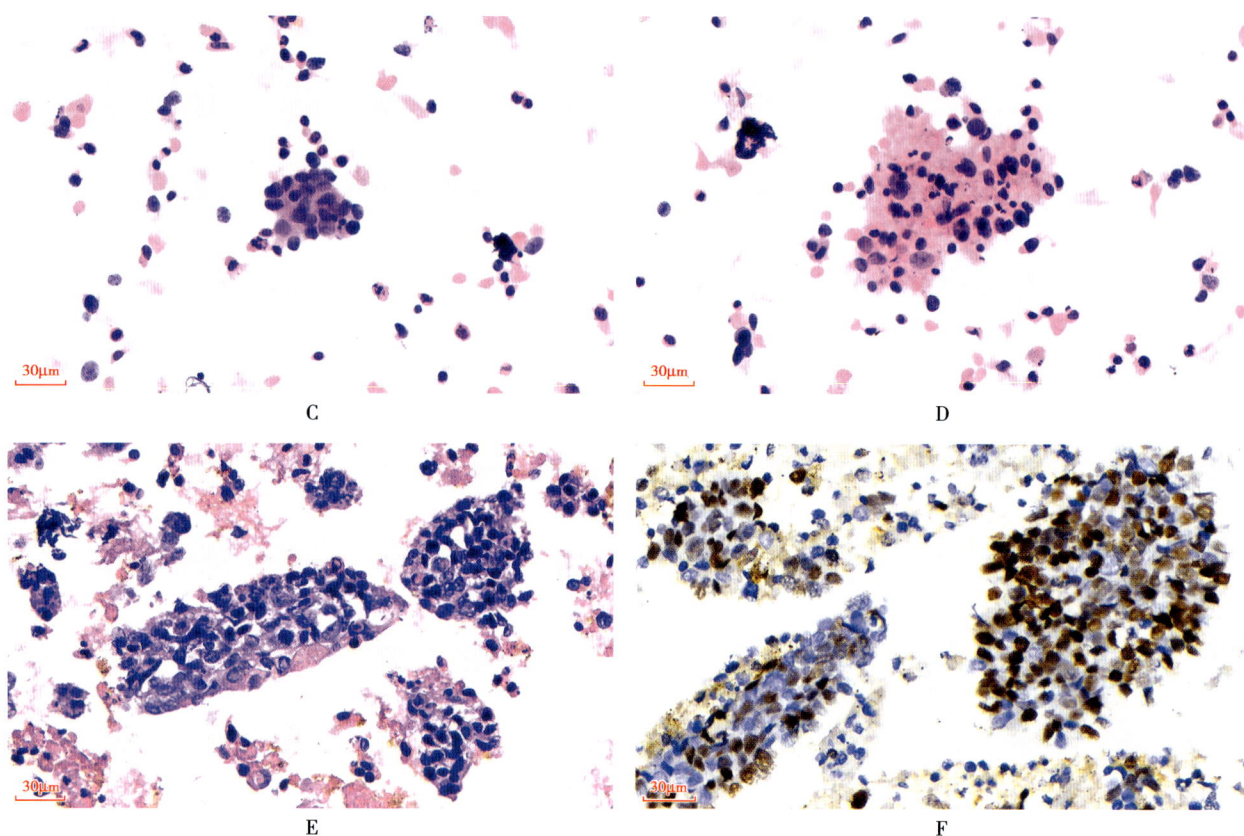

图 5-19　EBUS-TBNA 涂片中的非角化型鳞状细胞癌

A. 常规细胞学检查涂片，肿瘤细胞胞质稀少，核呈卵圆形或短梭形，核深染。B～D. 液基细胞学检查涂片，肿瘤细胞可聚集成团或单个散在分布，呈圆形、短梭形，胞质稀少，核深染，易误诊为小细胞癌。A～D 均为 HE 染色。E. 细胞块包埋 HE 染色，肿瘤细胞胞质中等，核仁明显。F. 免疫组化 P40 阳性。

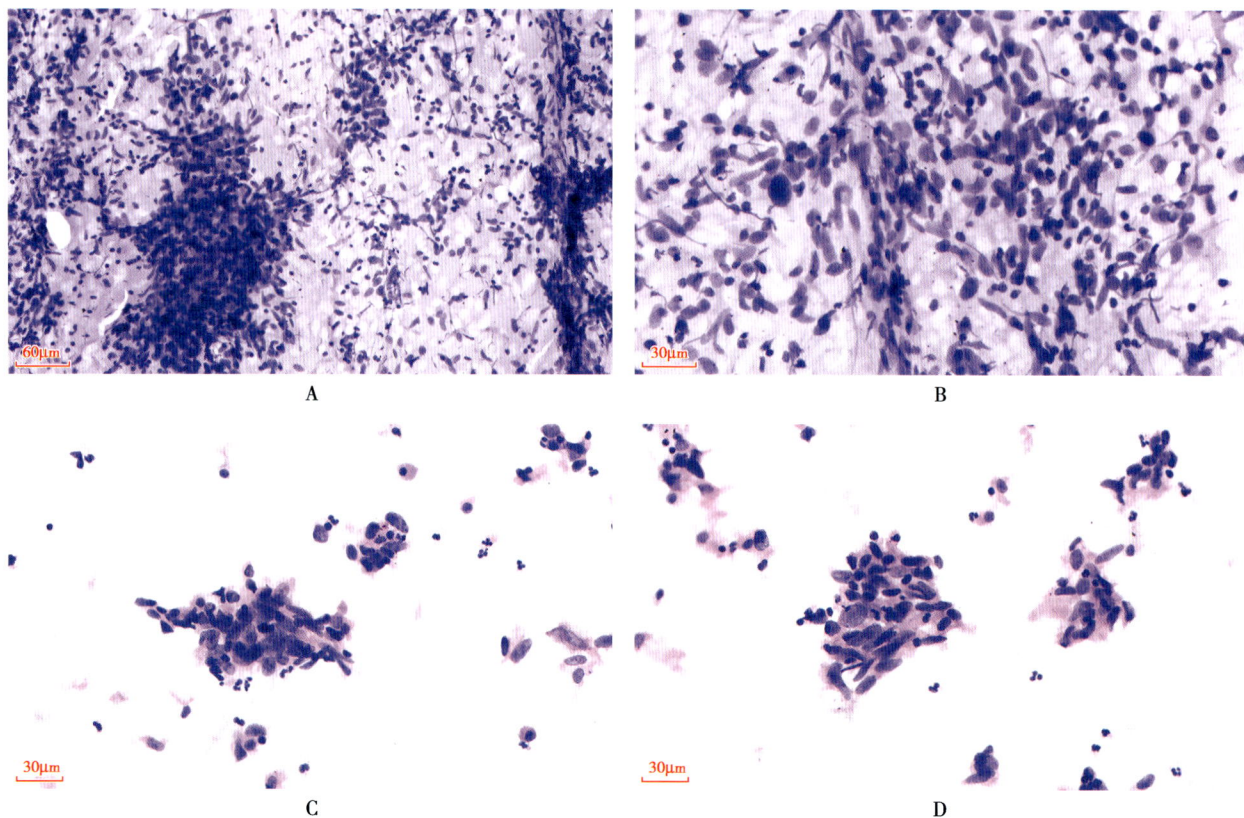

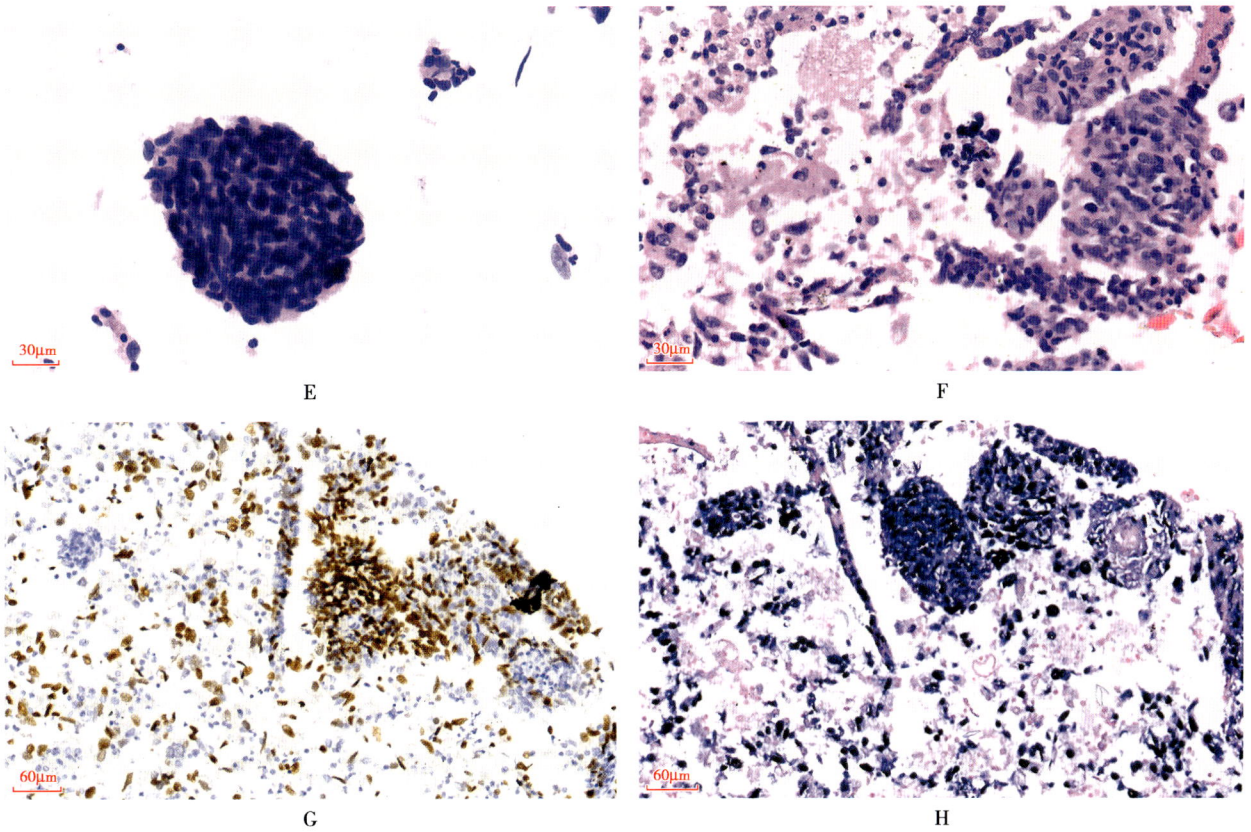

图 5-20　EBUS-TBNA 涂片中的淋巴上皮癌

A、B. 常规细胞学检查涂片，肿瘤细胞呈平铺片状排列或单个弥漫分布，细胞质少，核呈卵圆或短梭形。C～E. 液基细胞学检查涂片，肿瘤细胞形成合体样细胞团，细胞质少或中等，核呈圆形至短梭形，细胞团内及周围见淋巴细胞。A～E 均为 HE 染色。F. 细胞块包埋 HE 染色。G. 免疫组化 P40 阳性。H. 原位杂交 EBER 阳性。

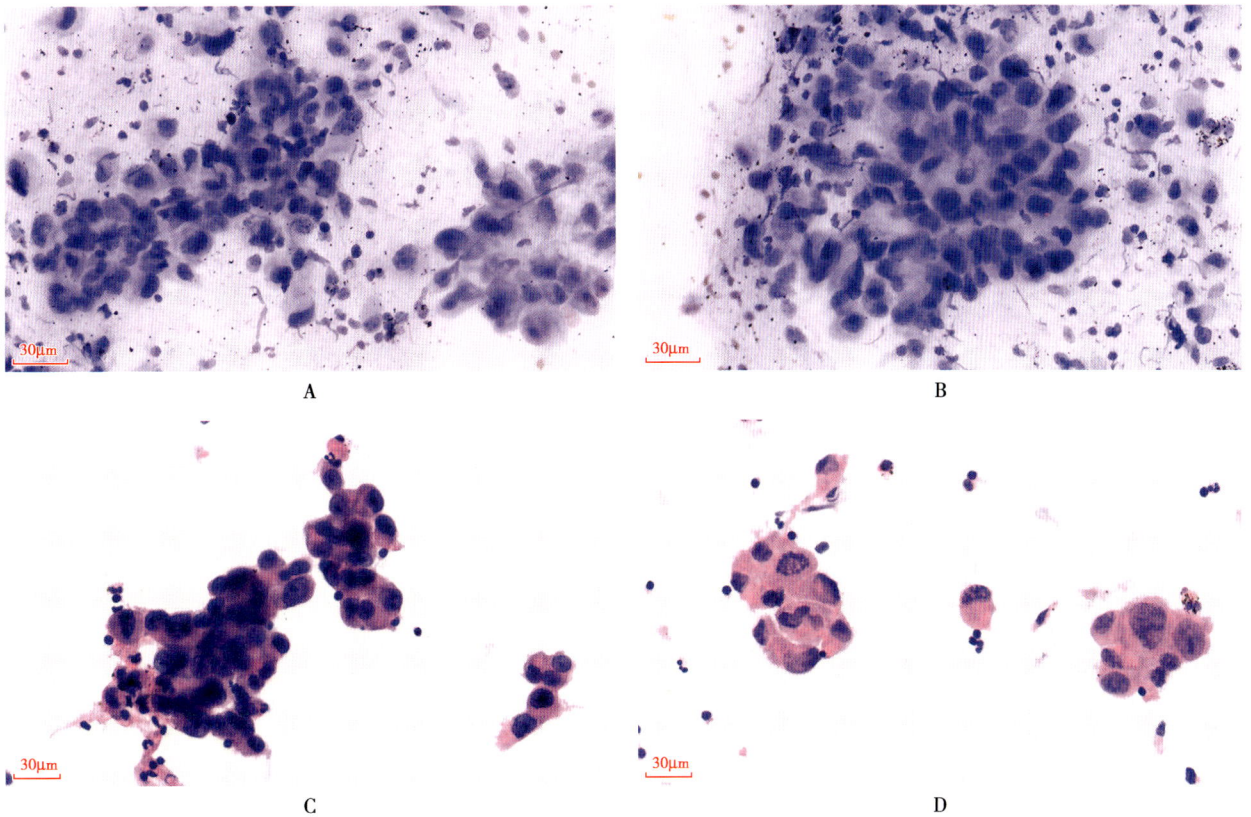

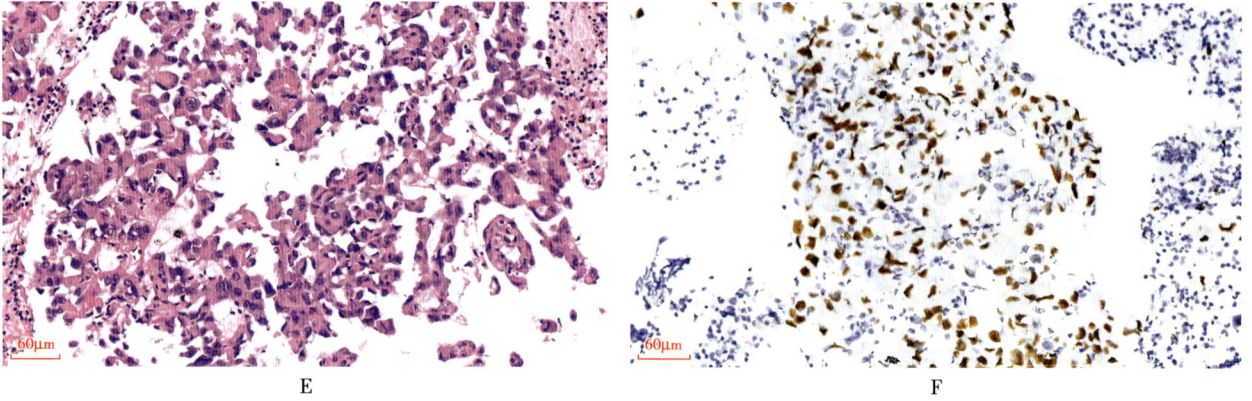

图 5-21　EBUS-TBNA 涂片中易误诊为腺癌的鳞状细胞癌

A、B. 常规细胞学检查涂片，肿瘤细胞排列成腺样结构，易误诊为腺癌。C、D. 液基细胞学检查涂片，肿瘤细胞排列成腺样结构，胞质丰富，核仁明显，可见核分裂象。A～D 均为 HE 染色。E. 细胞块包埋 HE 染色，可见肿瘤细胞亦形成乳头状或腺泡状结构。F. 免疫组化 P40 核阳性，证实为鳞状细胞癌。

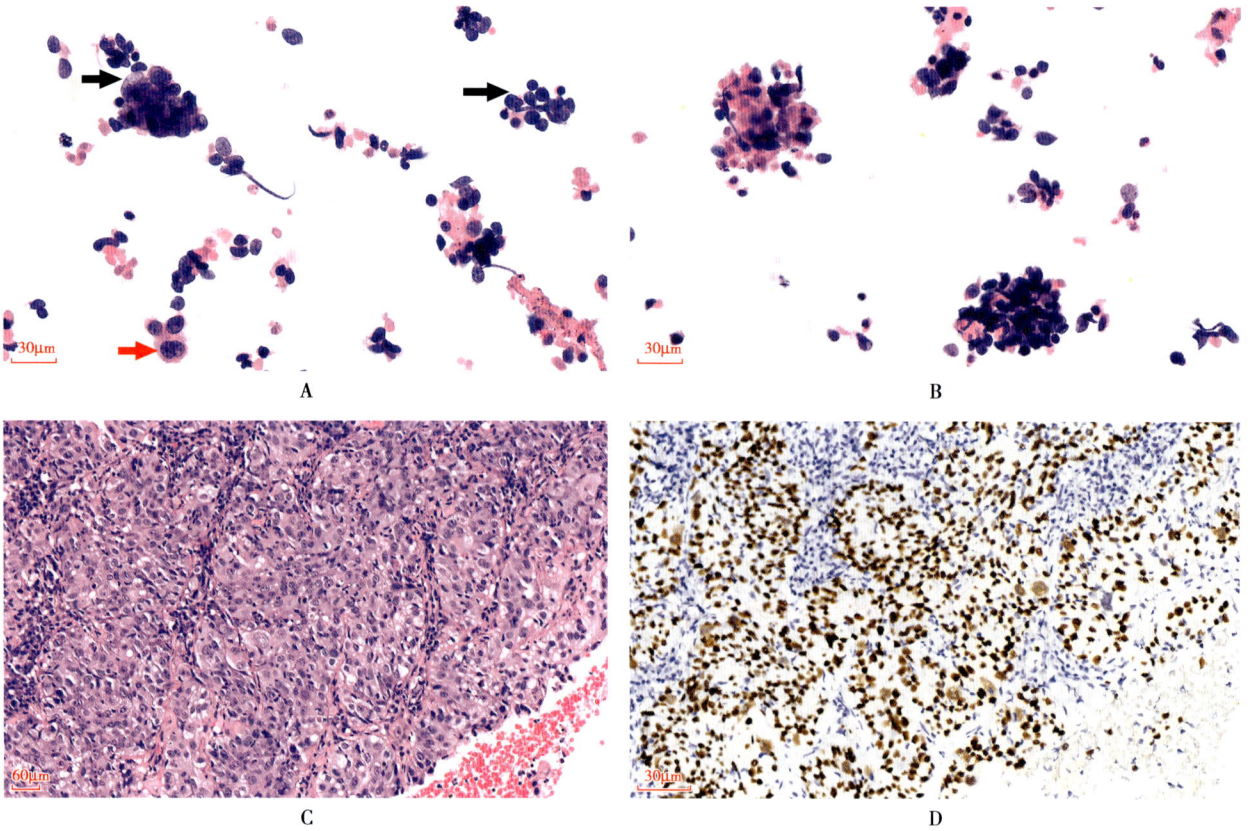

图 5-22　EBUS-TBNA 涂片中易误诊为小细胞癌的鳞状细胞癌

A、B. 液基细胞学检查涂片，部分肿瘤细胞形成细胞团，细胞排列拥挤，胞质稀少，呈裸核样（黑色箭头），染色质细腻，易误诊为小细胞癌；部分肿瘤细胞胞质丰富（红色箭头）。A、B 为 HE 染色。C. 组织学活检 HE 染色。D. 免疫组化 P40 核阳性。

三、肺非小细胞癌

1. **肉瘤样癌**　见图 5-23。
2. **大细胞癌**　见图 5-24。

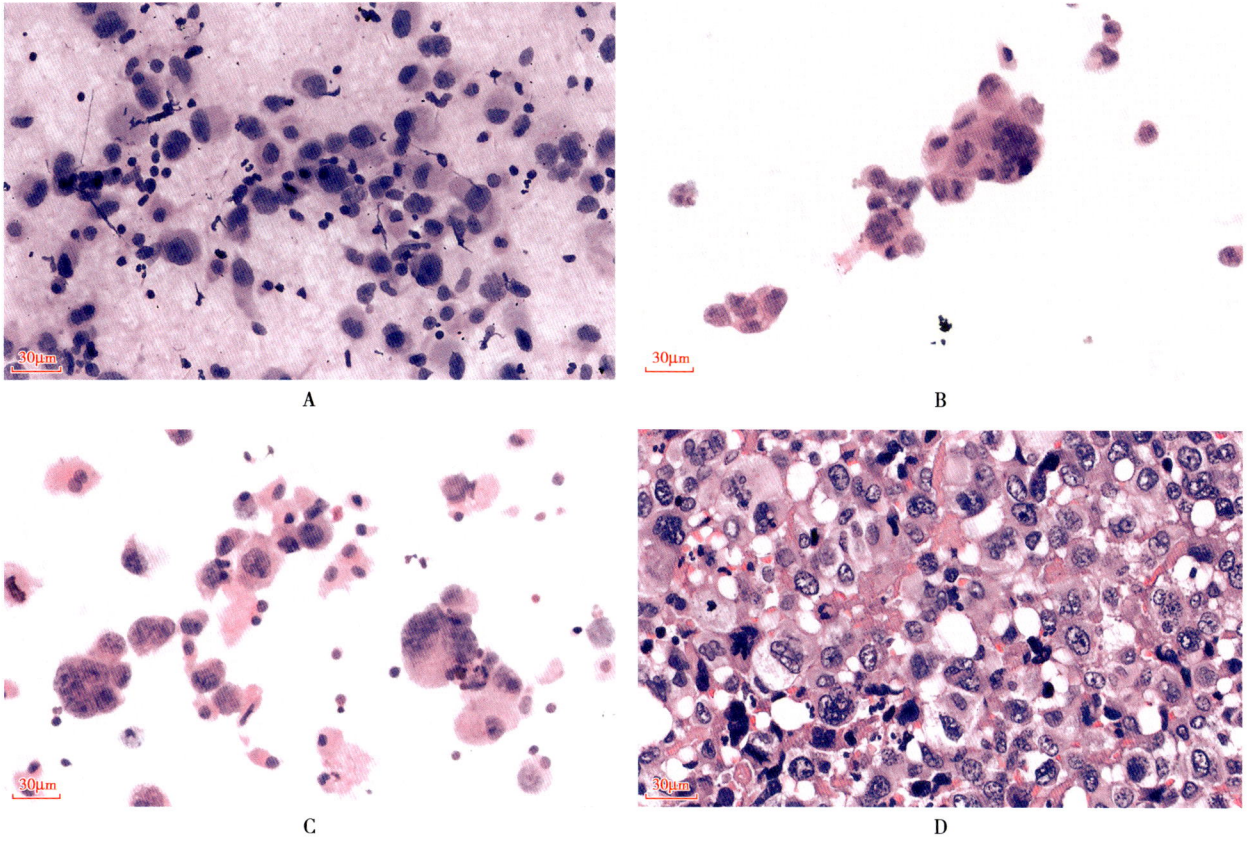

图5-23　EBUS-TBNA涂片中的肉瘤样癌

A.常规细胞学检查涂片，肿瘤细胞体积大，细胞之间黏附性差，胞质丰富，核大深染，核仁明显。B、C.液基细胞学检查涂片，肿瘤细胞体积大，明显异型，胞质丰富，核染色质粗大，核仁明显，可见瘤巨细胞。A～C均为HE染色。D.手术切除标本HE染色，肿瘤细胞弥漫浸润性生长，胞质丰富，泡状核，核仁明显，可见瘤巨细胞。

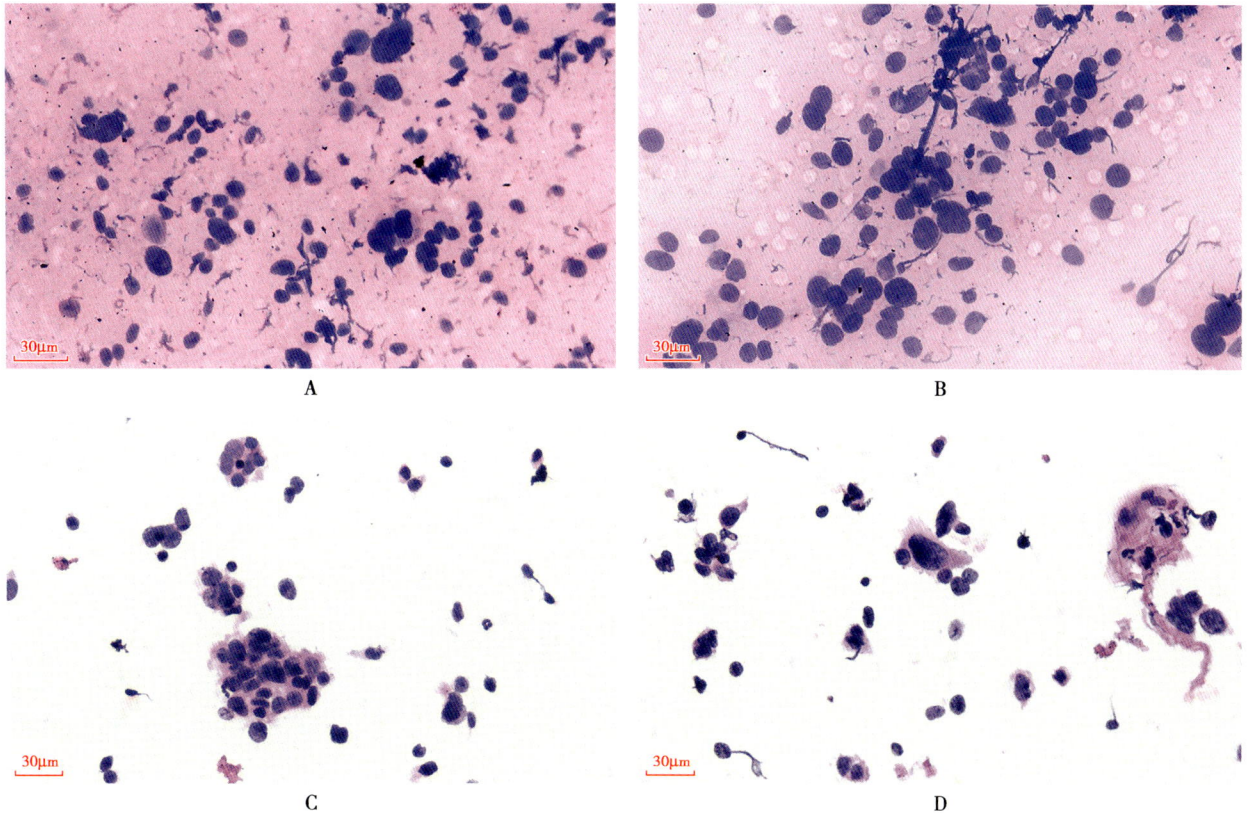

E

F

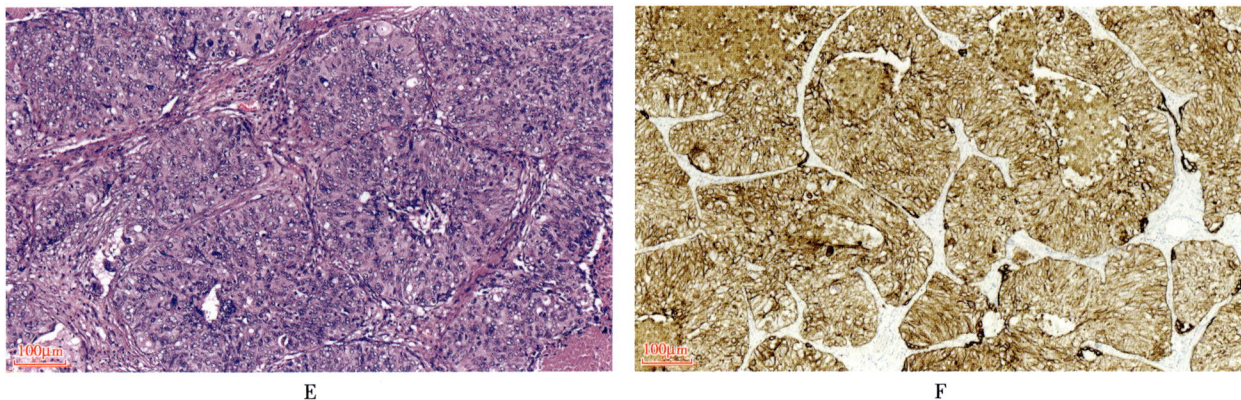

图 5-24　EBUS-TBNA 涂片中的大细胞癌

A、B. 常规细胞学检查涂片，肿瘤细胞黏附性差，异型明显，无腺样或鳞状分化。C、D. 液基细胞学检查涂片，无腺样或鳞状分化，肿瘤细胞聚集成团或散在单个分布，胞质丰富，核染色质增粗，核仁明显。A～D 均为 HE 染色。E. 手术切除标本 HE 染色，肿瘤细胞巢团状分布，胞质丰富，泡状核，核仁明显。F. 免疫组化 CK 阳性。

阅片要点：大细胞癌和肉瘤样癌的诊断只能用于手术切除且充分取材的标本，不能用于活检和细胞学标本的诊断。细胞学上首选诊断术语为非小细胞癌或恶性肿瘤等。

四、肺神经内分泌肿瘤

EBUS-TBNA 涂片中，神经内分泌肿瘤的形态与支气管刷检涂片中的形态相似。

1. **类癌**　见图 5-25。

2. **小细胞癌**　典型的小细胞癌在细胞学检查涂片中较易诊断，当肿瘤数量少，呈散在单个细胞分布时，易误认为正常的淋巴细胞而漏诊（图 5-26、图 5-27）。

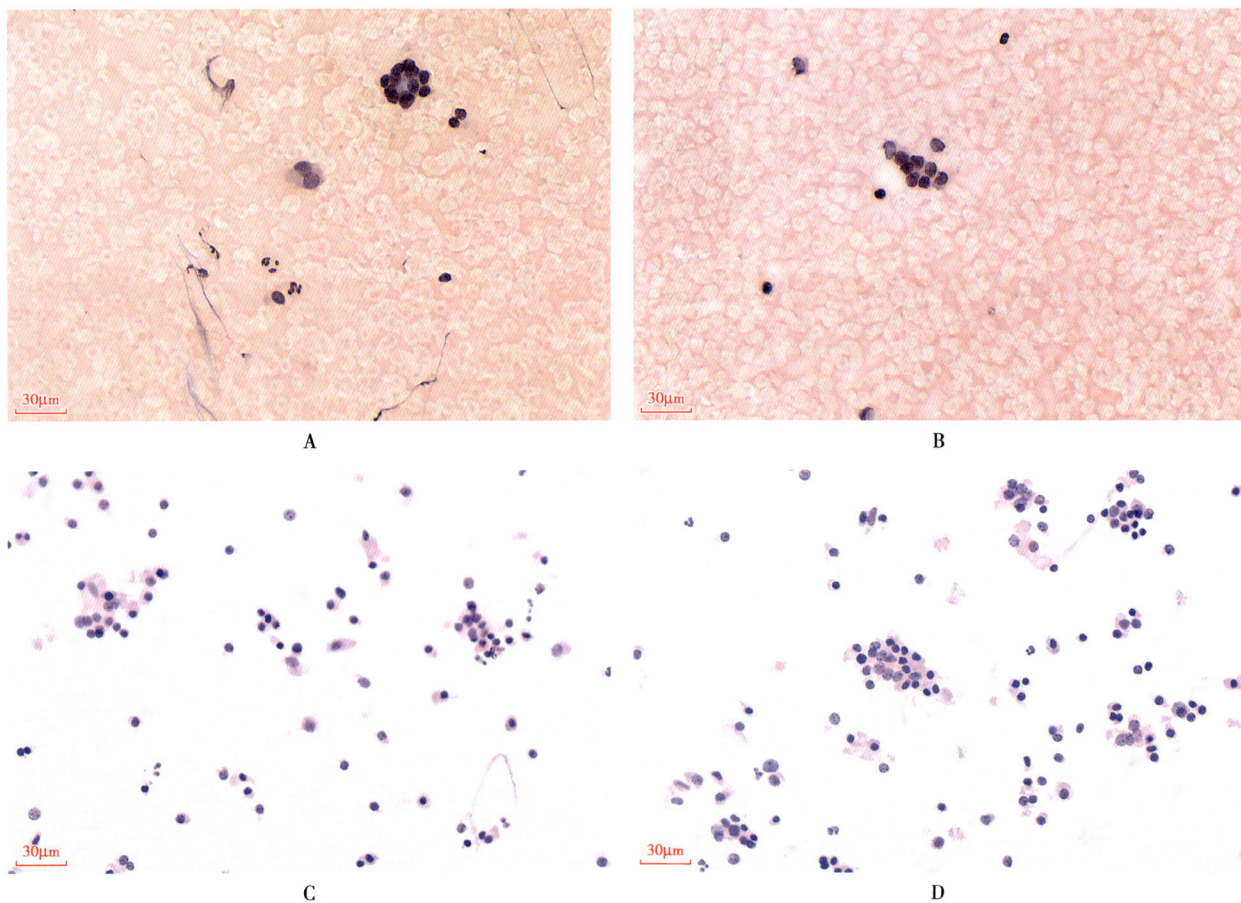

A

B

C

D

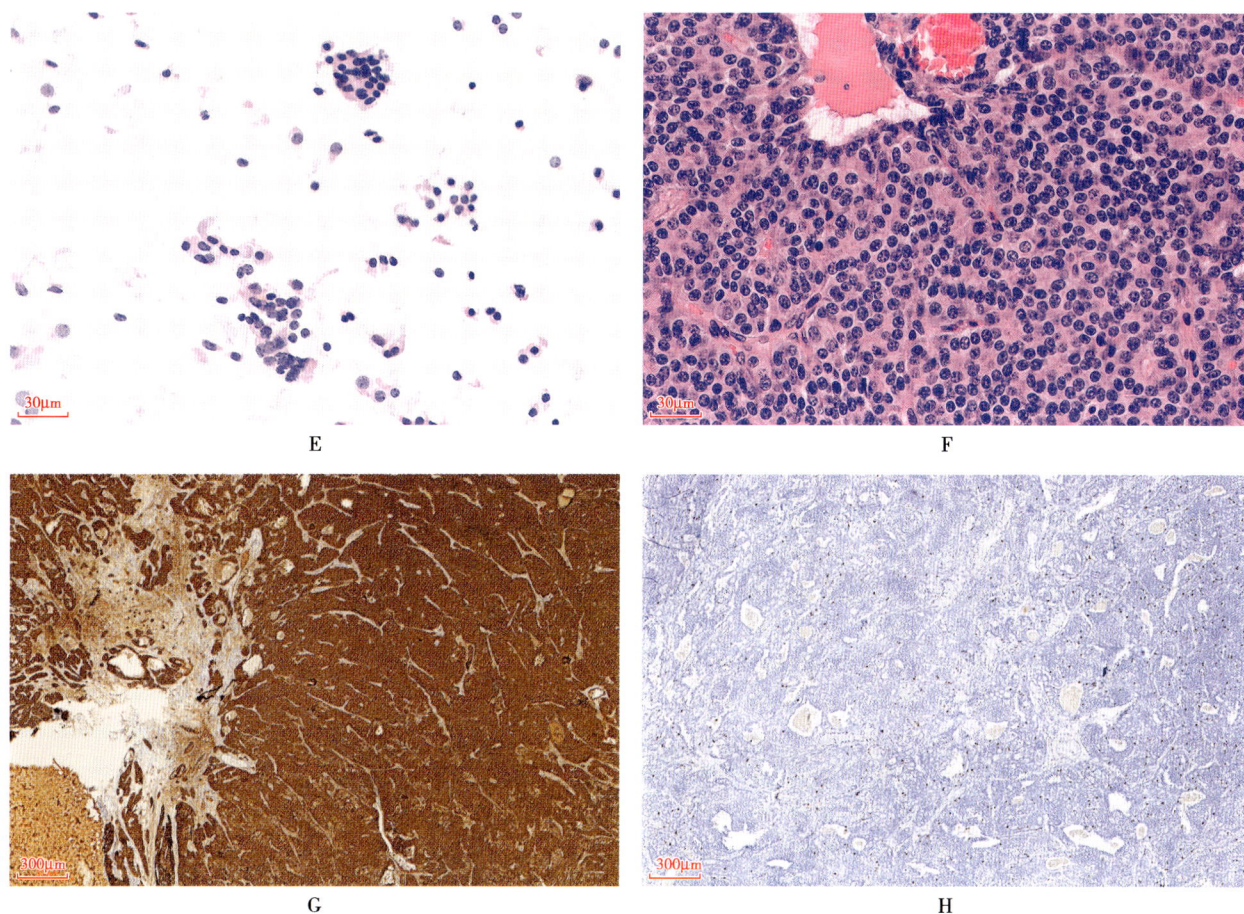

图 5-25　EBUS-TBNA 涂片中的类癌

A、B. 常规细胞学检查涂片，肿瘤细胞排列成花环样或腺样结构，细胞温和，核圆形。C～E. 液基细胞学检查涂片，肿瘤细胞温和，形成小梁状、花环状结构，细胞质丰富，核圆形，染色质细腻。A～E 均为 HE 染色。F. 手术切除标本 HE 染色，肿瘤细胞温和，见菊形团结构，胞质丰富，核染色质呈细颗粒状。G. 免疫组化 CgA 阳性。H. Ki67 增殖指数低。

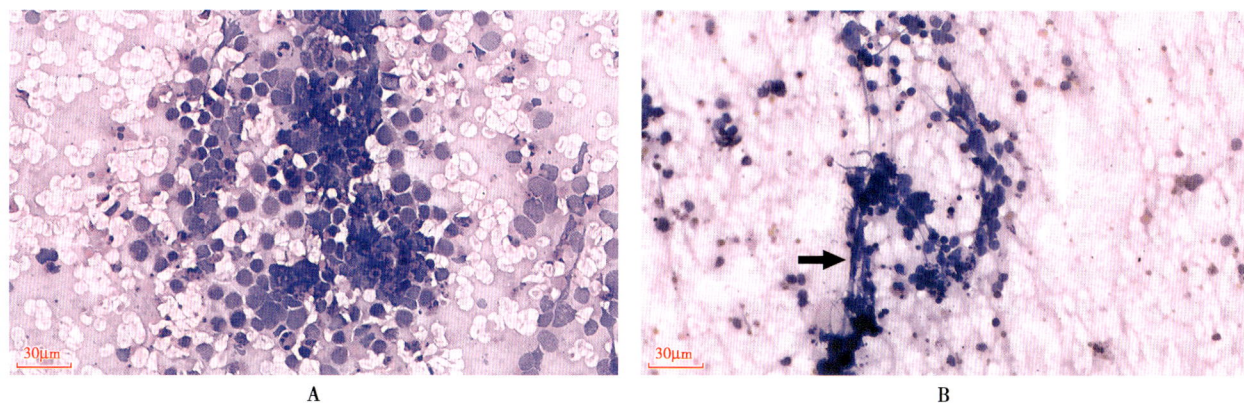

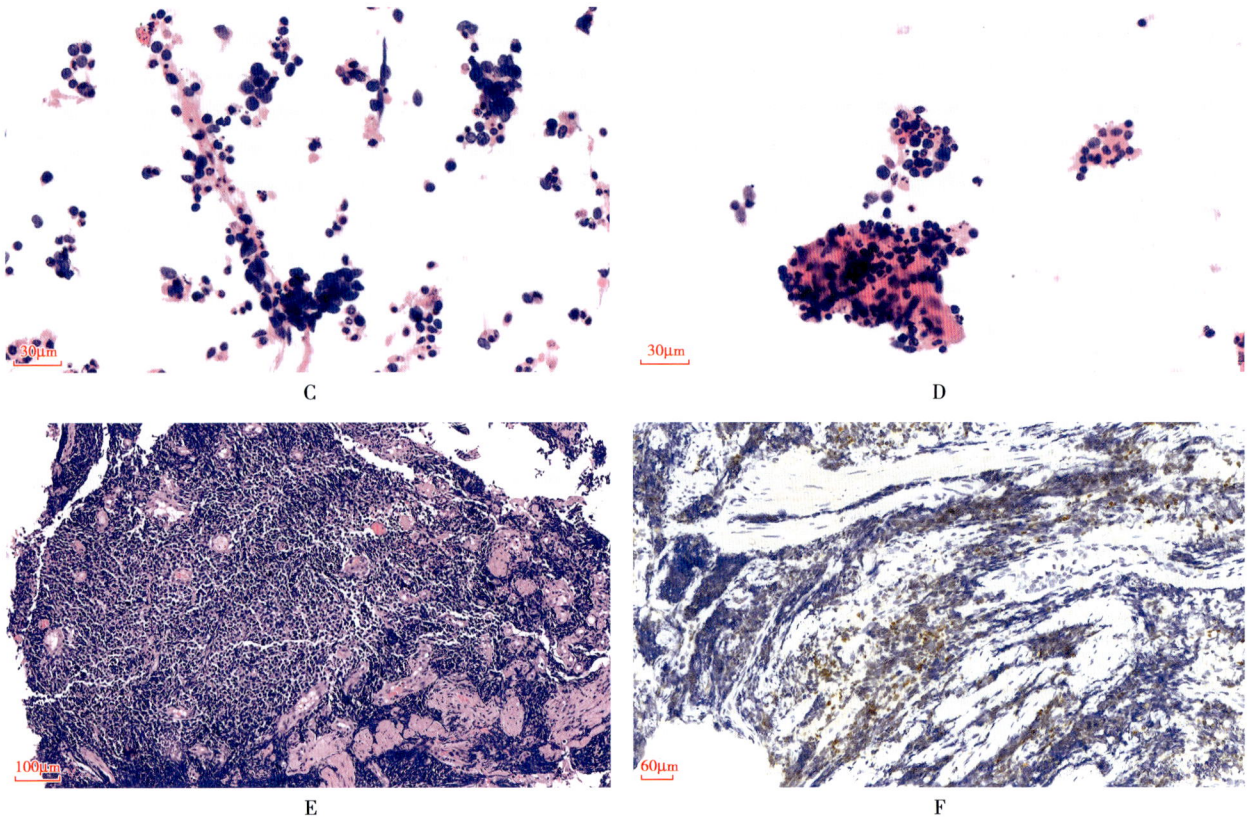

图5-26 EBUS-TBNA涂片中的小细胞癌

A、B. 常规细胞学检查涂片，肿瘤细胞小（静止淋巴细胞的2～3倍），镶嵌状排列，由于胞质稀少，细胞核较易破坏，人工造成"拉丝"现象（箭头所示）。C. 液基细胞学检查涂片，肿瘤细胞镶嵌排列，细胞质稀少，细胞核染色质细腻呈椒盐状。D. 液基细胞学检查涂片，可见坏死及退变的肿瘤细胞。A～D均为HE染色。E. 组织学活检标本HE染色。F. 免疫组化INSM1核阳性。

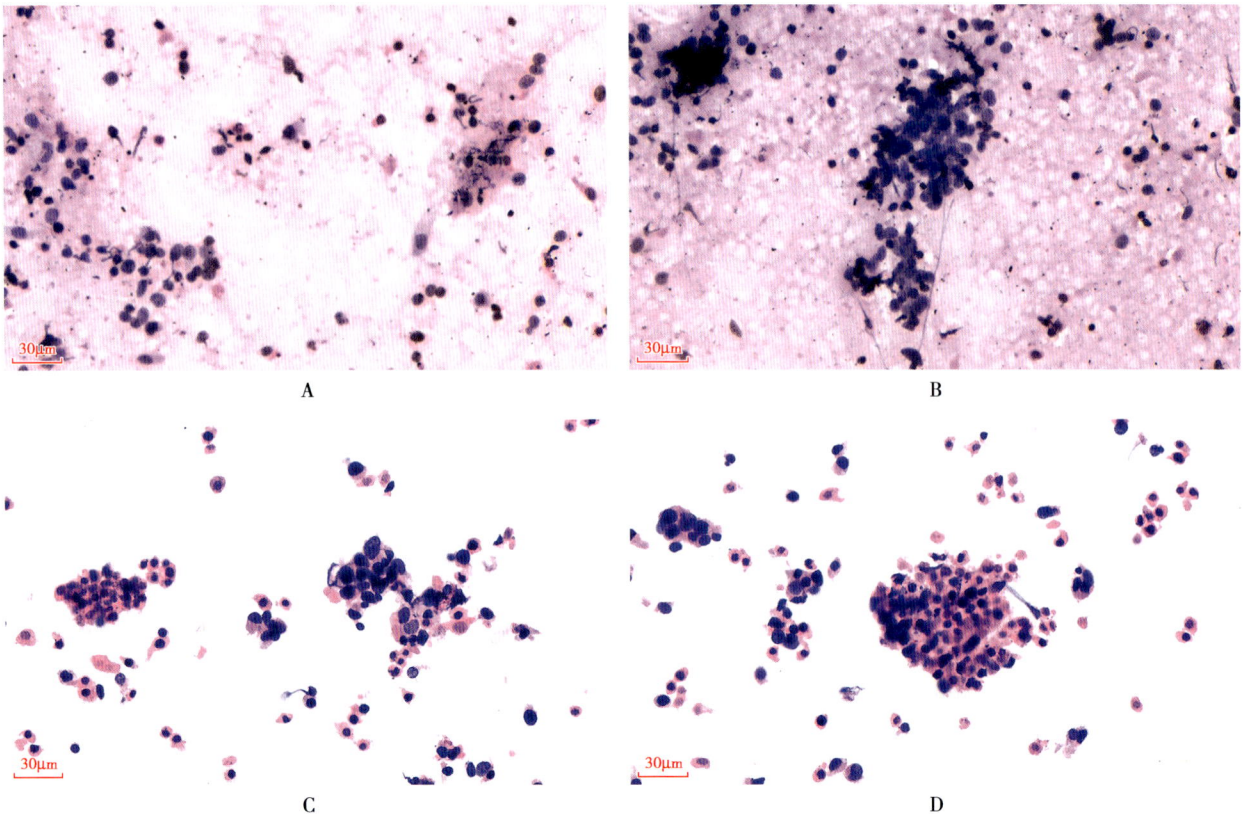

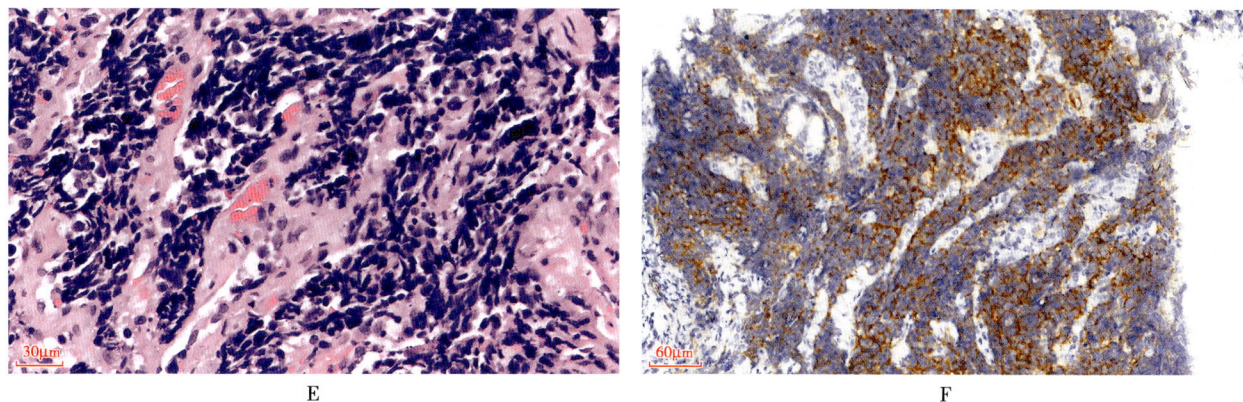

图5-27　EBUS-TBNA涂片中的小细胞癌

A、B. 常规细胞学检查涂片，肿瘤细胞小，镶嵌排列，胞质稀少，核圆形或短梭形。C、D. 液基细胞学检查涂片，肿瘤细胞质稀少，细胞核染色质细腻呈椒盐状，伴坏死，坏死中见较多崩解的细胞碎片。A～D 均为 HE 染色。E. 手术切除标本 HE 染色。F. 免疫组化 CD56 阳性。

阅片要点：EBUS-TBNA 涂片中小细胞癌常见较多坏死，坏死中见细胞崩解、退变及核固缩，须与低分化鳞状细胞癌鉴别。小细胞癌缺乏角化，细胞较小，核圆形或短梭形，核呈椒盐状。

3. **复合型小细胞癌（含鳞状细胞癌成分）**　见图5-28。
4. **大细胞神经内分泌癌**　见图5-29。

五、涎腺型肿瘤

EBUS-TBNA 涂片中的涎腺型肿瘤细胞形态与支气管刷检涂片中的形态相似。

1. **腺样囊性癌**　见图5-30。
2. **黏液表皮样癌**　见图5-31。

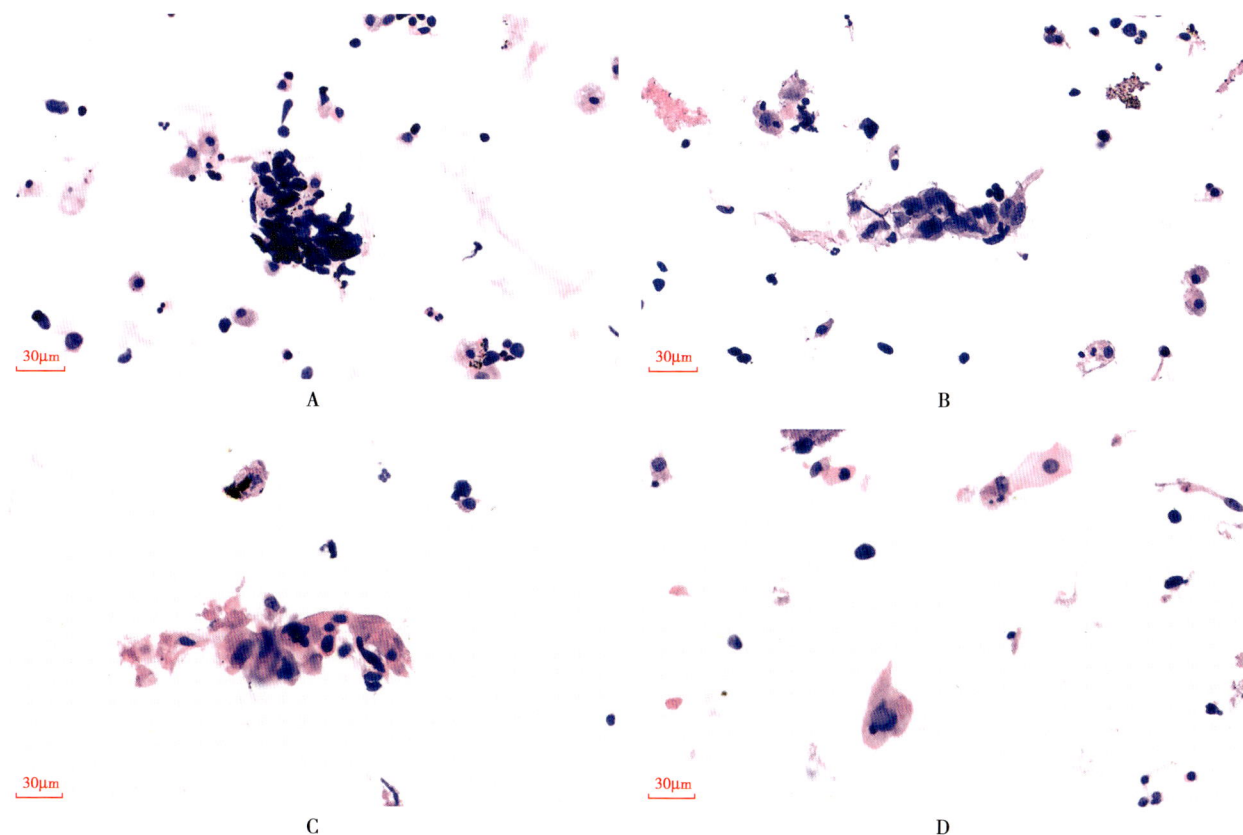

E

F

G

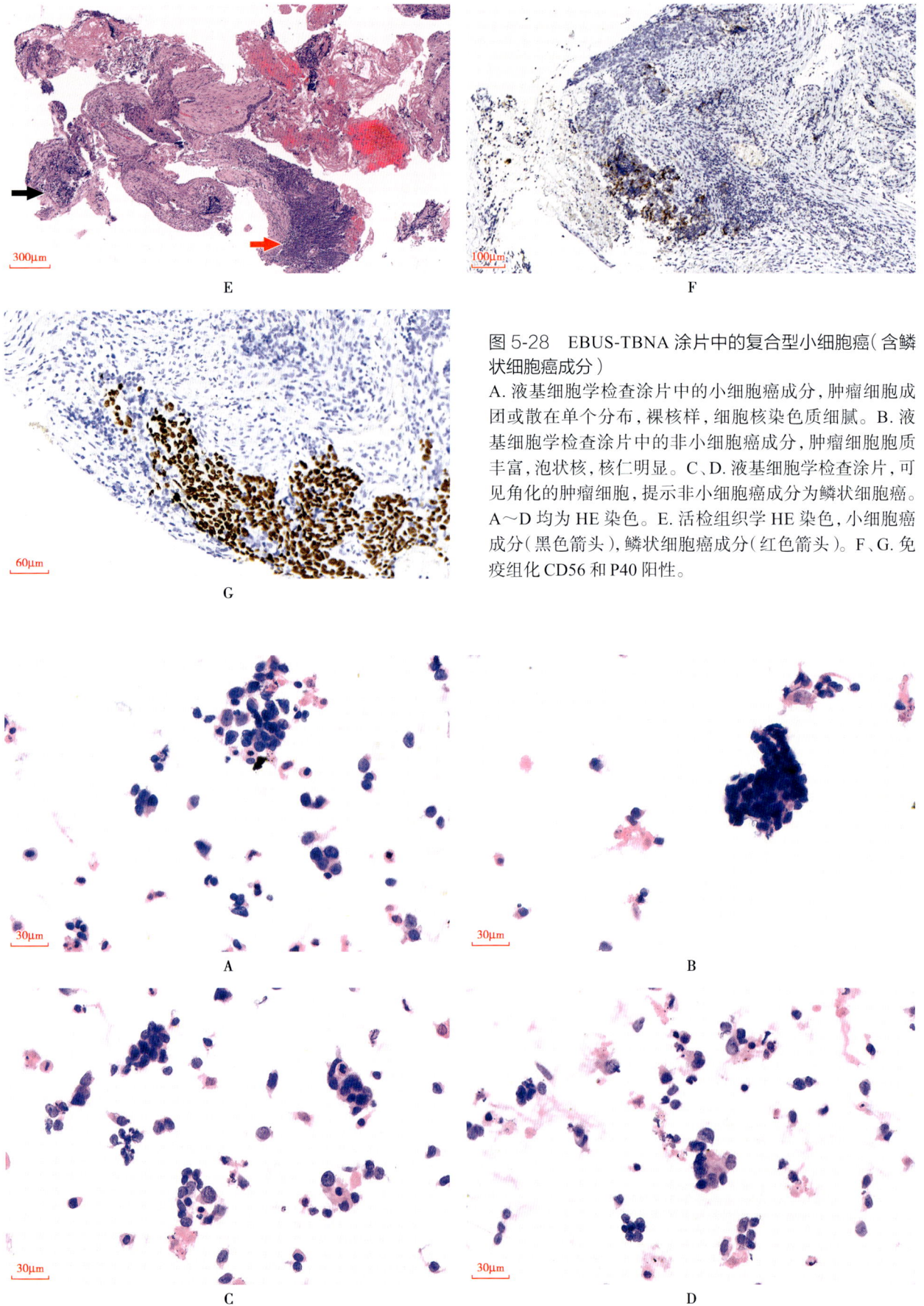

图 5-28　EBUS-TBNA 涂片中的复合型小细胞癌（含鳞状细胞癌成分）

A. 液基细胞学检查涂片中的小细胞癌成分，肿瘤细胞成团或散在单个分布，裸核样，细胞核染色质细腻。B. 液基细胞学检查涂片中的非小细胞癌成分，肿瘤细胞胞质丰富，泡状核，核仁明显。C、D. 液基细胞学检查涂片，可见角化的肿瘤细胞，提示非小细胞癌成分为鳞状细胞癌。A～D 均为 HE 染色。E. 活检组织学 HE 染色，小细胞癌成分（黑色箭头），鳞状细胞癌成分（红色箭头）。F、G. 免疫组化 CD56 和 P40 阳性。

A

B

C

D

E

F

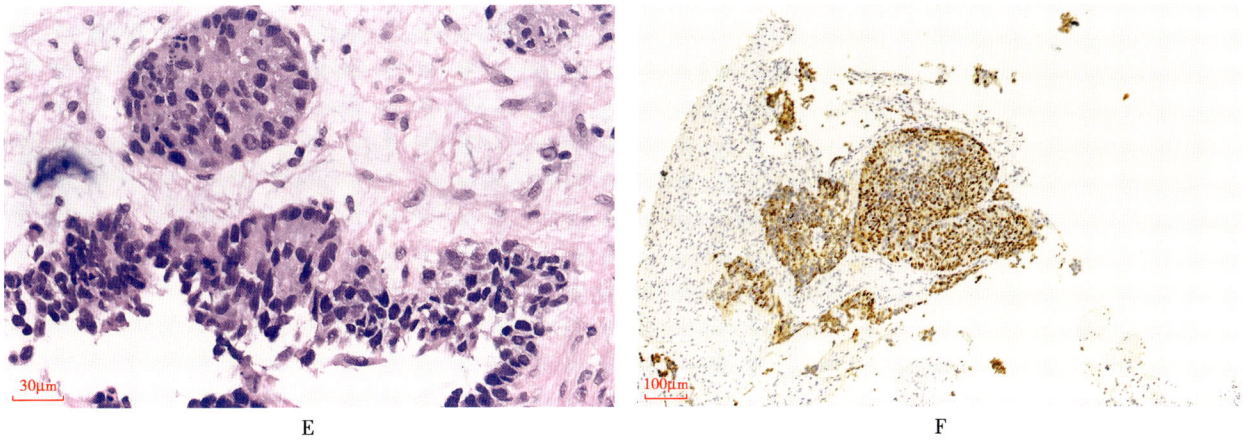

图 5-29　EBUS-TBNA 涂片中的大细胞神经内分泌癌

A、B. 液基细胞学检查涂片，肿瘤细胞单个或成团排列。C、D. 液基细胞学检查涂片，肿瘤细胞排列成花环样或腺样结构，细胞的细胞质中等，细胞核染色质细腻，易误诊为腺癌。A～D 均为 HE 染色。E. 组织活检标本 HE 染色，可见菊形团和栅栏状结构。F. 免疫组化 INSM1 阳性。

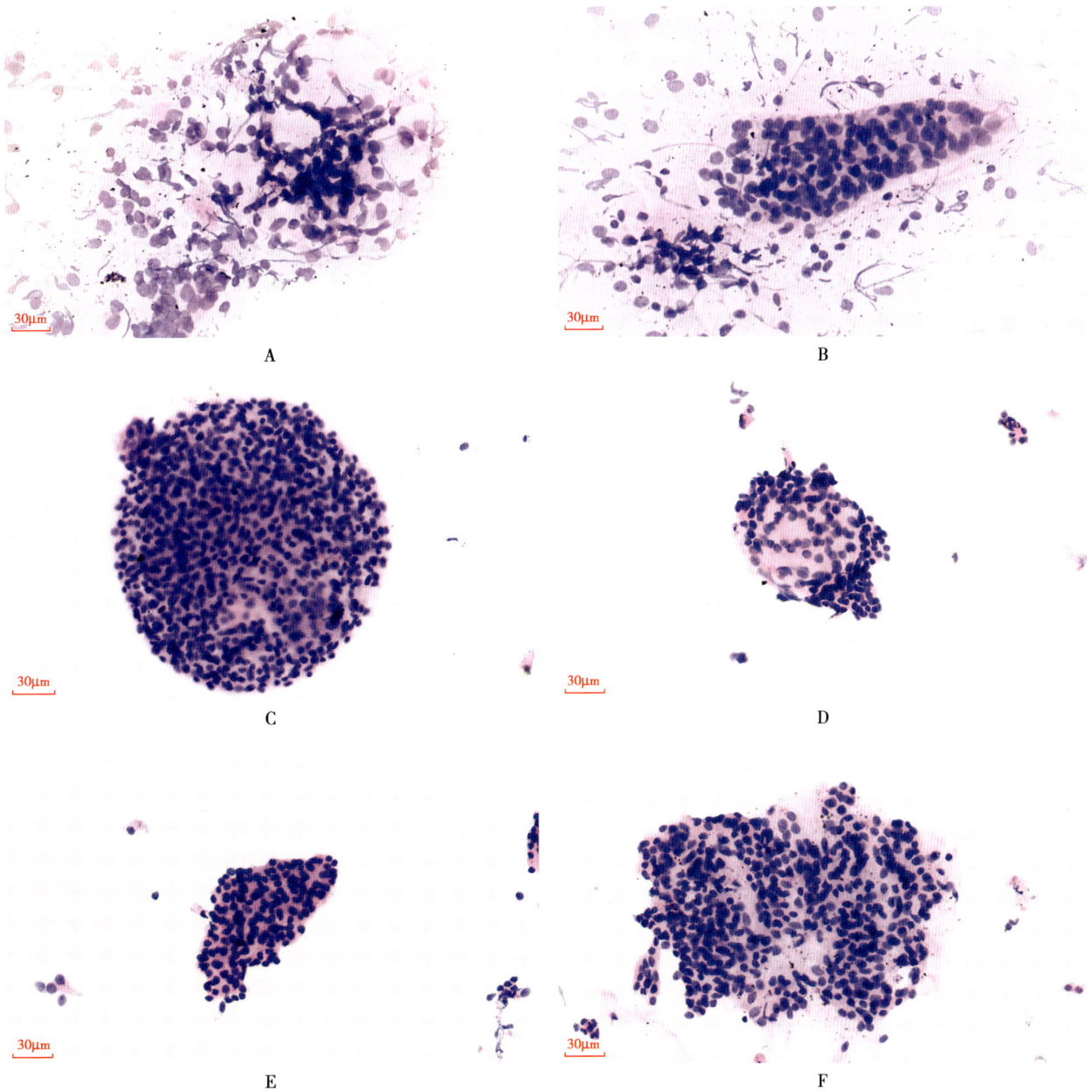

A

B

C

D

E

F

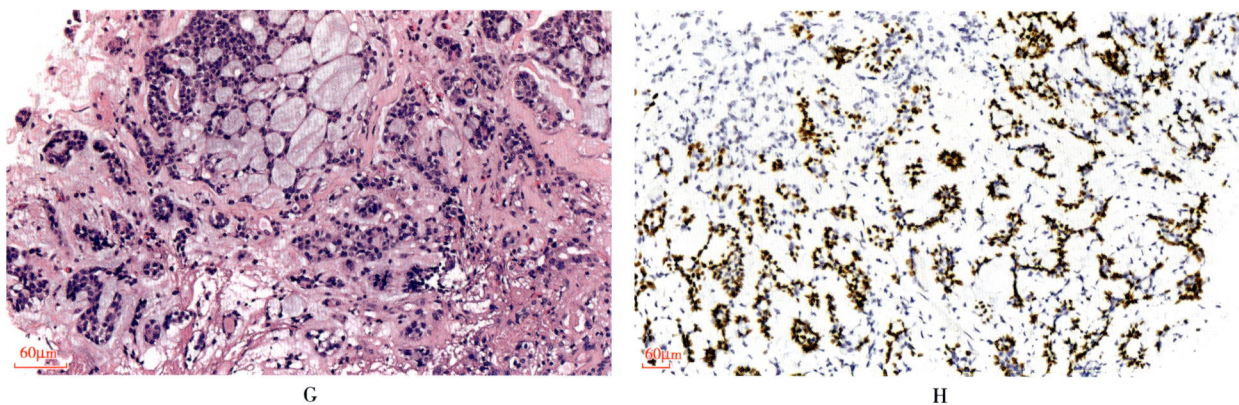

G

H

图 5-30　EBUS-TBNA 涂片中的腺样囊性癌

A、B. 常规细胞学检查涂片,可见基底样小圆细胞围绕黏液形成基质球。C、D. 液基细胞学检查涂片,基质球。E、F. 液基细胞学检查涂片,细胞温和,大小一致,核深染,圆形或卵圆形。G. 组织学活检,见管状、筛状结构,由上皮细胞和肌上皮细胞构成。A～G 均为 HE 染色。H. 免疫组化 P40 肌上皮细胞阳性。

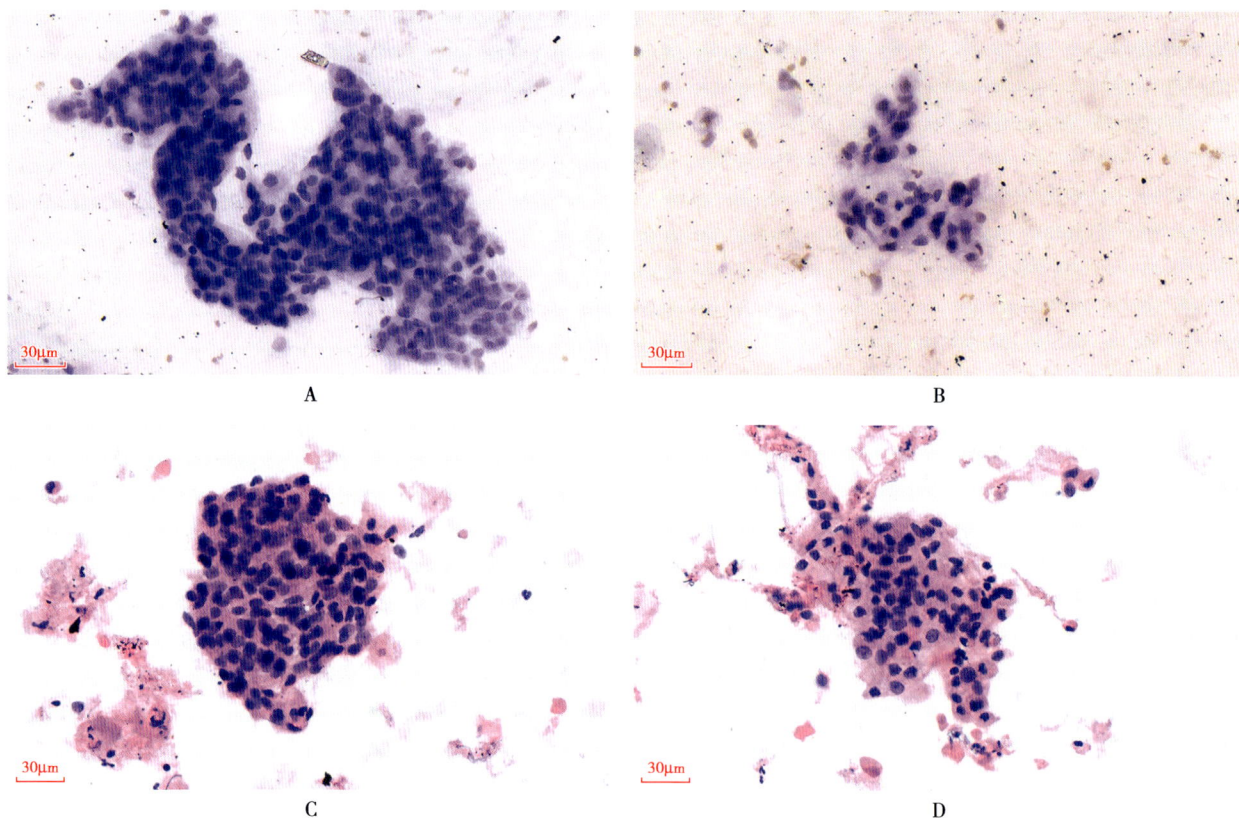

A

B

C

D

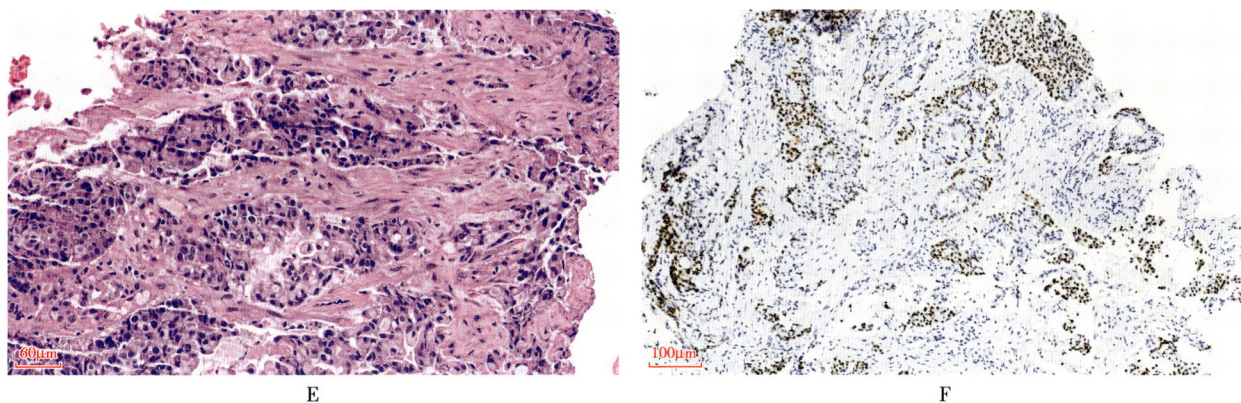

图 5-31　EBUS-TBNA 涂片中的黏液表皮样癌

A. 常规细胞学检查涂片中的中间型细胞,肿瘤细胞排列呈不规则片状结构,大小较一致,细胞核呈圆形或卵圆形。B. 常规细胞学检查涂片中的黏液分泌细胞,可单个散在,也可以形成腺样结构,细胞内富含黏液,细胞核小,被黏液推至一侧。C. 液基细胞学检查涂片,中间型细胞,肿瘤细胞团不规则,细胞呈椭圆形或多角形,胞质丰富,嗜酸性。D. 液基细胞学检查涂片,黏液分泌细胞。E. 活检组织学标本,表皮样细胞和中间型细胞巢团中见腺样排列的黏液分泌细胞。A～E 均为 HE 染色。F. 免疫组化 P40 阳性。

六、其他恶性肿瘤

1. **胸腺鳞癌**　起源于胸腺上皮的具有鳞状上皮分化的恶性肿瘤,是胸腺癌中最常见的类型,其形态与其他器官的鳞状细胞癌相似。细胞学特征:肿瘤细胞呈巢片状、条索状排列或单个散在分布,细胞呈多角形,异型明显,胞质中等,细胞核增大,呈椭圆形至短梭形,染色质粗(图 5-32)。需结合细胞包埋块及免疫组化确诊。

2. **肺结外边缘区黏膜相关淋巴组织淋巴瘤(MALT 淋巴瘤)**　细胞学特点:由形态学上异质性的小 B 细胞、单核样 B 细胞、浆细胞样细胞及散在的免疫母细胞和所谓的中心样细胞构成(图 5-33)。EBUS-

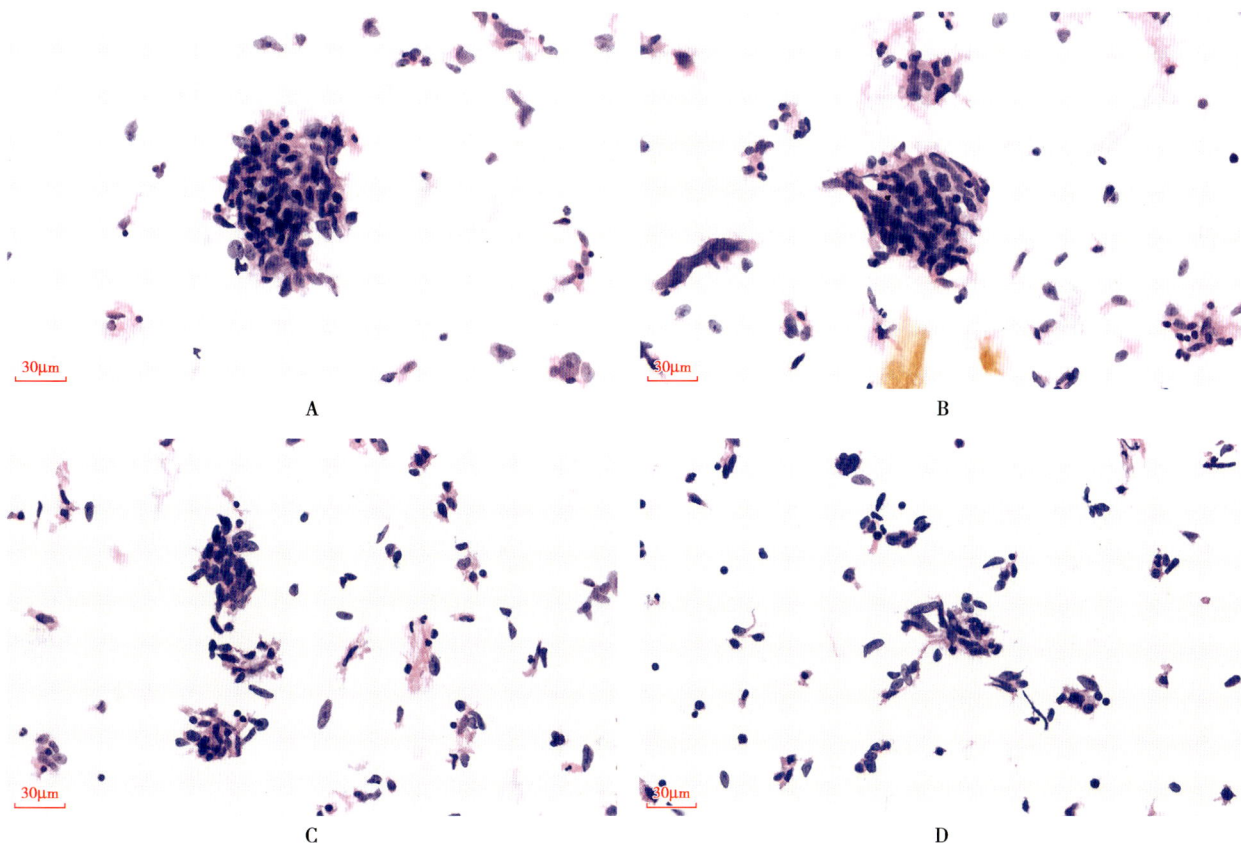

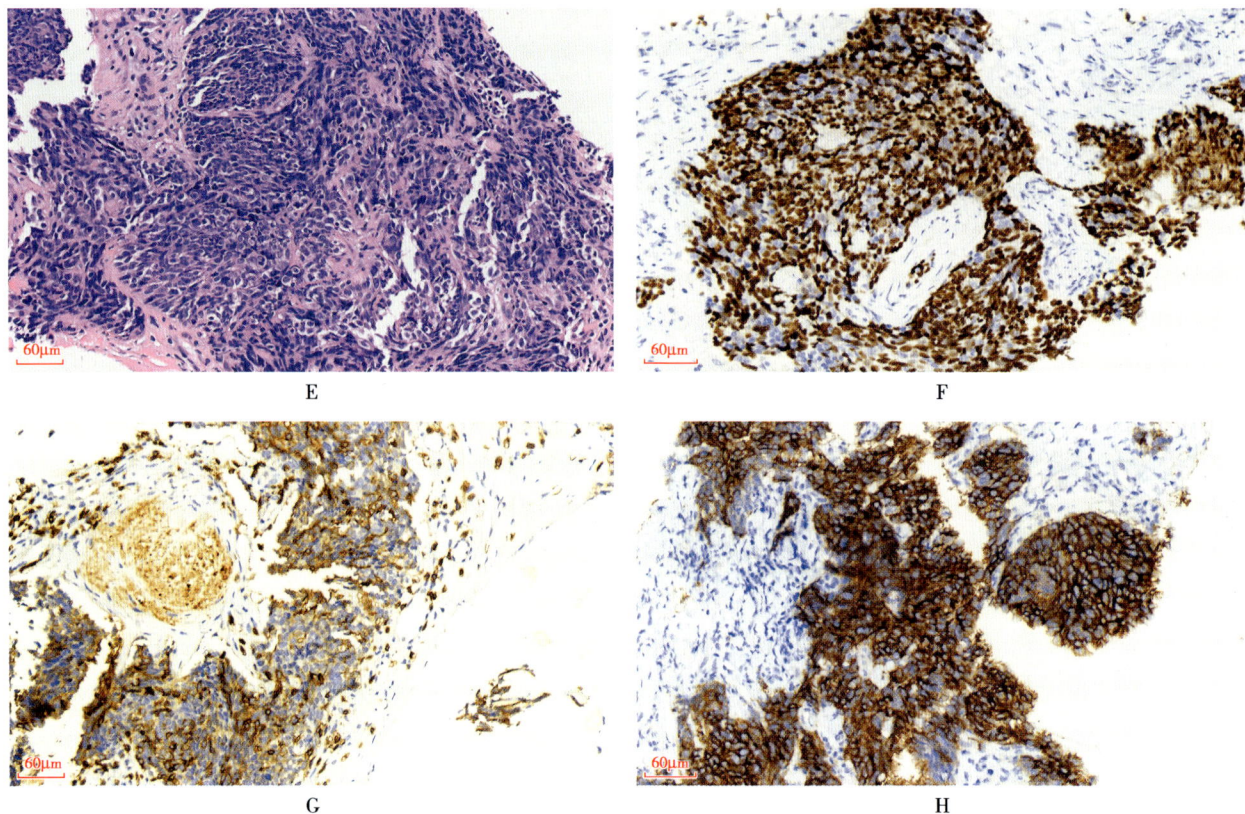

图 5-32　EBUS-TBNA 涂片中的胸腺鳞癌

A、B. 液基细胞学检查涂片，肿瘤细胞呈不规则片状排列，胞质中等，细胞核呈卵圆形至短梭形。C、D. 液基细胞学检查涂片，肿瘤细胞形成小细胞团或散在单个分布，胞质少至中等，出现裸核样细胞，细胞核呈梭形，见小核仁。A～D 均为 HE 染色。E. 组织学活检 HE 染色，肿瘤细胞呈巢片状排列。F. 免疫组化 P40 阳性。G. 免疫组化 CD5 阳性。H. 免疫组化 CD117 阳性。

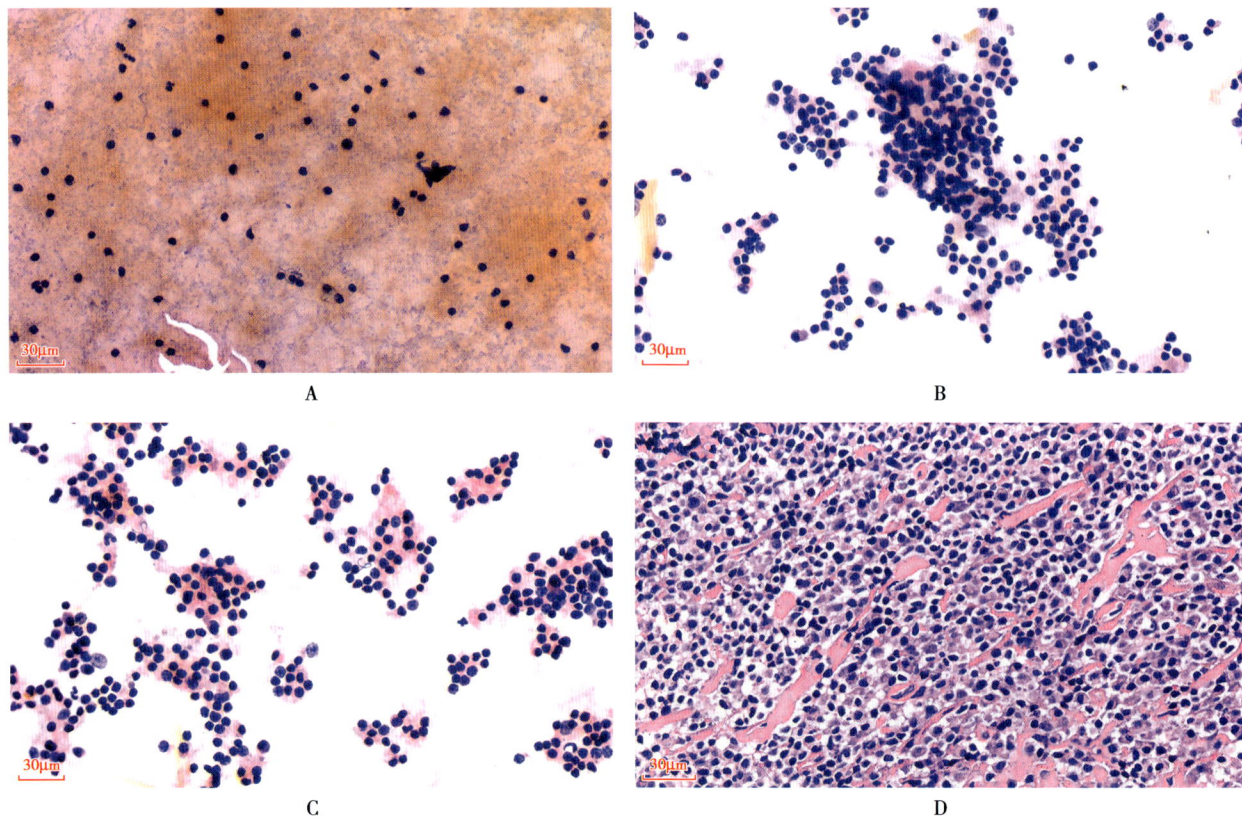

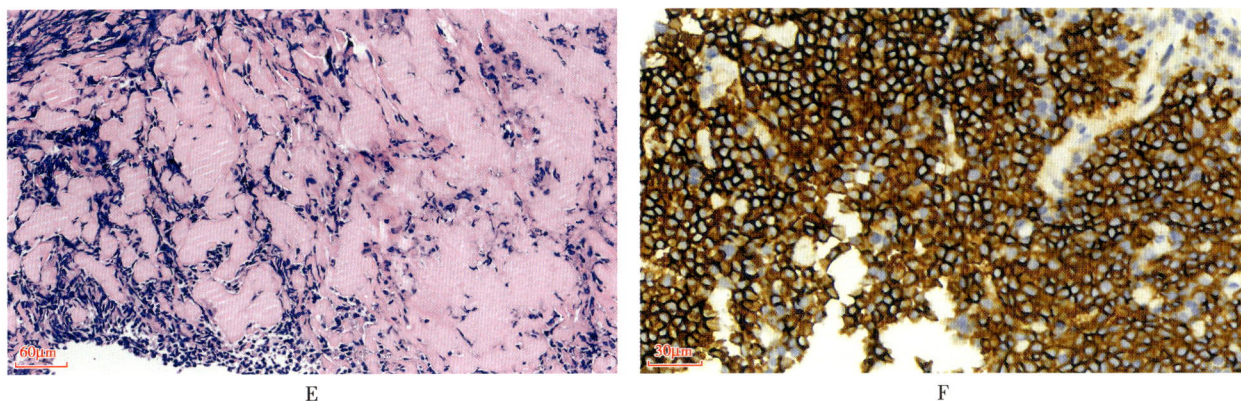

图 5-33 RP-EBUS-TBLB 涂片中的 MALT 淋巴瘤

A. 常规细胞学检查涂片,可见散在分布的小淋巴样细胞。B、C. 液基细胞学检查涂片,肿瘤细胞相对单一,小至中等大小,核略不规则,染色质中等,无明显核仁。D、E. 组织学活检,可见相对单一的淋巴样细胞弥漫分布,另见淀粉样物沉积。A～E 均为 HE 染色。F. 免疫组化 CD20 弥漫强阳性。

TBNA 细胞学检查涂片不足以明确诊断。

    3. **小淋巴细胞性淋巴瘤**   细胞涂片中肿瘤细胞丰富,形态单一,大多数细胞为成熟的小淋巴细胞,核圆形,染色质粗糙;以及来自增殖中心的大淋巴细胞(前淋巴细胞和副免疫细胞)。小淋巴细胞性淋巴瘤肿瘤细胞质少,常聚集成团,排列拥挤,避免误诊为肺小细胞癌(图 5-34)。

    4. **横纹肌肉瘤**   肺原发横纹肌肉瘤罕见,在细胞学诊断中易误诊为小细胞癌(图 5-35)。

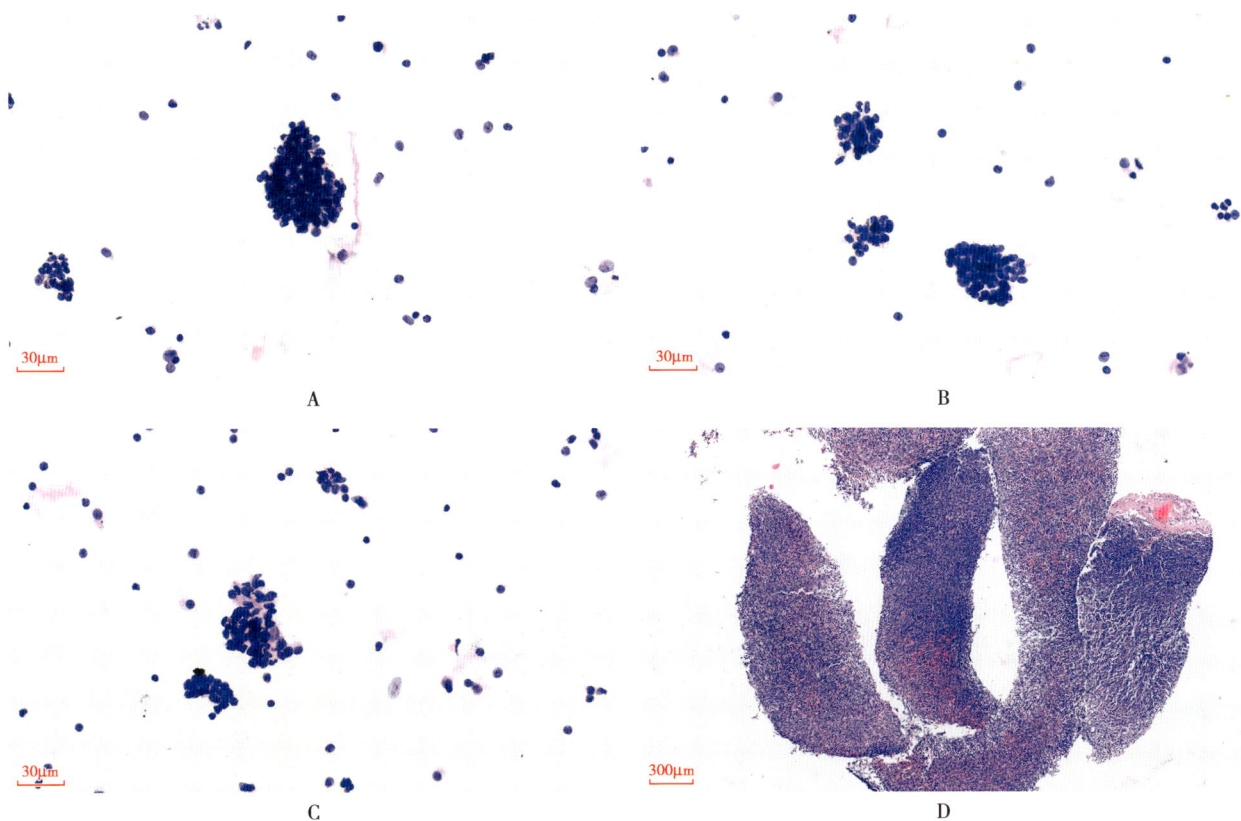

E

F

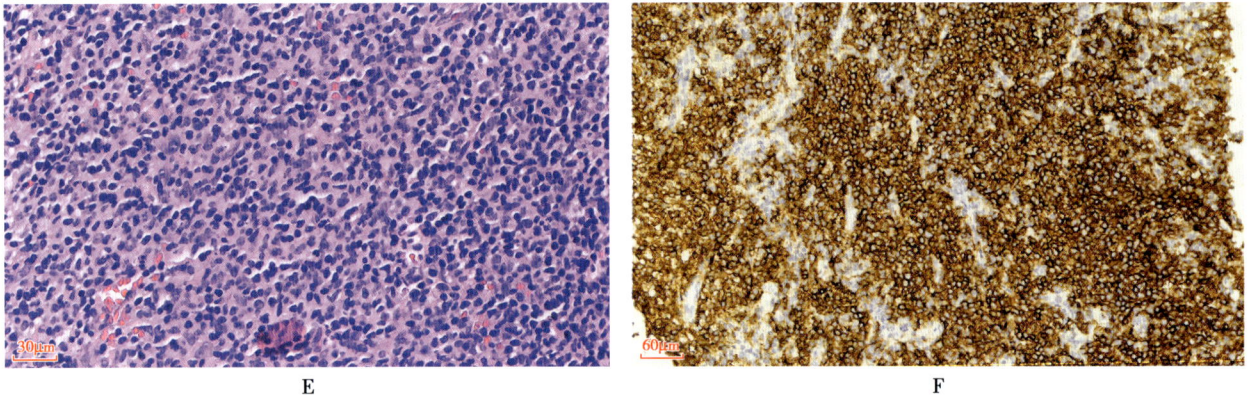

图 5-34　EBUS-TBNA 涂片中的小细胞性淋巴瘤

A～C. 液基细胞学检查涂片，肿瘤细胞成团排列，排列拥挤，细胞质少，出现裸核细胞，易误诊为小细胞癌。D、E. 组织学活检，低倍镜下可见模糊的结节影，高倍镜下可见小淋巴细胞和大淋巴细胞（前淋巴细胞和副免疫母细胞）。A～E 均为 HE 染色。F. 免疫组化 CD20 阳性。

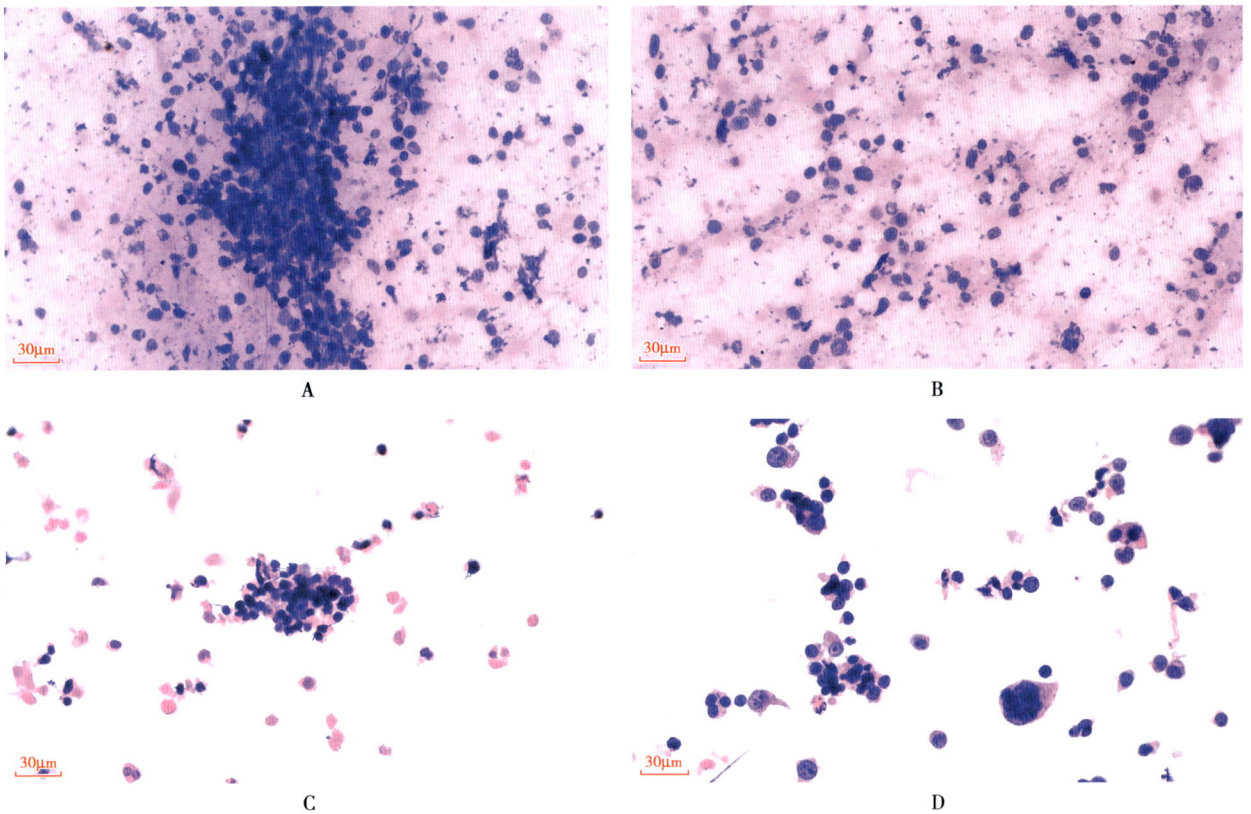

A

B

C

D

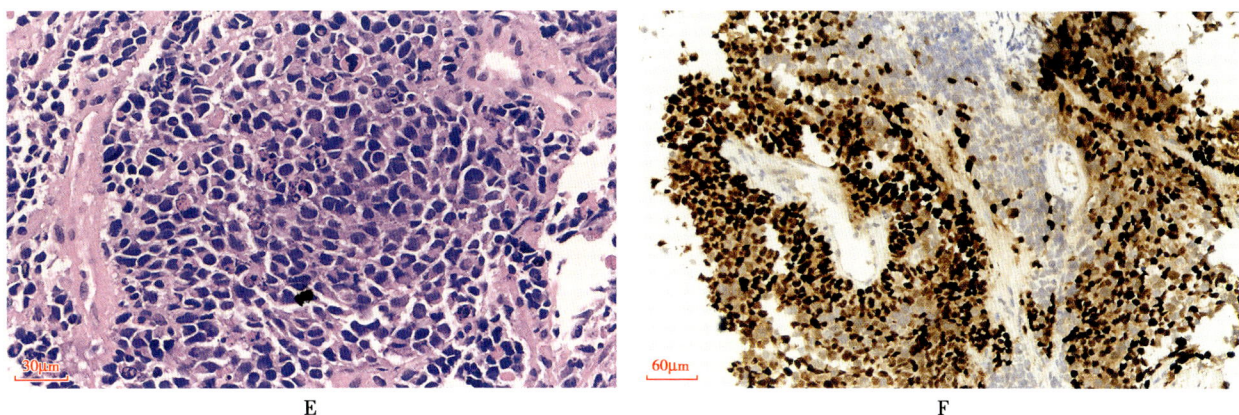

图 5-35　EBUS-TBNA 涂片中的横纹肌肉瘤

A、B. 常规细胞学检查涂片，肿瘤细胞弥漫成片或散在单个分布，细胞核大，不规则。C. 液基细胞学检查涂片，可见肿瘤细胞挤压深染，染色质较细，伴坏死，易误诊为小细胞癌。D. 液基细胞学检查涂片，可见不同成熟阶段的横纹肌母细胞，细胞体积大，含丰富嗜酸性胞质，核偏位。E. 组织学活检标本，细胞核不规则，胞质中等至丰富。A～E 均为 HE 染色。F. 免疫组化 Myogenin 阳性。

参考文献

[1] NAVANI N, BROWN JM, NANKIVELL M, et al.Suitability of endobronchial ultrasound-guided transbronchial needle aspiration specimens for subtyping and genotyping of non-small cell lung cancer：a multicenter study of 774 patients.Am J Respir Crit Care Med, 2012, 185（12）：1316-1322.

[2] NAVANI N, NANKIVELL M, LAWRENCE DR, et al.Lung cancer diagnosis and staging with endobronchial ultrasound-guided transbronchial needle aspiration compared with conventional approaches：an open-label, pragmatic, randomised controlled trial. Lancet Respir Med, 2015, 3（4）：282-289.

[3] 马千里, 温焕舜, 鲍彤, 等. 经气管镜超声引导下针吸活检术早期诊断非中心型小细胞肺癌的意义. 中华胸心血管外科杂志, 2019, 35（8）：484-488.

第六章

细针穿刺细胞病理学

细针穿刺术（fine-needle aspiration，FNA）随着影像学的发展，在肺部病灶的诊断和治疗中发挥着重要的作用。细针是指外径 0.65～0.5mm（22～27G）的针。FNA 对于肺癌患者原发肿瘤（T）、肺门／纵隔／锁骨上淋巴结（N）及转移灶（M）的准确分期和再分期具有重要意义，其主要包括经皮肺细针穿刺、经支气管细针穿刺（EBUS-TBNA，参见第五章）以及浅表组织的体表肿块及淋巴结细针穿刺。深部组织的穿刺应在影像学的定位下操作，浅表组织的穿刺可以在超声定位下进行，也可以在触诊后进行徒手穿刺。

第一节　细针穿刺细胞学标本的采集和制备

一、经皮肺细针穿刺标本的采集

肺部病灶的穿刺可以用空芯针活检以及细针穿刺两种。前者获取的为组织学标本但创伤较大，患者在穿刺后可以出现气胸、咯血、血胸及空气栓塞等并发症；后者获取的是细胞学标本，创伤小且并发症少，有诊断经验的细胞病理学医师可以根据细胞学标本给出准确的病理诊断，因此在肺肿块的诊断和治疗中发挥了重要的作用。

肺细针穿刺细胞学标本获取步骤如下：①在 CT 或超声定位下，对肺部病变进行准确性定位，寻求最佳穿刺点；②在定位点对应皮肤的一定范围内进行常规消毒并铺设洞巾，用 2% 利多卡因 2mL 做局部浸润麻醉；③待局麻生效后，用千叶针（20G 或 22G 的针头）或专用肺活检针，嘱患者屏气时经皮于肋间隙直接刺入肺内病灶，再行影像监视，查看针尖在肺内病灶的具体位置；④确认位置无误后，采用负压抽吸法取出病变肺组织。

二、经皮肺细针穿刺标本的制备

获取标本以后需要制作常规涂片，应将标本打在玻片后 2/3 处，以同心圆方式或顺着一个方向轻柔地将标本涂开（图 6-1）。操作过程中动作应尽量轻柔，用力挤压会造成细胞的变形，从而影响细胞病理诊断。常规涂片制作完成后，应立即置入细胞固定液固定处理并及时送检。同时将穿刺针筒内残留的细胞成分放入装有液基细胞保存液的标本收集瓶内反复涮洗多次，直至穿刺针的针座中所有细胞成分都被涮洗至液基细胞保存液中。细胞学标本十分珍贵，这部分残留在针座中的细胞有利于细胞学标本的充分利用以及诊断（图 6-2）。

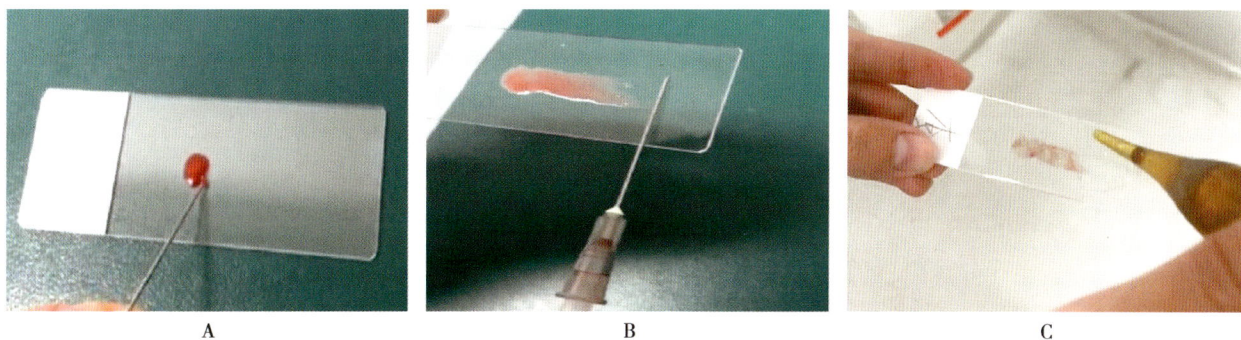

图6-1 细针穿刺标本的常规细胞学检查涂片

A. 将穿刺获得的细胞打在玻片的后2/3处；B. 将穿刺标本沿着一个方向轻柔涂开，以防细胞因操作用力而挤压变形，影响诊断；C. 涂片完成后立即滴加固定液进行固定。

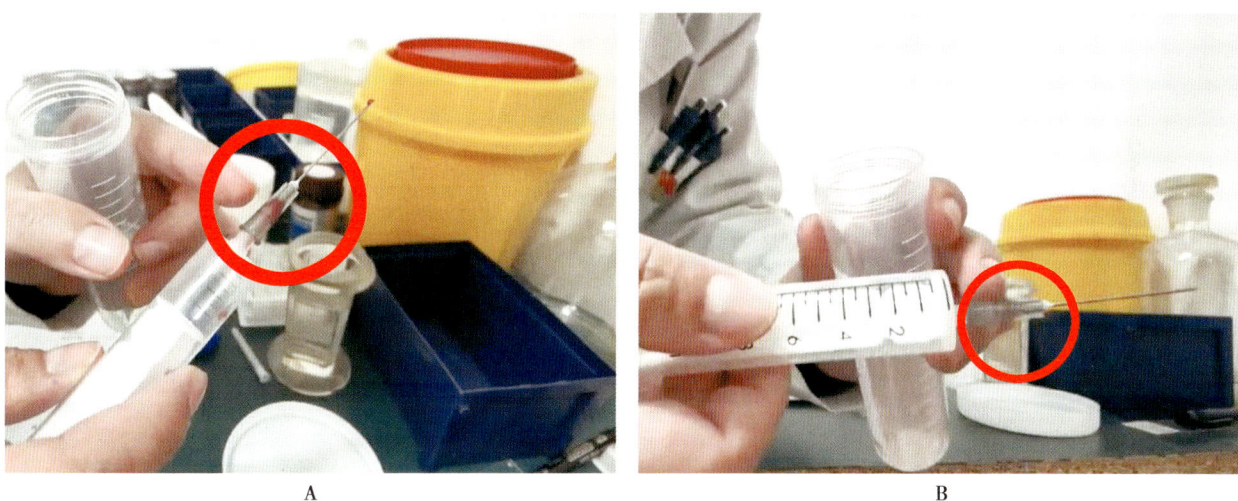

图6-2 细针穿刺标本涮洗前后针座对比

A. 穿刺后涮洗前，穿刺针针座内有较多穿刺获取的细胞成分（由于混杂有血液成分，往往呈红色）；B. 经用液基细胞学的固定液涮洗后，针座中的所有细胞成分被涮洗入液基细胞保存液中。

第二节 细针穿刺细胞学检查涂片中可见的正常及增生的细胞和成分

一、细针穿刺细胞学检查涂片中可见的正常细胞和成分

肺部肿块的细针穿刺细胞学标本中可见肺泡上皮细胞（图6-3）、组织细胞（图6-4）、淋巴细胞（图6-5）以及红细胞（图6-6），偶尔也可见少量支气管黏膜上皮细胞（图6-7）。液基细胞学标本在前期处理过程中有去血的步骤，因此液基细胞学检查涂片中红细胞少见，在常规细胞学检查涂片或出血多的情况下，可见红细胞。

二、细针穿刺细胞学检查涂片中增生的细胞和成分

肺部病变除了恶性肿瘤以外，尚有炎症、增生及化生性病变的可能。这些病变中的上皮细胞因为炎症的刺激可以出现轻度异型，需要与恶性肿瘤细胞进行鉴别，以免误诊（图6-8～图6-10）。

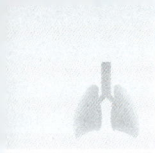

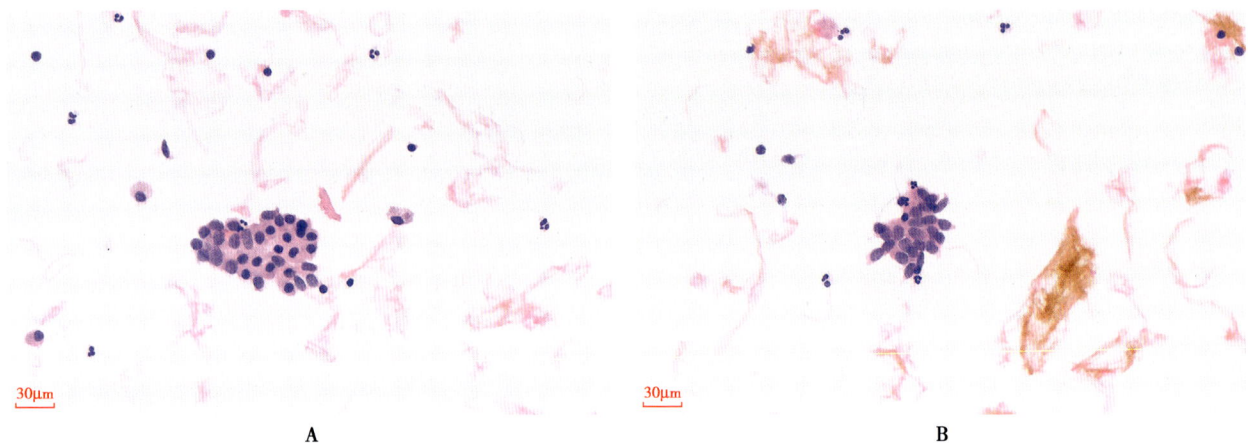

图6-3　肺泡上皮细胞

A、B.增生的Ⅱ型肺泡上皮细胞,细胞可以成团排列,染色质细腻,细胞无异型性。A、B为HE染色。

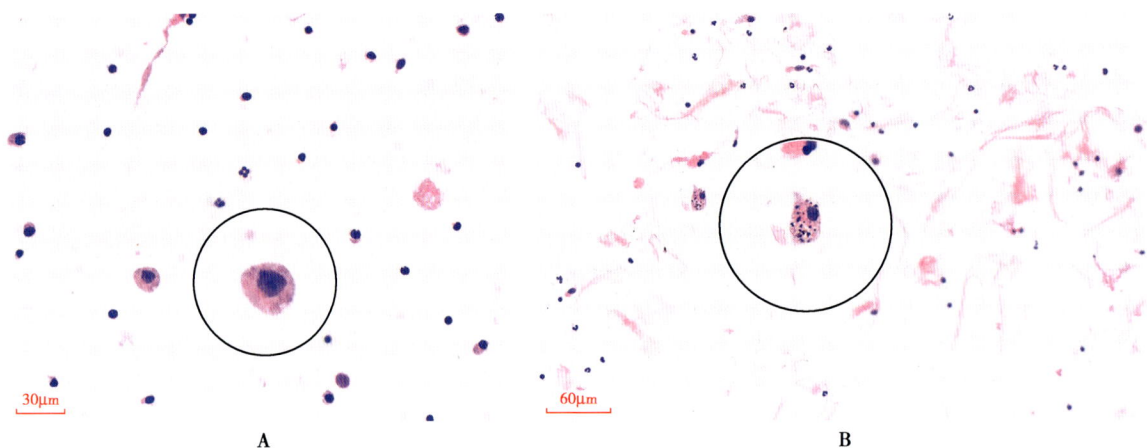

图6-4　肺内的组织吞噬细胞

A.组织吞噬细胞,胞质丰富,核稍偏位;B.可以看到组织细胞胞质内棕褐色的粉尘颗粒,根据颗粒的不同,有部分颗粒在偏光显微镜下可见偏光阳性。A、B为HE染色。

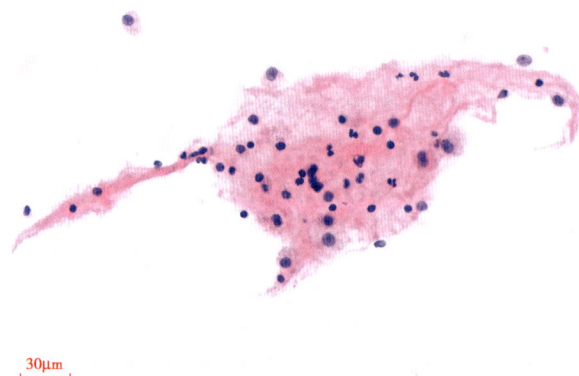

图6-5　肺细针穿刺液基细胞学检查涂片中的淋巴细胞、中性粒细胞及组织细胞

淋巴细胞小,细胞核圆形或卵圆形,核膜清晰;中性粒细胞可见3～5叶的核分叶;组织细胞胞质较丰富,有时可见细胞胞质中的吞噬颗粒。HE染色。

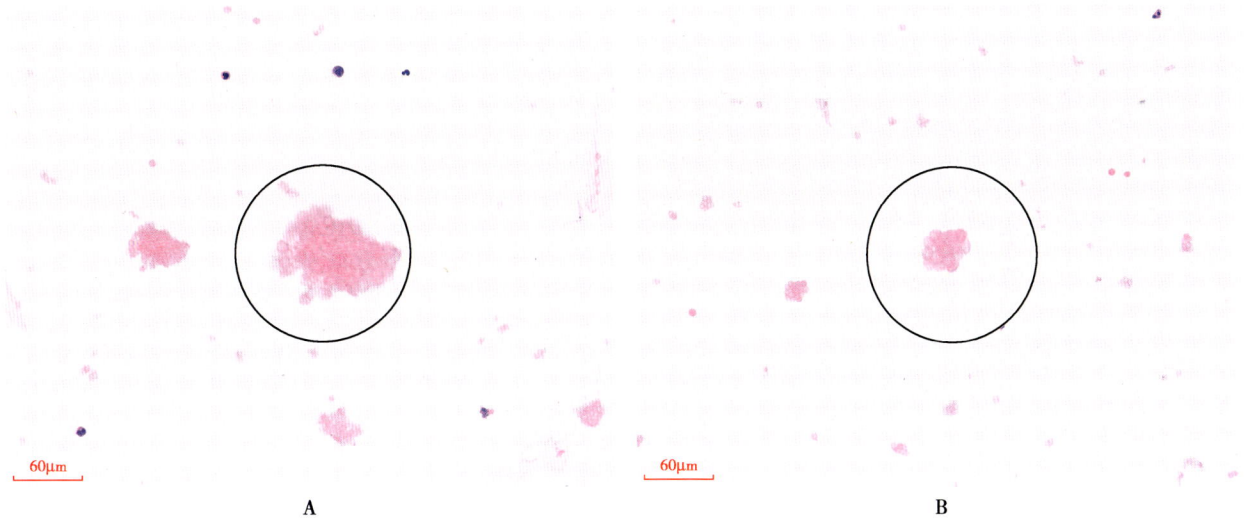

60μm

A

60μm

B

图 6-6 肺细针穿刺液基细胞学检查涂片中的红细胞

A、B.出血多的标本中可见红细胞单个或成团排列,注意与真菌孢子鉴别,真菌孢子在真菌荧光快速染色中显示阳性,而红细胞呈阴性。A、B 为 HE 染色。

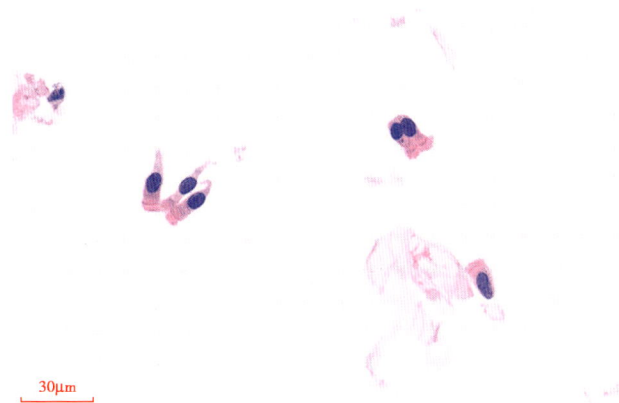

30μm

图 6-7 肺穿刺液基细胞学检查涂片中的支气管黏膜上皮细胞

肺穿刺液基细胞学检查涂片中少量支气管黏膜上皮细胞,单个或整齐排列,细胞核卵圆形,可见刷状缘。HE 染色。

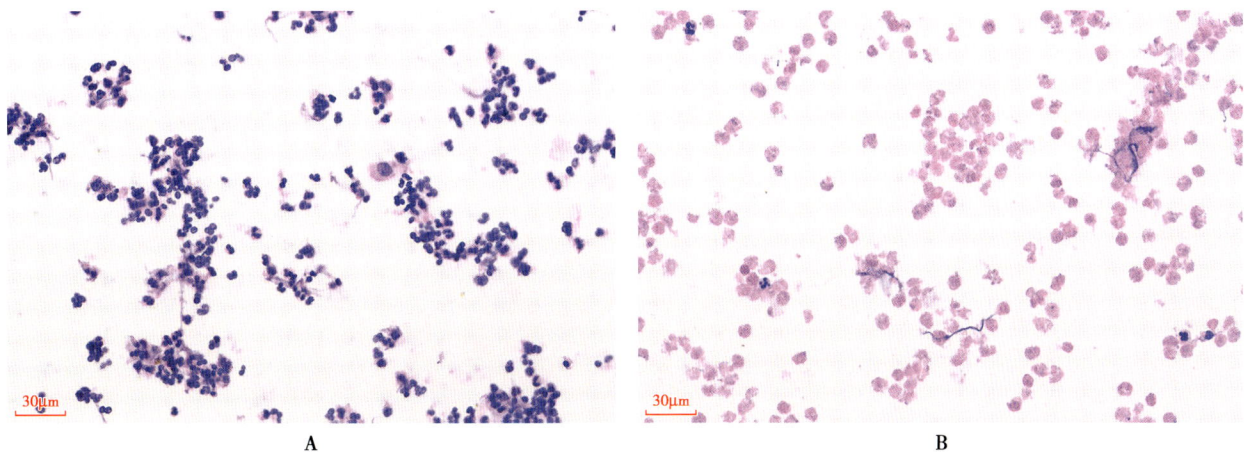

30μm

A

30μm

B

图 6-8 肺细针穿刺的炎症细胞及坏死

A.液基细胞学检查涂片中可见大量中性粒细胞及淋巴细胞,另见少量肺泡上皮细胞,细胞稍有增大,染色质细腻;
B.凝固性坏死组织及残留的少量淋巴细胞,可见细胞残影。A、B 为 HE 染色。

93

A

B

C

D

E

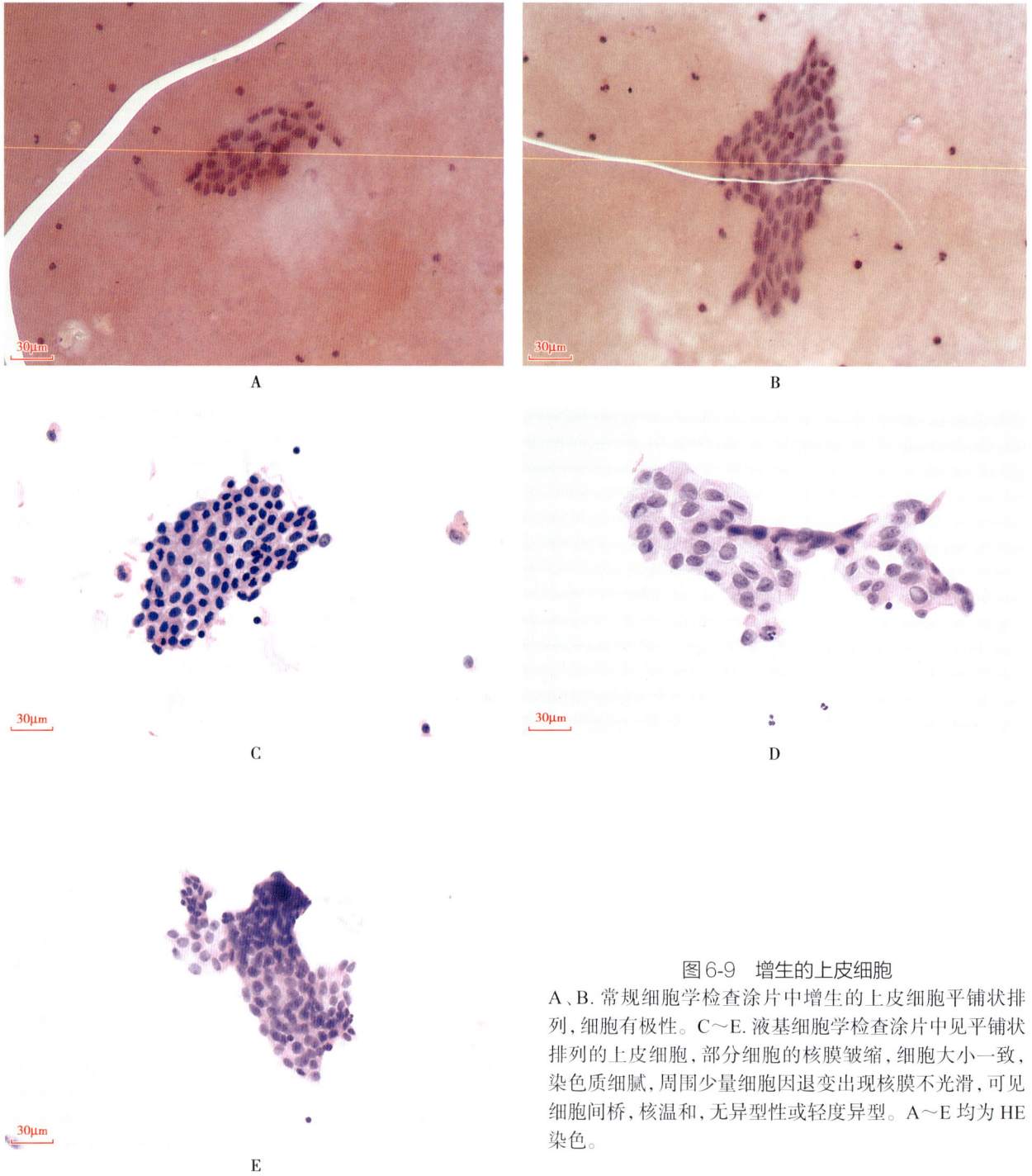

图6-9　增生的上皮细胞

A、B. 常规细胞学检查涂片中增生的上皮细胞平铺状排列，细胞有极性。C～E. 液基细胞学检查涂片中见平铺状排列的上皮细胞，部分细胞的核膜皱缩，细胞大小一致，染色质细腻，周围少量细胞因退变出现核膜不光滑，可见细胞间桥，核温和，无异型性或轻度异型。A～E均为HE染色。

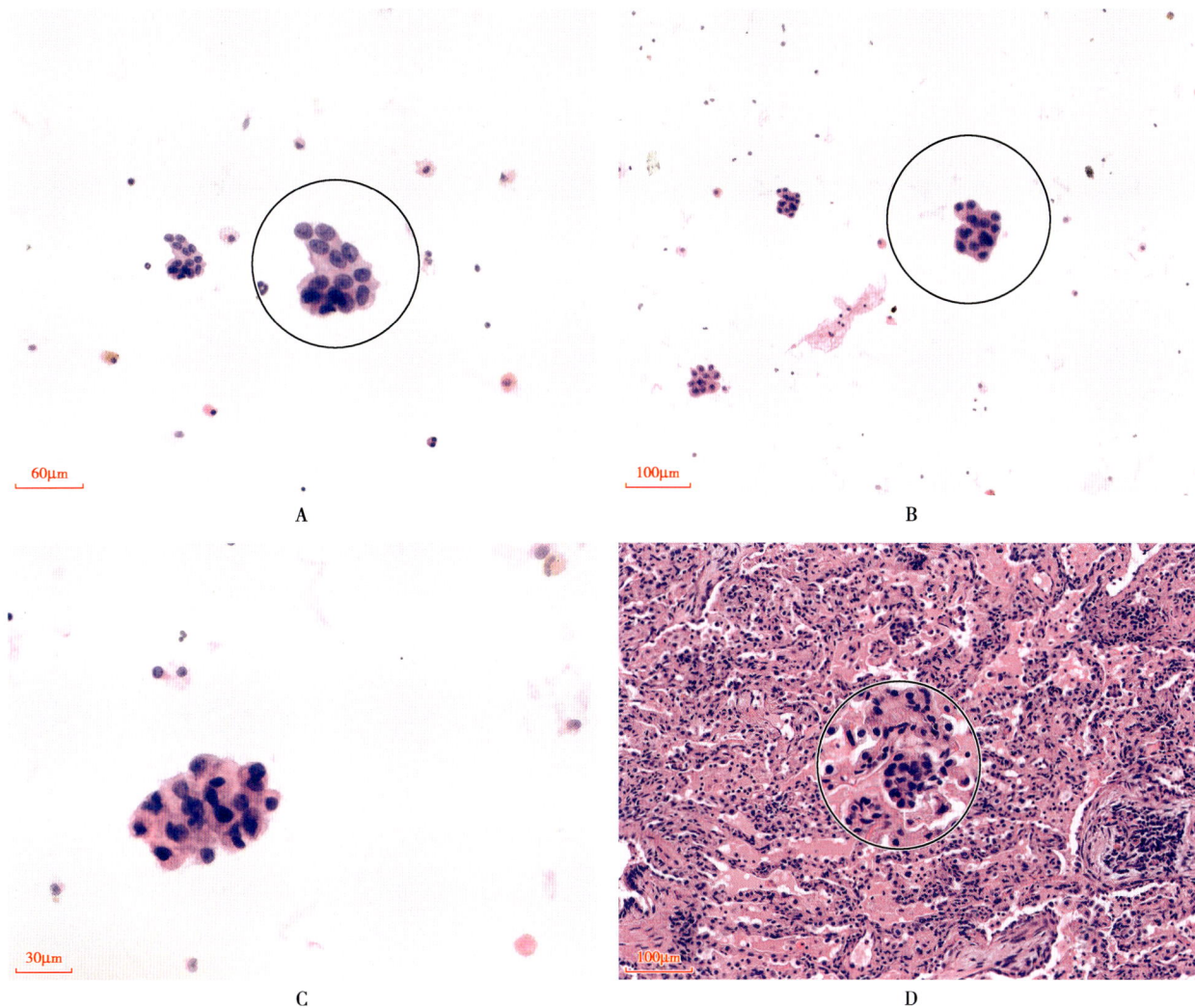

图 6-10　增生的肺泡上皮细胞

A. 细胞排列成乳头样结构, 放大后可见细胞大小一致, 染色质细腻, 有细小的核仁, 细胞无异型性; B. 增生的肺泡上皮具有轻度异型; C. 同一例患者的细胞学检查涂片中见成团的上皮细胞, 核染色增粗, 有轻到中度异型; D. 本例患者手术切除标本的石蜡为炎性实变伴机化, 在炎症细胞的刺激下, 肺泡上皮增生, 局部有异型, 脱落至肺泡腔内的肺泡上皮细胞成团分布, 注意与腺癌鉴别。A~D 均为 HE 染色。

阅片要点: 图 6-9 中增生的上皮细胞虽然细胞核有所增大, 部分细胞有核固缩, 但是细胞结构仍然呈平铺状排列。图 6-10 中增生的上皮细胞温和, 细胞大小较一致, 然而出现了三维立体结构。对于以上两种增生的肺泡上皮, 需要与腺癌加以鉴别诊断。

第三节　细针穿刺细胞学检查涂片中的恶性肿瘤细胞

肺癌是影响人类健康最为重要的恶性肿瘤之一。近 30 年来, 全球的肺癌发生率已经增加了 51%, 并且正在持续攀升, 由肺癌引起的死亡率已跃居人类所有恶性肿瘤之首。常见肺癌大致可以分为 4 类: 肺腺癌、肺鳞状细胞癌、大细胞癌以及神经内分泌肿瘤, 另外还可见支气管涎腺起源的肿瘤。大部分肺癌通过细胞学诊断分为小细胞癌和非小细胞癌两大类。对于分化差的肿瘤, 在细胞形态不典型的情况下, 可以借助细胞块包埋技术及免疫组织化学进一步明确肿瘤分型。

一、肺腺癌

近年来，肺腺癌已经取代肺鳞状细胞癌成为肺癌最常见的组织学类型。肺腺癌以周围型多见，易发生血行转移和侵犯胸膜引起癌性胸腔积液。组织学中的腺癌因肿瘤分化程度不同，具有贴壁样、腺泡状、乳头状、微乳头、实性型等不同的亚型结构。在细胞学检查涂片中，呈三维立体结构，排列成乳头样或腺泡样，细胞核染色质细腻，可见清晰的核仁，细胞胞质丰富（图6-11～图6-15）的腺癌较易诊断。低分化腺癌（图6-16～图6-20）在组织学分类中对应的亚型为实性型及复杂腺体型，此类腺癌在细胞学上失去腺癌的排列方式，需要借助细胞块和／或免疫组织化学染色才能明确诊断。黏液腺癌是肺腺癌的一种特殊类型，肿瘤细胞排列成柱状，大多数情况下可见细胞内黏液（图6-21～图6-23），由于细胞异型性小，在细胞学诊断中应注意不要漏诊。此外一些杂质，如隆胸破裂体（图6-24）等不要因误认为黏液而发生误诊。

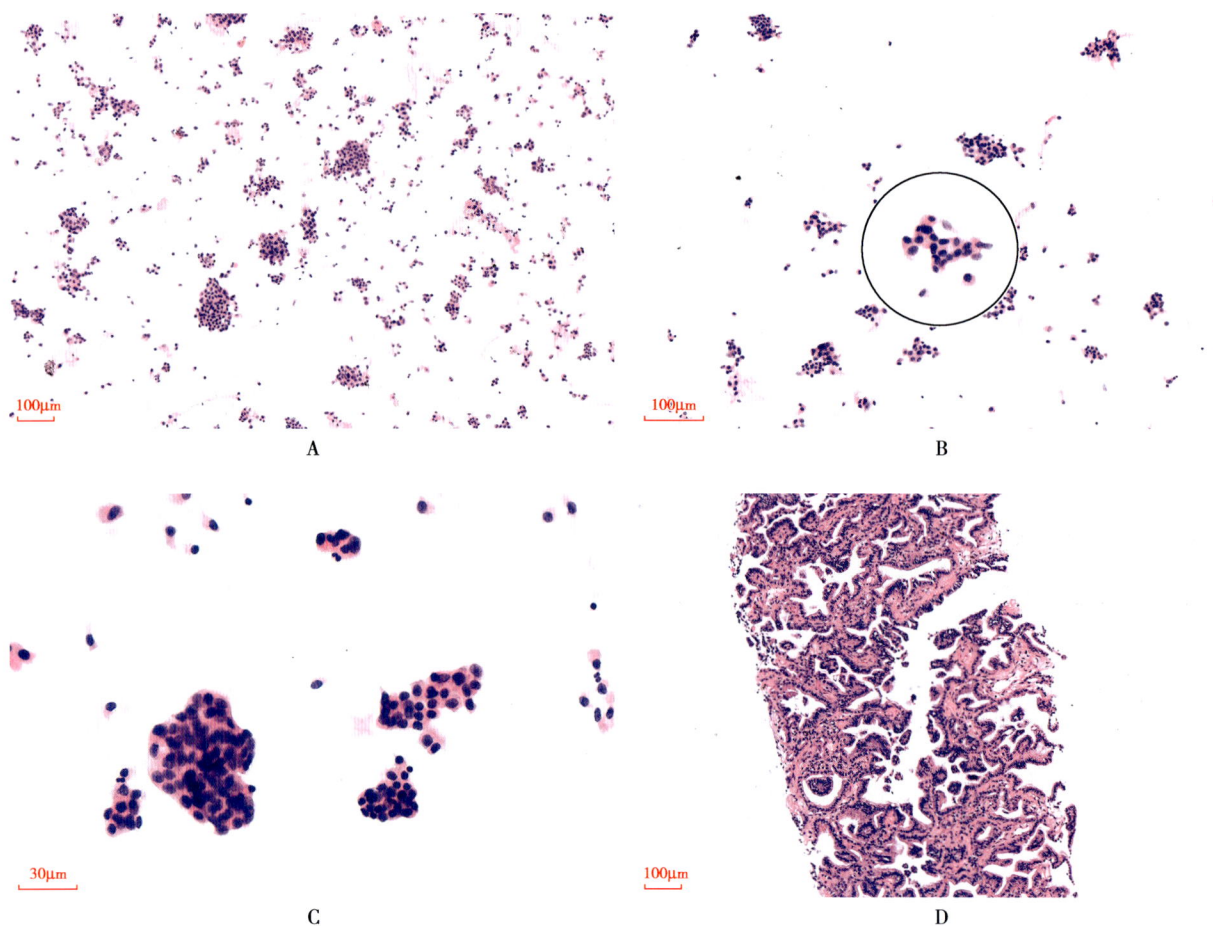

图6-11　经皮肺细针穿刺涂片中的腺癌之一

A. 低倍镜下液基细胞学检查涂片，可见腺癌细胞呈乳头或巢团样分布；B. 局部放大圈中可见腺泡样结构；C. 可见乳头及微乳头样结构；D. 肺穿刺活检标本中可见与细胞学检查涂片中相似的乳头及微乳头结构。A～D均为HE染色。

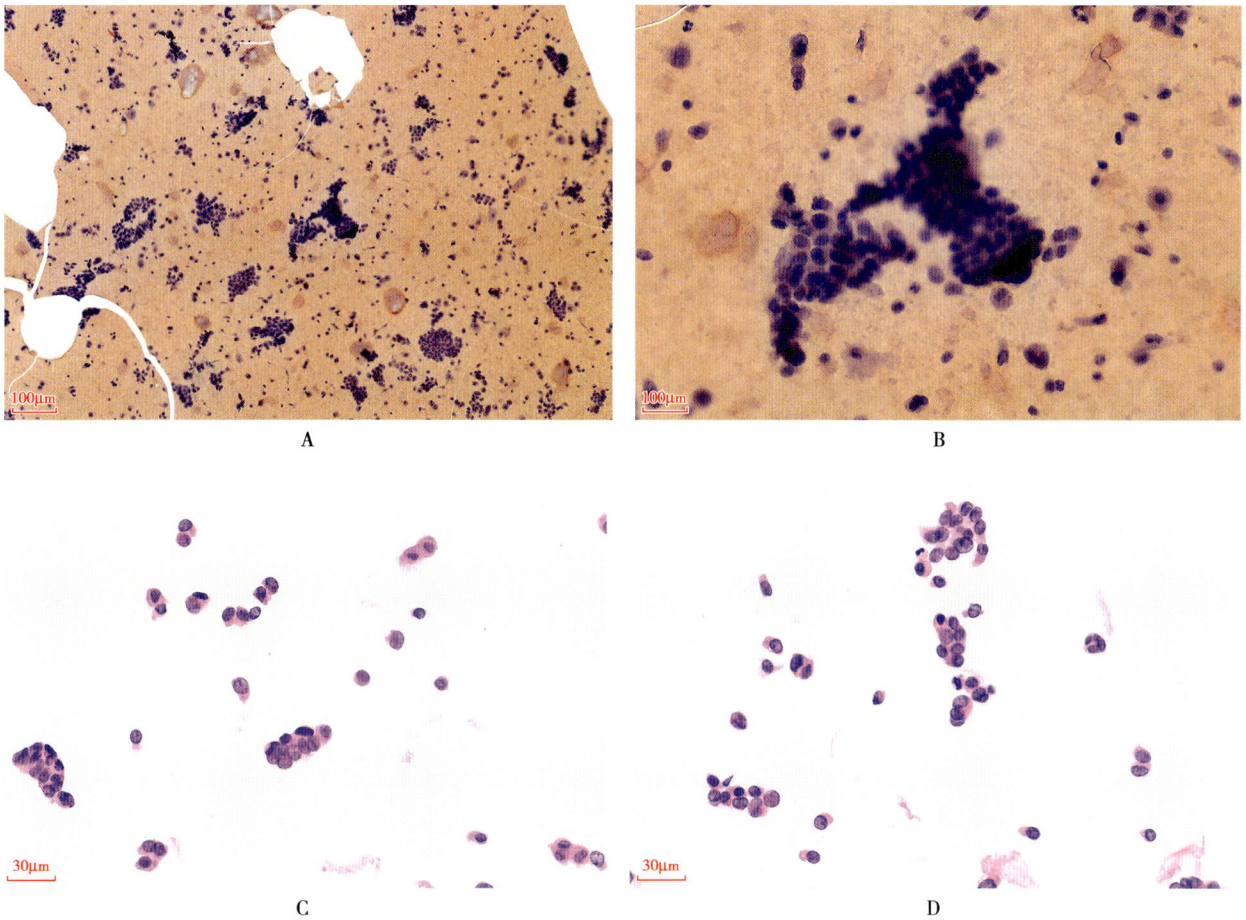

图 6-12　经皮肺细针穿刺涂片中的腺癌之二

A. 常规细胞学检查涂片中在出血的背景上可见成团的上皮细胞,细胞排列成乳头样结构,低倍放大;B. 肿瘤细胞在高倍镜下大小一致,核染色质细腻,高倍放大;C、D. 液基细胞学检查涂片背景干净,腺癌细胞排列成乳头样、腺泡样及微乳头样的三维立体结构,核染色质细腻,核膜清晰,核有偏位,胞质较丰富。以上均为 HE 染色。

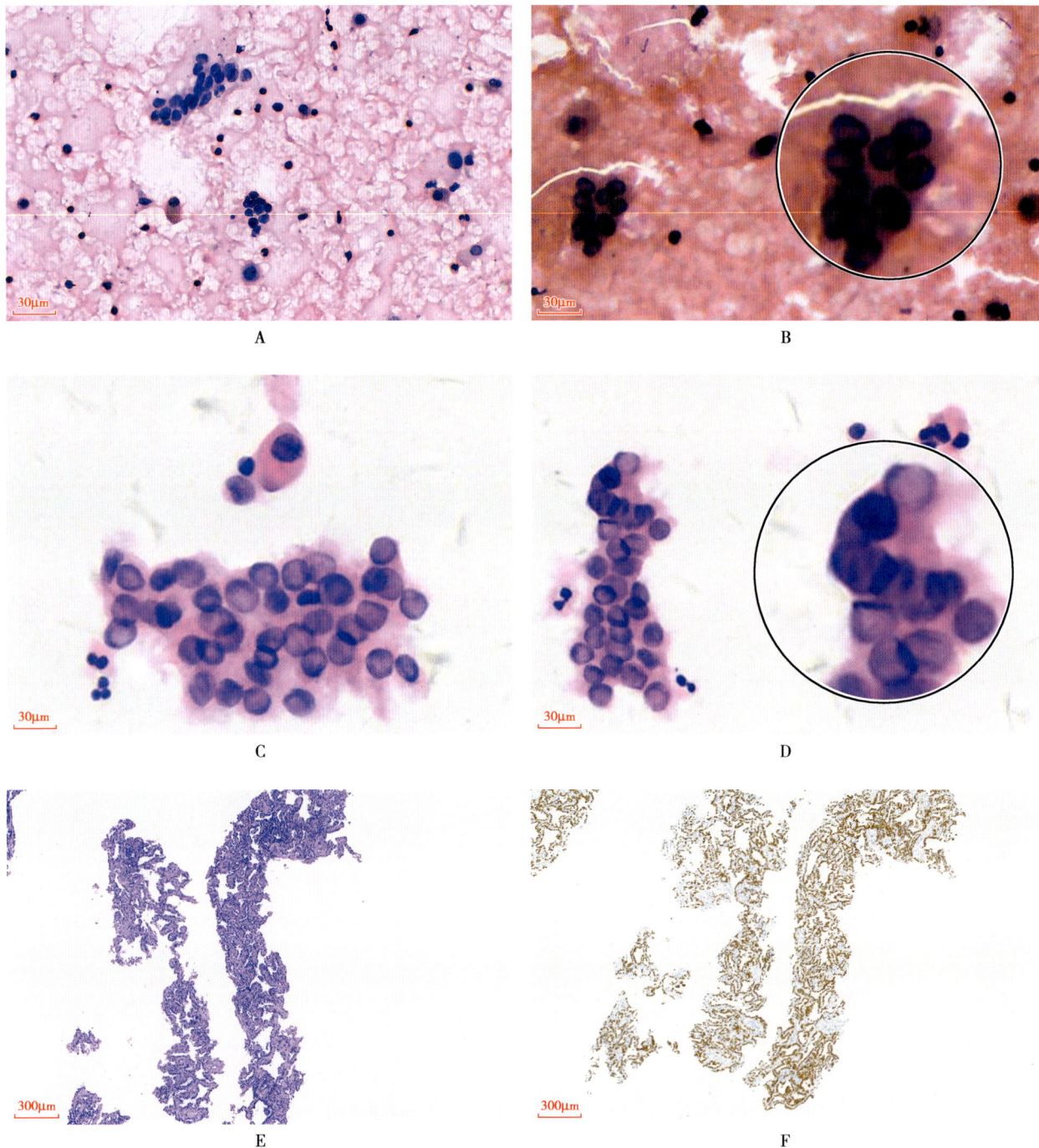

图 6-13 经皮肺细针穿刺涂片中的腺癌之三

A、B. 高分化腺癌的常规细胞学检查涂片，细胞排列成乳头样结构，背景有出血。C、D. 液基细胞学检查涂片中可见肿瘤细胞排列成乳头状结构，细胞圆形，胞质中等量，细胞核染色质细腻，可见核内包涵体。E. 活检切片中可见腺癌呈贴壁样生长方式。A～E 均为 HE 染色。F. TTF-1 弥漫强阳性。

A

B

C

D

E

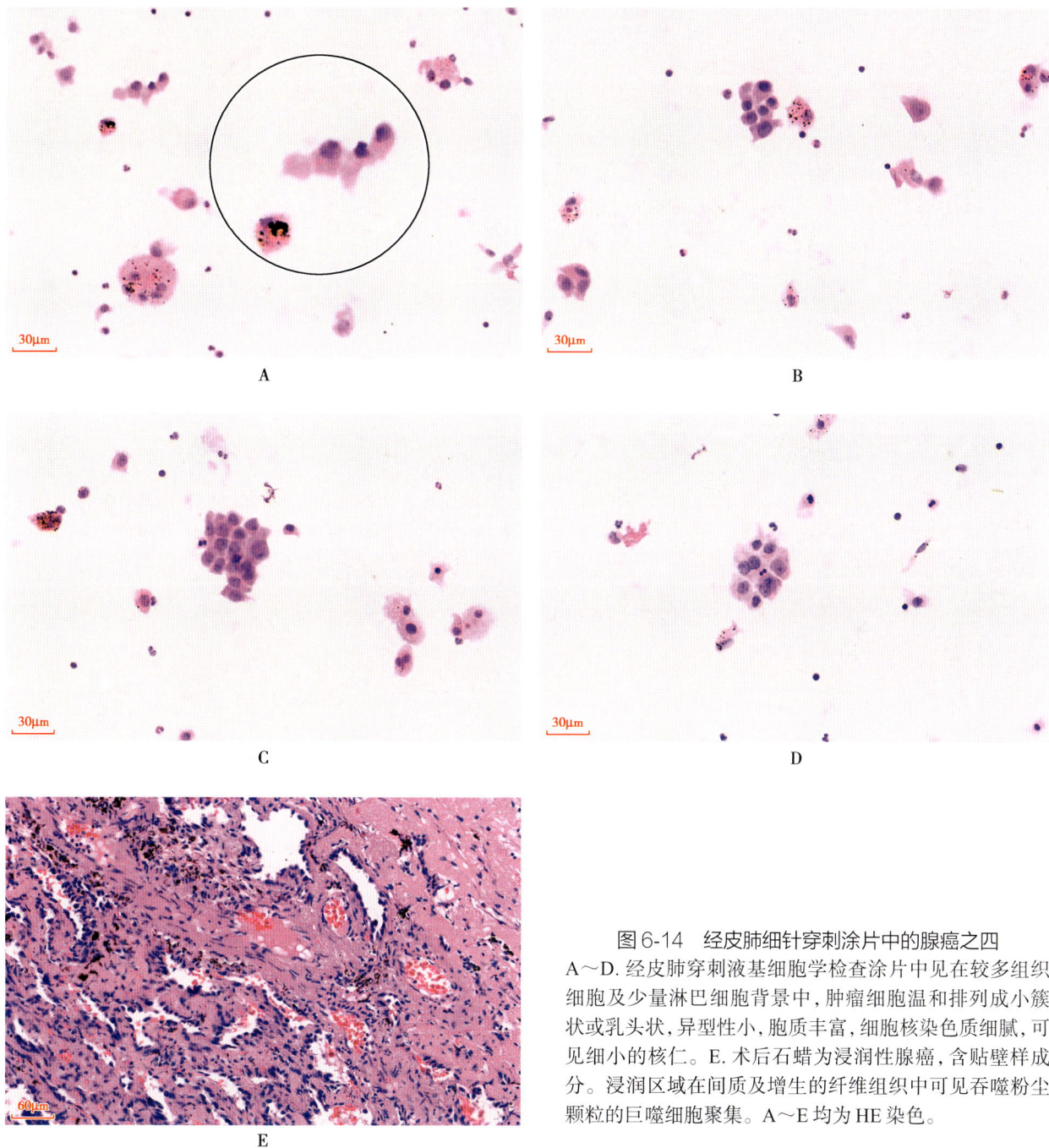

图6-14　经皮肺细针穿刺涂片中的腺癌之四
A～D. 经皮肺穿刺液基细胞学检查涂片中见在较多组织细胞及少量淋巴细胞背景中,肿瘤细胞温和排列成小簇状或乳头状,异型性小,胞质丰富,细胞核染色质细腻,可见细小的核仁。E. 术后石蜡为浸润性腺癌,含贴壁样成分。浸润区域在间质及增生的纤维组织中可见吞噬粉尘颗粒的巨噬细胞聚集。A～E均为 HE 染色。

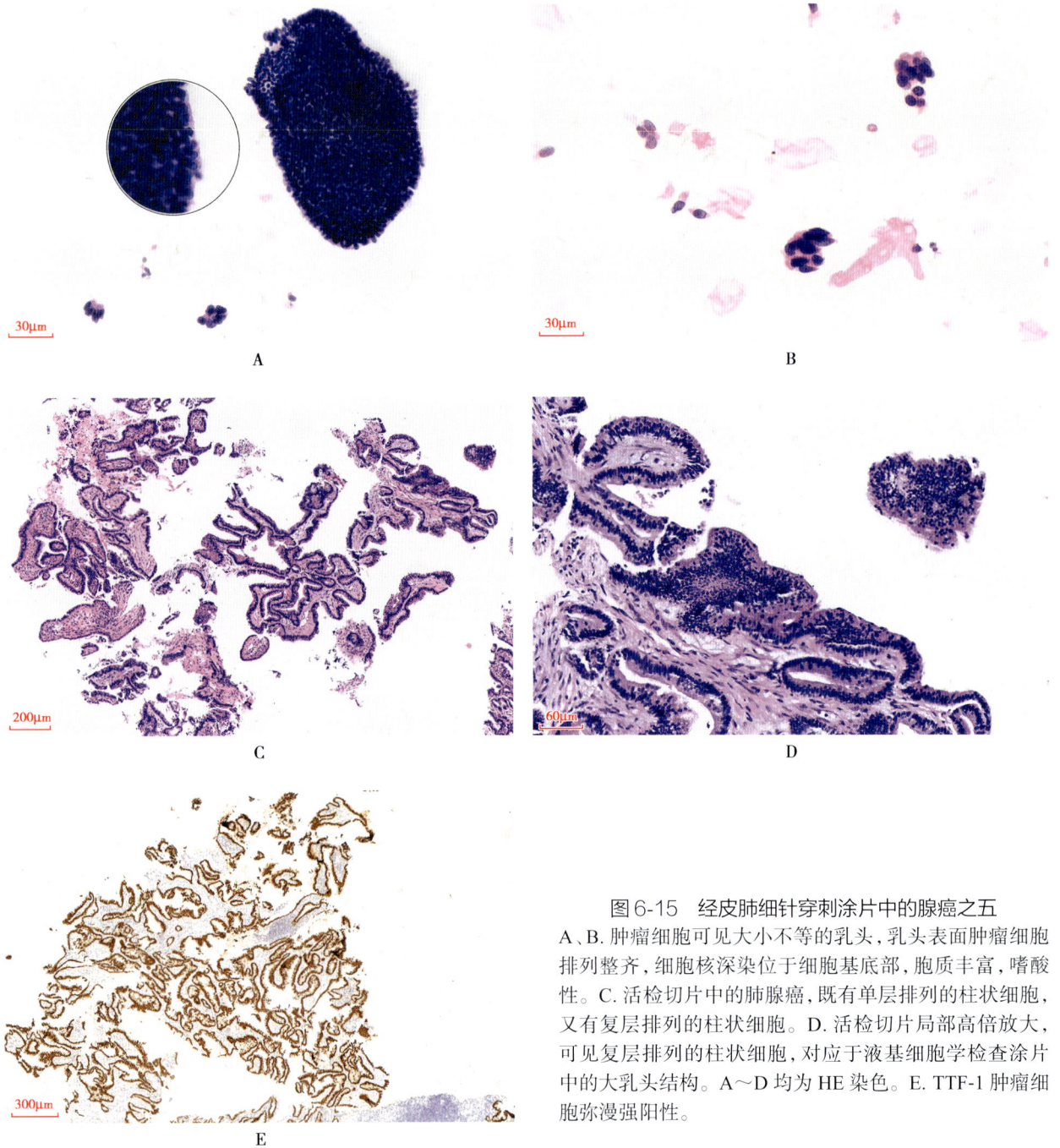

图 6-15　经皮肺细针穿刺涂片中的腺癌之五
A、B. 肿瘤细胞可见大小不等的乳头,乳头表面肿瘤细胞排列整齐,细胞核深染位于细胞基底部,胞质丰富,嗜酸性。C. 活检切片中的肺腺癌,既有单层排列的柱状细胞,又有复层排列的柱状细胞。D. 活检切片局部高倍放大,可见复层排列的柱状细胞,对应于液基细胞学检查涂片中的大乳头结构。A～D 均为 HE 染色。E. TTF-1 肿瘤细胞弥漫强阳性。

A

B

C

D

E

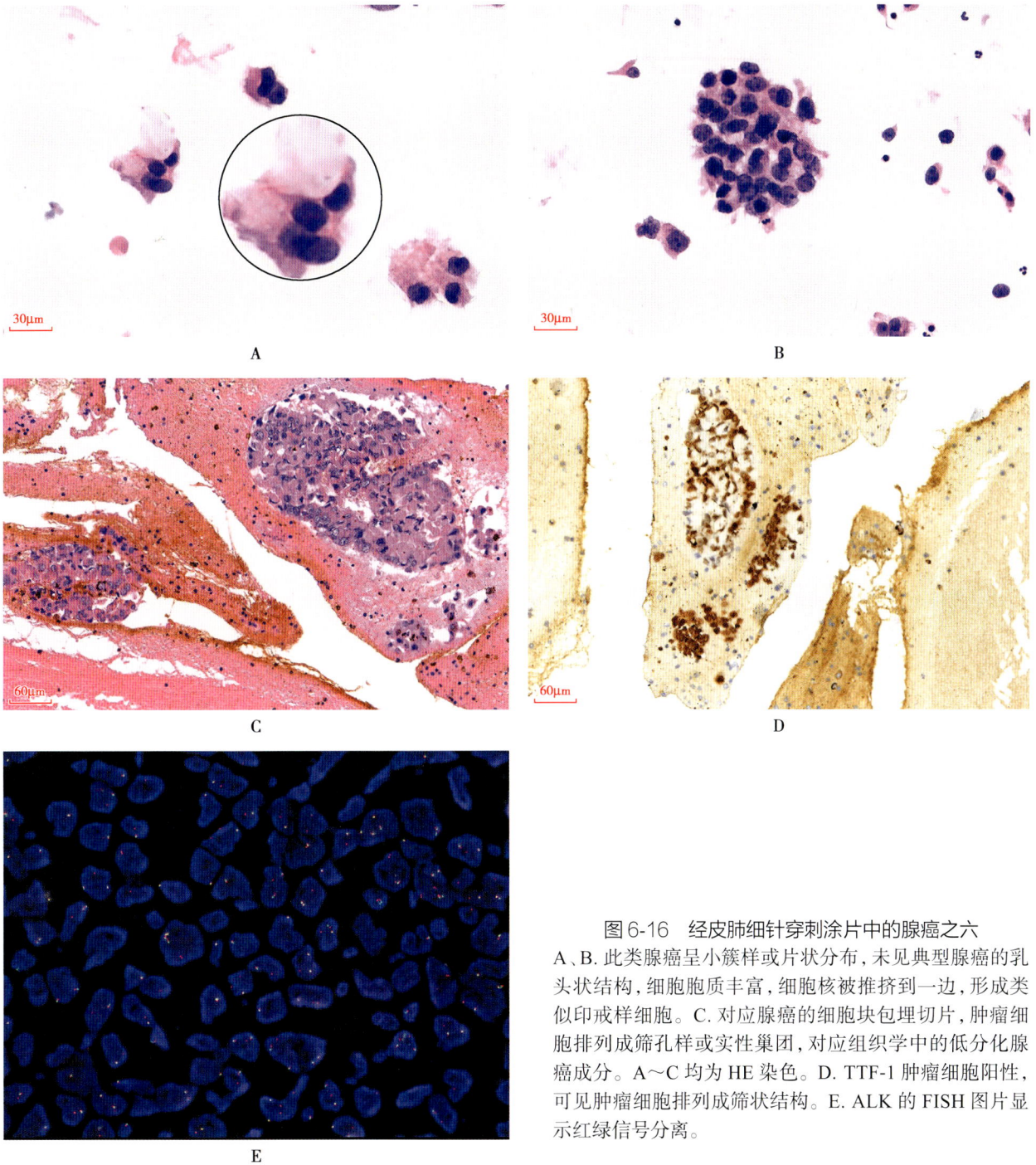

图6-16　经皮肺细针穿刺涂片中的腺癌之六

A、B. 此类腺癌呈小簇样或片状分布，未见典型腺癌的乳头状结构，细胞胞质丰富，细胞核被挤到一边，形成类似印戒样细胞。C. 对应腺癌的细胞块包埋切片，肿瘤细胞排列成筛孔样或实性巢团，对应组织学中的低分化腺癌成分。A～C 均为 HE 染色。D. TTF-1 肿瘤细胞阳性，可见肿瘤细胞排列成筛状结构。E. ALK 的 FISH 图片显示红绿信号分离。

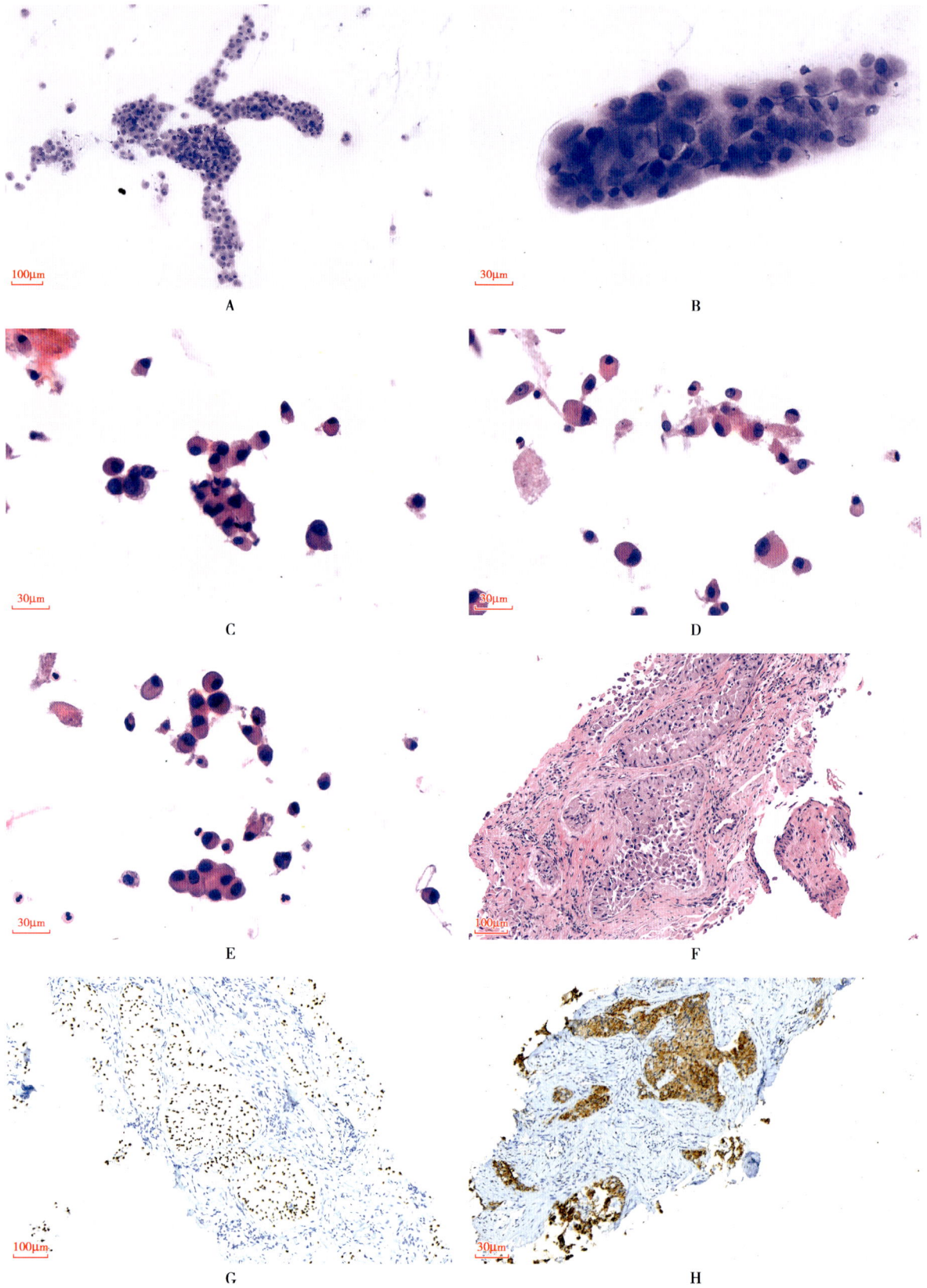

图6-17　经皮肺细针穿刺涂片中的腺癌之七

A、B. 常规细针穿刺细胞学检查涂片中见肿瘤细胞排列成乳头状、腺泡样结构,肿瘤细胞胞质丰富。C～E. 液基细胞学检查涂片中肿瘤细胞核偏位,核染色质细腻,中央可见细小核仁,肿瘤细胞胞质丰富,嗜酸性。F. 活检中见核偏位,胞质丰富的印戒样肿瘤细胞,为低分化腺癌。A～F 均为 HE 染色。G. 肿瘤细胞 TTF-1 染色阳性。H. 免疫组化 ALK(D5F3)阳性。

阅片要点:常规细胞学检查涂片中由于未对黏液进行处理,因此含有黏液的肿瘤在常规涂片中结构显示更清楚;而液基细胞学检查涂片在处理过程中含有去除黏液的步骤,因此对于细胞外黏液的显示会有影响,阅片时应结合常规细胞学检查涂片及液基细胞学检查涂片综合诊断。

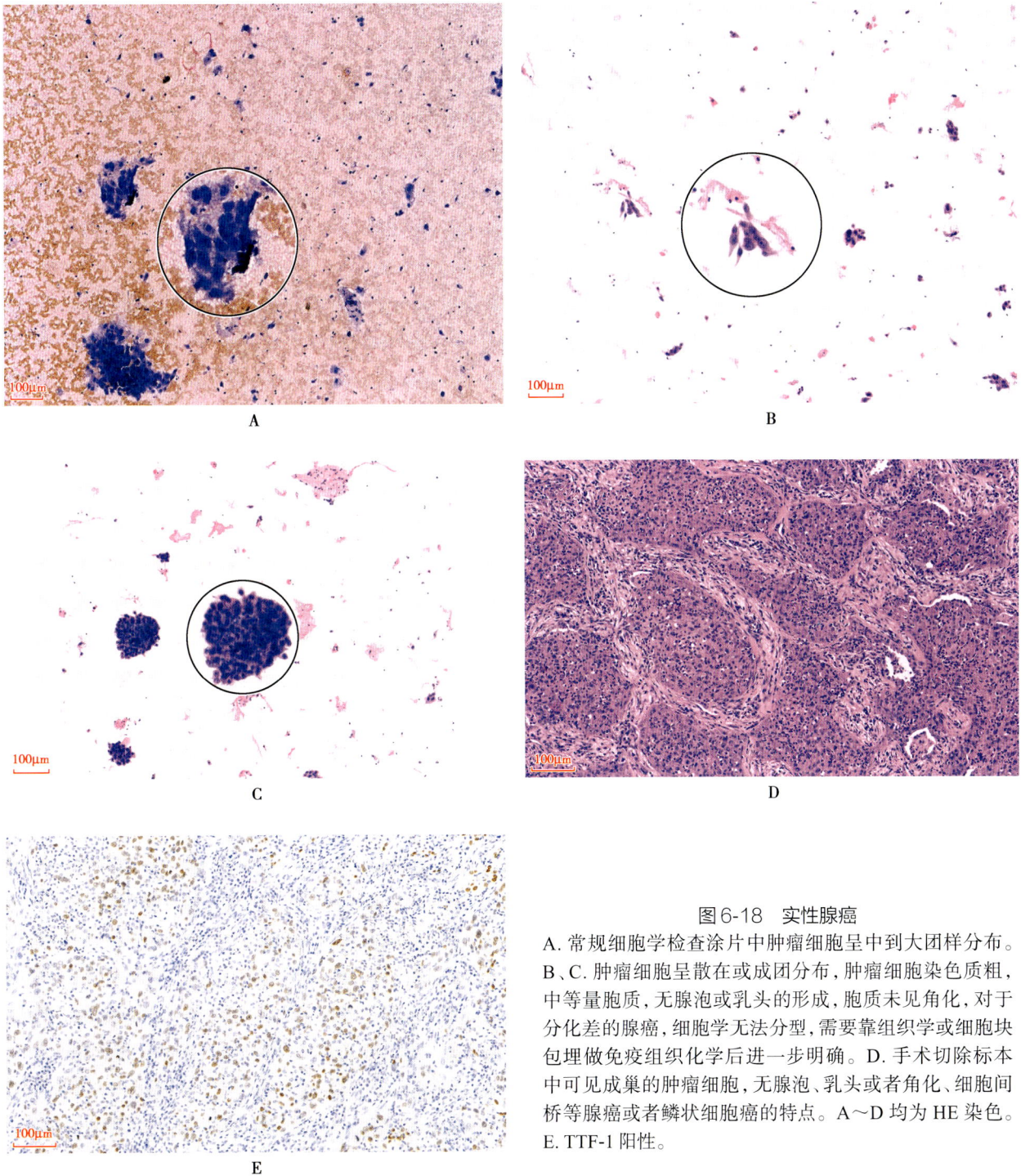

A

B

C

D

E

图6-18　实性腺癌

A.常规细胞学检查涂片中肿瘤细胞呈中到大团样分布。B、C.肿瘤细胞呈散在或成团分布,肿瘤细胞染色质粗,中等量胞质,无腺泡或乳头的形成,胞质未见角化,对于分化差的腺癌,细胞学无法分型,需要靠组织学或细胞块包埋做免疫组织化学后进一步明确。D.手术切除标本中可见成巢的肿瘤细胞,无腺泡、乳头或者角化、细胞间桥等腺癌或者鳞状细胞癌的特点。A～D均为HE染色。E.TTF-1阳性。

阅片要点:对于实性腺癌这种低分化的腺癌,其已经失去了腺癌细胞的排列特点,细胞学诊断有困难,必须借助细胞块包埋或者免疫组织化学才能进行精确诊断。日常工作中,诊断为"非小细胞肺癌"既为临床进一步行肿瘤基因检测提供了依据,也不会因为过度诊断而导致亚型的误诊。

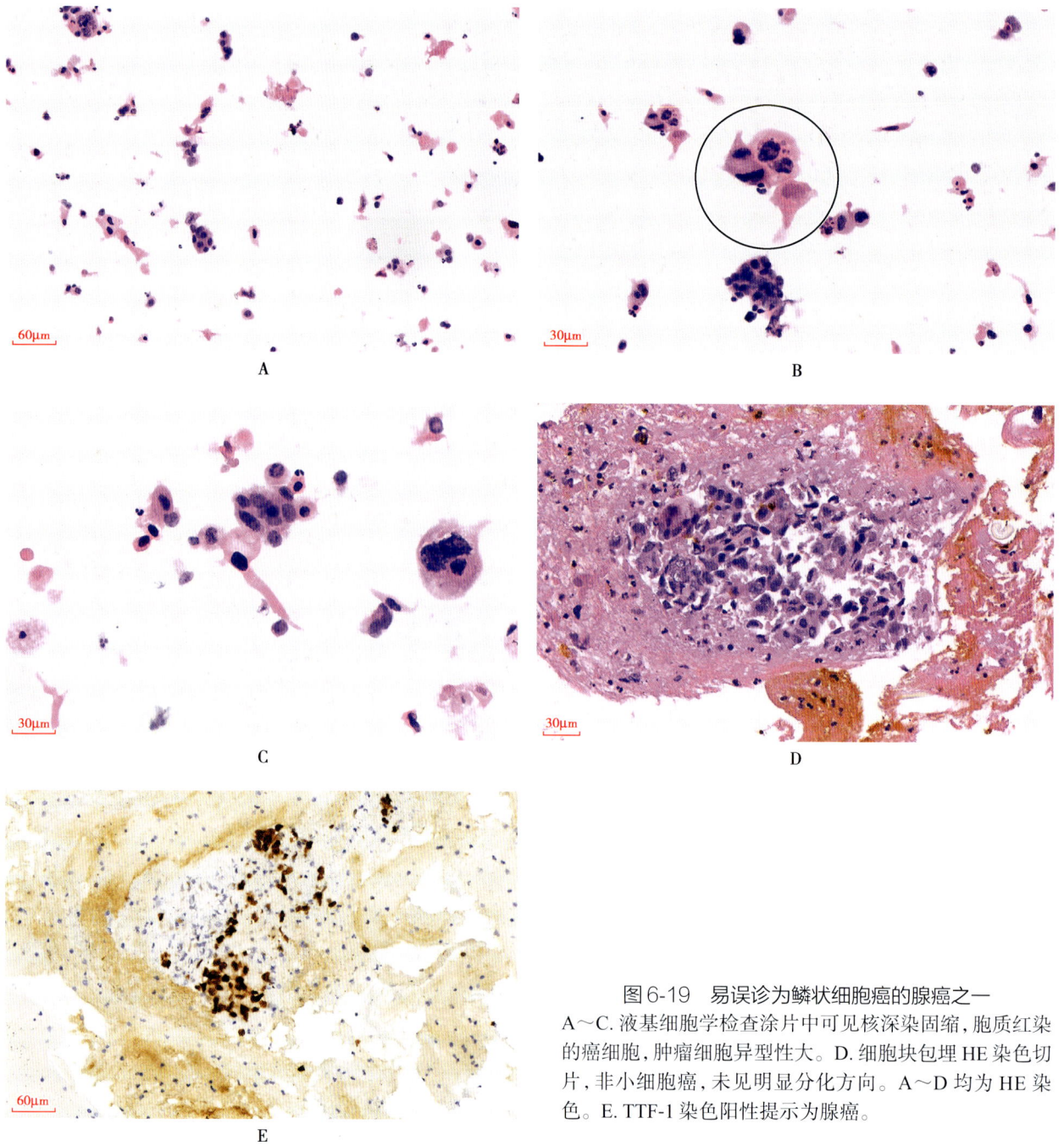

图6-19　易误诊为鳞状细胞癌的腺癌之一

A～C.液基细胞学检查涂片中可见核深染固缩,胞质红染的癌细胞,肿瘤细胞异型性大。D.细胞块包埋HE染色切片,非小细胞癌,未见明显分化方向。A～D均为HE染色。E.TTF-1染色阳性提示为腺癌。

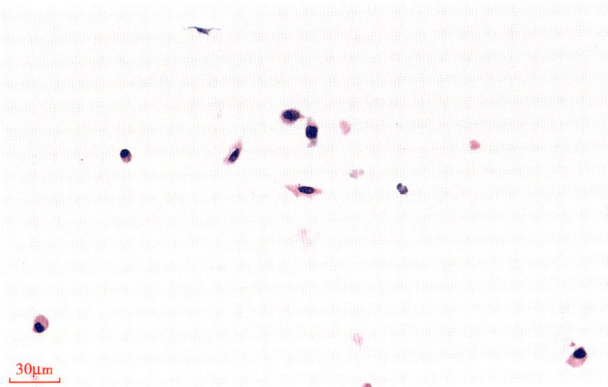

A

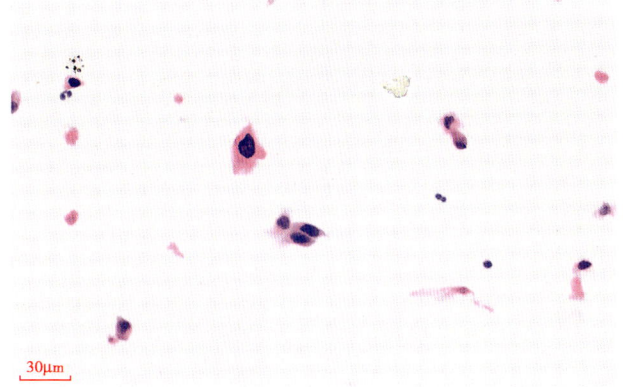

B

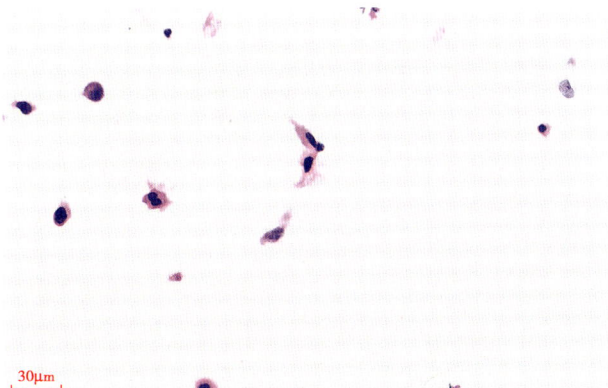

C

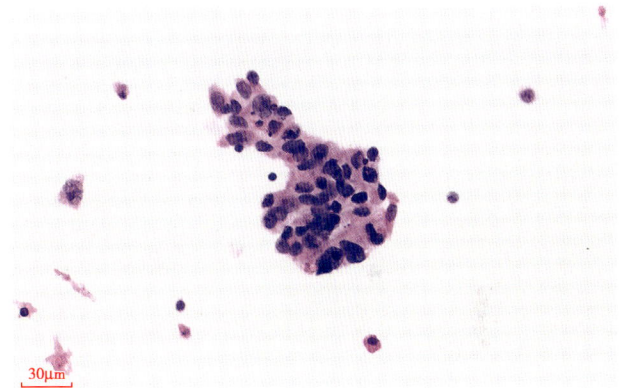

D

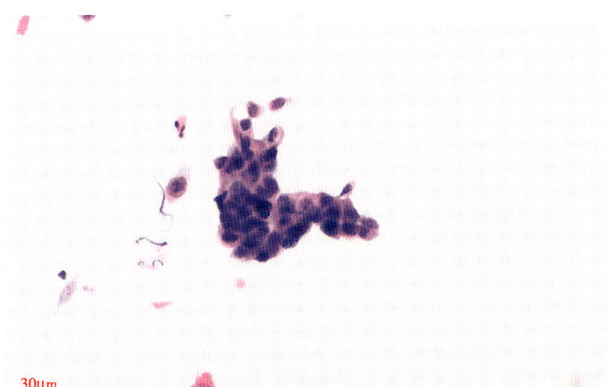

E

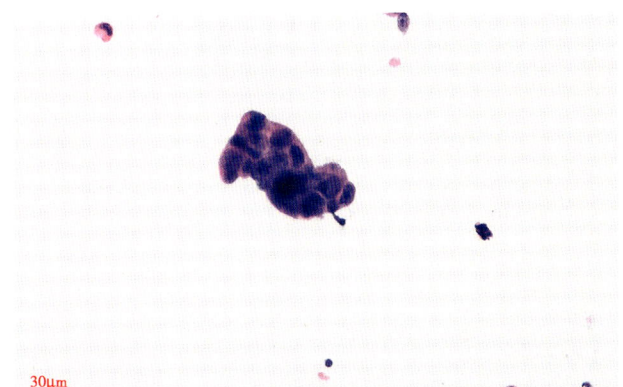

F

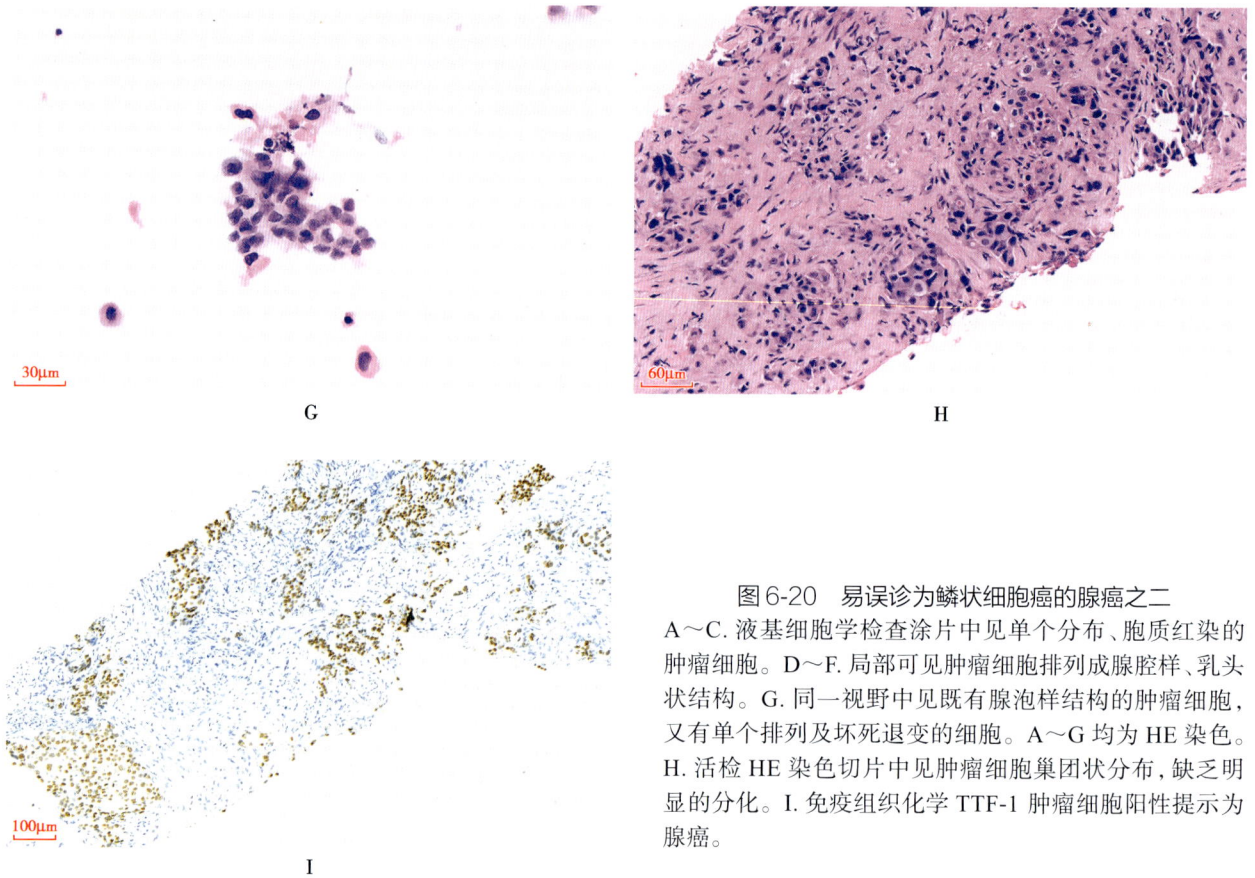

G

H

I

图6-20　易误诊为鳞状细胞癌的腺癌之二

A～C.液基细胞学检查涂片中见单个分布、胞质红染的肿瘤细胞。D～F.局部可见肿瘤细胞排列成腺腔样、乳头状结构。G.同一视野中见既有腺泡样结构的肿瘤细胞，又有单个排列及坏死退变的细胞。A～G均为HE染色。H.活检HE染色切片中见肿瘤细胞巢团状分布，缺乏明显的分化。I.免疫组织化学TTF-1肿瘤细胞阳性提示为腺癌。

阅片要点:腺癌细胞坏死时,肿瘤细胞会有退变凋亡,肿瘤细胞的胞质会因此而红染,细胞核也会出现深染,此时需要与鳞状细胞癌真正的角化相鉴别,有时在涂片的不同区域可见腺泡样或乳头样的分化,应注意观察避免误诊。细胞块包埋或活检组织的免疫组织化学可为诊断提供依据。

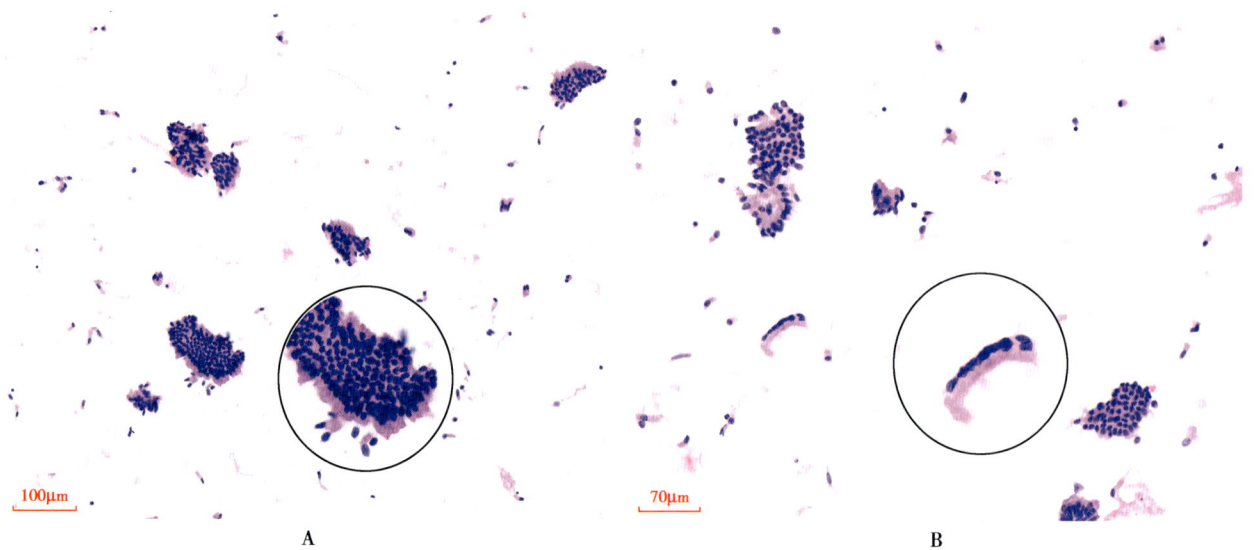

A

B

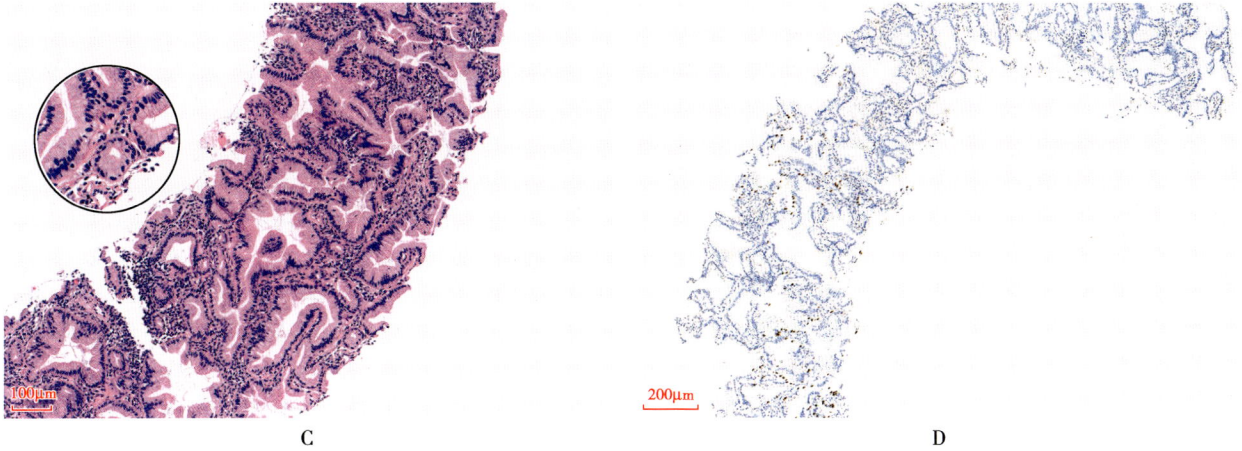

图 6-21　经皮肺细针穿刺的黏液腺癌之一

A. 肿瘤细胞成团分布，放大圈中可见肿瘤细胞较一致，异型性小，柱状排列，细胞核卵圆形位于基底部，胞质丰富嗜酸性。B. 见柱状排列肿瘤细胞，一部分细胞核平行于基底部。C. 组织学活检中可见黏液腺癌细胞呈高柱状，形成腺泡和乳头，胞质内含有黏液。A～C 均为 HE 染色。D. 不表达 TTF-1。

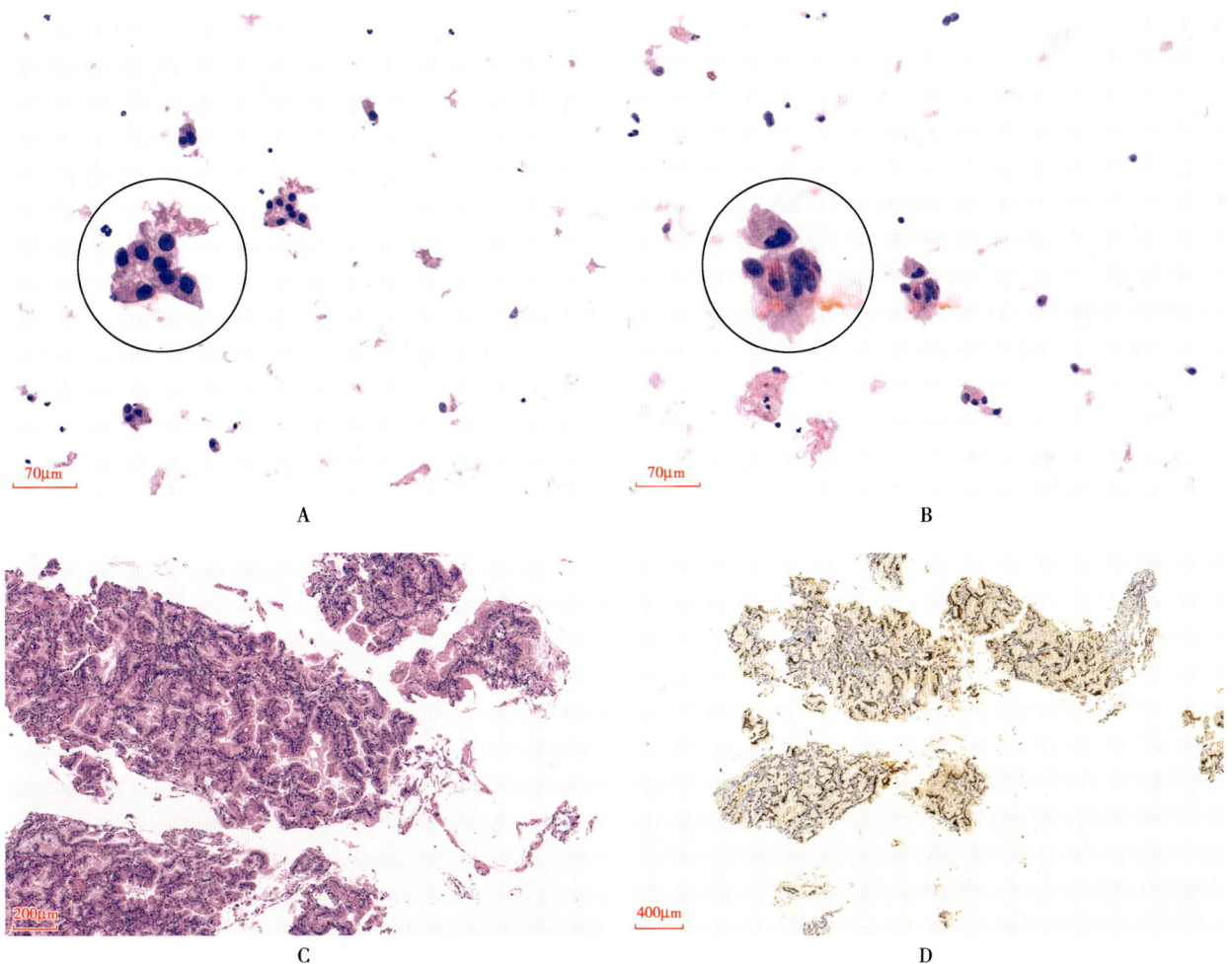

图 6-22　经皮肺细针穿刺的黏液腺癌之二

A、B. 肿瘤细胞小团分布，周围可见经液基细胞学消化液处理后的粉色絮状黏液，细胞核呈圆形，核深染，胞质丰富，嗜酸性。C. 组织学活检的黏液腺癌，胞质中可见黏液空泡。A～C 均为 HE 染色。D. TTF-1 不表达。

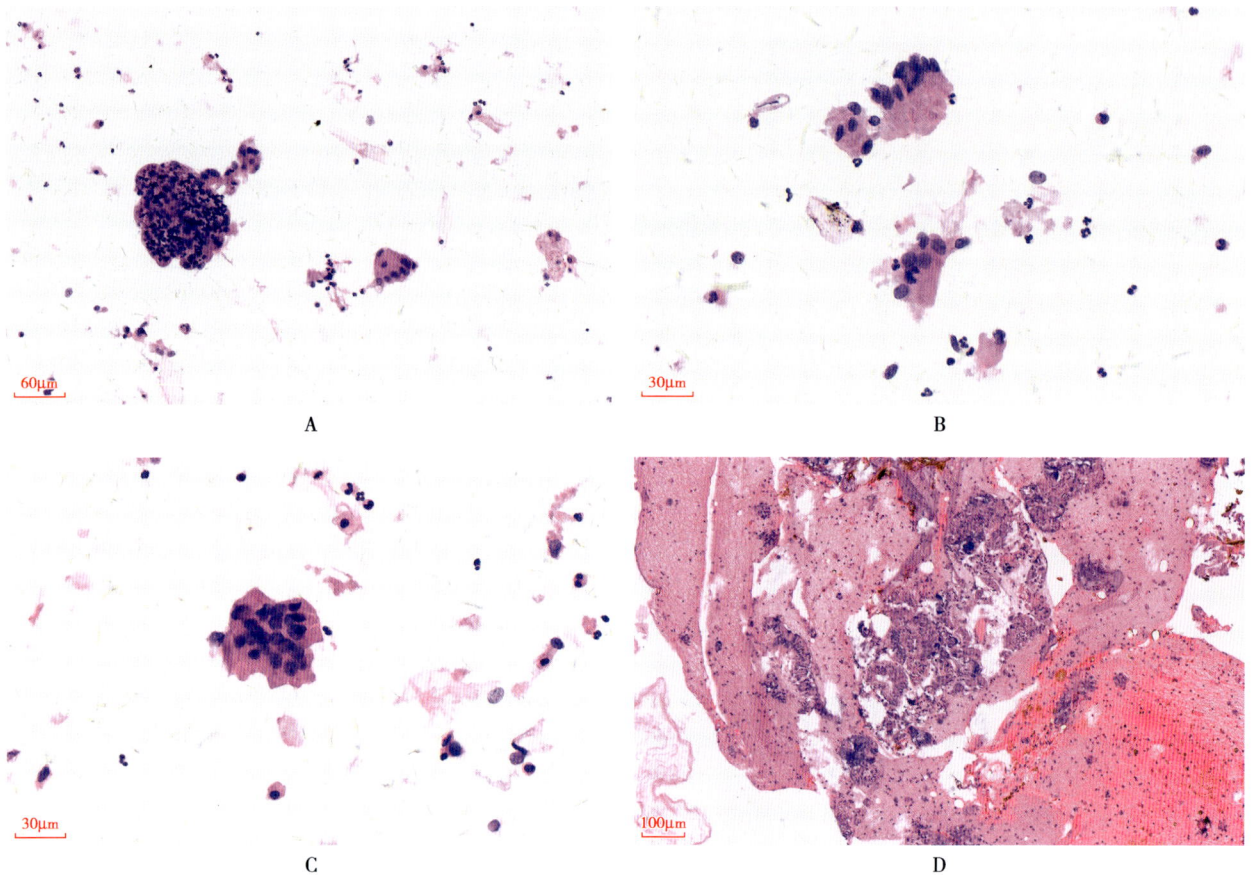

图 6-23 经皮肺细针穿刺的黏液腺癌之三

A～C.液基细胞学检查涂片中见较多炎症细胞(中性粒细胞),肿瘤细胞呈柱状排列,局部呈假复层样结构,胞质丰富,核位于基底部,异型性小。D.细胞块包埋中的黏液腺癌。A～D 均为 HE 染色。

阅片要点:黏液腺癌的肿瘤细胞异型性小,细胞核位于基底部,细胞呈柱状排列是其特点,表面会有顶浆分泌现象,不要误认为是支气管黏膜的假复层纤毛柱状上皮;此外,黏液腺癌的背景中往往有较多的中性粒细胞。黏液腺癌诊断时需要注意与消化道转移性肿瘤鉴别,需要仔细询问患者病史。

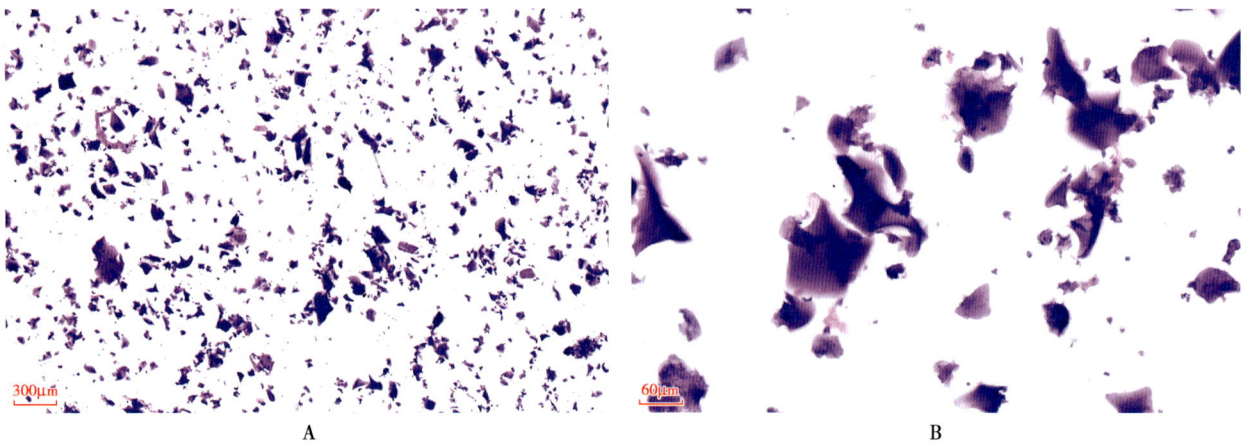

图 6-24 隆胸假体破裂形成胸壁包块

胸壁穿刺液基细胞学中见较多嗜碱性均质物质及少量淋巴细胞、浆细胞。经病史及超声证实,曾行隆胸手术的患者植入假体发生破裂,在胸壁上形成局部的包块。

阅片要点:细胞学检查涂片中的均质物质有各种可能,包括图例中的隆胸假体破裂、介入手术中使用的栓塞剂等,诊断时需仔细询问患者并联系病史,不要将其中的物质误认为黏液而误诊为黏液腺癌。

二、肺鳞状细胞癌

鳞状细胞癌主要见于 50 岁以上的吸烟者,以中央型为主。鳞状细胞癌在细胞学中主要表现为高分化和低分化两种形态,中高分化鳞状细胞癌在细胞学中容易诊断(图 6-25、图 6-26);低分化鳞状细胞癌(图 6-27)(组织学分类为非角化型鳞状细胞癌和基底细胞样鳞状细胞癌)无明显角化的肿瘤细胞,而且有时可以出现假腺样结构,容易误诊,常需借助细胞块免疫组织化学染色协助分型诊断。此外,鳞状细胞癌中的特殊类型——淋巴上皮癌,第五版《WHO 胸部肿瘤分类》(2021 年)中将其归入鳞状细胞癌分类中。此类肿瘤细胞异型性明显,核圆形或卵圆形,有大而明显的核仁,周围可见较多淋巴细胞,细胞学也无法直接诊断(图 6-28)。

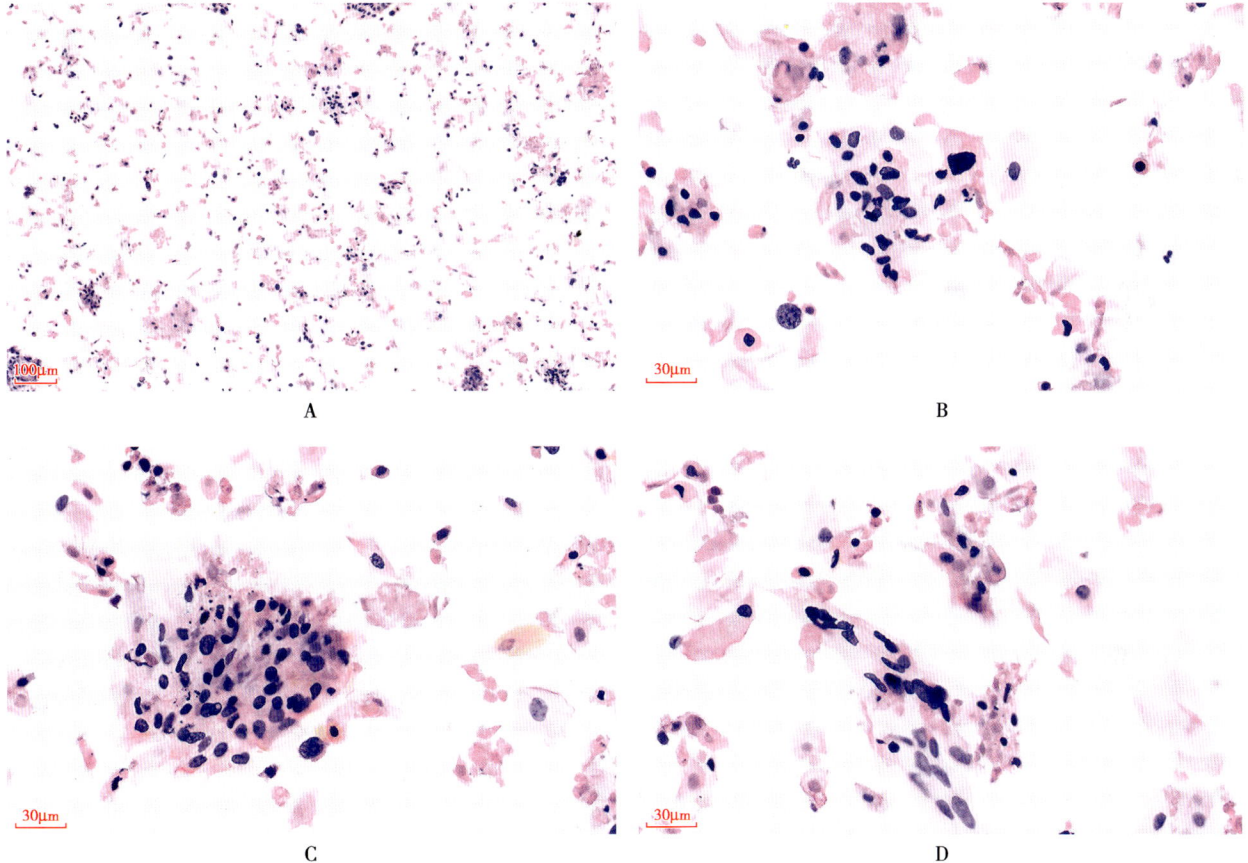

图 6-25　经皮肺细针穿刺涂片中的高分化鳞状细胞癌
A. 低倍镜下见较多凝固性坏死,肿瘤细胞呈单个或片状分布;B~D. 高倍镜下可见肿瘤细胞大小不一,鳞状细胞癌细胞核增大,核深染,核内结构不清,部分肿瘤细胞质着红色,部分癌细胞完全角化,核溶解消失,变成无核的"鬼影细胞"。A~D 均为 HE 染色。

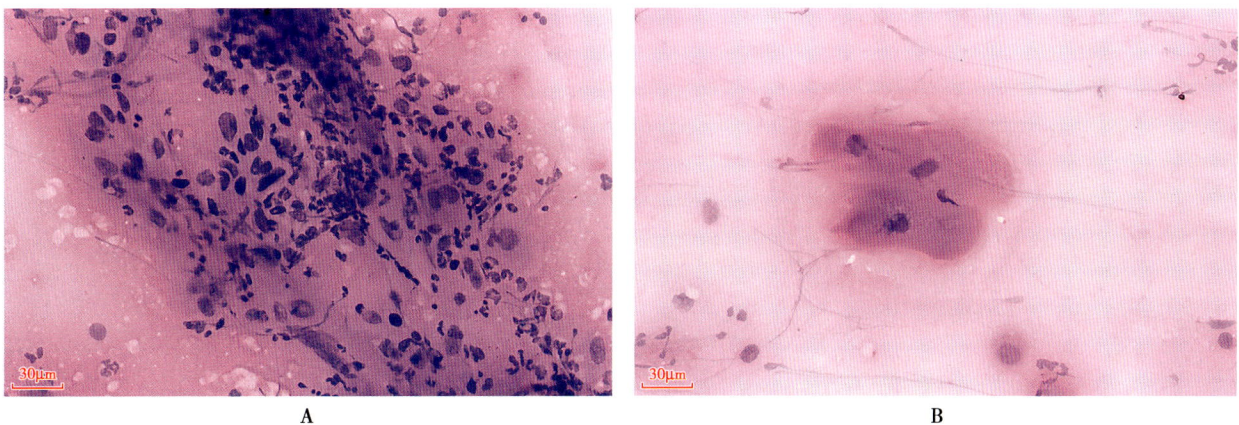

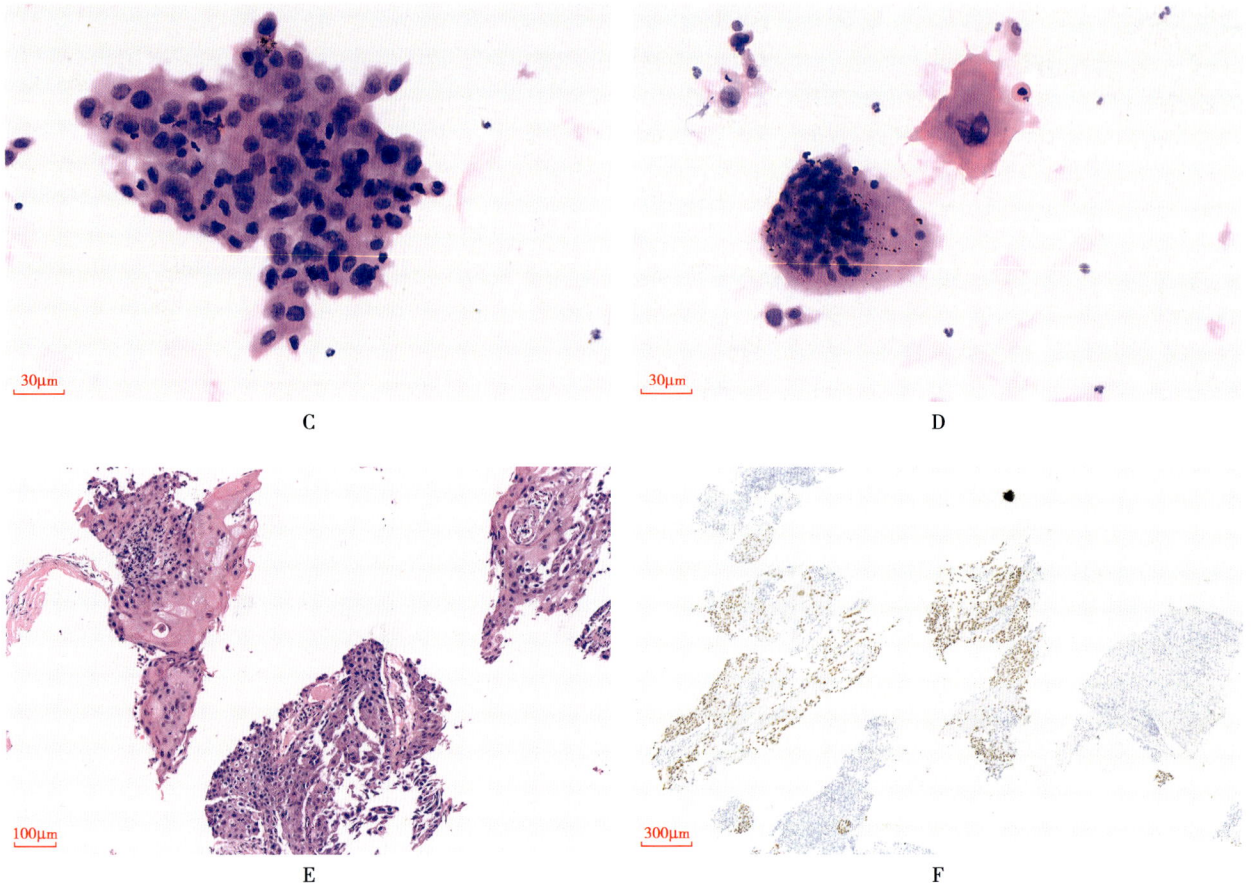

图6-26　经皮肺细针穿刺涂片中的中分化鳞状细胞癌

A、B. 常规细胞学检查涂片中见在炎症细胞背景中核大异型的肿瘤细胞,单个排列的肿瘤细胞胞质红染。C~D. 液基细胞学检查涂片中见肿瘤细胞呈大片状排列或单个排列,部分肿瘤细胞见细胞间桥及细胞角化,局部可见多核巨细胞。A~D 均为 HE 染色。E. 鳞状细胞癌的活检 HE 染色切片。F. P40 染色肿瘤细胞阳性。

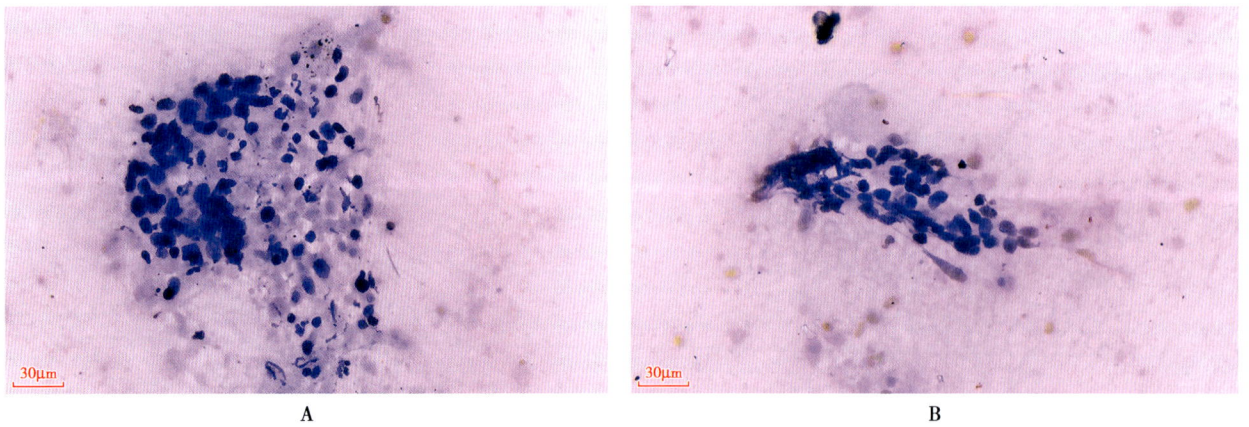

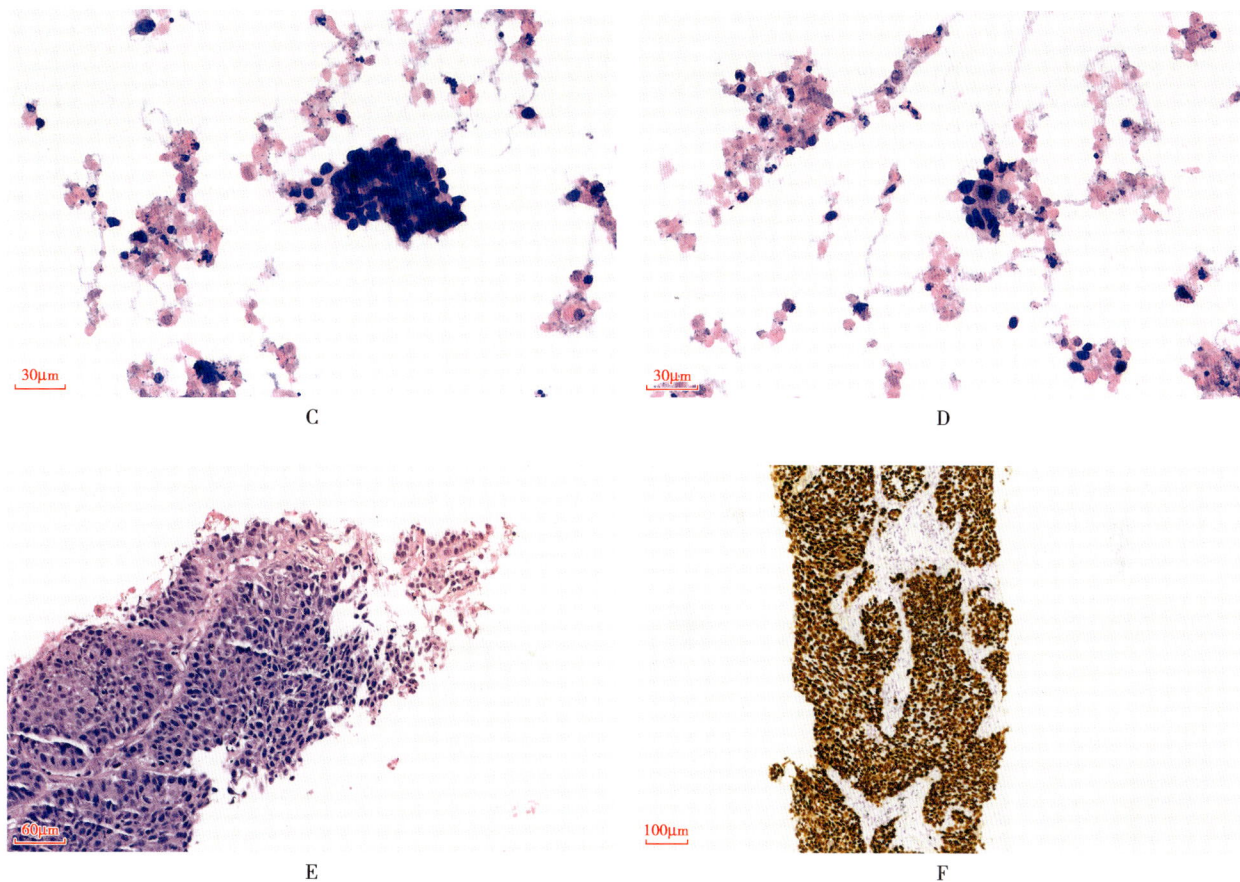

图 6-27 经皮肺细针穿刺涂片中的低分化鳞状细胞癌

A、B. 常规细胞学检查涂片，肿瘤细胞异型性大，核深染，可见因人为因素出现"拉丝"的现象。C、D. 液基细胞学检查涂片，在坏死的背景中肿瘤细胞成团排列或单个排列，细胞核深染，染色质粗糙，未见明显分化特征。A～D 均为 HE 染色。E. 活检 HE 染色切片中见肿瘤细胞呈大巢状分布，边缘见坏死凋亡。F. P40 染色肿瘤细胞弥漫阳性。

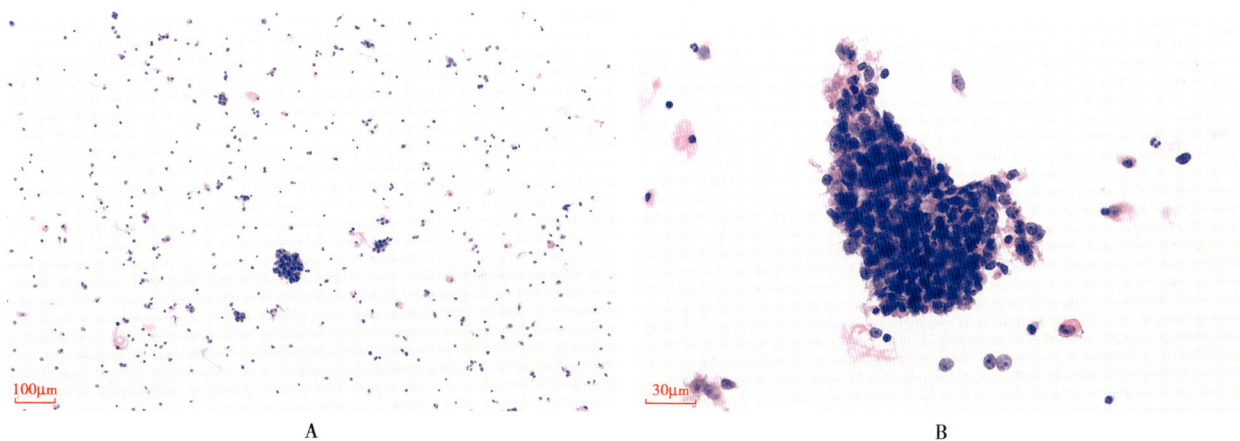

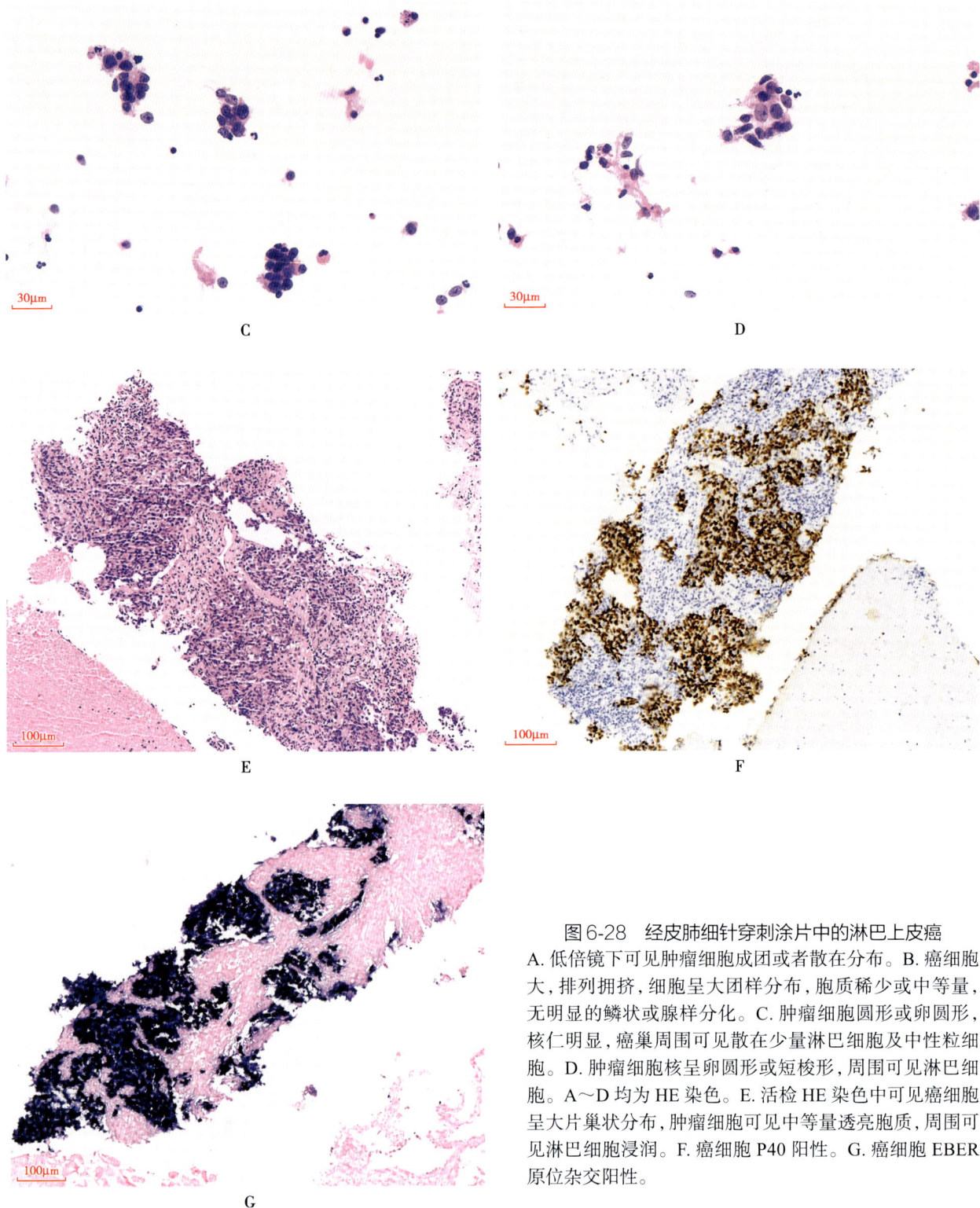

图 6-28 经皮肺细针穿刺涂片中的淋巴上皮癌

A. 低倍镜下可见肿瘤细胞成团或者散在分布。B. 癌细胞大，排列拥挤，细胞呈大团样分布，胞质稀少或中等量，无明显的鳞状或腺样分化。C. 肿瘤细胞圆形或卵圆形，核仁明显，癌巢周围可见散在少量淋巴细胞及中性粒细胞。D. 肿瘤细胞核呈卵圆形或短梭形，周围可见淋巴细胞。A～D 均为 HE 染色。E. 活检 HE 染色中可见癌细胞呈大片巢状分布，肿瘤细胞可见中等量透亮胞质，周围可见淋巴细胞浸润。F. 癌细胞 P40 阳性。G. 癌细胞 EBER 原位杂交阳性。

阅片要点：高分化鳞状细胞癌的诊断并不困难，需要注意的是与炎症刺激所造成的鳞状上皮异型增生进行鉴别。对于低分化鳞状细胞癌而言，仅凭细胞学诊断分型有困难，需要借助细胞块包埋及免疫组织化学。

三、肺非小细胞癌

液基细胞学检查涂片由于无组织学形态,有一定的局限性,因此有部分病例无典型的腺泡、乳头、角化等腺癌或者鳞状细胞癌分化的证据,不能通过细胞学检查涂片进行明确分型。对于这种情况,细胞学诊断推荐使用:非小细胞癌,而不是盲目分型。因为细胞学检查涂片诊断为非小细胞癌的病例,部分经过细胞块包埋的免疫组织化学或者活检及手术切除标本的免疫组织化学后,证实为低分化腺癌、低分化鳞状细胞癌(图 6-27)、大细胞癌(图 6-29)、肉瘤样癌(图 6-30、图 6-31)以及腺鳞癌(图 6-32)等。其中大细胞癌的诊断,需要取材的所有组织块经免疫组化及特殊染色均不表达腺癌、鳞状细胞癌和神经内分泌肿瘤后才能做出诊断,因此细胞学作为取材局限的标本不能诊断大细胞癌,应诊断为非小细胞癌。

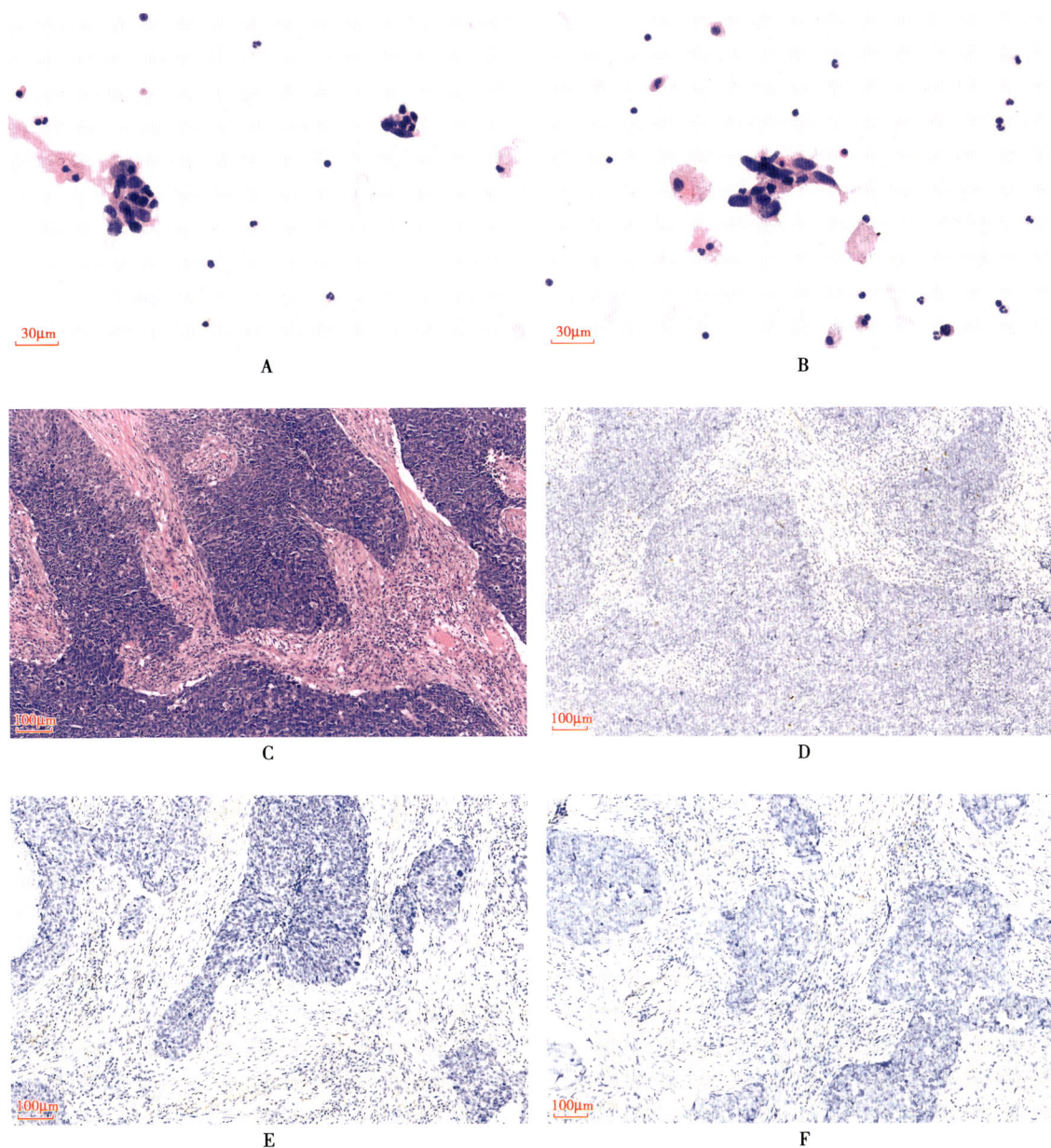

图 6-29　经皮肺穿刺液基细胞学诊断非小细胞癌

A、B. 液基细胞学检查涂片中可见癌细胞大,异型性明显,细胞界限不清,核深染,核卵圆形或梭形,癌细胞无角化或者腺泡样结构形成。C. 手术切除标本,切片中可见癌细胞巢状分布,呈卵圆形或多角形,胞质中等量,癌细胞无明显的分化方向,最终诊断为大细胞癌。A～C 均为 HE 染色。D. P40 染色阴性。E. TTF-1 染色阴性。F. SYN 染色阴性。其余神经内分泌指标(CgA、CD56、INSM-1)均为阴性。

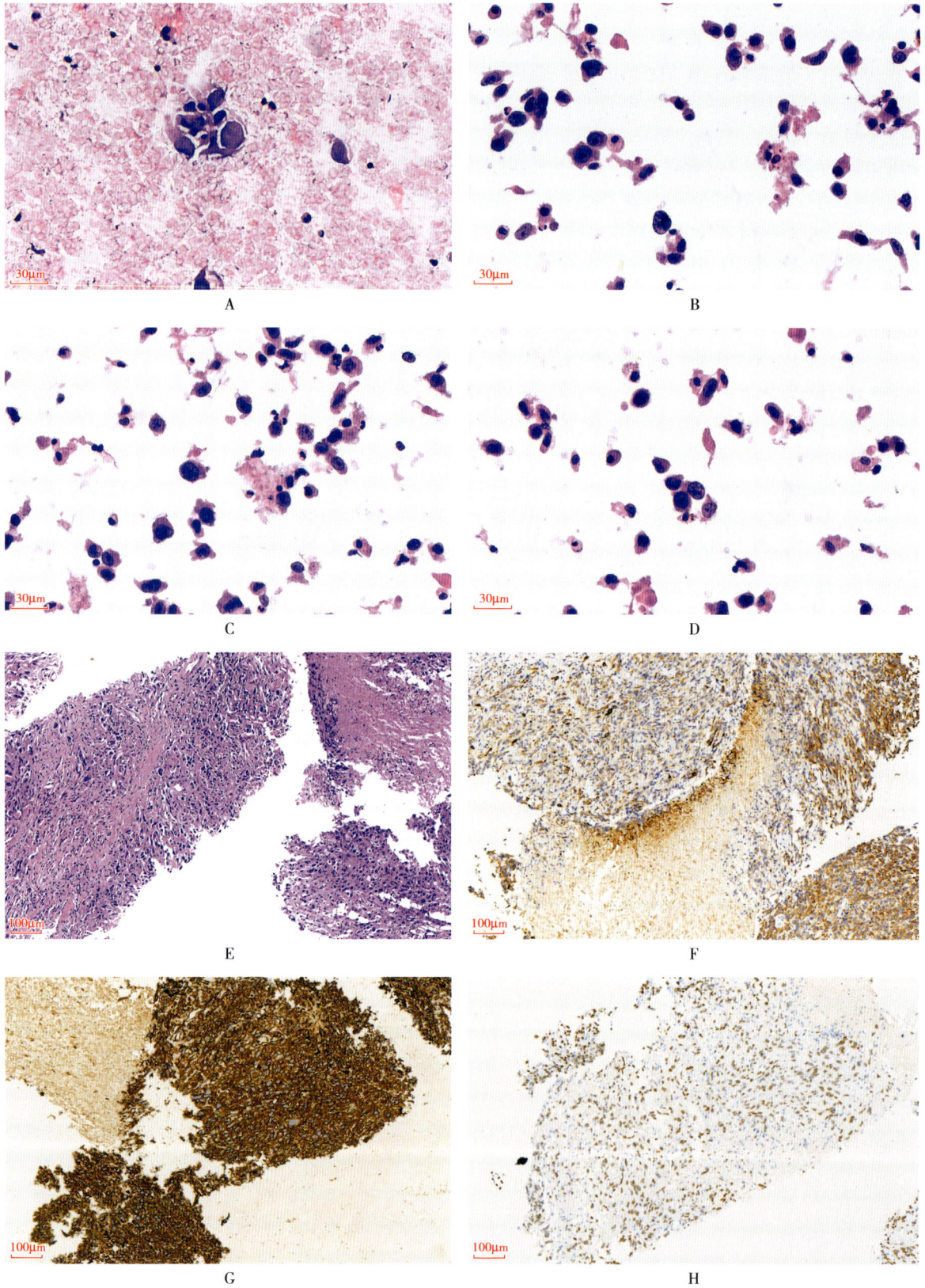

图6-30 肺FNA中的肉瘤样癌之一

A. 常规细胞学检查涂片中可见较多坏死，肿瘤细胞异型性大。B～D. 液基细胞学检查涂片中肿瘤细胞呈上皮样特点，单个排列，无黏附性，肿瘤细胞形状怪异，呈梭形、多角形及卵圆形，细胞核深染，核仁明显。A～D均为HE染色。E. 活检HE染色切片，在纤维间质中见肿瘤细胞低黏附性生长，胞质嗜酸性，肿瘤细胞核大而不规则，染色质粗糙，最终诊断为肉瘤样癌。F. CK染色阳性，部分细胞弱阳性。G. VIM染色弥漫强阳性。H. TTF-1肿瘤细胞中等强度阳性。

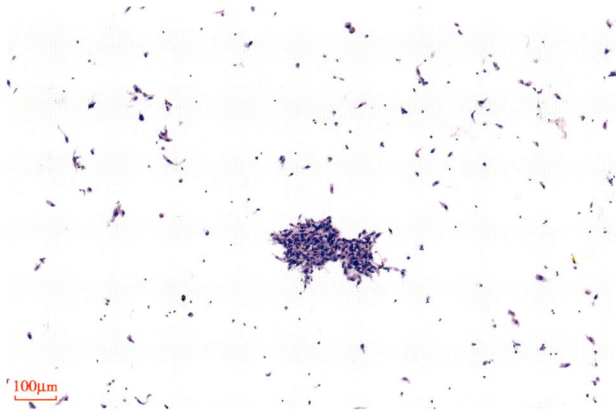

A

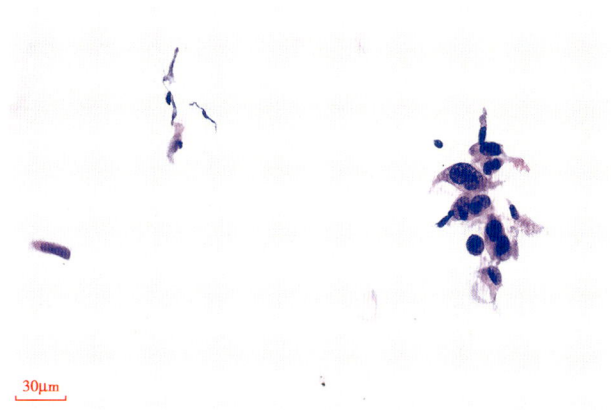

B

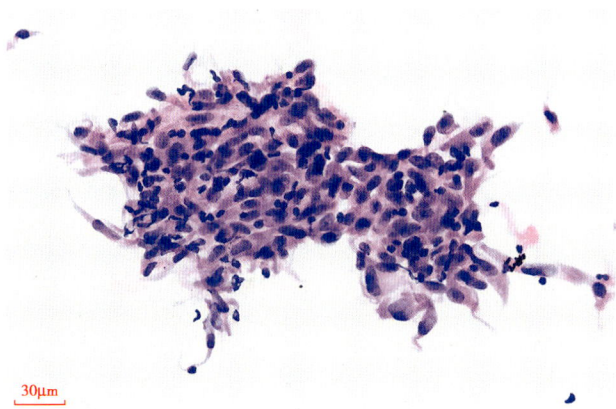

C

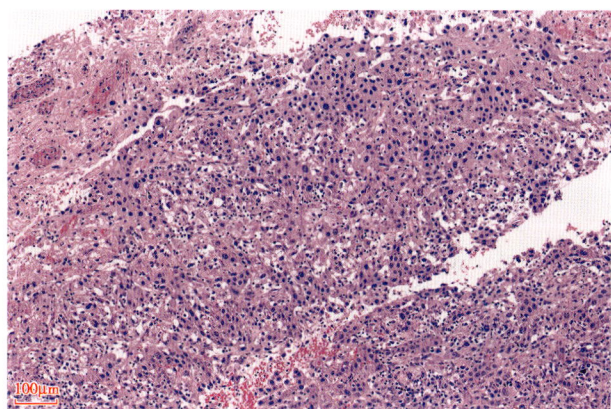

D

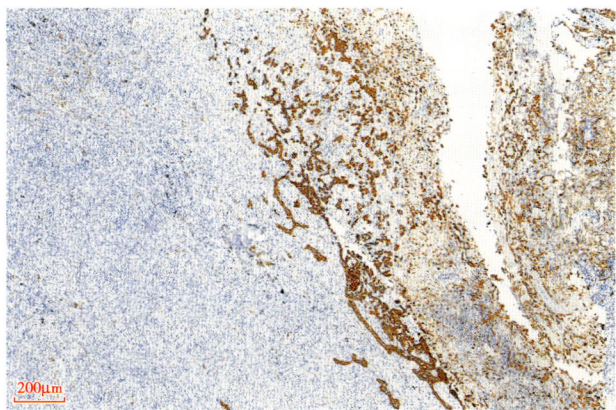

E

图6-31　肺 FNA 中的肉瘤样癌之二
A～C. 肺 FNA 中肿瘤细胞单个或成片排列，肿瘤细胞梭
形（呈现间叶源性肿瘤细胞特点），细胞核异型性明显。
D. 手术切除样本中的肉瘤样癌。A～D 均为 HE 染色。
E. CK 染色部分肿瘤细胞阳性。

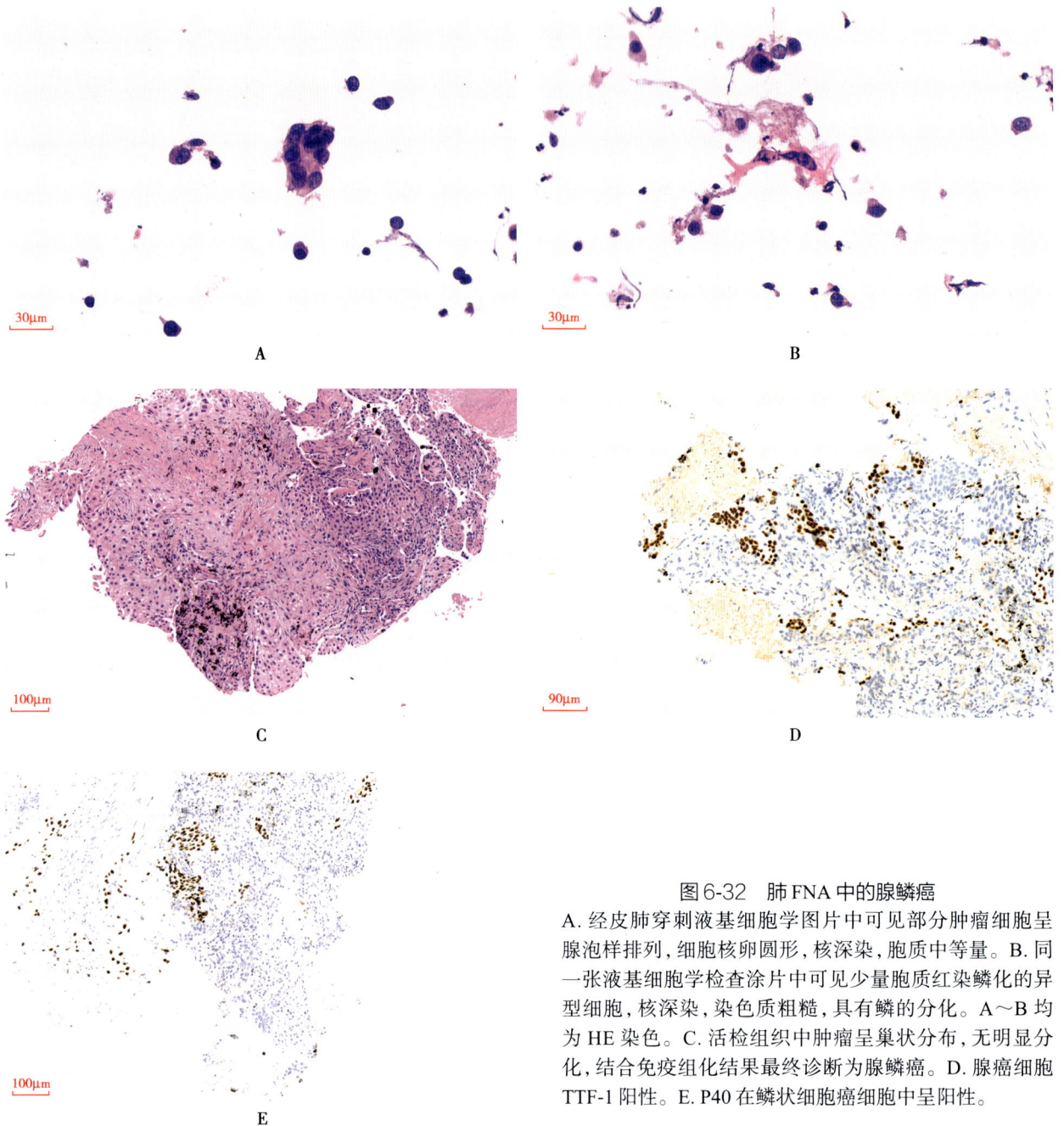

图6-32　肺FNA中的腺鳞癌

A. 经皮肺穿刺液基细胞学图片中可见部分肿瘤细胞呈腺泡样排列，细胞核卵圆形，核深染，胞质中等量。B. 同一张液基细胞学检查涂片中可见少量胞质红染鳞化的异型细胞，核深染，染色质粗糙，具有鳞的分化。A～B均为HE染色。C. 活检组织中肿瘤呈巢状分布，无明显分化，结合免疫组化结果最终诊断为腺鳞癌。D. 腺癌细胞TTF-1阳性。E. P40在鳞状细胞癌细胞中呈阳性。

阅片要点：尽管WHO标准中对于活检及细胞学标本而言，因为无法明确腺癌或鳞状细胞癌是否满足最低比例10%的要求，所以不做腺鳞癌的诊断，但是在细胞学检查涂片中明确看到有腺癌和鳞状细胞癌成分的在报告中也可以进行标注，以便临床选取更精准的治疗方案。

四、肺神经内分泌肿瘤

神经内分泌肿瘤（neuroendocrine tumor，NET）是一类原发于肺内的具有神经内分泌肿瘤特征的上皮源性恶性肿瘤，它们都具有神经内分泌肿瘤的形态学、免疫组织化学表达以及超微结构。肺神经内分泌肿瘤分为2个级别：高级别神经内分泌肿瘤包括小细胞癌（small cell carcinoma，SCLC）和大细胞神经内分泌癌（large cell neuroendocrine carcinoma of the lung，LCNEC）；低级别神经内分泌肿瘤包括不典型类癌（atypical carcinoid，AC）和典型类癌（typical carcinoma，TC）。

据 WHO 报道,肺类癌的发病率<(0.1~1.5)/10 万人,其中 70%~90% 是 TC,占所有肺癌<1%。TC 与吸烟无关,而 AC 吸烟者多发。对于 TC 和 AC 而言,前者的核分裂象<2 个 /2mm² 且无坏死,后者的诊断特征为核分裂象在 2~10 个 /2mm²,有或无坏死。然而,细胞学标本和活检标本因为取材有限,无法对 AC 和 TC 进行明确诊断(图 6-33)。

LCNEC 是一类细胞具有神经内分泌形态特征并表达神经内分泌免疫组化标志物的非小细胞癌。在 1997 版及 2004 版《WHO 胸部肿瘤分类》中,LCNEC 是大细胞癌中的一种亚型,从 2015 版开始 LCNEC 归入神经内分泌肿瘤中。据文献报道,几乎所有的 SCLC 和 LCNEC 都与重度吸烟有关。仅依靠细胞学检查涂片诊断 LCNEC 困难,但是经过细胞块包埋后行免疫组织化学为 LCNEC 提供了诊断依据。典型的 LCNEC 的细胞学检查涂片中见肿瘤细胞排列成花环样或基底细胞样的结构,肿瘤细胞中等到大,LCNEC 的肿瘤细胞较之 SCLC 的肿瘤细胞有丰富的胞质以及明显的核仁(图 6-34、图 6-35)。同样,LCNEC 也可以合并其他肺癌的成分,诊断时亦需注明。

细胞学标本可以不借助免疫组织化学而直接诊断 SCLC(图 6-36、图 6-37)。在活检标本因为挤压变形导致诊断困难时,细胞学标本为诊断提供了有效的补充。细胞学检查涂片中见圆形、卵圆形或者梭形的肿瘤细胞,肿瘤细胞的胞质稀少,呈裸核样,细胞核以椒盐粒样为特点,无明显核仁或见细小核仁,涂片中坏死背景明显,常见凋亡或固缩深染的细胞。SCLC 可伴有其他肺癌成分,诊断时需要仔细观察涂片,注明所有肿瘤成分(图 6-38~图 6-40)。

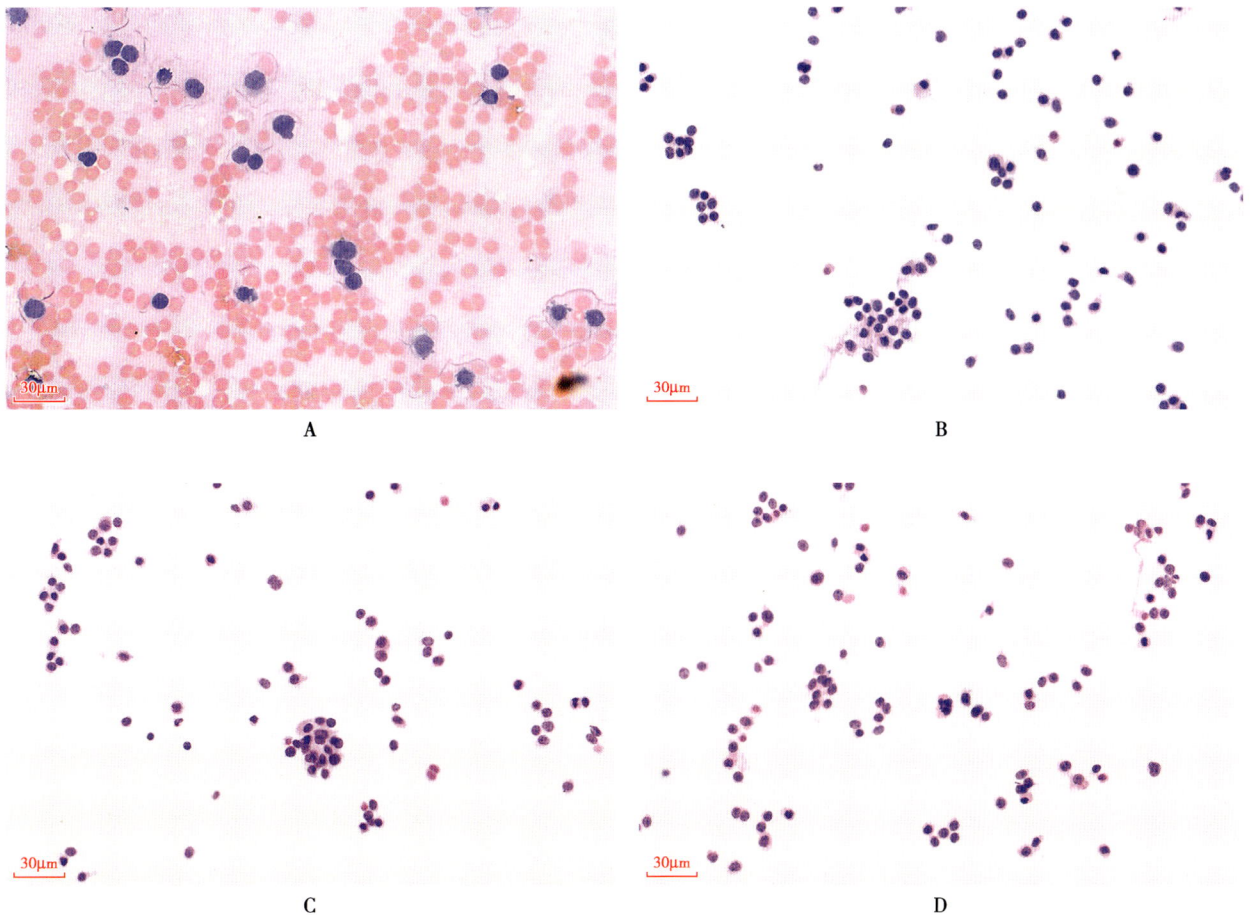

A

B

C

D

E

F

G

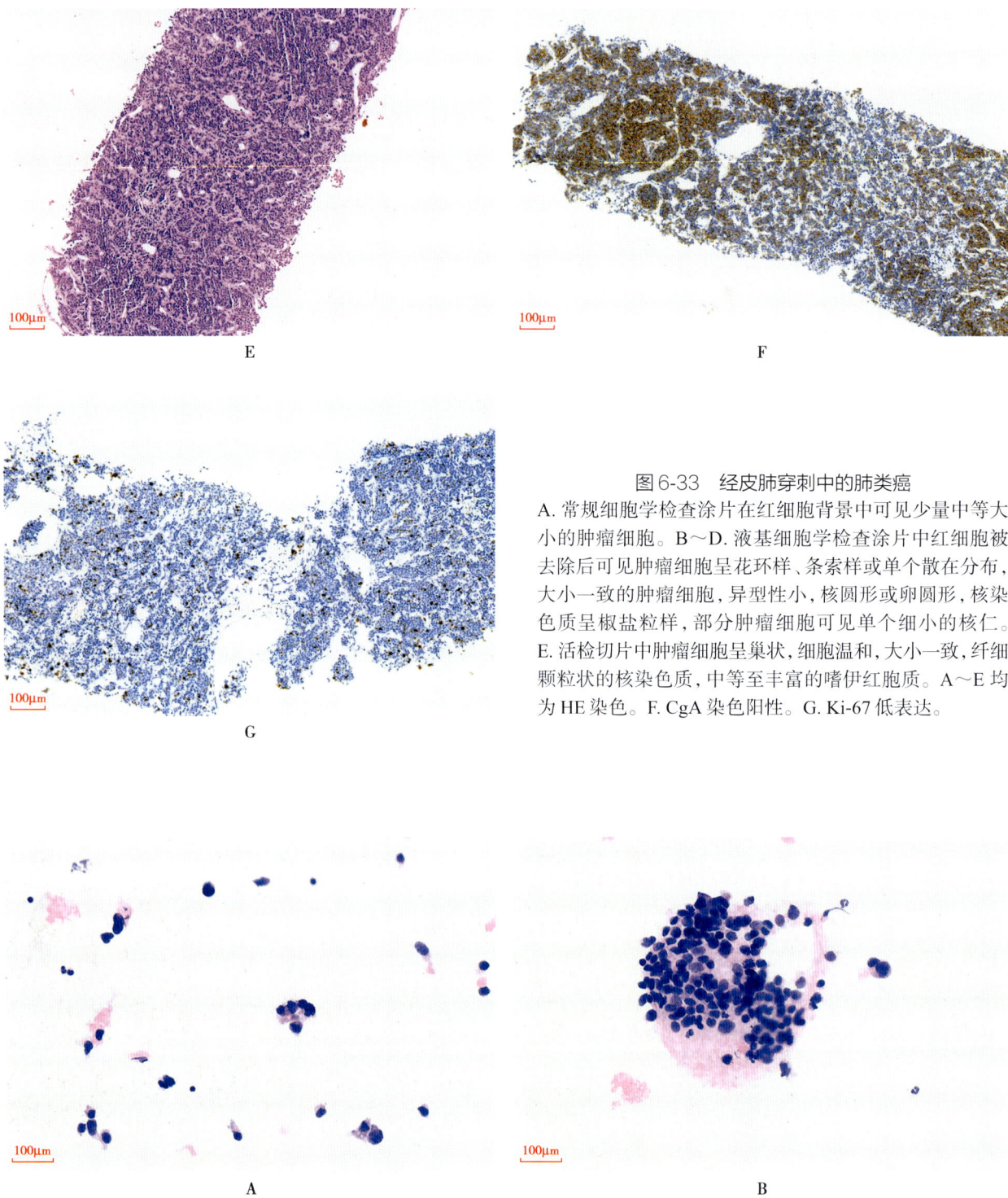

图6-33　经皮肺穿刺中的肺类癌
A. 常规细胞学检查涂片在红细胞背景中可见少量中等大
小的肿瘤细胞。B～D. 液基细胞学检查涂片中红细胞被
去除后可见肿瘤细胞呈花环样、条索样或单个散在分布，
大小一致的肿瘤细胞，异型性小，核圆形或卵圆形，核染
色质呈椒盐粒样，部分肿瘤细胞可见单个细小的核仁。
E. 活检切片中肿瘤细胞呈巢状，细胞温和，大小一致，纤细
颗粒状的核染色质，中等至丰富的嗜伊红胞质。A～E 均
为 HE 染色。F. CgA 染色阳性。G. Ki-67 低表达。

A

B

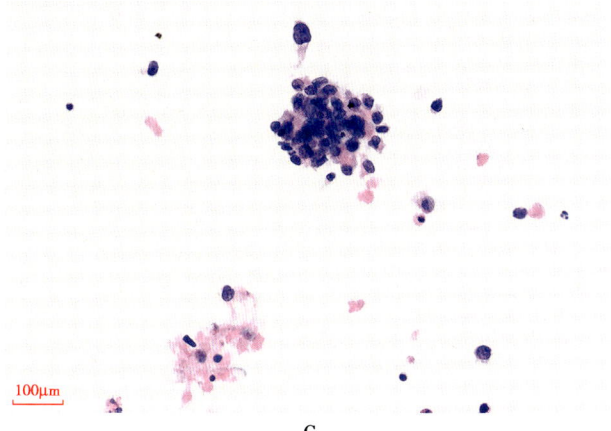

C

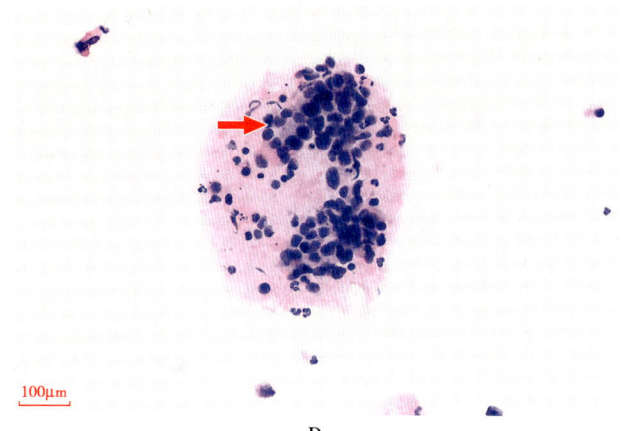

D

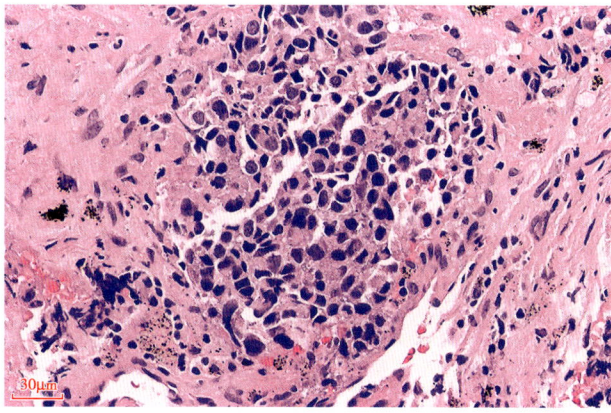

E

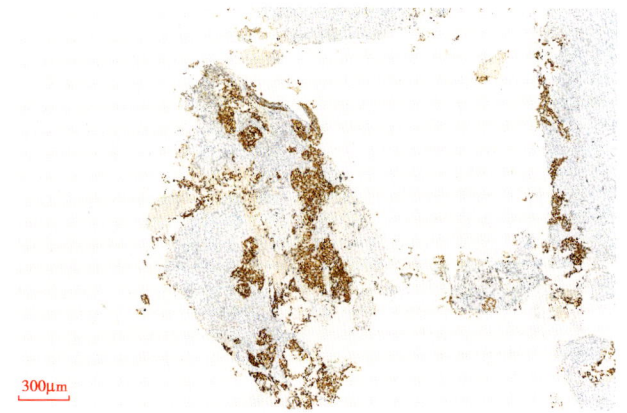

F

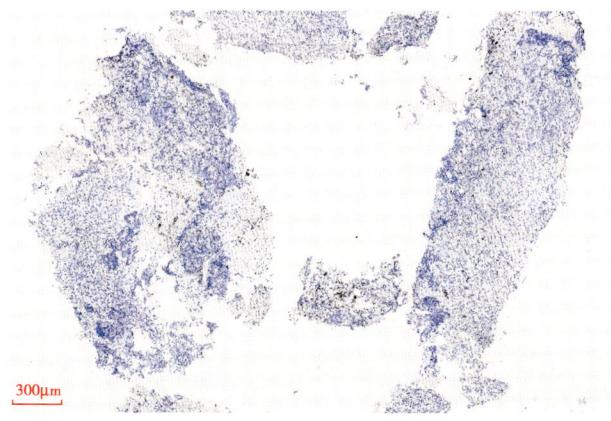

G

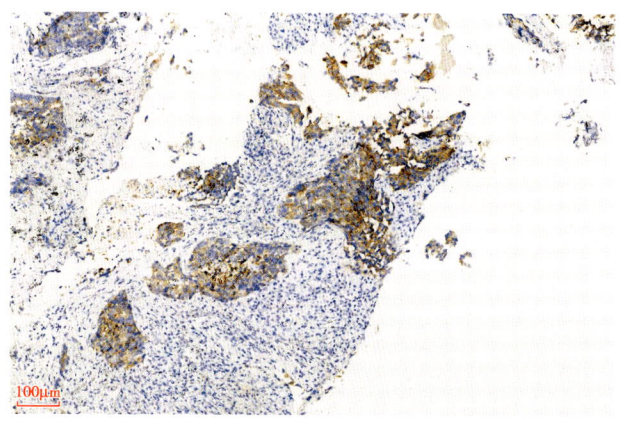

H

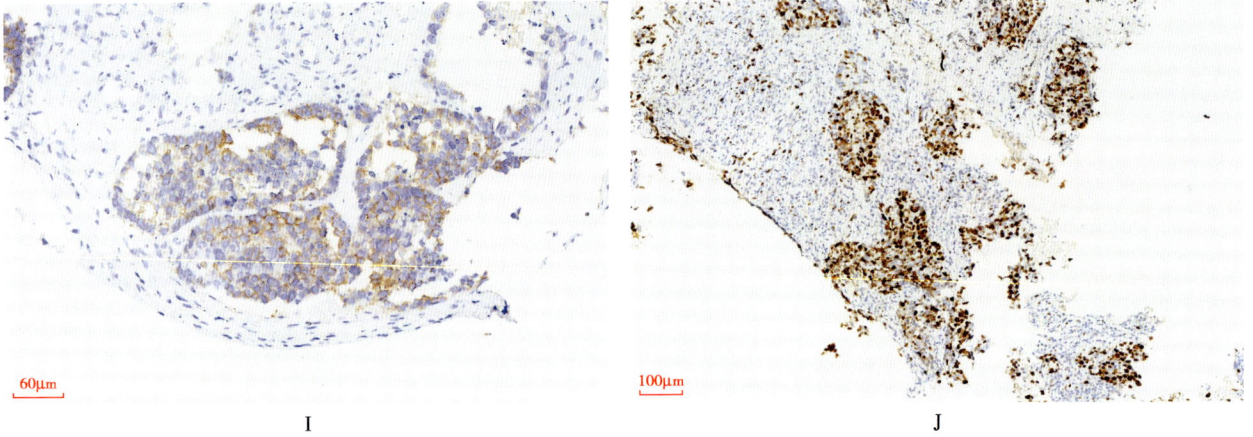

I

J

图6-34　肺FNA中的大细胞神经内分泌癌之一

A～D.液基细胞学检查涂片中可见癌细胞呈巢团样分布,常可见类似菊形团样结构(箭头所示),肿瘤细胞中等大小,细胞核高度异型,核分裂象多见,中等量胞质,细胞核质比明显增大。E.组织学活检样本中癌细胞排列成器官样结构,细胞异型性明显,核分裂象易见。A～E均为HE染色。F.TTF-1阳性。G.NapsinA染色阴性。H.SYN染色阳性。I.CD56阳性。J.Ki-67高表达。

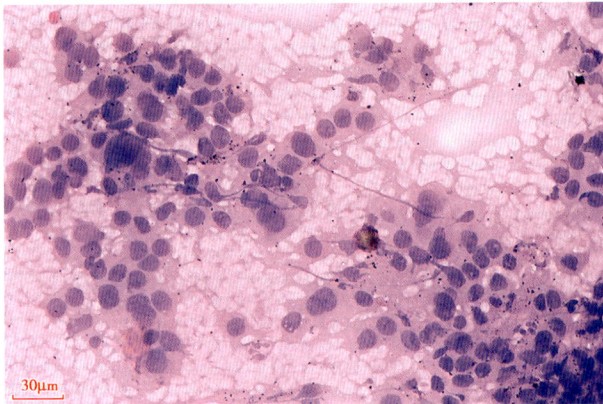

A

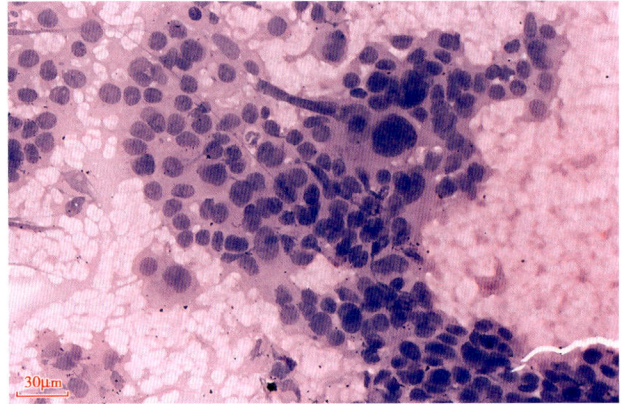

B

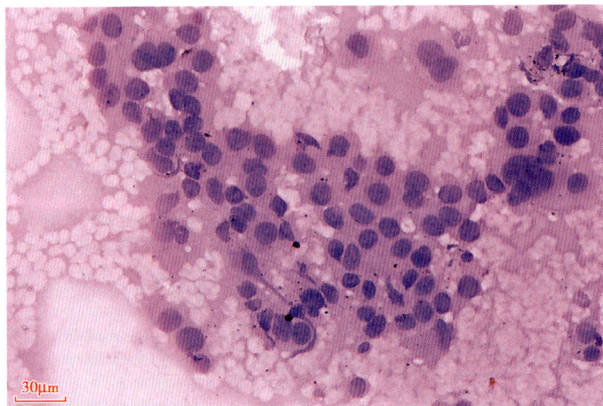

C

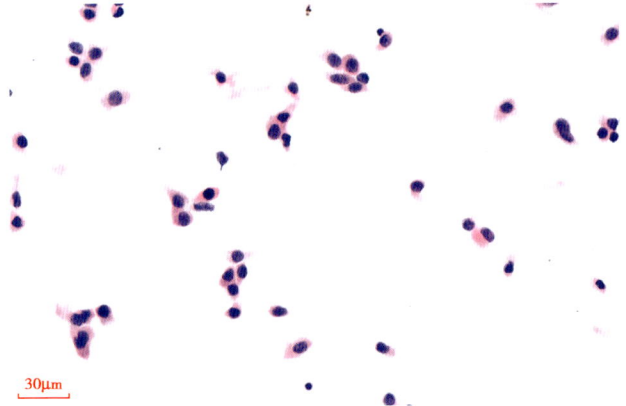

D

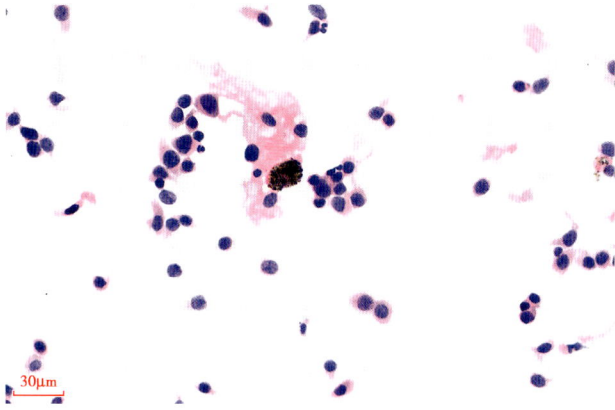

E

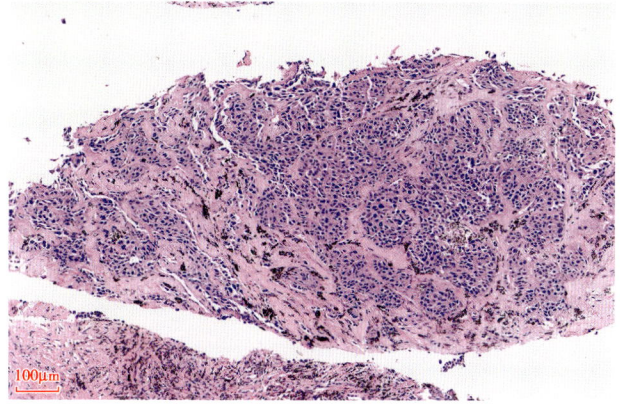

F

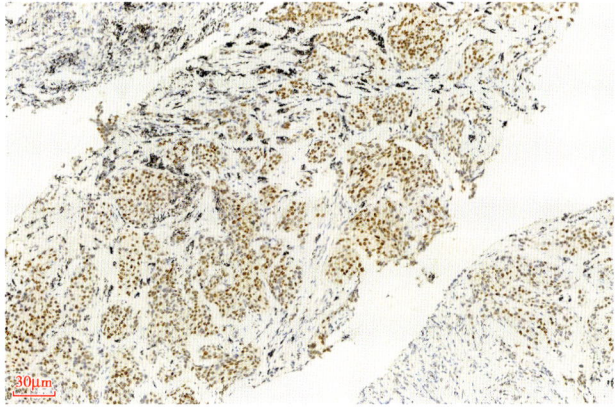

G

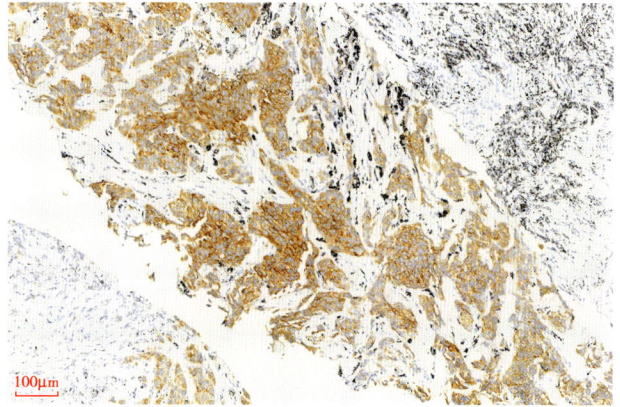

H

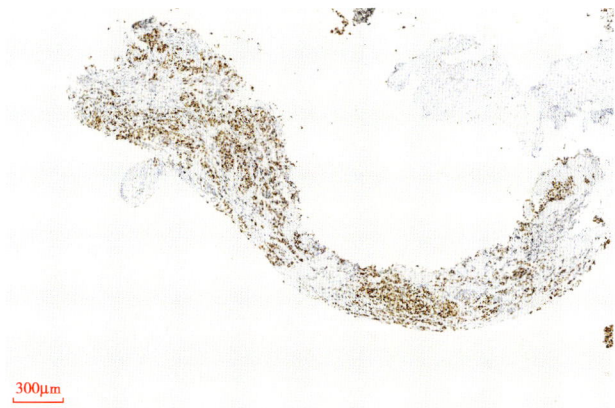

I

图 6-35　肺 FNA 中的大细胞神经内分泌癌之二
A～C. 常规细胞学检查涂片中肿瘤细胞丰富，呈片状排列。D、E. 液基细胞学检查涂片中见圆形、卵圆形及多角形的肿瘤细胞，单个或小簇状分布，细胞核深染，核质比高。F. 活检组织的大细胞神经内分泌癌。A～F 均为 HE染色。G. INSM-1 肿瘤细胞阳性。H. SYN 肿瘤细胞阳性。I. Ki-67 染色 80% 肿瘤细胞阳性。

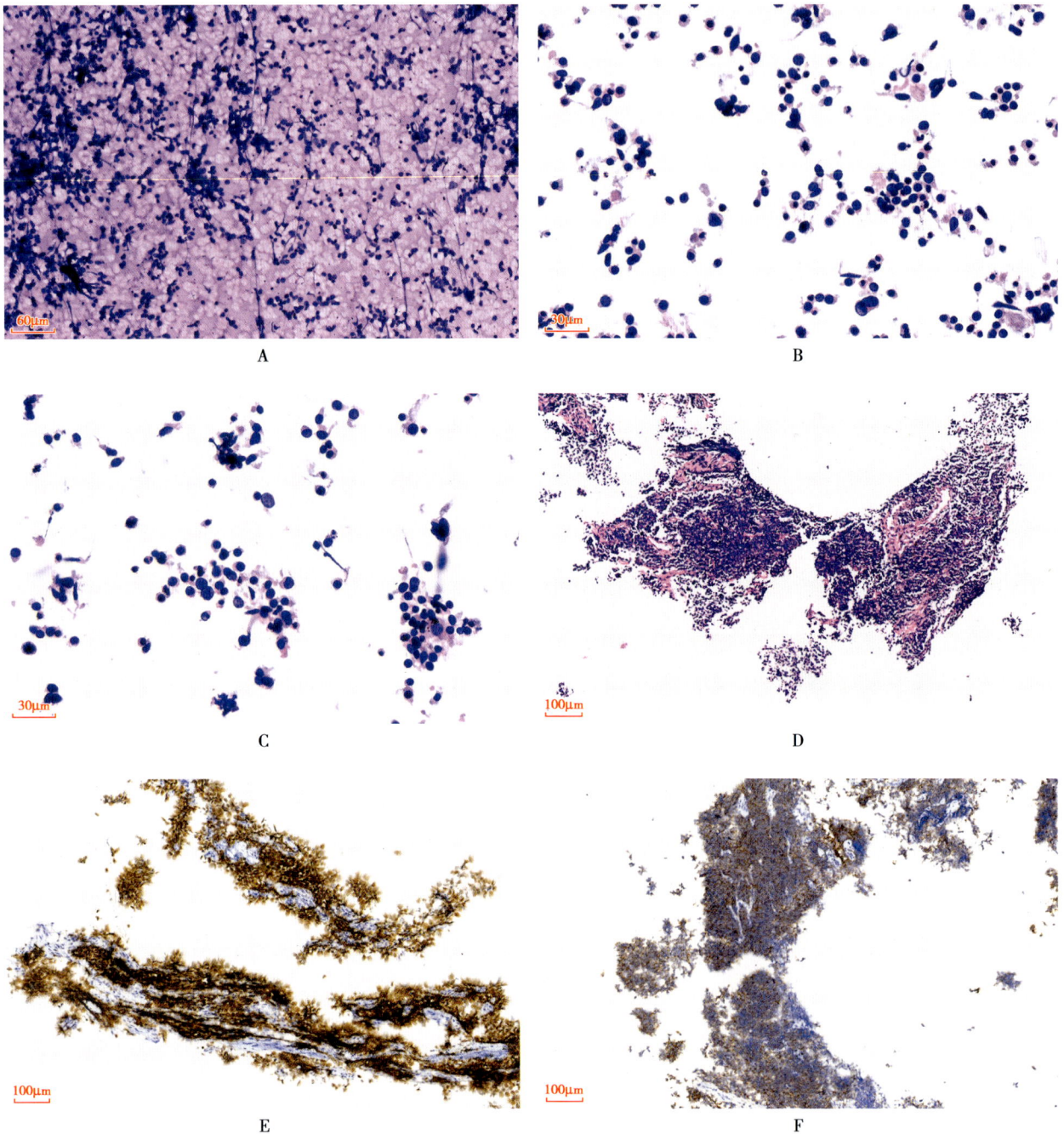

图 6-36 经皮肺穿刺中的肺小细胞癌

A. 常规细胞学检查涂片中可见肿瘤细胞丰富，因为人工作用挤压变形，部分肿瘤细胞有"拉丝"现象，涂片背景中可见细胞坏死核碎片。B、C. 液基细胞学检查涂片中可见肿瘤细胞异型性明显，胞质稀少或者无胞质，出现裸核细胞，核染色质细腻，可见椒盐状染色质，个别细胞可以出现细小的核仁。D. 活检中的小细胞癌。A～D 均为 HE 染色。E. TTF-1 染色弥漫阳性。F. SYN 染色阳性。

A

B

C

D

E

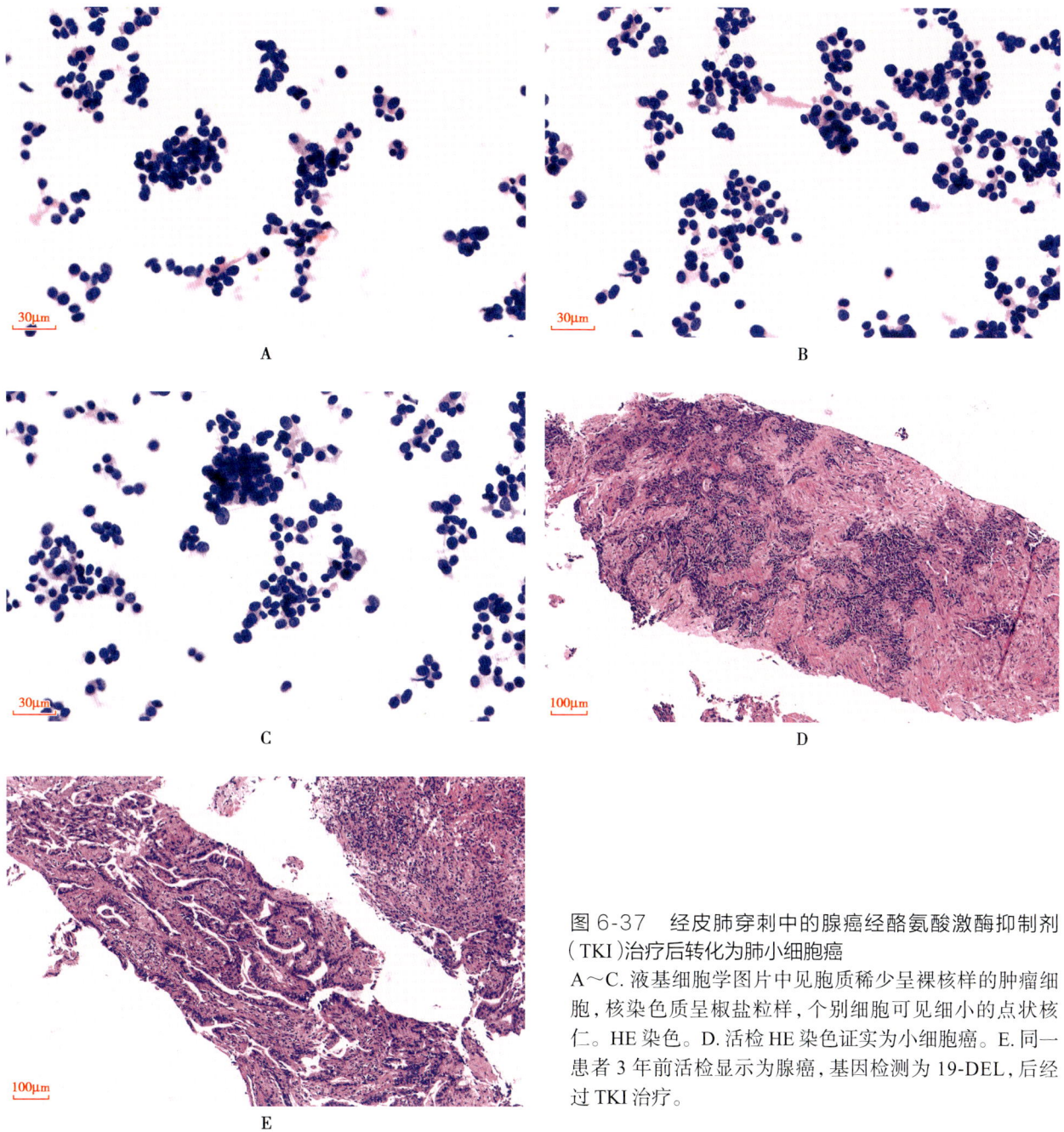

图 6-37　经皮肺穿刺中的腺癌经酪氨酸激酶抑制剂（TKI）治疗后转化为肺小细胞癌
A～C. 液基细胞学图片中见胞质稀少呈裸核样的肿瘤细胞，核染色质呈椒盐粒样，个别细胞可见细小的点状核仁。HE 染色。D. 活检 HE 染色证实为小细胞癌。E. 同一患者 3 年前活检显示为腺癌，基因检测为 19-DEL，后经过 TKI 治疗。

阅片要点: 随着基因检测和靶向治疗在临床治疗中的普及，肿瘤科医生会对 TKI 治疗后耐药患者的新发病灶进行重新穿刺，以明确 TKI 耐药的机制。耐药机制的原因之一是有部分的腺癌患者在经过 TKI 治疗后转化为小细胞癌，因此，细胞病理诊断医师对这部分病例需要进行仔细阅片，给出明确的病理分型，此部分病例的小细胞癌细胞学特征同原发小细胞癌。

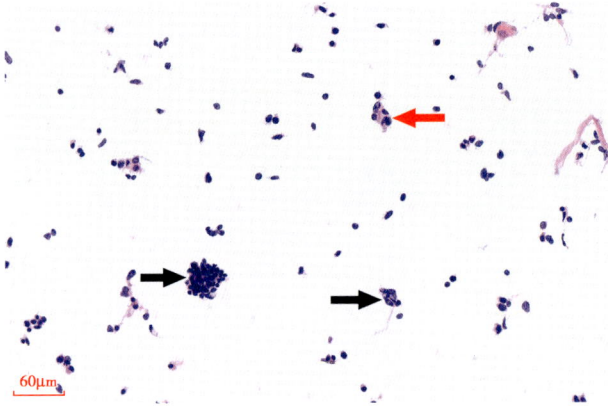

A

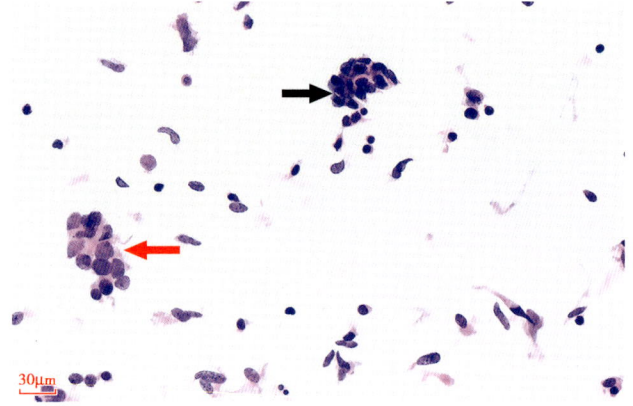

B

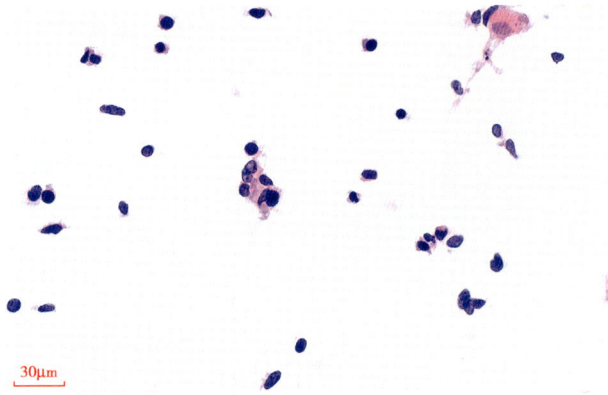

C

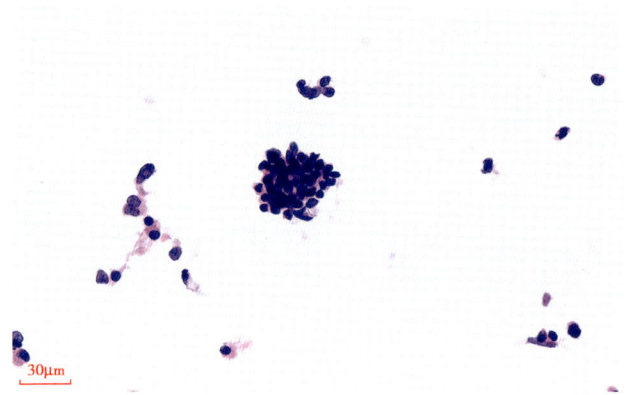

D

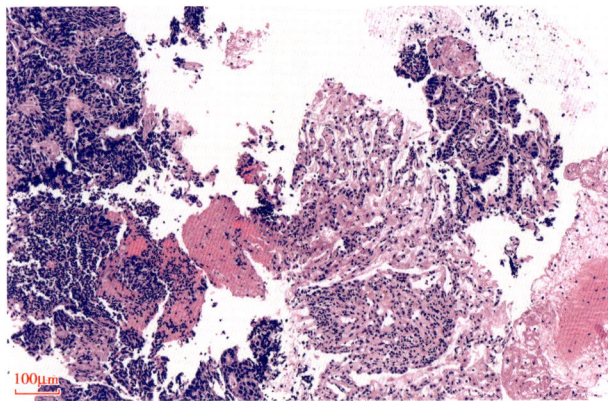

E

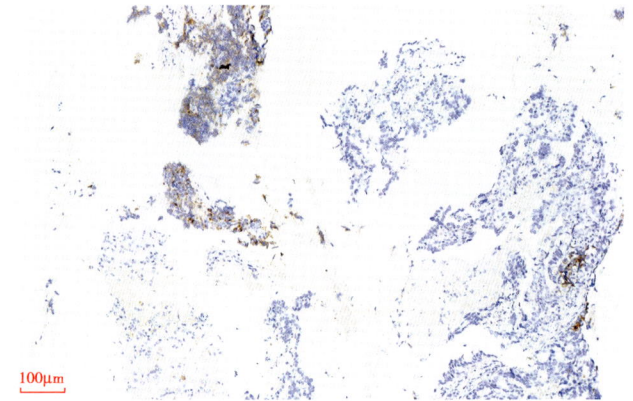

F

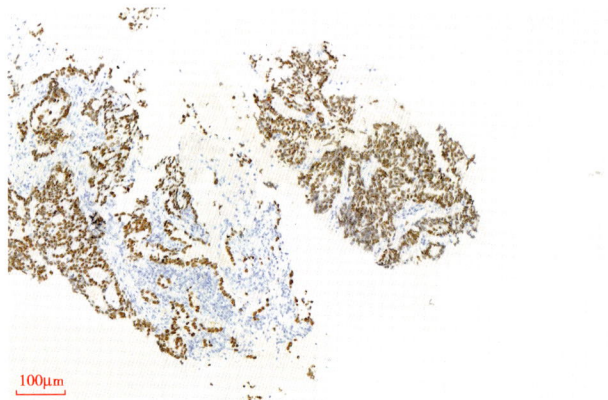

G

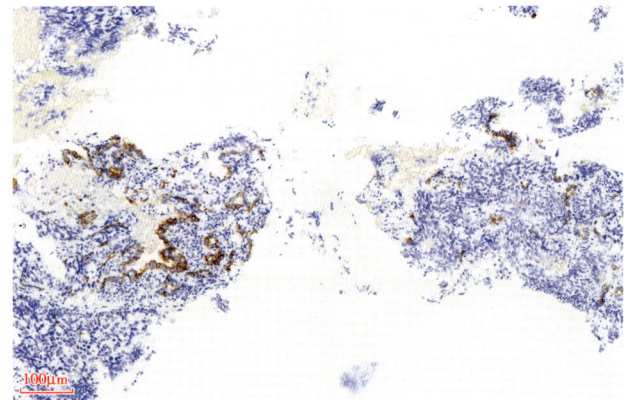

H

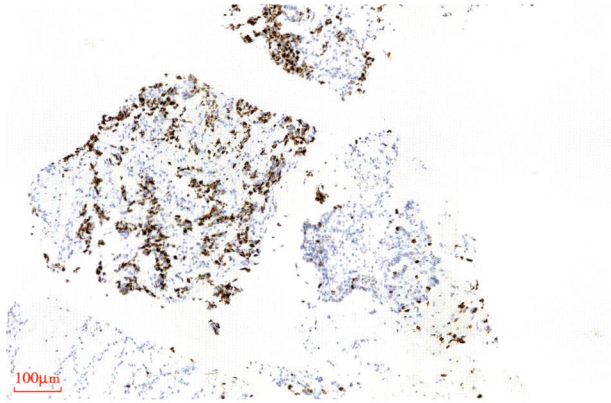

I

图6-38　肺FNA中的复合型小细胞癌含腺癌

A、B. 低倍镜下可见有两种形态的肿瘤细胞，一部分肿瘤细胞为含有少量胞质的核深染细胞（黑色箭头），另一部分肿瘤细胞含有中等量胞质（红色箭头）。C. 肿瘤细胞排列成腺泡样结构，细胞核染色质细腻，可见核仁，细胞胞质丰富。D. 高倍镜显示肿瘤细胞呈腺泡状或小簇状排列，细胞异型性大，核深染，核卵圆形或梭形。E. 活检中有两种肿瘤细胞成分，右上为排列成腺泡样的肿瘤细胞，左上为巢团样片状排列的肿瘤细胞。A～E 均为 HE 染色。F. CgA 染色小细胞癌的肿瘤细胞阳性。G. TTF-1 染色所有肿瘤细胞均呈弥漫阳性。H. NapsinA 染色腺癌部分染色阳性。I. 小细胞癌 Ki-67 80% 肿瘤细胞阳性，腺癌10% 肿瘤细胞阳性。

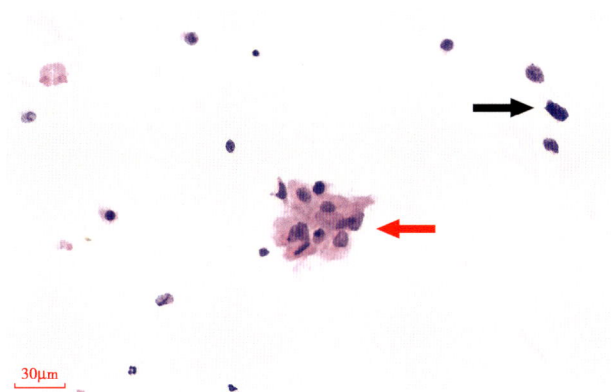

A

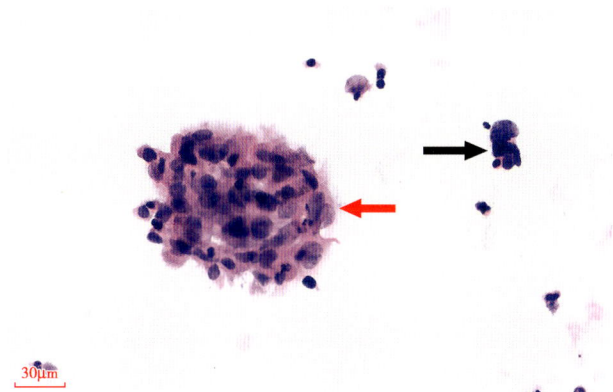

B

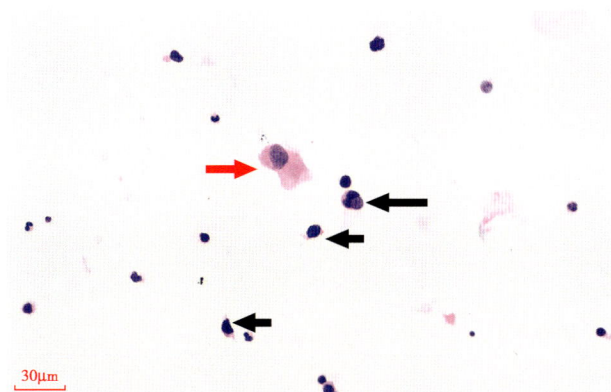

C

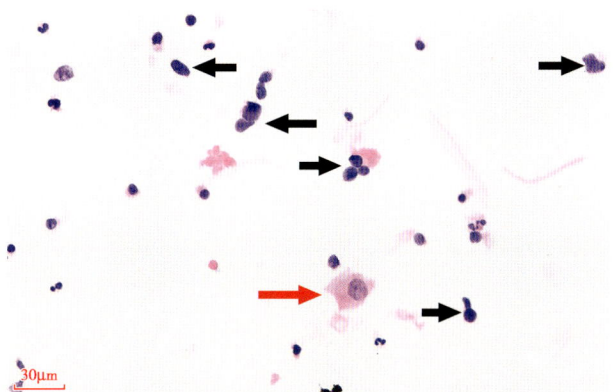

D

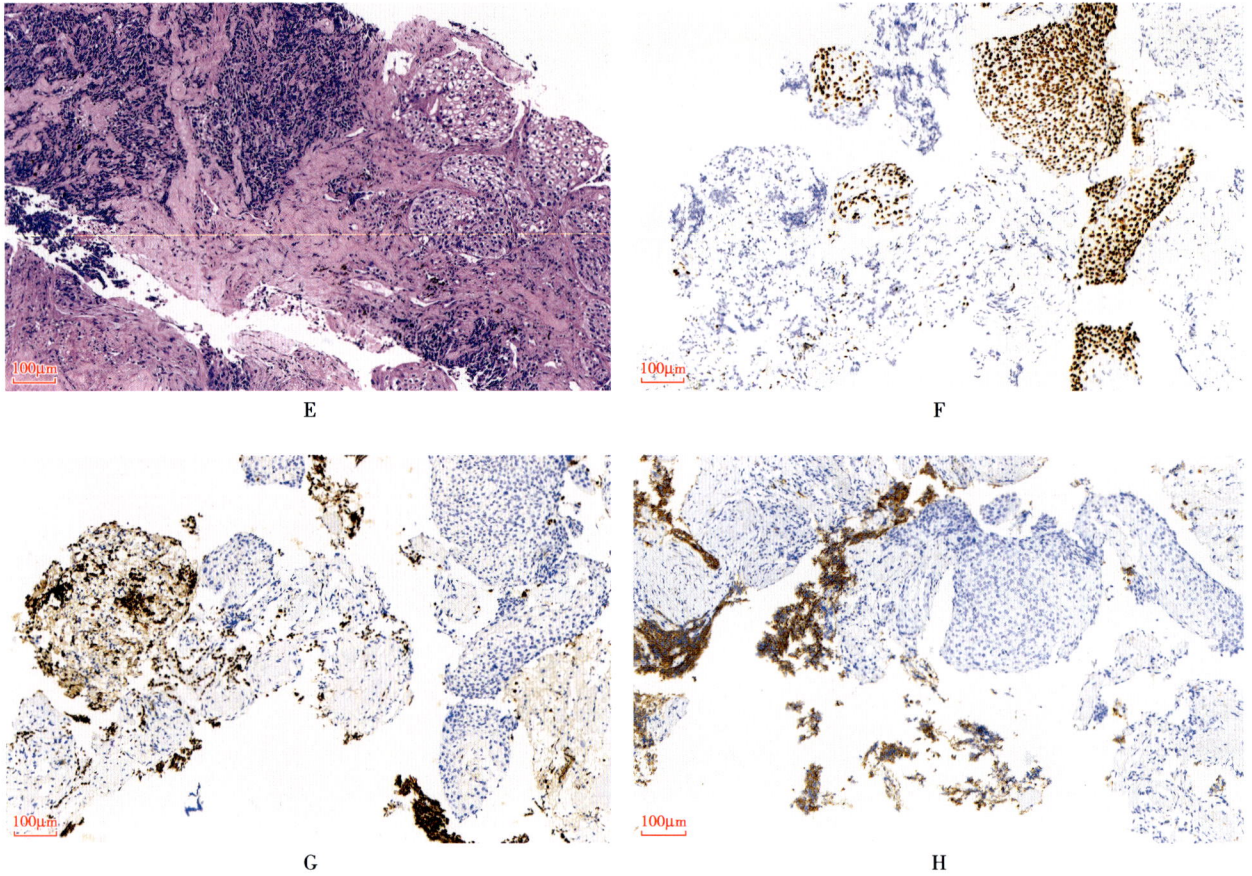

图6-39 复合型小细胞癌含鳞状细胞癌

A～D.肺穿刺液基细胞学检查涂片中可见两种肿瘤细胞,一种肿瘤细胞成团或单个分布,胞质丰富,嗜酸性,细胞核染色质粗糙(红色箭头),另一种肿瘤细胞排列成小簇状、列兵样或单个排列,胞质稀少呈裸核样(黑色箭头)。E.活检切片中见两种肿瘤细胞成分。A～E 均为 HE 染色。F. P40 鳞状细胞癌细胞阳性。G. TTF-1 小细胞癌细胞阳性。H. SYN 小细胞癌细胞阳性。

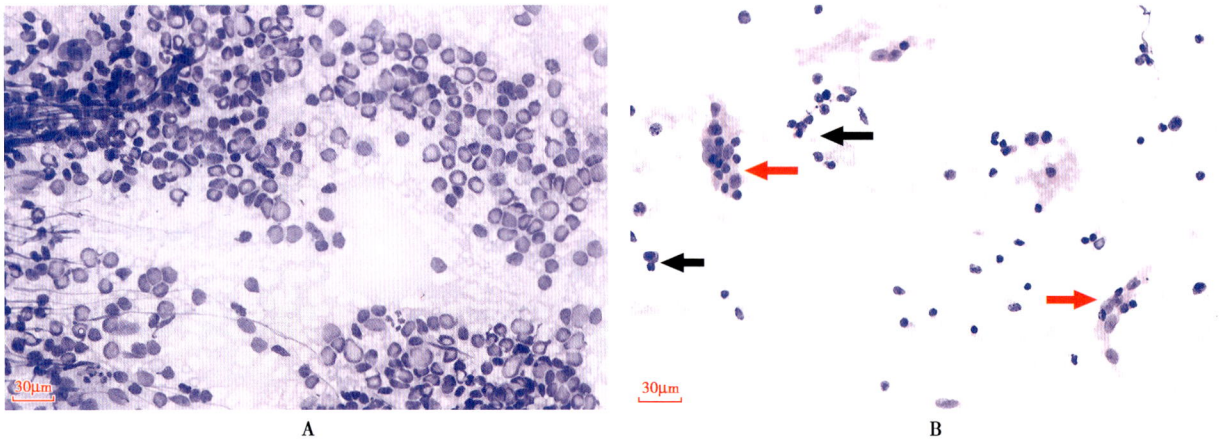

图6-40 淋巴细胞及组织细胞误诊为复合型小细胞癌
A.常规细胞学检查涂片中细胞丰富，部分细胞有退变及拉丝现象。B.液基细胞学检查涂片中见细胞呈串珠样或散在分布，部分细胞卵圆形或短梭形，细胞核深染、胞质稀少呈裸核样，易误认为小细胞癌成分（黑色箭头）；另外可见部分细胞稍大，核染色质细腻，中央有一个细小的点状核仁，易误认为非小细胞癌成分（红色箭头）。A、B 为 HE 染色。C.活检 HE 染色显示为增生的淋巴组织。

阅片要点：常规细胞学检查涂片受人为影响较大，本例中因为涂片时过于用力造成了淋巴细胞的拉丝，人为制造了假象，此现象不仅见于小细胞癌，亦可见于各种其他肿瘤或正常细胞，不应误诊为小细胞癌；另外，本例中核稍大，有细胞核仁的细胞为组织细胞，有时在细胞学中易被误诊为非小细胞癌成分，诊断中需警惕。

五、涎腺型肿瘤

肺原发性的涎腺型肿瘤少见，主要包括黏液表皮样癌、腺样囊性癌、上皮-肌上皮癌、透明细胞癌等，其中黏液表皮样癌和腺样囊性癌最常见。涎腺型肿瘤与气管、支气管黏膜下的唾液腺体有关，常表现为肺中央型肿物，因此在支气管刷检及灌洗液中常见（参见本书第四章），在经皮肺穿刺标本中肺部原发的较罕见，多见于其他部位原发转移到肺部的涎腺型肿瘤。

六、其他少见的恶性肿瘤

其他少见的恶性肿瘤见图 6-41～图 6-52。

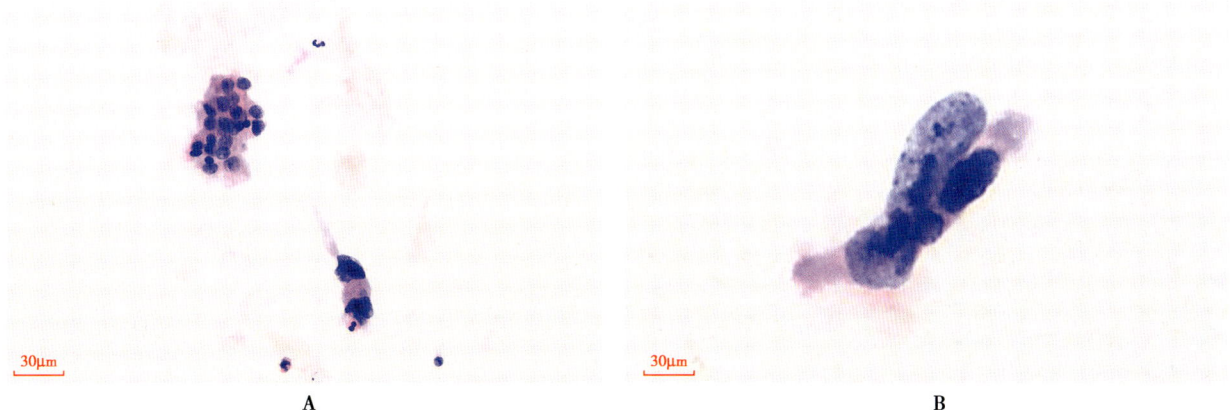

A

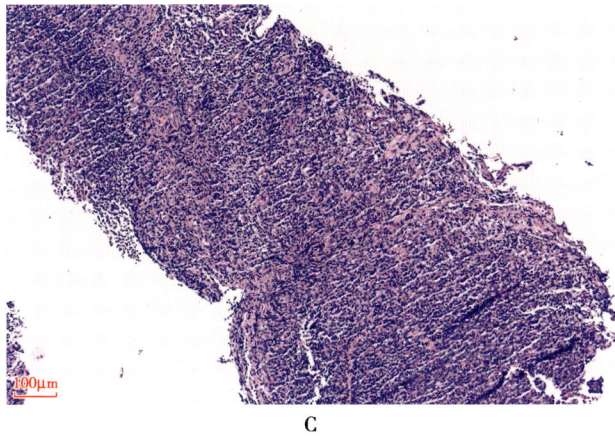

B

C

D

E

F

G

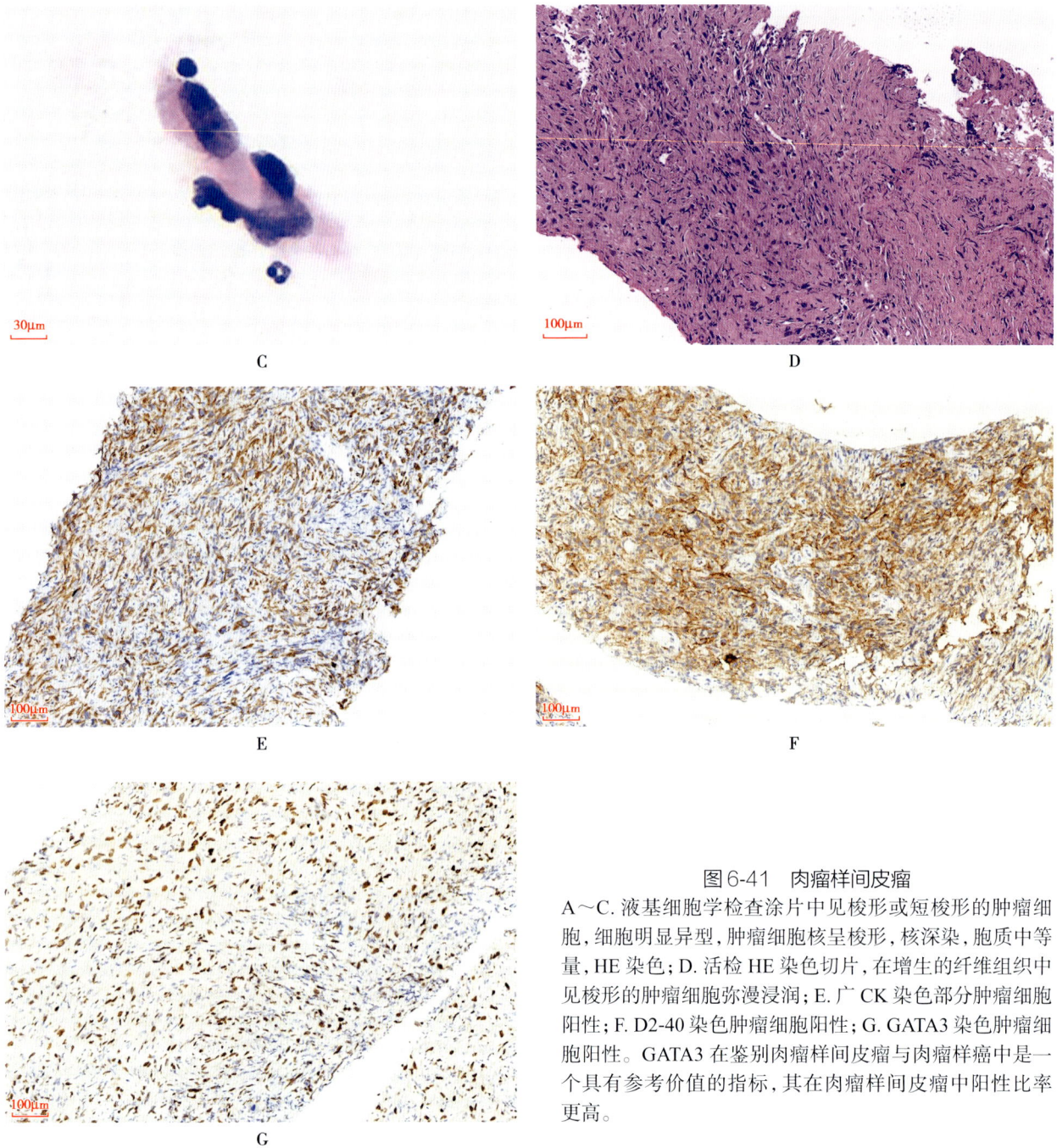

图6-41　肉瘤样间皮瘤

A～C. 液基细胞学检查涂片中见梭形或短梭形的肿瘤细胞，细胞明显异型，肿瘤细胞核呈梭形，核深染，胞质中等量，HE 染色；D. 活检 HE 染色切片，在增生的纤维组织中见梭形的肿瘤细胞弥漫浸润；E. 广 CK 染色部分肿瘤细胞阳性；F. D2-40 染色肿瘤细胞阳性；G. GATA3 染色肿瘤细胞阳性。GATA3 在鉴别肉瘤样间皮瘤与肉瘤样癌中是一个具有参考价值的指标，其在肉瘤样间皮瘤中阳性比率更高。

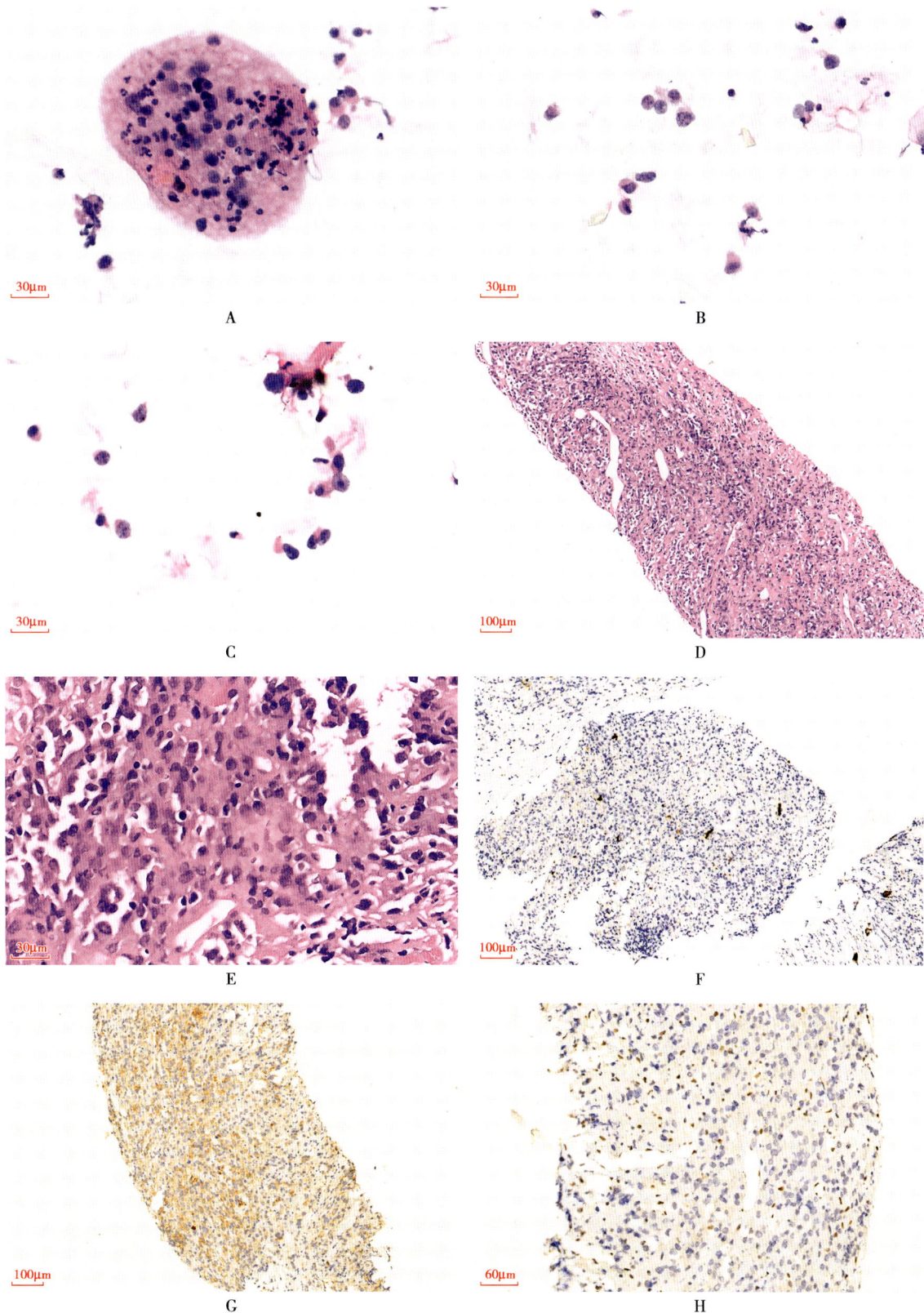

图 6-42　肺 FNA 中 SMARCA4 缺失的未分化肿瘤

A～C. 液基细胞学检查涂片中见单个或小簇状分布的肿瘤细胞,细胞圆形或卵圆形,部分细胞核中可见大而明显的核仁,胞质嗜酸性,中等量。A～C 均为 HE 染色。D、E. 活检组织 HE 染色切片显示肿瘤细胞散在分布,细胞轻到中度多形性,细胞界限不清,部分细胞有大而明显的核仁。F. CK 染色阴性。G. EMA 染色部分肿瘤细胞阳性。H. SMARCA4 肿瘤细胞表达缺失(内对照淋巴细胞及间质细胞阳性表达)。在 2021 版《WHO 胸部肿瘤分类》中,首次将胸腔 SMARCA4 缺失的未分化肿瘤作为一个肿瘤实体进行描述。肿瘤细胞表现为大而圆形的细胞,有泡状核及明显的核仁,细胞核较一致,偶尔也可以出现轻到中度的多形性。

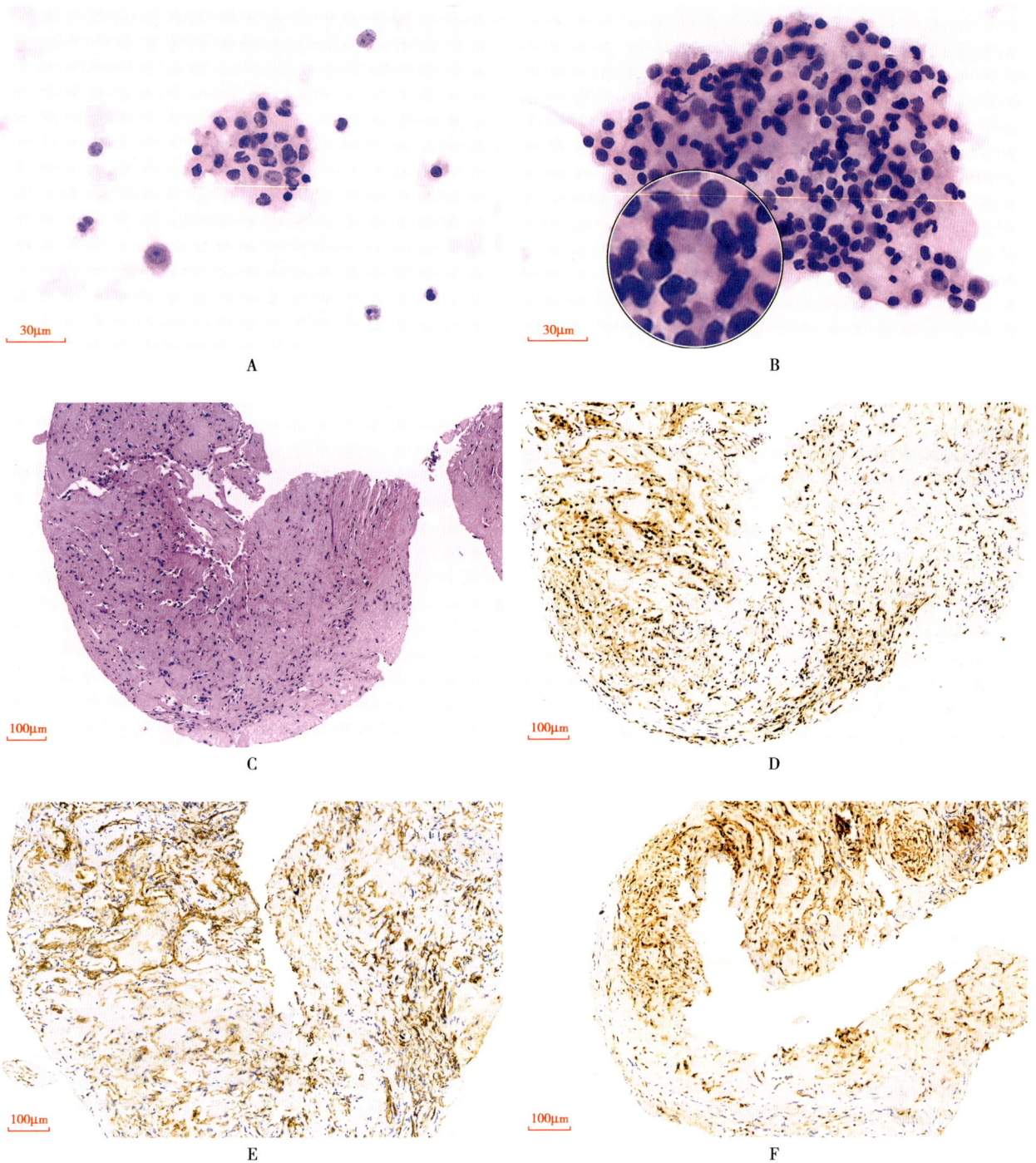

图 6-43 上皮样血管内皮瘤

A、B. 液基细胞学检查涂片中肿瘤细胞稀疏,呈单个或成团排列,局部可见排列成腺样结构(放大圈中所示),细胞核圆形或卵圆形,中等量胞质。C. 经皮肺穿刺活检组织中的上皮样血管内皮瘤。A~C 均为 HE 染色。D. 肿瘤细胞 ERG 阳性;E. CD34 阳性;F. CAMTA1 肿瘤细胞阳性。

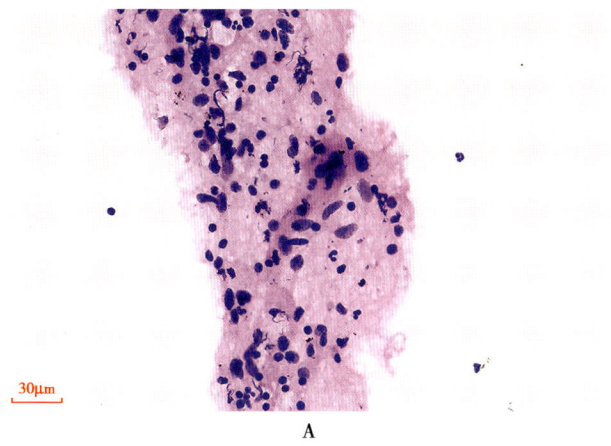

30μm

A

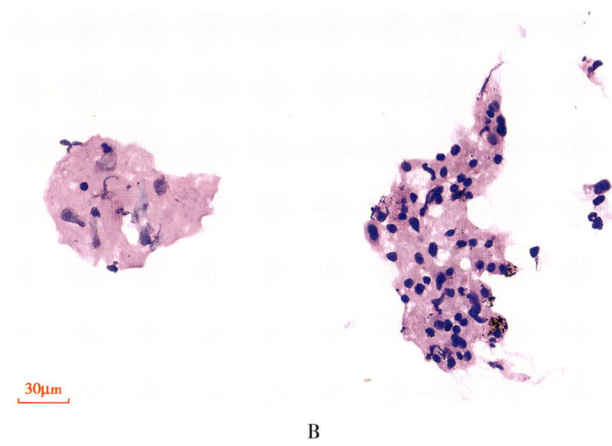

30μm

B

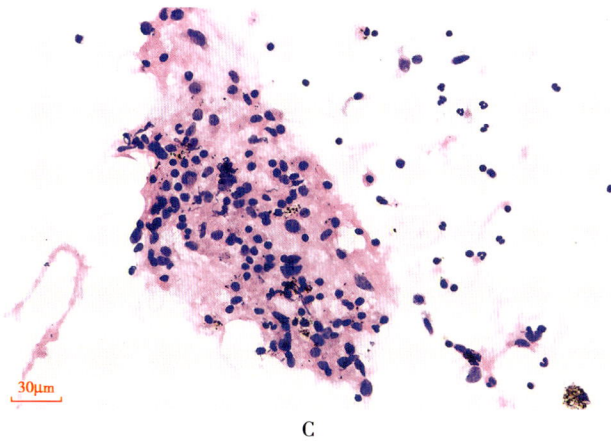

30μm

C

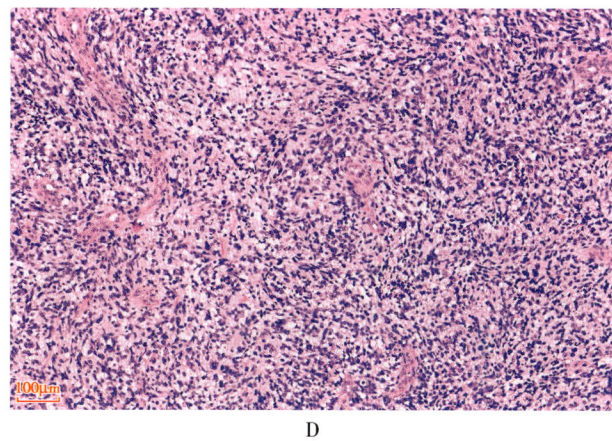

100μm

D

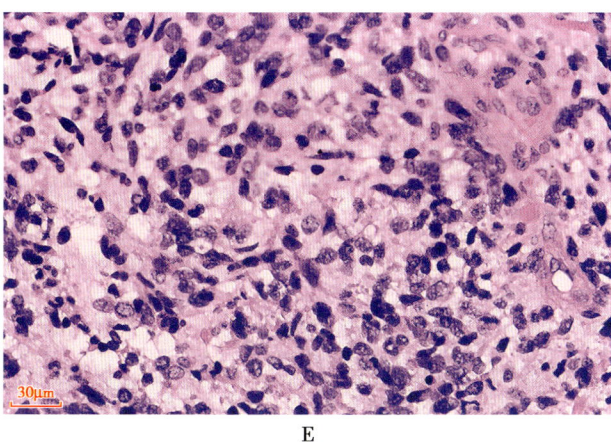

30μm

E

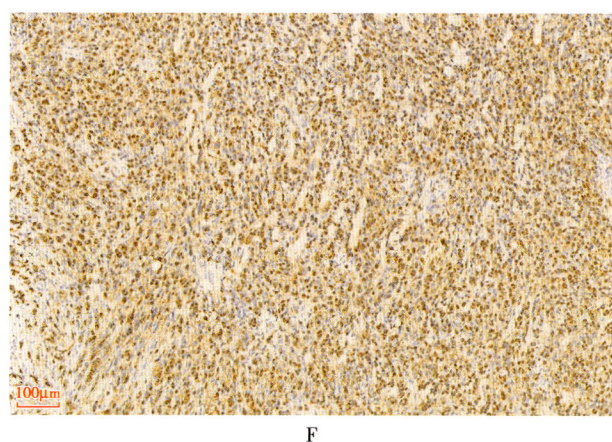

100μm

F

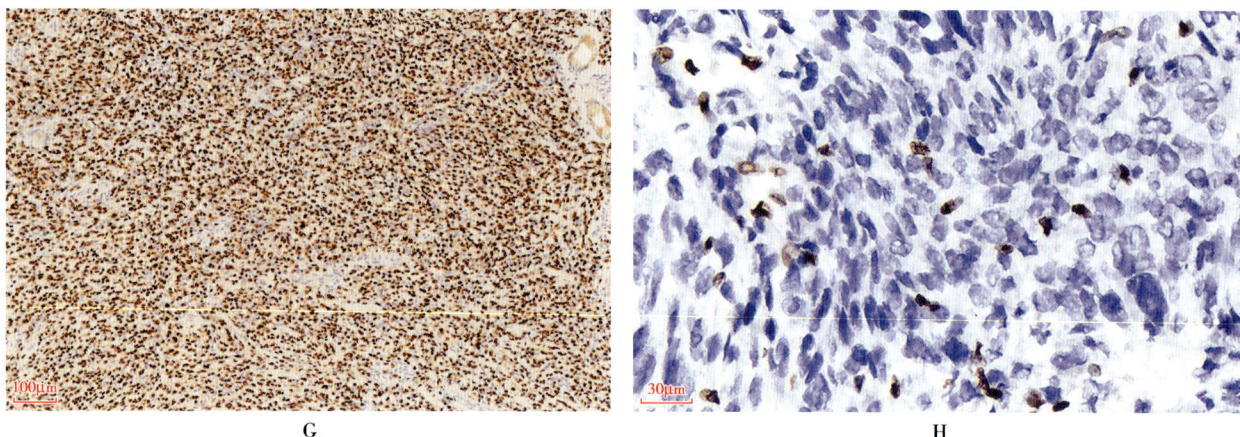

图6-44　恶性神经鞘膜瘤

A～C.肿瘤细胞呈卵圆形或短梭形,细胞单一,细胞核深染,胞质嗜酸性。D、E.活检组织中的恶性神经鞘膜瘤。A～E均为 HE 染色。F. S-100 肿瘤细胞核/质弥漫阳性。G. SOX-10 肿瘤细胞显示弥漫强阳性。H. H3K27me3 肿瘤细胞缺失表达。

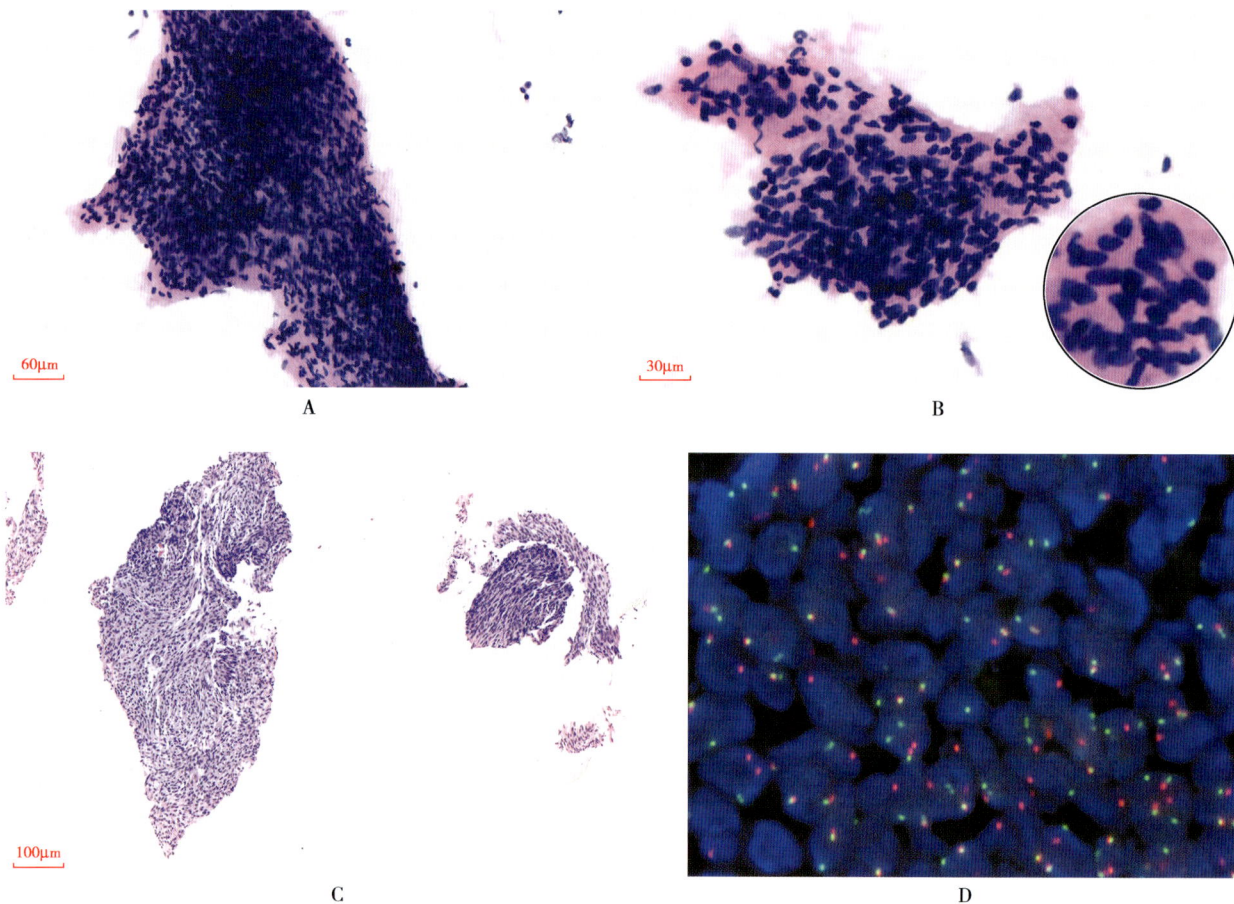

图6-45　滑膜肉瘤

A～B.液基细胞学检查涂片中可见肿瘤细胞聚集成片或束状,肿瘤细胞排列紧密,呈流水样,肿瘤细胞呈梭形、短梭形或卵圆形,细胞核深染、染色质粗糙,呈现单一性的特点(HE 染色);C.经皮肺穿刺空芯针活检 HE 染色切片;D. FISH检测 SS-18 基因显示红绿信号分离(断裂探针)。

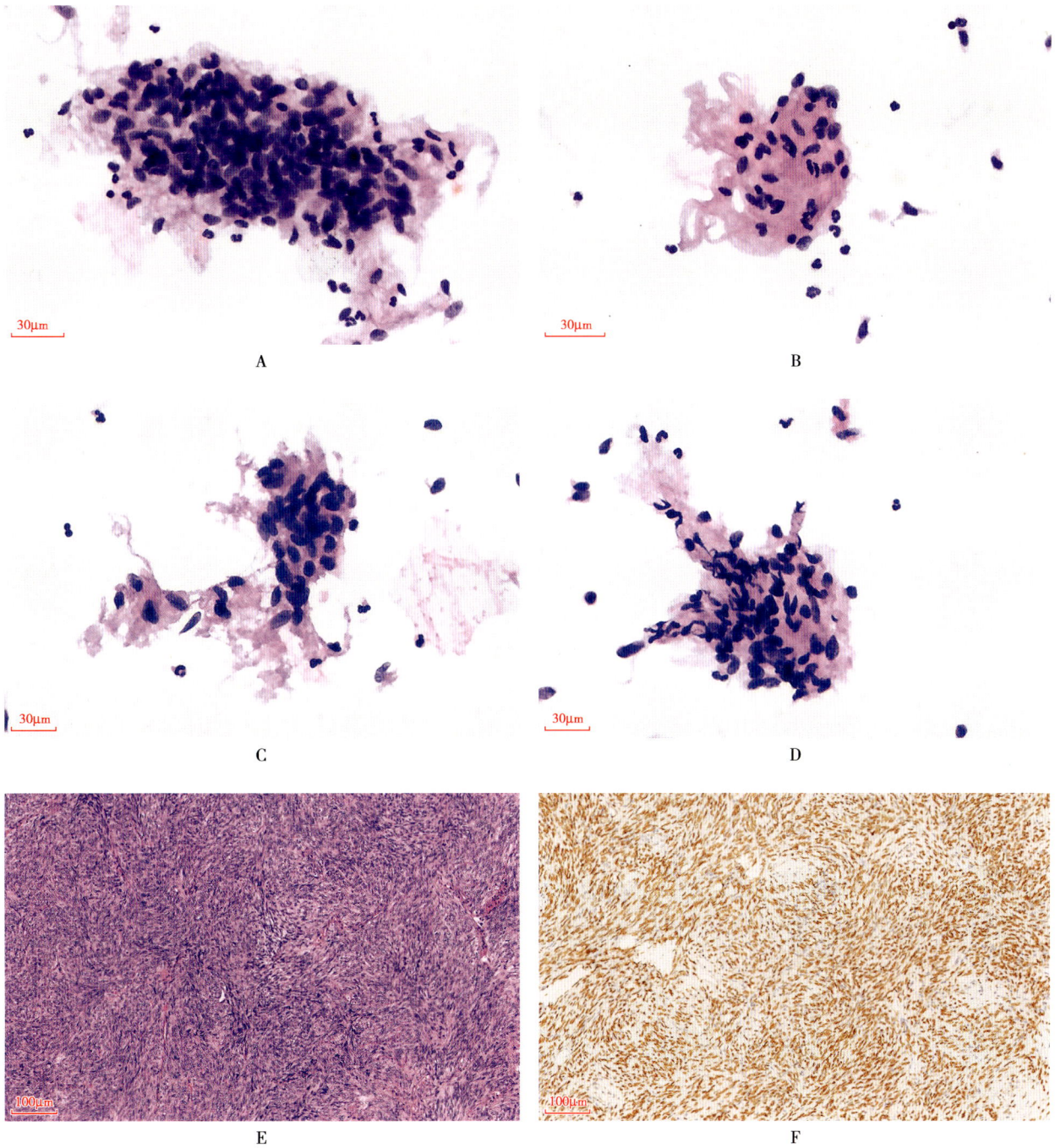

图6-46　恶性孤立性纤维性肿瘤

A～D. 肺部病灶的细针穿刺液基细胞学检查涂片，可见中等大小梭形的肿瘤细胞，细胞轻度异型，细胞核梭形，两端钝圆。E. 手术切除标本中见梭形细胞相互交织排列成席纹状，细胞中度异型，核分裂象多见。A～E 均为 HE 染色。F. STAT6 肿瘤细胞弥漫强阳性。

阅片要点： 因为间叶源性肿瘤形态变化多样，缺乏特定的结构和特征，仅依靠细胞学检查涂片诊断困难，但是可以给临床一个方向，以便临床进一步行活检取样明确肿瘤分型。

A

B

C

D

E

F

G

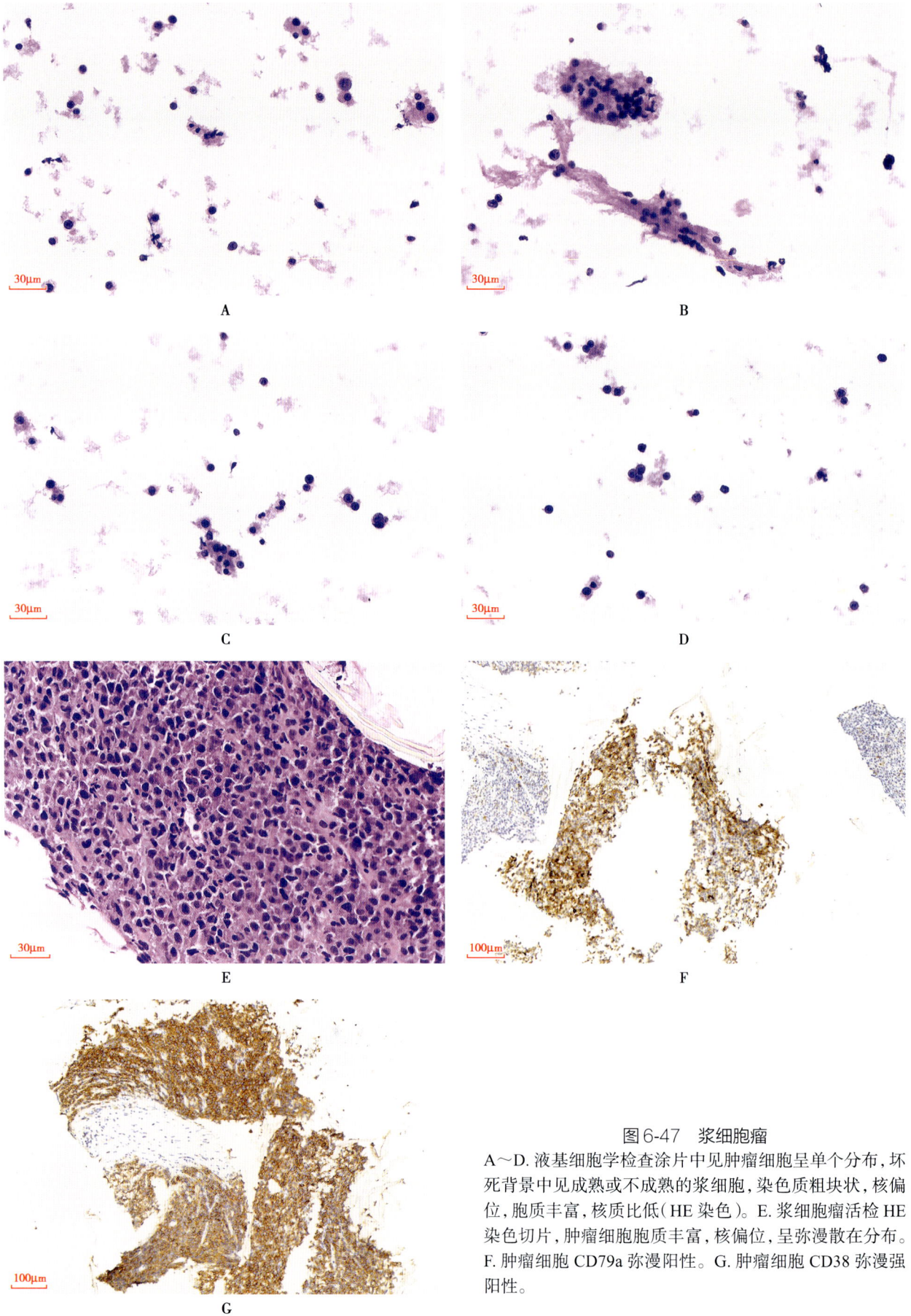

图6-47　浆细胞瘤

A～D. 液基细胞学检查涂片中见肿瘤细胞呈单个分布,坏死背景中见成熟或不成熟的浆细胞,染色质粗块状,核偏位,胞质丰富,核质比低(HE 染色)。E. 浆细胞瘤活检 HE 染色切片,肿瘤细胞胞质丰富,核偏位,呈弥漫散在分布。F. 肿瘤细胞 CD79a 弥漫阳性。G. 肿瘤细胞 CD38 弥漫强阳性。

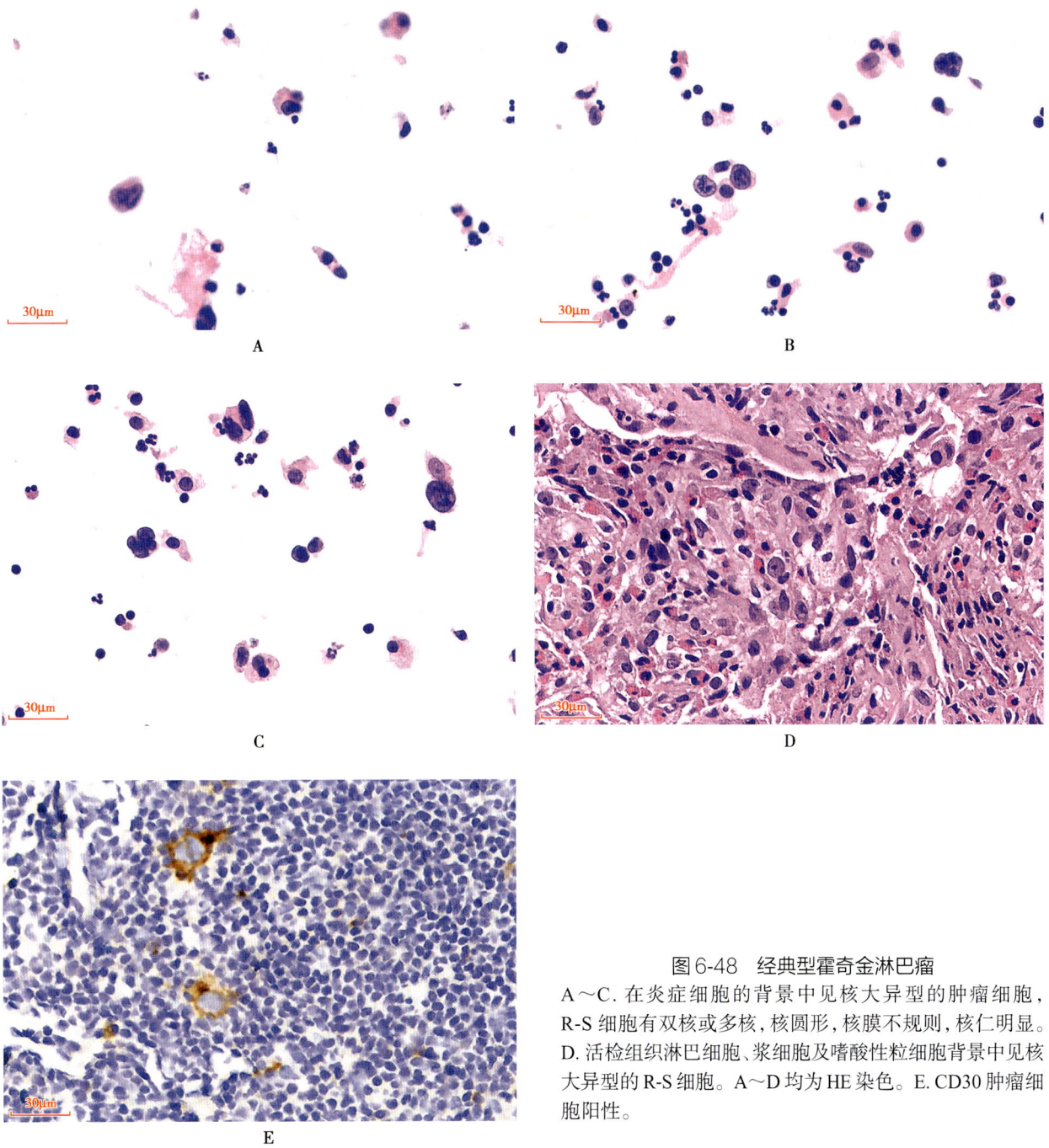

图6-48 经典型霍奇金淋巴瘤
A～C.在炎症细胞的背景中见核大异型的肿瘤细胞，R-S细胞有双核或多核，核圆形，核膜不规则，核仁明显。D.活检组织淋巴细胞、浆细胞及嗜酸性粒细胞背景中见核大异型的R-S细胞。A～D均为HE染色。E.CD30肿瘤细胞阳性。

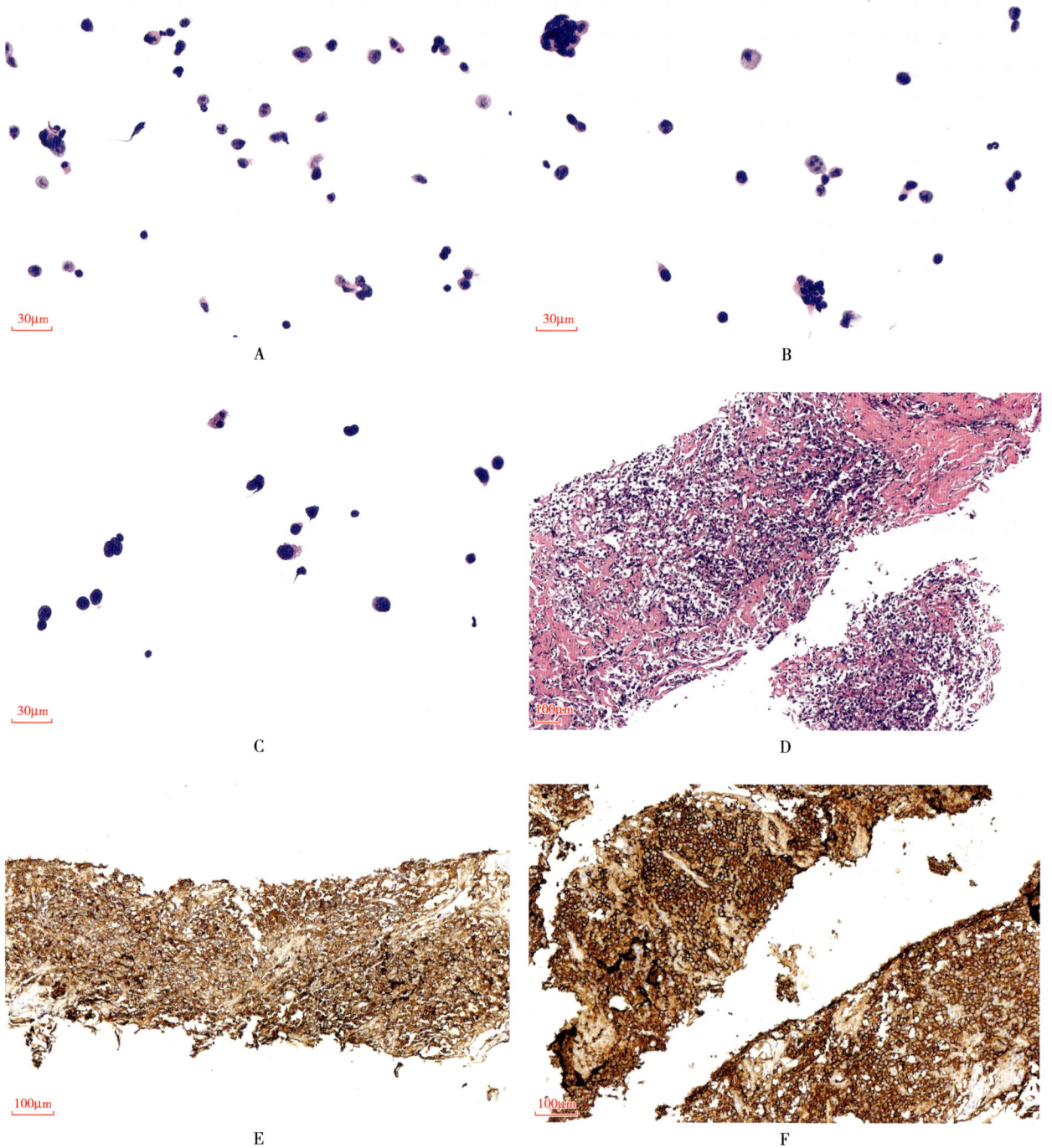

图6-49　弥漫大B细胞淋巴瘤

A～C.液基细胞学检查涂片中可见单一、异型的中等到大的淋巴细胞,细胞核卵圆形或圆形,染色质细腻,可见一个或多个核仁,胞质嗜碱性。D.活检切片中见淋巴细胞样的肿瘤细胞弥漫分布在间质中。A～D均为HE染色。E.CD79a免疫组化显示肿瘤细胞弥漫阳性。F.CD20弥漫强阳性。

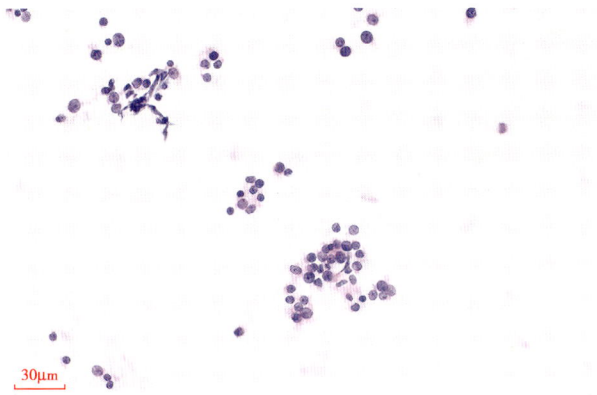

A

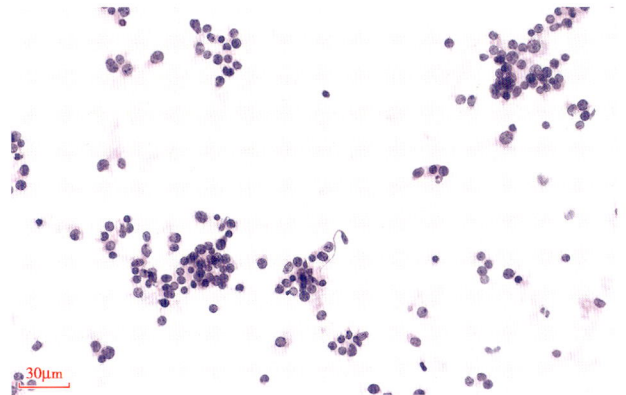

B

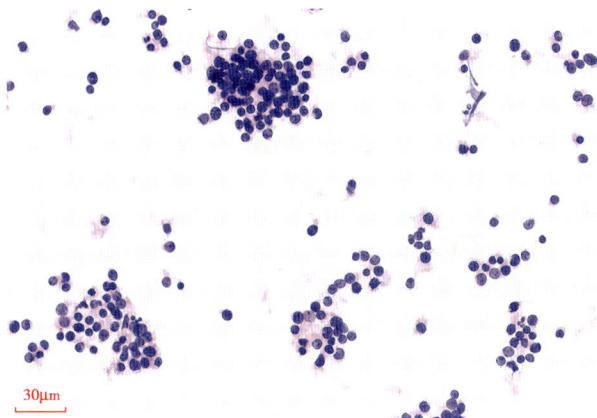

C

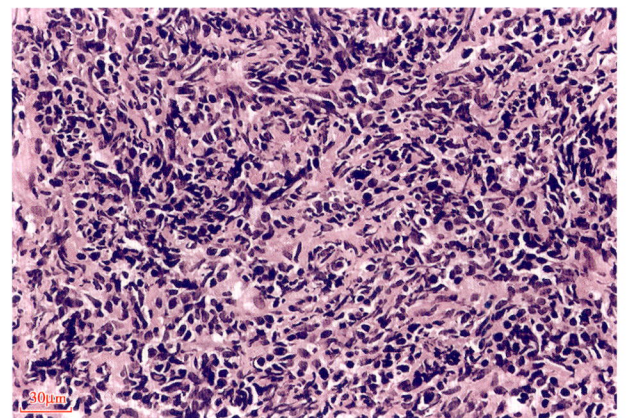

D

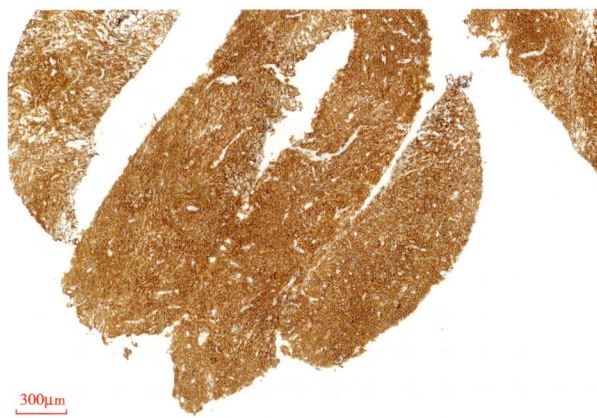

E

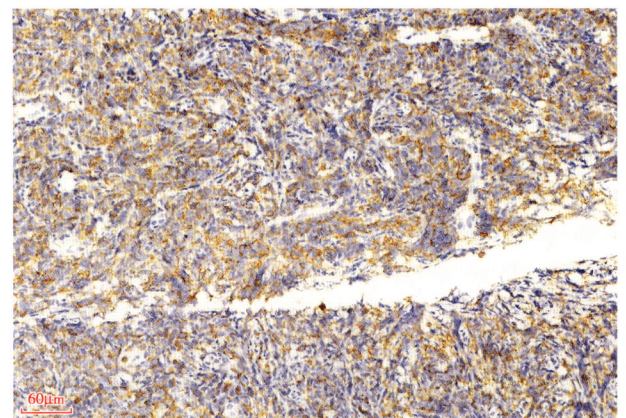

F

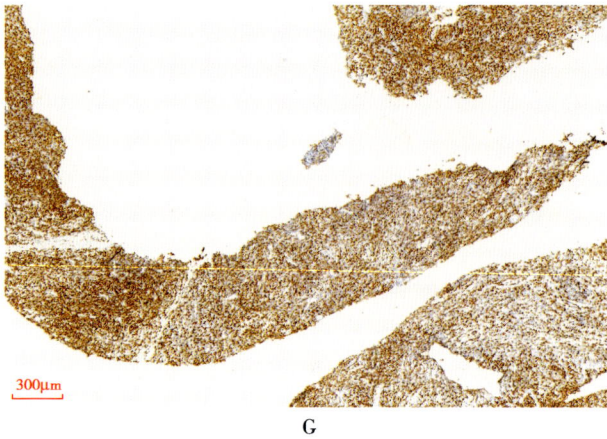

G

图 6-50　T 淋巴母细胞白血病 / 淋巴瘤

A～C. 纵隔肿块 FNA 液基细胞学检查涂片，肿瘤细胞数量丰富，呈散在单个分布，肿瘤细胞圆形或卵圆形，大小较一致，细胞核染色质细腻，核膜清晰，可见细小核仁。A～C 均为 HE 染色。D. 纵隔病灶穿刺活检 HE 染色切片。E. CD3 染色肿瘤细胞弥漫强阳性。F. CD99 肿瘤细胞染色弱阳性。G. Ki-67 染色高表达。

阅片要点：淋巴造血系统的肿瘤在肺部穿刺涂片中并不少见，需要借助细胞块包埋及免疫组织化学，与小细胞癌、尤因肉瘤、横纹肌肉瘤以及增生的淋巴细胞鉴别。

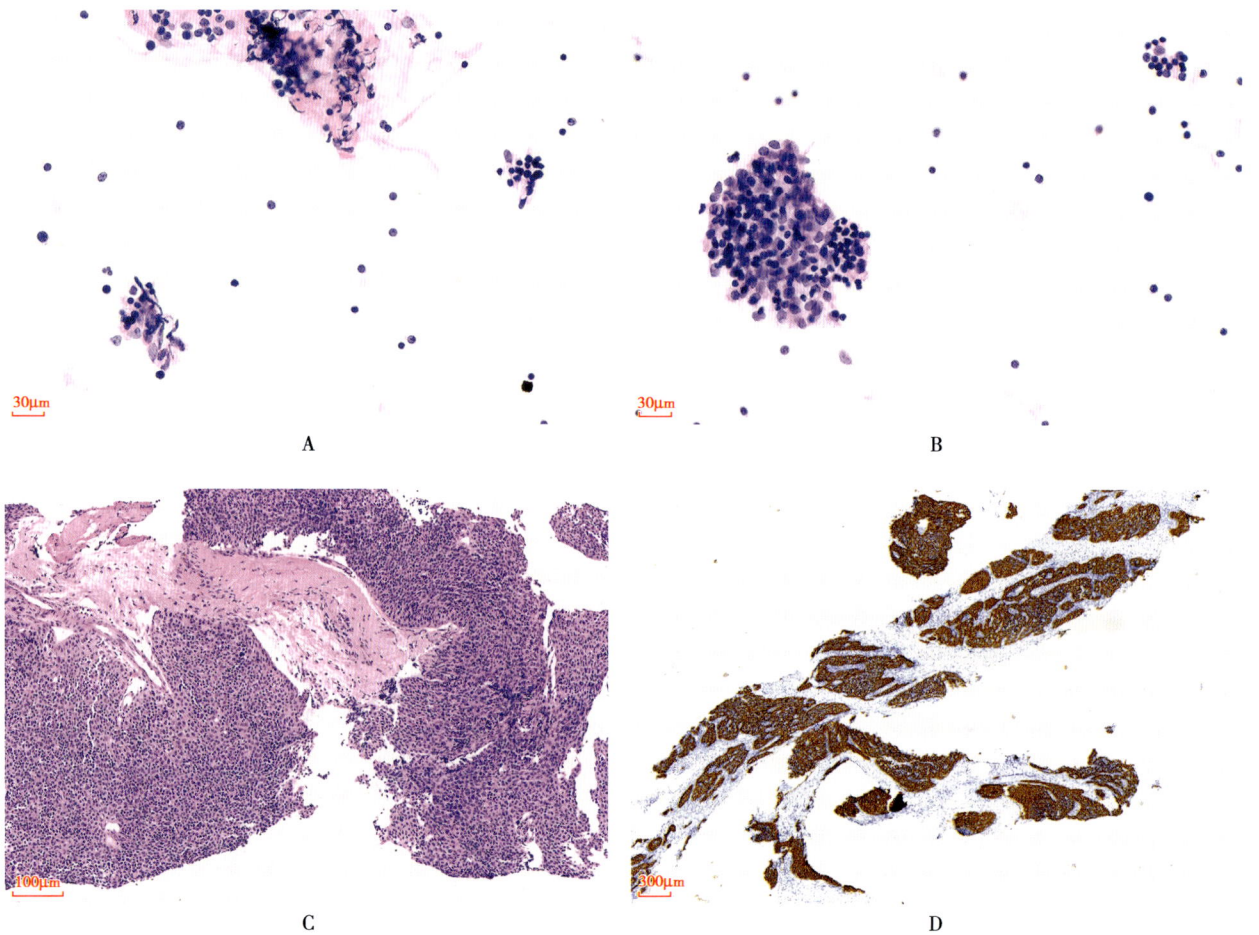

A

B

C

D

E

F

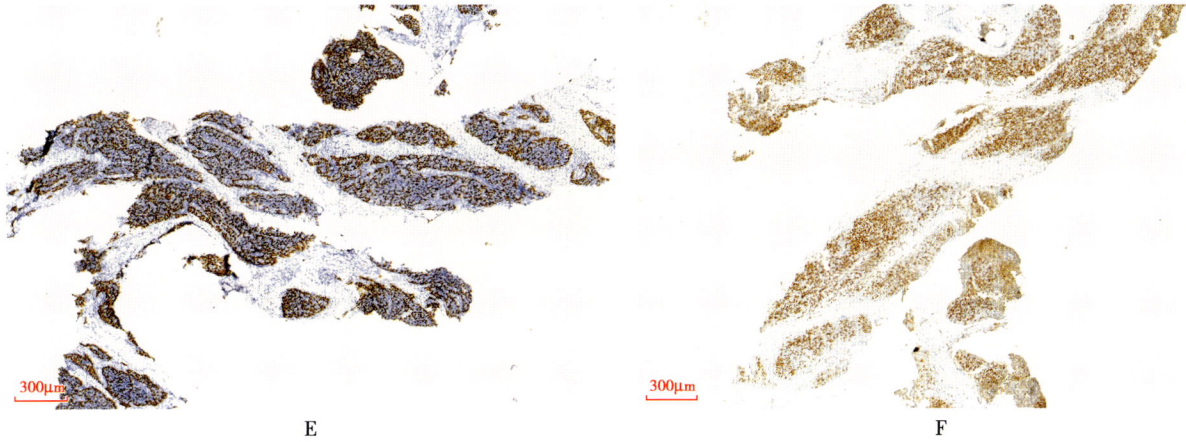

图 6-51　纵隔肿块 FNA 中的胸腺瘤

A、B. 液基细胞学检查涂片中可见上皮样的肿瘤细胞分布在淋巴细胞中，肿瘤细胞异型性小，核卵圆形或胖梭形，染色质细腻，中等量嗜酸性胞质。A、B 为 HE 染色。C. 活检切片提示为胸腺瘤，肿瘤细胞多角形，胞质嗜酸性，核卵圆形。D. CK5/6 胸腺上皮弥漫强阳性。E. P40 胸腺上皮阳性。F. 末端脱氧核苷酰转移酶（terminal deoxynucleotidyl transferas，TdT）免疫组化标记未成熟的 T 淋巴细胞。

阅片要点： 胸腺瘤仅依靠细胞学诊断极其困难，尤其是 B1 型胸腺瘤与胸腺增生的鉴别。然而当纵隔部位的 FNA 涂片中见上皮及淋巴细胞两种成分时，需要考虑到胸腺瘤的可能性，细胞块包埋后借助免疫组织化学可以为胸腺瘤的诊断提供一定的依据，为临床提供了进一步诊断及治疗的方向。

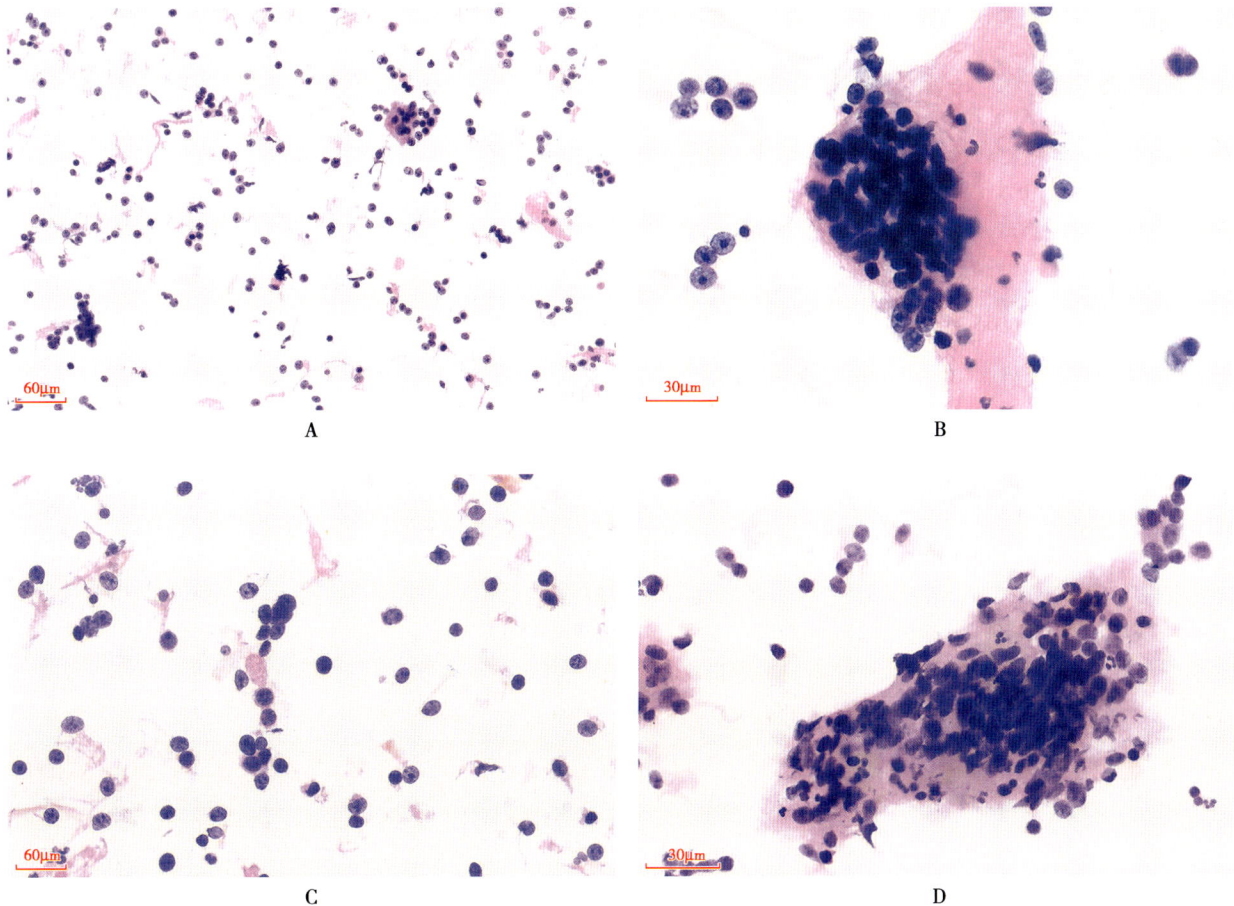

A

B

C

D

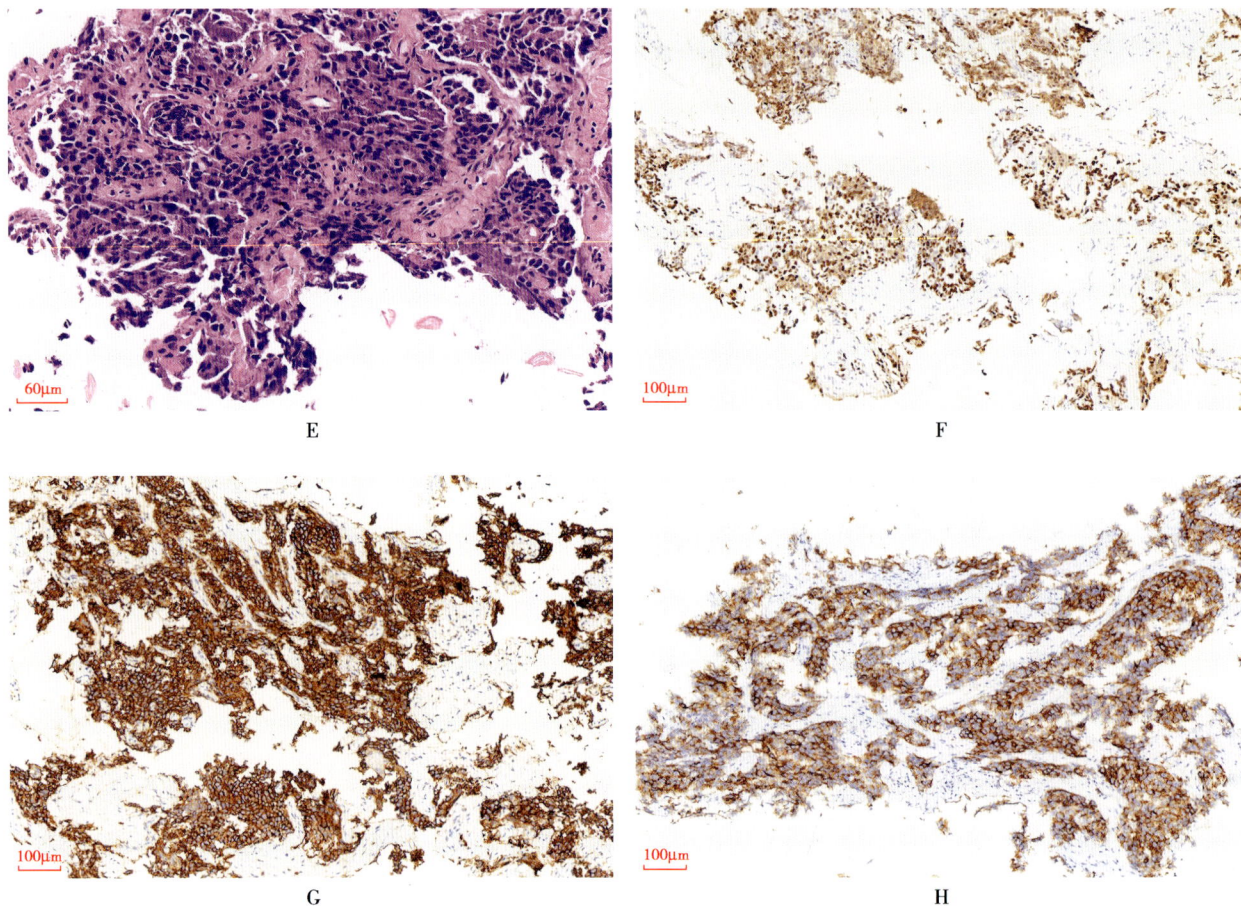

图 6-52 纵隔肿块 FNA 胸腺鳞癌

A～D. 液基细胞学检查涂片,肿瘤呈单个或小簇状排列,肿瘤细胞核大,圆形或卵圆形,大而明显的核仁,胞质稀少。E. 活检切片见肿瘤细胞巢状分布,异型性明显,胞质嗜酸性。A～E 均为 HE 染色。F. P40 阳性。G. CD5 肿瘤细胞弥漫阳性。H. CD117 肿瘤细胞阳性。

第四节 细针穿刺细胞学检查涂片中的良性肿瘤

肺部的良性肿瘤主要包括错构瘤、软骨瘤、脂肪瘤、血管瘤、平滑肌瘤及平滑肌瘤病、周围神经鞘肿瘤(图 6-54)、胎儿肺间质肿瘤、鳞状上皮乳头状瘤、腺性乳头状瘤、混合性鳞状细胞和腺性乳头状瘤、硬化性肺细胞瘤(图 6-53)、肺泡腺瘤、乳头状腺瘤、黏液性囊腺瘤、黏液腺腺瘤等。间叶来源的良性肿瘤细针穿刺细胞学检查涂片中的肿瘤细胞较少,难以明确诊断,可以给临床提示为间叶来源的良性肿瘤。鳞状上皮乳头状瘤、腺性乳头状瘤等上皮来源的良性肿瘤好发于支气管腔内,外周型少见,因此一般通过支气管镜刷检取材。硬化性肺细胞瘤在细针穿刺病例中需要与肺腺癌鉴别,两者均有乳头状结构,分化好的腺癌异型性小,但前者在影像学上表现为境界清楚的结节。

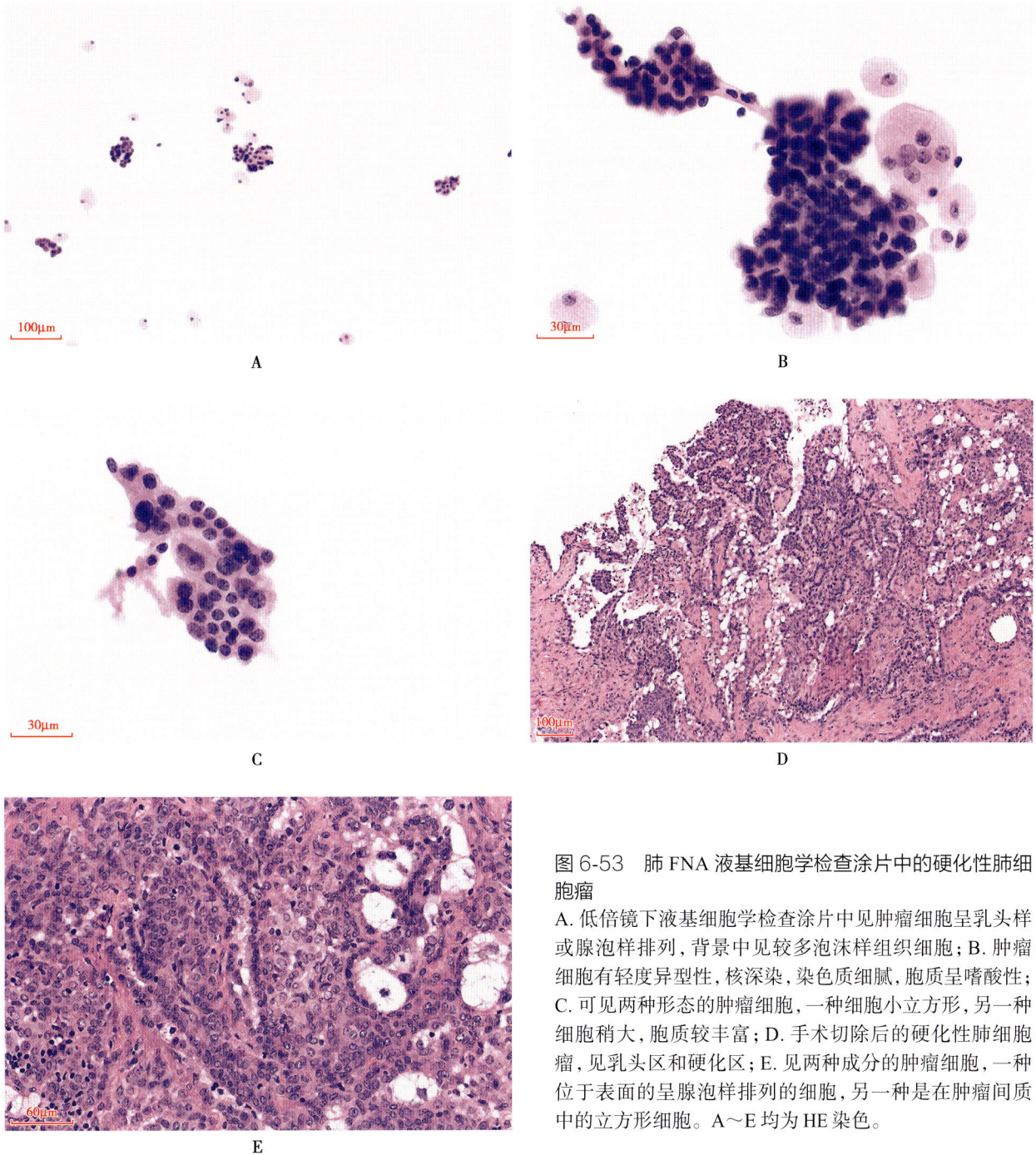

图 6-53　肺 FNA 液基细胞学检查涂片中的硬化性肺细胞瘤

A. 低倍镜下液基细胞学检查涂片中见肿瘤细胞呈乳头样或腺泡样排列，背景中见较多泡沫样组织细胞；B. 肿瘤细胞有轻度异型性，核深染，染色质细腻，胞质呈嗜酸性；C. 可见两种形态的肿瘤细胞，一种细胞小立方形，另一种细胞稍大，胞质较丰富；D. 手术切除后的硬化性肺细胞瘤，见乳头区和硬化区；E. 见两种成分的肿瘤细胞，一种位于表面的呈腺泡样排列的细胞，另一种是在肿瘤间质中的立方形细胞。A～E 均为 HE 染色。

阅片要点：丰富的乳头结构及细胞的轻度异型在细胞学诊断中易误诊为腺癌，阅片中应注意到背景中丰富的泡沫样组织细胞，这在腺癌中并不常见，此时需要与硬化性肺细胞瘤进行鉴别，避免误诊。

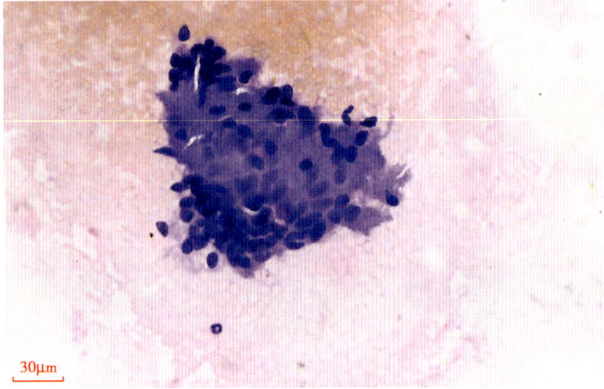

A

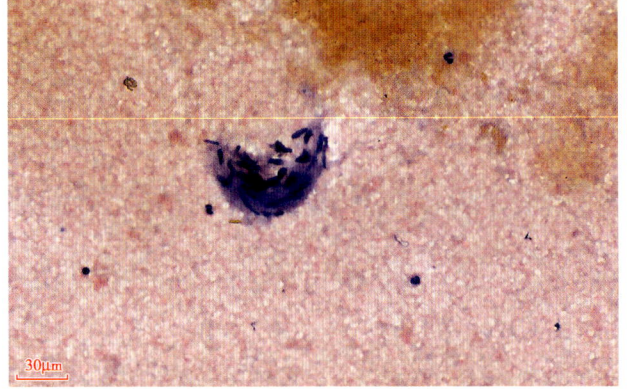

B

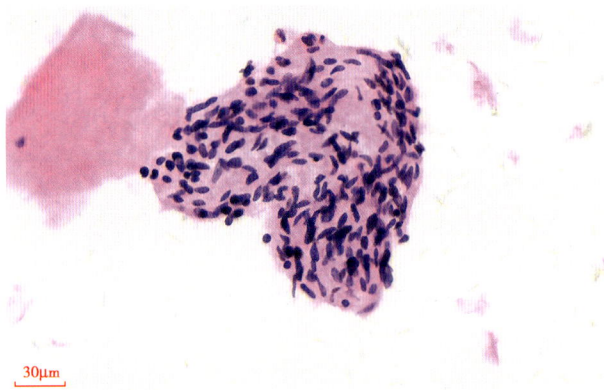

C

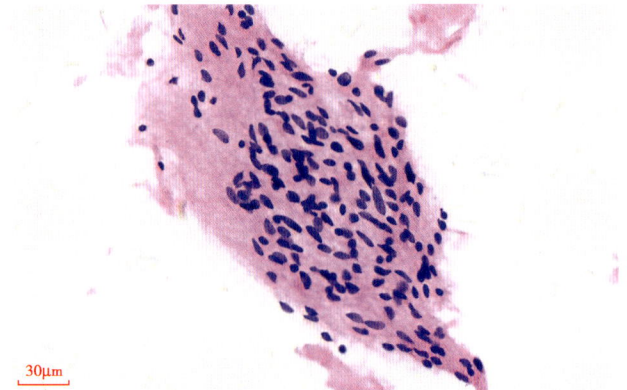

D

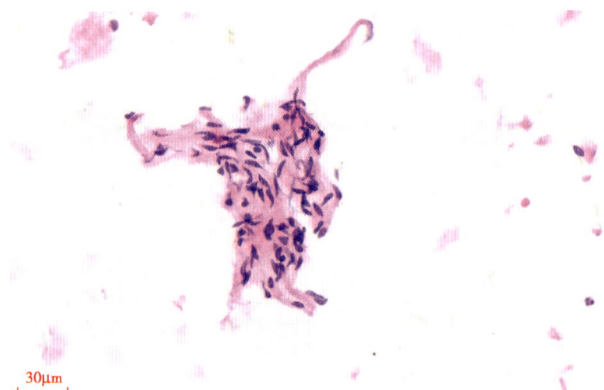

E

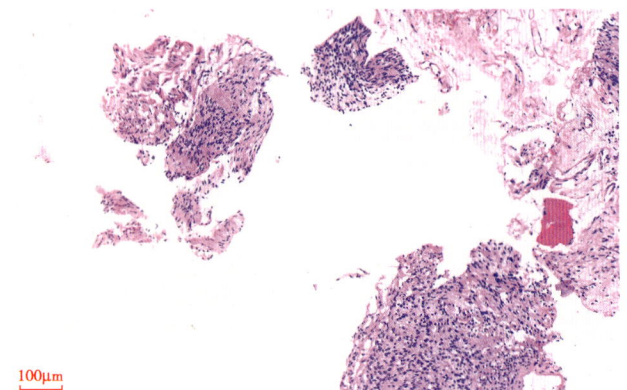

F

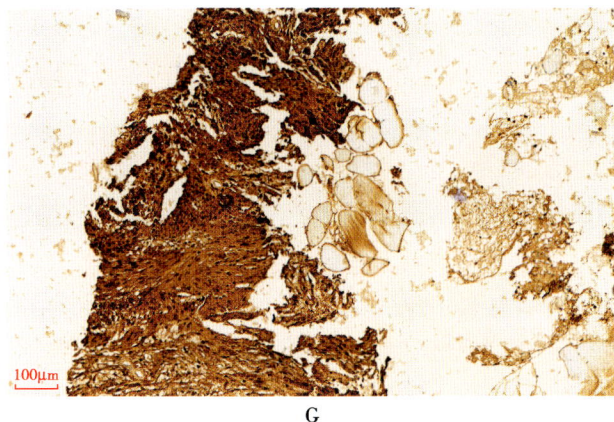

G

图6-54　神经鞘瘤
A、B. 胸壁肿块的常规细胞学细针穿刺涂片，见少量梭形的肿瘤细胞。C～E. 液基细胞学检查涂片中见大片梭形或逗点状的肿瘤细胞，形态单一，肿瘤细胞两端尖细，染色质均一，核仁不明显。F. 胸壁肿块的活检切片中见肿瘤细胞呈栅栏状排列以及细胞稀少区域。A～F 均为 HE 染色。G. S-100 肿瘤细胞核质弥漫强阳性。

参考文献

［1］ NAKASHIMA K, DEMURA Y, OI M. Utility of endoscopic ultrasound with bronchoscope-guided fine-needle aspiration for detecting driver oncogenes in non-small-cell lung cancer during emergency situations：case series. Intern Med, 2021, 60（7）: 1061-1065.

［2］ PACHORI G, TOOR SS, SHARMA R. Utility of image guided fine needle aspiration cytology in intra-thoracic lesions with emphasis on lung cancer detection. J Cytol, 2020, 37（3）: 136-140.

［3］ LAYFIELD LJ, PEARSON L, WALKER BS. Diagnostic accuracy of fine-needle aspiration cytology for discrimination of squamous cell carcinoma from adenocarcinoma in non-small cell lung cancer：a systematic review and meta-analysis. Acta Cytol, 2018, 62（5-6）: 318-326.

［4］ SUN C, BIAN J, LAI S. Systemic air embolism as a complication of CT-guided percutaneous core needle lung biopsy：A case report and review of the literature. Exp Ther Med, 2015, 10（3）: 1157-1160.

［5］ JAE LI, JUNE IH, MIYEON Y. Percutaneous core needle biopsy for small（≤10mm）lung nodules：accurate diagnosis and complication rates. Diagn Interv Radiol, 2012, 18（6）: 527-530.

［6］ VILLAR ALVAREZ F, MUGURUZA TRUEBA I, FLANDES ALDEYTURRIAGA J. Core needle biopsy versus fine needle aspiration biopsy in diagnosing lung cancer. Arch Bronconeumol, 2017, 53（11）: 655-656.

［7］ TUTAR N, YURCI A, GUNES. The role of endobronchial and endoscopic ultrasound guided fine needle aspiration for mediastinal nodal staging of non-small-cell lung cancer. Tuberk Toraks, 2018, 66（2）: 85-92.

［8］ BRAY F, FERLAY J, SOERJOMATARAM I. Global cancer statistics 2018：GLOBOCAN estimates of incidence and mortality worldwide for 36 cancers in 185 countries. CA Cancer J Clin, 2018, 68（6）: 394-424.

［9］ National Center for Chronic Disease Prevention and Health Promotion（US）Office on Smoking and Health. The Health Consequences of Smoking—50 Years of Progress：A Report of the Surgeon General. Atlanta（GA）: Centers for Disease Control and Prevention（US）, 2014.

［10］ CASAL RF, VIAL MR, MILLER R. What exactly is a centrally located lung tumor? results of an online survey. Ann Am Thorac Soc, 2017, 14（1）: 118-123.

［11］ MINAMI Y. The notable topics of the 5th edition of WHO classification for the thoracic tumours（2021）. Gan To Kagaku Ryoho, 2022, 49（8）: 847-852.

［12］ ANDRINI E, MARCHESE PV, DE BIASE D. Large cell neuroendocrine carcinoma of the lung：current understanding and challenges. J Clin Med, 2022, 11（5）: 1461.

［13］ ITO T, KUDOH S, FUJINO K. Pulmonary neuroendocrine cells and small cell lung carcinoma：immunohistochemical study focusing on mechanisms of neuroendocrine differentiation. Acta Histochem Cytochem, 2022, 55（3）: 75-83.

［14］ TSUTA K, RASO MG, KALHOR N. Histologic features of low-and intermediate-grade neuroendocrine carcinoma（typical and atypical carcinoid tumors）of the lung. Lung Cancer, 2011, 71（1）: 34-41.

［15］ PELOSI G, RODRIGUEZ J, VIALE G. Typical and atypical pulmonary carcinoid tumor overdiagnosed as small-cell carcinoma on biopsy specimens：a major pitfall in the management of lung cancer patients. Am J Surg Pathol, 2005, 29（2）: 179-187.

［16］ CAPLIN ME, BAUDIN E, FEROLLA P. Pulmonary neuroendocrine（carcinoid）tumors：European Neuroendocrine Tumor Society expert consensus and recommendations for best practice for typical and atypical pulmonary carcinoids. Ann Oncol, 2015, 26（8）: 1604-1620.

[17] ZAIZEN Y, TOKITO T, MASUDA K. Lung cancer with a small cell carcinoma component diagnosed from pleural effusion and a squamous cell carcinoma component diagnosed from the tumor. Intern Med, 2018, 57(23): 3419-3422.

[18] LIU X, ADAMS AL. Mucoepidermoid carcinoma of the bronchus: a review. Arch Pathol Lab Med, 2007, 131(9): 1400-1404.

[19] ZHAO Y, HE G, ZHAI Y, et al. Adenoid cystic carcinoma of lobar bronchial origin: 20-year experience at a single institution. Ann Surg Oncol, 2022, 29: 4408-4416.

[20] KUT A, KARADAG B, KARAKOC F. Mucoepidermoid carcinoma of the bronchus: a rare entity in childhood. Pediatr Int, 2005, 47(2): 203-205.

[21] TIAN D, WEN H, ZHOU Y. Pulmonary chondroma: a clinicopathological study of 29 cases and a review of the literature. Mol Clin Oncol, 2016, 5(3): 211-215.

[22] ZHOU S, ZHENG T, CHAN VSH. Metastatic multicentric myxoma with invasive behavior: a peculiar and aggressive case of Carney complex. J Cardiovasc Comput Tomogr, 2020, 14(6): e147-e148.

[23] BISCOTTO I, RODRIGUES RS, FORNY DN. Diffuse pulmonary lymphangiomatosis. J Bras Pneumol, 2019, 45(5): e20180412.

[24] FADARE O, PARKASH V, YILMAZ Y. Perivascular epithelioid cell tumor (PEComa) of the uterine cervix associated with intraabdominal "PEComatosis": a clinicopathological study with comparative genomic hybridization analysis. World J Surg Oncol, 2004(2): 35.

[25] BROCK KE, WALL J, ESQUIVEL M, et al. Congenital peribronchial myofibroblastic tumor: case report of an asymptomatic infant with a rapidly enlarging pulmonary mass and review of the literature. Ann Clin Lab Sci, 2015, 45(1): 83-89.

第七章

胸腔积液细胞病理学

胸膜原发或转移性恶性肿瘤以及各种炎症性病变，或肺内病变累及胸膜时，影响脏/壁层胸膜间皮细胞的液体和蛋白的重吸收以及间皮下淋巴管内液体循环，均会导致胸膜腔内液体积聚而形成胸腔积液。一般而言，血性胸腔积液常为恶性，浆液性常为结核，而脓性常为化脓性感染。通过胸腔积液的细胞病理学检查，不仅可以鉴别积液的良恶性，也可根据细胞形态及细胞块包埋免疫组化明确肿瘤的分型及来源。

第一节　胸腔积液标本的采集和制备

胸腔积液一般由临床医师在注射利多卡因局麻后，经皮肤穿刺抽取完成后送检或者直接将患者胸腔积液引流袋送检。抽取胸腔积液时，预先在标本瓶内加入 3.8% 枸橼酸钠溶液，以防止凝结，其量为标本总量的 1/10。加入肝素锂等抗凝剂后对后续的分子基因检测有较大影响，所以一般情况下不加抗凝剂。细胞学检查一般留取 50～500mL 积液（如需要进一步细胞块包埋，则至少留取 300mL）。胸腔积液抽出后应及时送检，病理科在收到标本后应立即检查处理；如当天不能处理，可保存在 4℃冰箱冷藏，能较长时间保持完好的细胞形态。

第二节　胸腔积液细胞学检查涂片中可见的正常和增生的细胞

胸腔积液细胞学检查涂片中的正常细胞成分包括间皮细胞（图 7-1）、组织细胞（图 7-3）及各种炎症细胞（图 7-5），血性胸腔积液中可见红细胞（图 7-6）。间皮细胞在炎症等各种因素的刺激下可以增生并脱落到胸腔积液中，增生的间皮细胞可以形成腺泡样及乳头样结构，需要与腺癌及间皮瘤进行鉴别诊断（图 7-2）。除了间皮细胞，胸腔积液中的组织细胞亦可以增生，组织细胞的增生与腺癌细胞的鉴别是胸腔积液诊断的另一要点（图 7-4）。

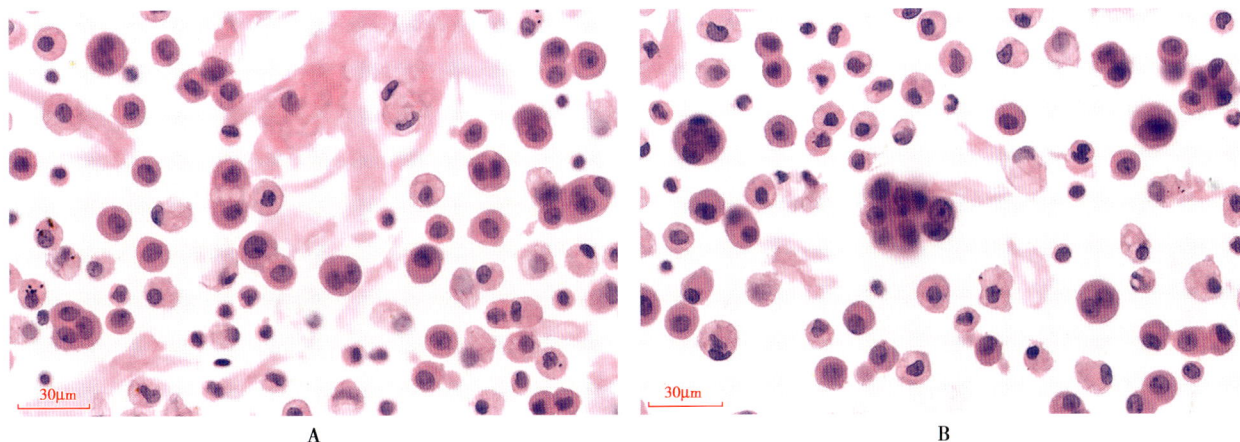

A

B

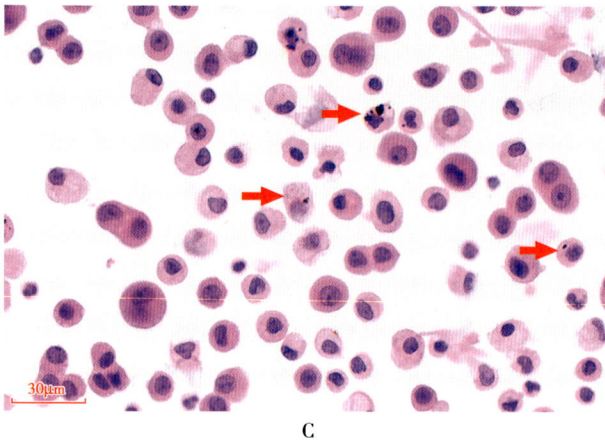

图 7-1 胸腔积液中的间皮细胞
A. 胸腔积液中增生的间皮细胞散在分布,间皮细胞圆形,细胞核位于中央,可见核仁,部分间皮细胞有 2 个或 2 个以上细胞核,胞质丰富,嗜酸性,核质比低;B. 中央增生的间皮细胞聚集成团,形成假乳头样结构,部分细胞核仁明显,核质比增高;C. 增生的间皮细胞间见组织细胞,组织细胞胞质中吞噬有棕褐色颗粒(红色箭头)。A～C 均为 HE 染色。

阅片要点:增生的间皮细胞细胞核增大,有时见有明显的核仁,诊断时需要参照涂片中散在的间皮细胞,成团的间皮细胞的细胞核与散在的间皮细胞的细胞核一致,细胞学诊断缺少组织学形态,且没有免疫组织化学可以作为辅助诊断,因此需要尽可能多地从涂片中寻找间皮细胞特点。找涂片中"可以明确为间皮细胞"的内参是诊断的一种方法。

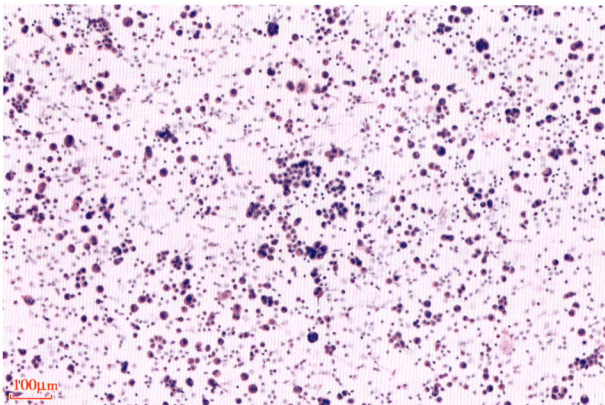

A

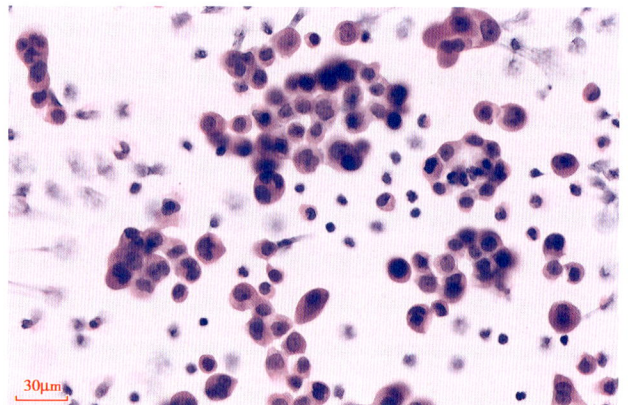

B

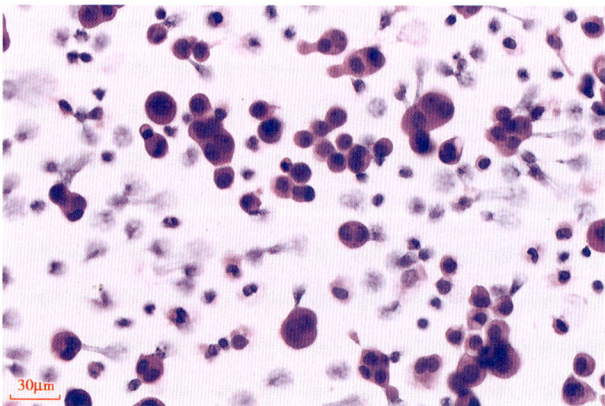

C

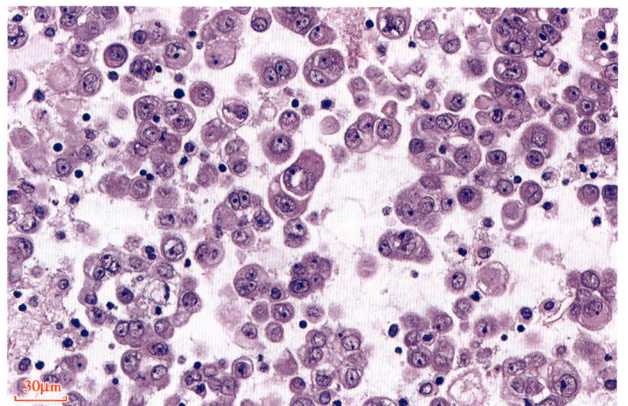

D

E

F

G

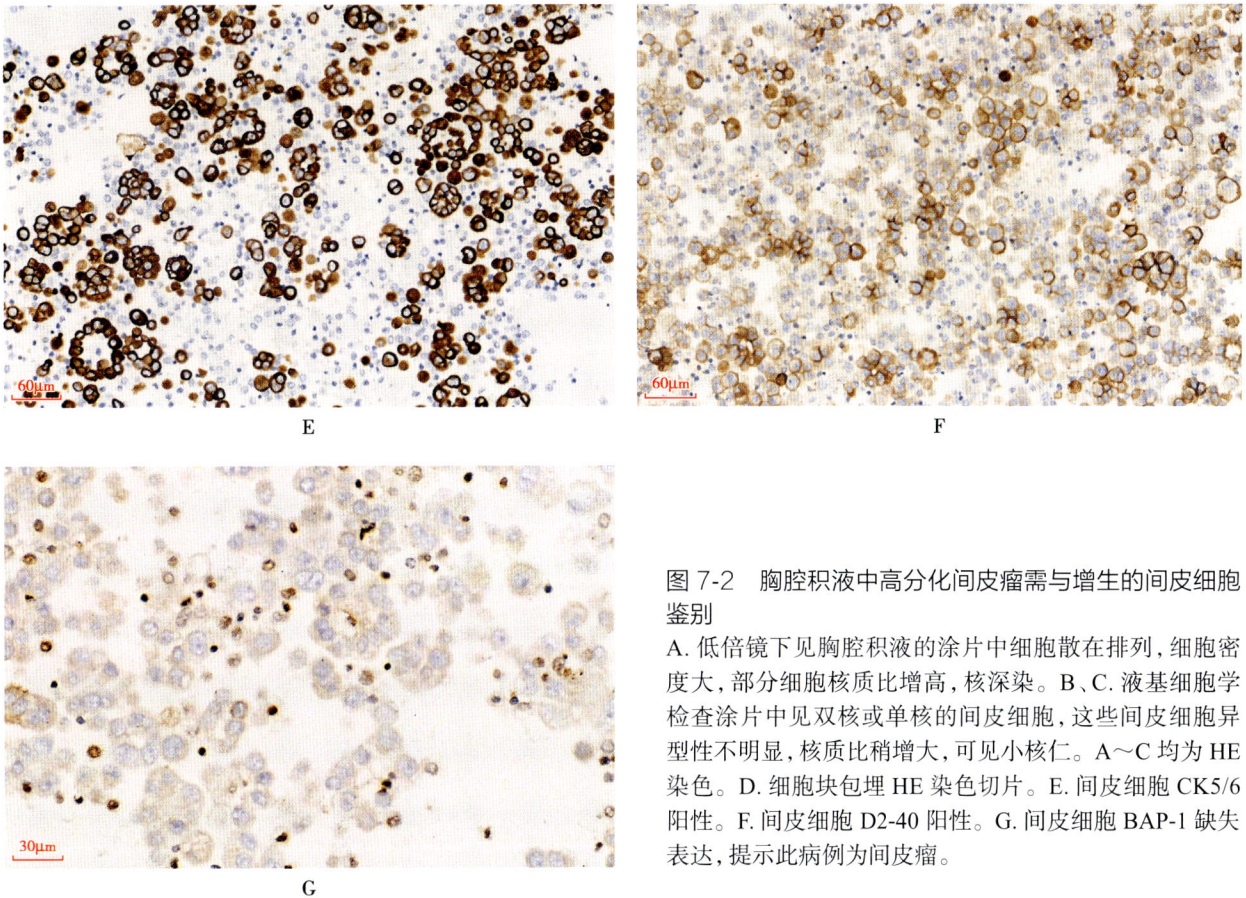

图 7-2　胸腔积液中高分化间皮瘤需与增生的间皮细胞鉴别
A. 低倍镜下见胸腔积液的涂片中细胞散在排列，细胞密度大，部分细胞核质比增高，核深染。B、C. 液基细胞学检查涂片中见双核或单核的间皮细胞，这些间皮细胞异型性不明显，核质比稍增大，可见小核仁。A～C 均为 HE 染色。D. 细胞块包埋 HE 染色切片。E. 间皮细胞 CK5/6 阳性。F. 间皮细胞 D2-40 阳性。G. 间皮细胞 BAP-1 缺失表达，提示此病例为间皮瘤。

　　阅片要点：胸腔积液中，观察到有间皮细胞特征的细胞呈单一弥漫增生，细胞丰富时需考虑高分化间皮瘤的可能性，良性的间皮细胞增生涂片背景中往往夹杂较多的组织细胞或炎症细胞。结合细胞块包埋、免疫组织化学及 FISH，同时参考影像学所见，胸腔积液细胞学可以做出间皮瘤的诊断。

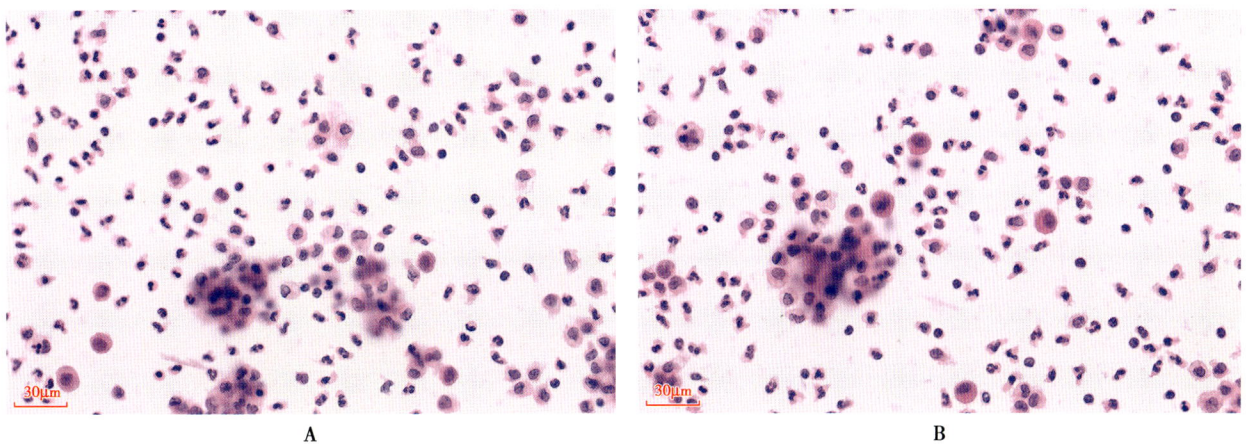

A

B

C

D

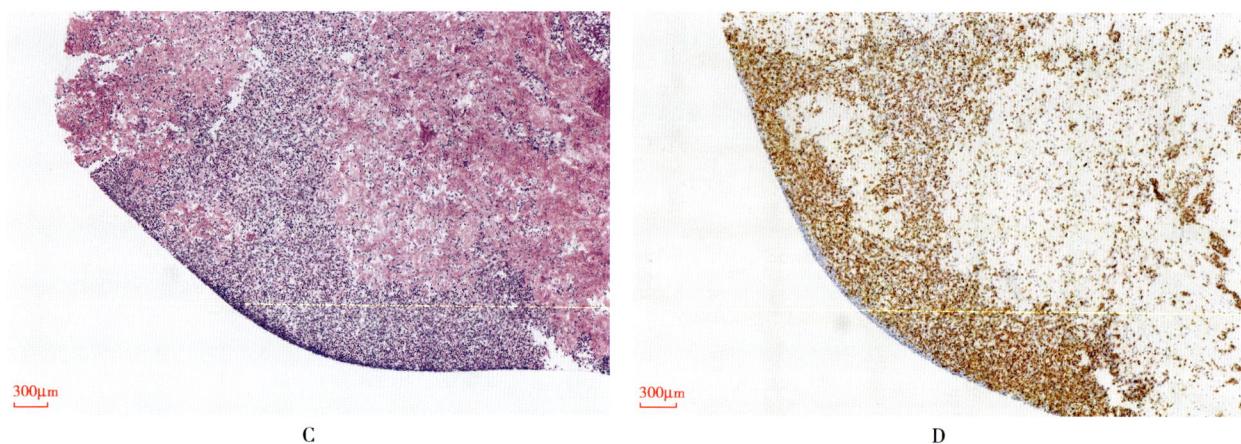

图 7-3 胸腔积液中增生的组织细胞

A、B. 胸腔积液的液基细胞学检查涂片中在炎症细胞背景上见细胞核偏位的组织细胞，组织细胞胞核染色质细腻，胞质丰富呈淡粉色，组织细胞也可以聚集成团（HE 染色）。C. 细胞块包埋 HE 染色切片，在炎症细胞背景中见增生的组织细胞成片排列，胞质嗜酸性。D. CD68 染色勾勒出大量增生的组织细胞。

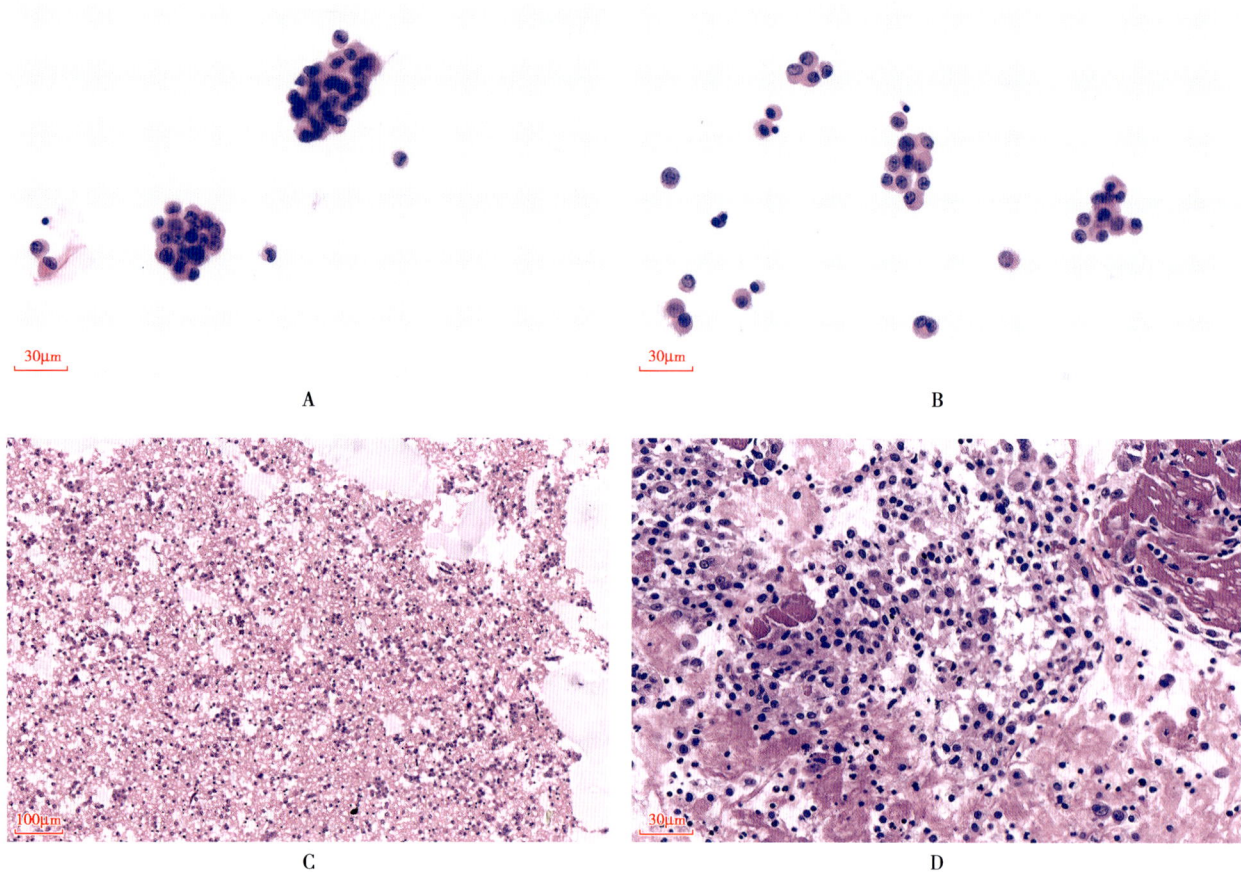

30μm

A

30μm

B

100μm

C

30μm

D

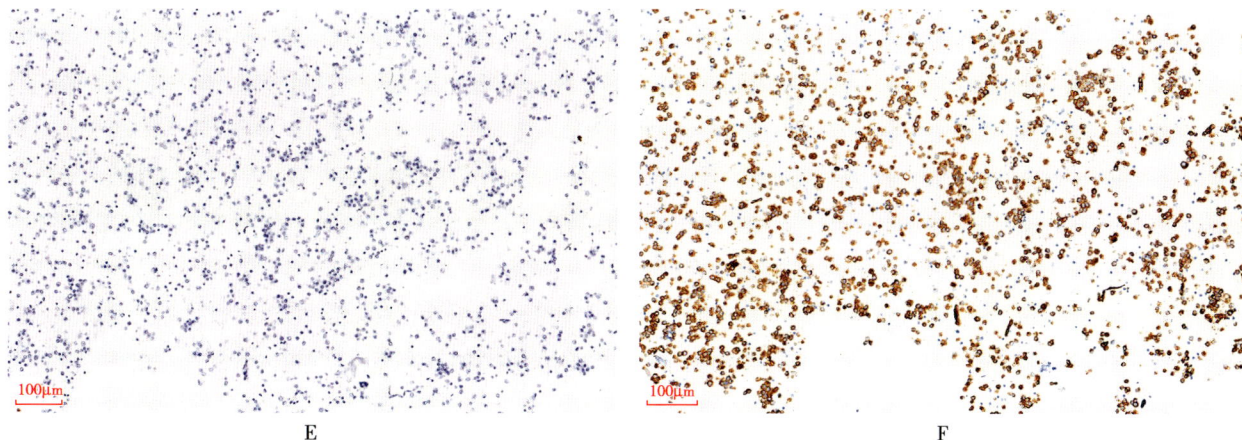

图 7-4 胸腔积液中增生的组织细胞易误诊为腺癌

A、B. 增生的组织细胞聚集成团，形成假乳头样结构，聚集成团的组织细胞与周围散在的组织细胞相比，具有相同的细胞形态，细胞核偏位，染色质细腻，胞质嗜酸性（HE 染色）。C、D. 胸腔积液细胞块包埋 HE 染色切片中见组织细胞及淋巴细胞。E. TTF-1 染色阴性。F. CD68 组织细胞染色阳性。

阅片要点：胸腔积液中的组织细胞增生时可以散在分布或成团分布，尤其当组织细胞排列成假乳头样结构及因组织细胞发生退变胞质中出现空泡时，易被误诊为腺癌，需要加做免疫组织化学明确。

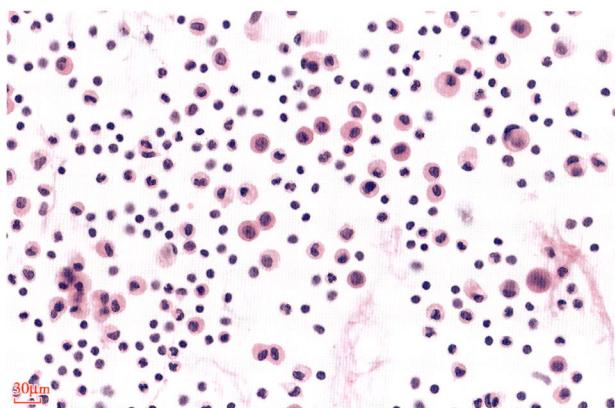

图 7-5 胸腔积液中的各种炎症细胞
胸腔积液中可见淋巴细胞、中性粒细胞、组织细胞及间皮细胞（HE 染色）。

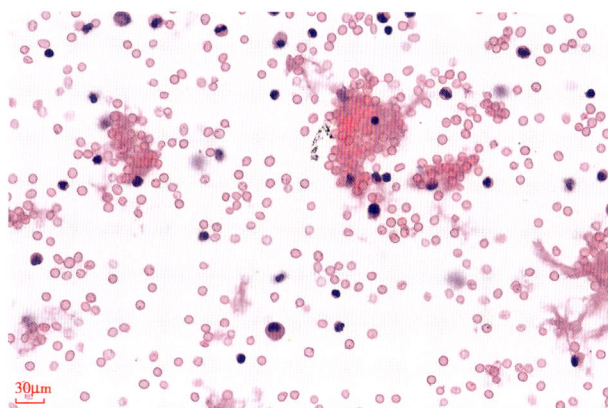

图 7-6 胸腔积液中的红细胞
胸腔积液的液基细胞学检查涂片中见少量间皮细胞、组织细胞及淋巴细胞，背景见红染、大小一致、形状规则的红细胞（HE 染色）。

阅片要点：当血性胸腔积液中红细胞过多时，液基细胞学处理流程无法完全去除红细胞，液基细胞学检查涂片中见的"红色圆形小球"不要误诊为真菌孢子。红细胞在真菌荧光快速染色中为阴性。

第三节　胸腔积液细胞学检查涂片中的恶性肿瘤细胞

一、肺腺癌

发生胸膜转移和胸膜侵犯的腺癌易引起癌性胸腔积液，腺癌是其中的一个主要类型。恶性胸腔积液中最常见的是肺腺癌。腺癌具有明显的形态学异质性，根据肿瘤分化的不同，胸腔积液的细胞学检查涂片中可见腺泡状、乳头状、微乳头、单个细胞、黏液和实性腺癌等不同亚型结构。细胞学因取材有限，缺少组织学结构，只需要诊断腺癌即可。中高分化腺癌在细胞学中容易诊断，而低分化腺癌需要借助细胞块包埋后行免疫组织化学协助诊断，必要时分子病理检测也可以提供诊断依据（图 7-7～图 7-13）。

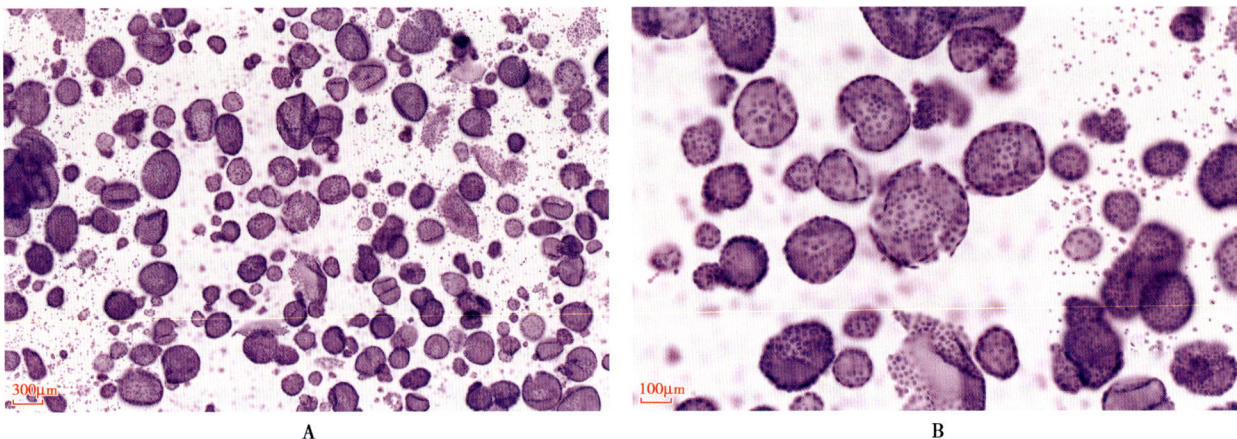

图 7-7 胸腔积液中的肺腺癌之一

液基细胞学中见排列成球形的肿瘤细胞团,张力大,边缘光滑,肿瘤细胞小而一致,胞质丰富(HE 染色)。

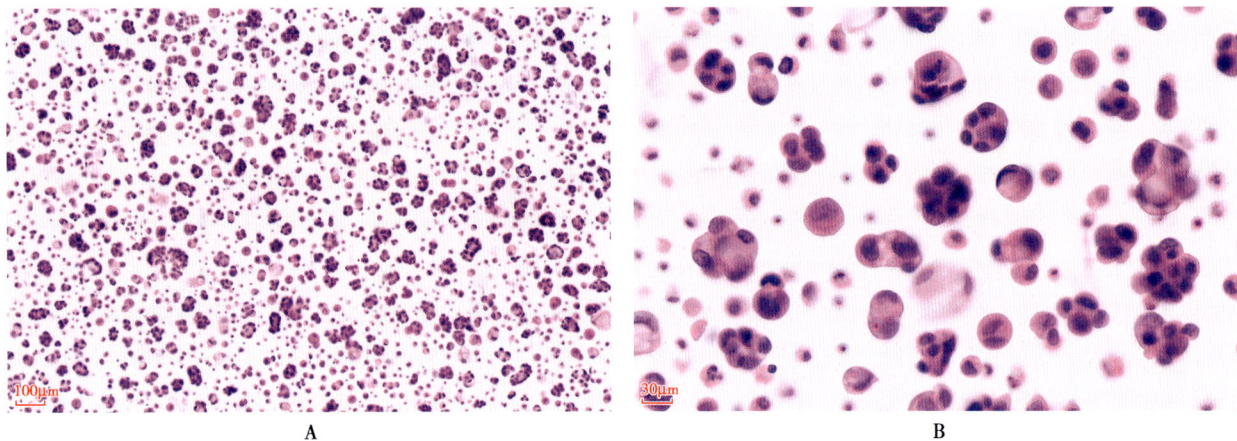

图 7-8 胸腔积液中的肺腺癌之二

液基细胞学中见排列成乳头及微乳头结构的肿瘤细胞团,肿瘤细胞小而一致,胞质丰富,细胞核圆形或卵圆形,染色质细腻(HE 染色)。

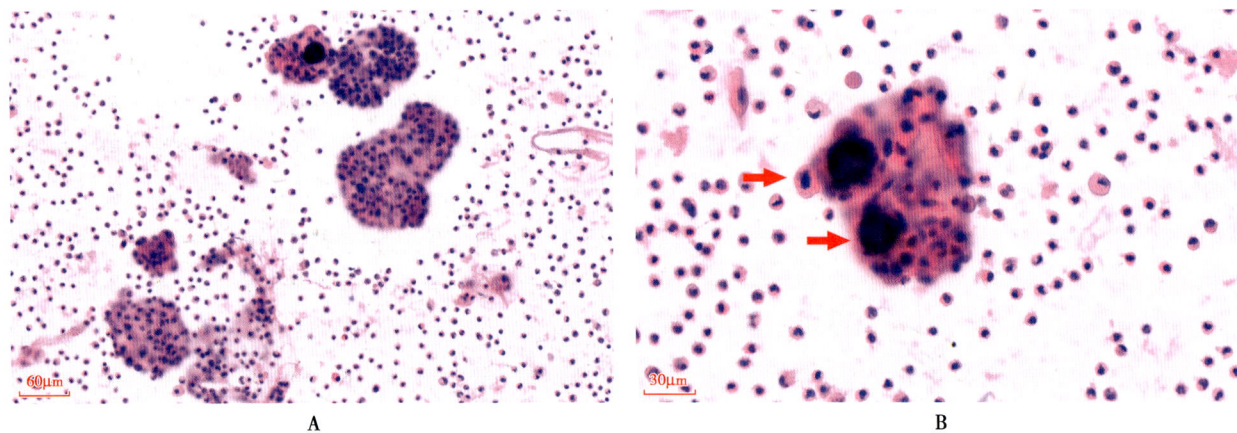

图 7-9 胸腔积液中的肺腺癌之三

液基细胞学中见肿瘤细胞排列成呈三维立体结构,肿瘤细胞大小较一致,胞质丰富,嗜酸性,细胞核圆形或卵圆形,局部可见砂粒体(红色箭头所示)(HE 染色)。

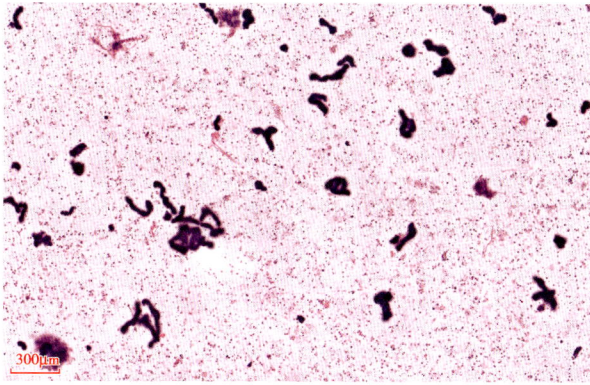

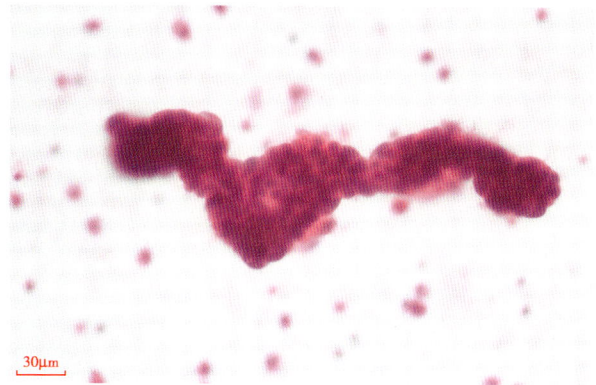

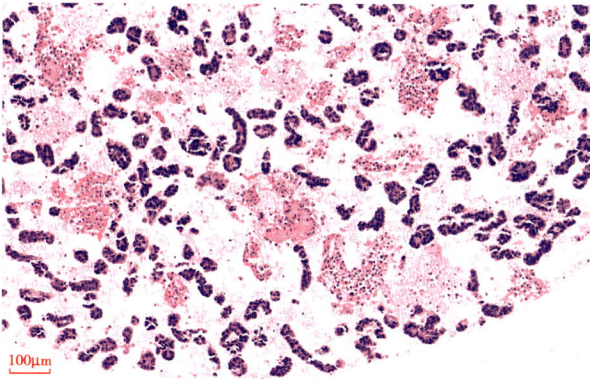

图7-10　胸腔积液中的肺腺癌之四
A、B.此例胸腔积液的液基细胞学检查涂片中,低倍镜见大量细长乳头状结构的细胞团,细胞团三维立体结构明显,在LCT的液基细胞学扫描涂片中肿瘤细胞不在同一个平面,细胞细微结构显示不清(HE 染色);
C.胸腔积液细胞块包埋HE 染色切片。

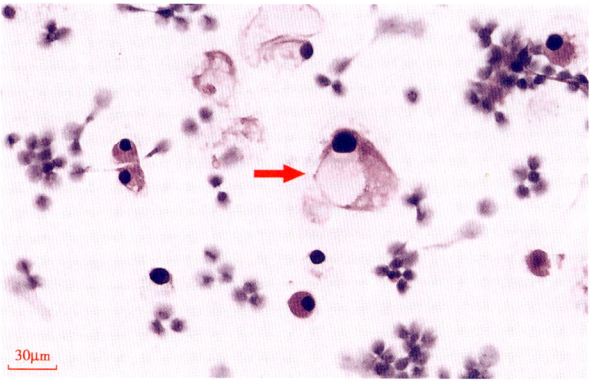

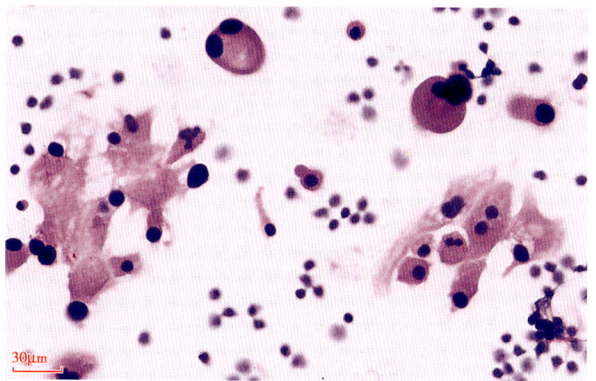

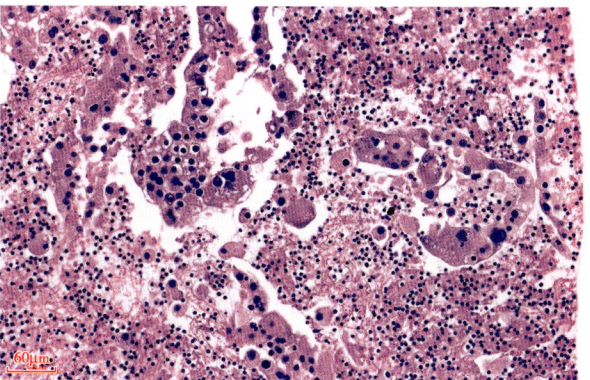

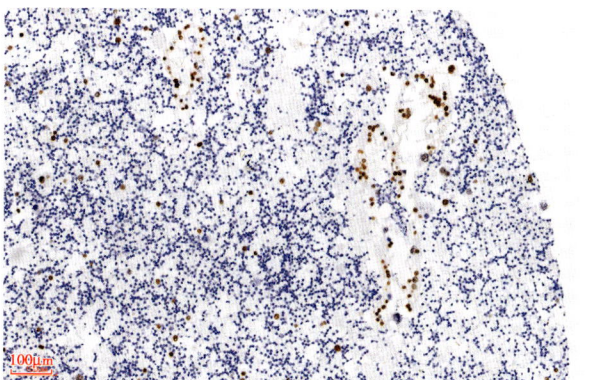

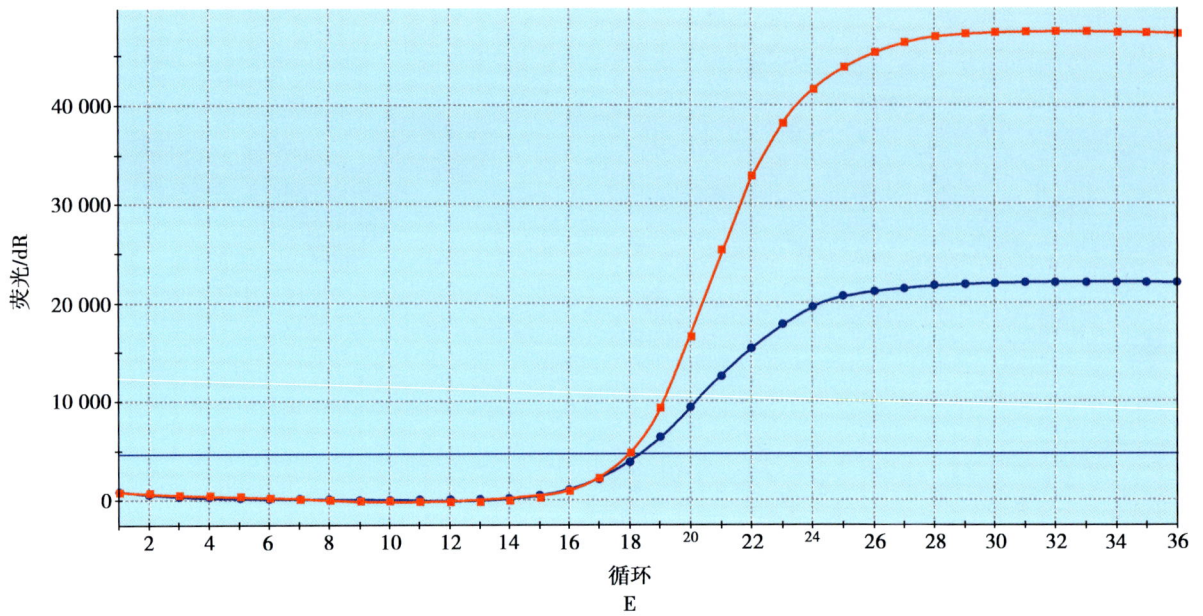

图 7-11　胸腔积液中的肺腺癌之五——ALK 阳性的肺腺癌

A、B. 胸腔积液中的肿瘤细胞呈单个散在分布,肿瘤细胞核深染,可见双核细胞,核偏位,胞质丰富,可见空泡(红色箭头所示)(HE 染色);C. 细胞块包埋 HE 染色切片中见肿瘤细胞胞质丰富,排列成片状或腺泡样结构;D. TTF-1 肿瘤细胞阳性;E. 实时荧光定量聚合酶链式反应(polymerase chain reaction, PCR)检测 ALK 融合阳性。

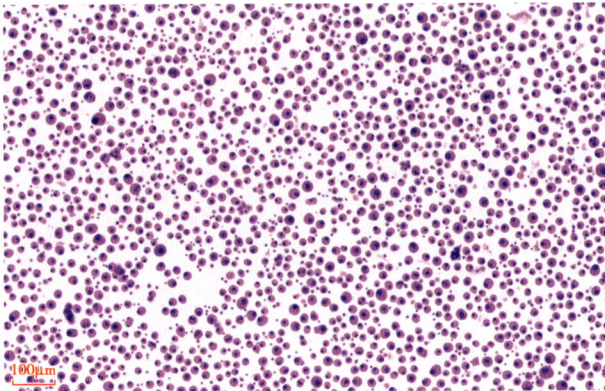

A

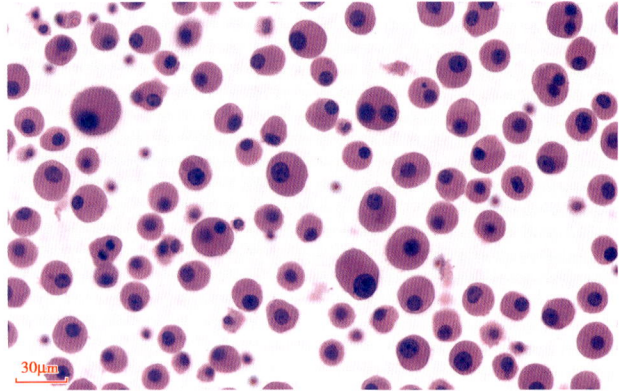

B

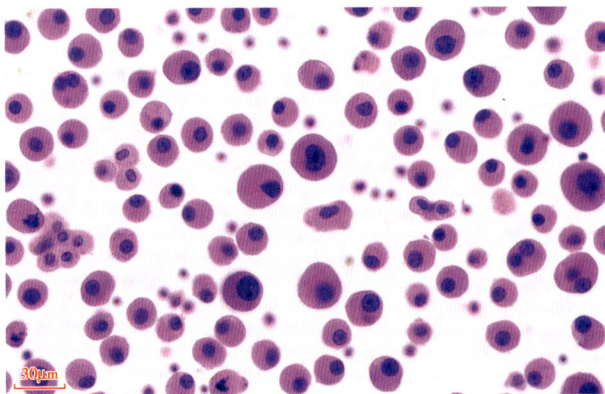

C

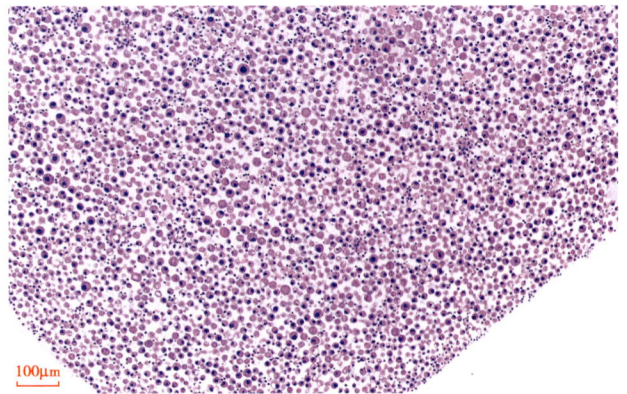

D

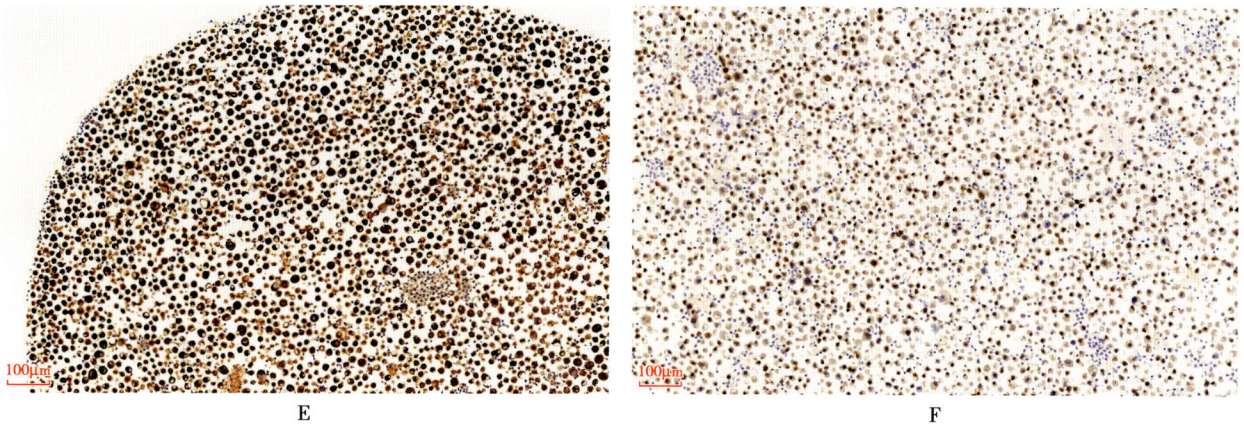

图 7-12 胸腔积液中的肺腺癌之六

A～C.液基细胞学中见肿瘤细胞呈单个分布,肿瘤细胞小而一致,胞质丰富,嗜酸性,细胞核圆形或卵圆形,位于肿瘤细胞周边,形成印戒样细胞(HE染色);D.对该胸腔积液进行细胞块包埋后HE染色切片;E.印戒样细胞TTF-1染色阳性;F. Ki-67染色。

阅片要点:单个散在排列的腺癌诊断需与间皮瘤及间皮细胞增生鉴别,此种类型的腺癌可以出现双核、细胞大小较一致等间皮来源细胞的特征,借助细胞块包埋及免疫组织化学进行鉴别诊断。

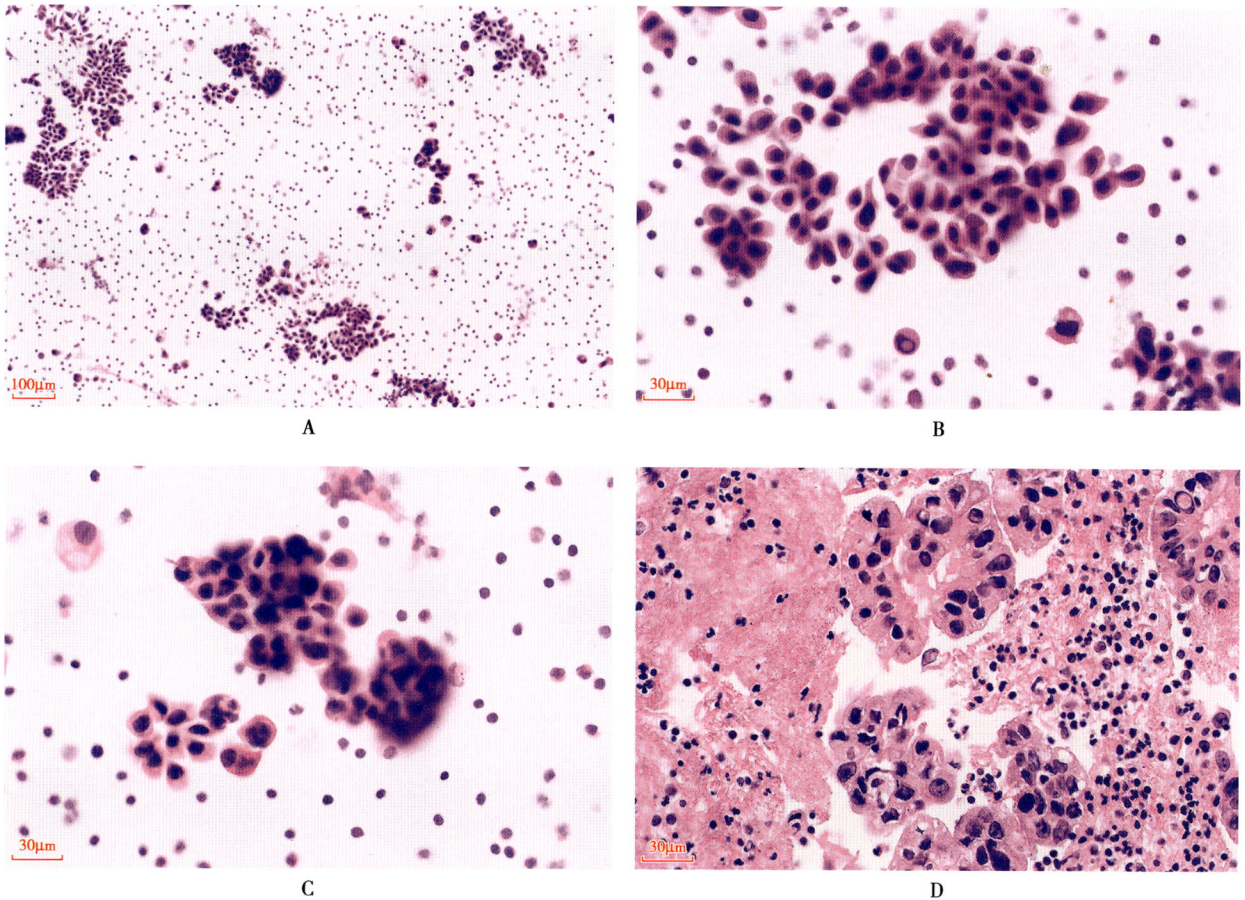

E

F

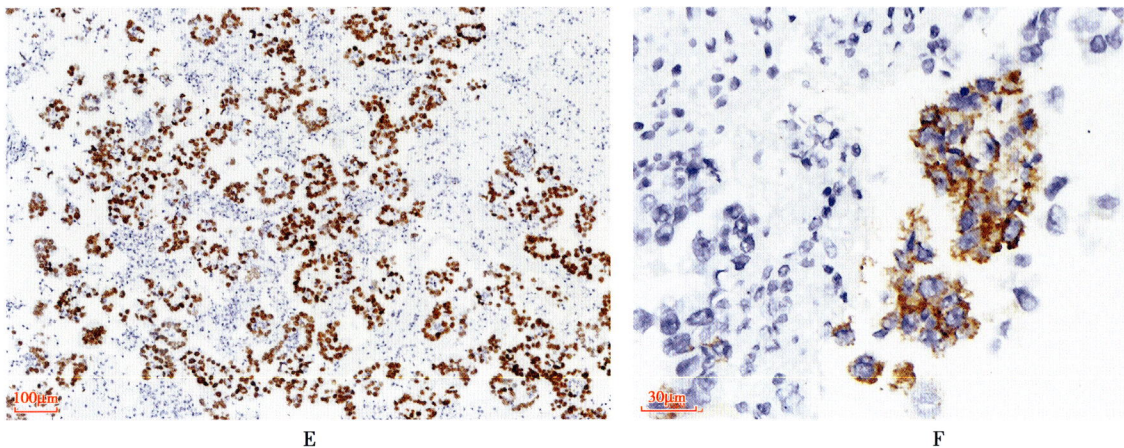

图7-13　胸腔积液中的肺腺癌伴神经内分泌分化

A～C.胸腔积液的液基细胞学检查涂片中见肿瘤细胞呈乳头样结构或片状分布,细胞圆形、卵圆形或多角形,细胞核深染,核质比增高(HE 染色);D.细胞块包埋 HE 染色切片,部分肿瘤细胞排列成腺泡样结构,部分肿瘤细胞排列成实性细胞团;E. TTF-1 肿瘤细胞弥漫阳性;F. SYN 部分肿瘤细胞阳性。

二、肺鳞状细胞癌

鳞状细胞癌也可以转移到胸腔积液中,鳞状细胞癌在胸腔积液中的形态多样,鳞癌细胞可以表现为明显的角化型,也可以表现为类似腺癌的乳头样结构,甚至有些鳞状细胞癌还可以出现透亮的胞质,类似于胞质内的黏液,此时应注意观察,必要时借助免疫组织化学及特殊染色进行诊断及鉴别诊断(图7-14～图 7-17)。

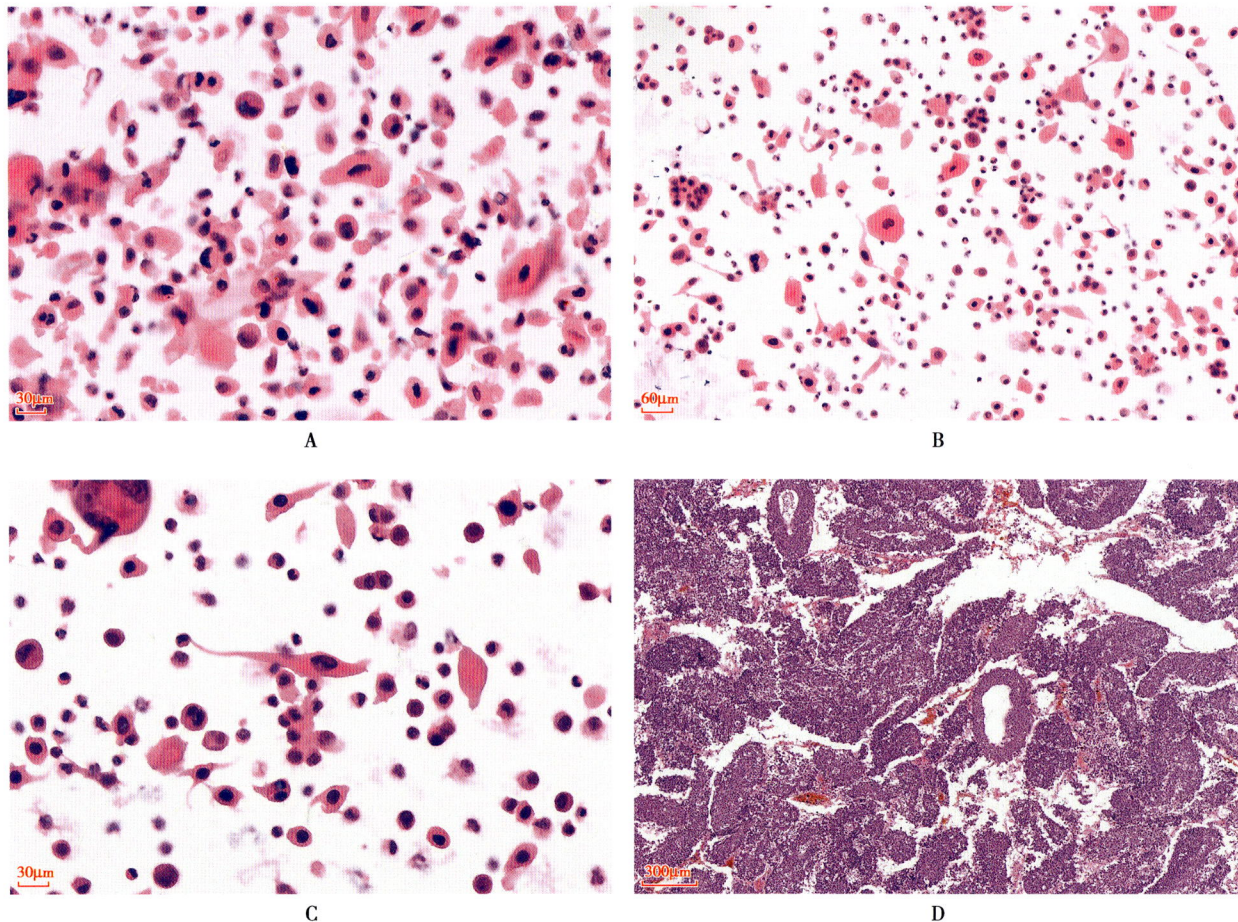

A

B

C

D

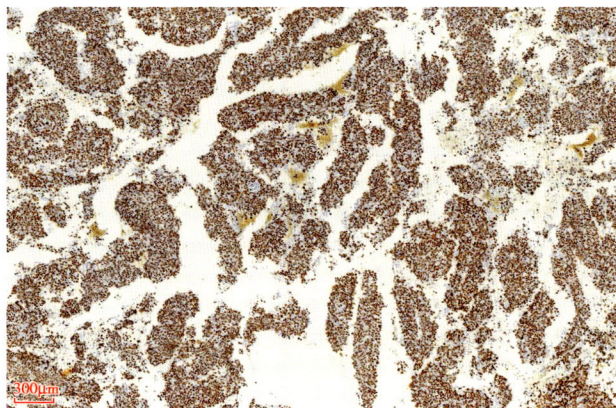

E

图7-14　胸腔积液中的鳞状细胞癌之一
A～C. 胸腔积液的液基细胞学检查涂片中见单个散在排列的肿瘤细胞，肿瘤细胞形态多样，圆形、蝌蚪样、多边形及怪异形，细胞核深染，胞质嗜酸性，可见明确的角化（HE 染色）；D. 细胞块包埋 HE 染色切片中肿瘤细胞呈巢状分布；E. P40 肿瘤细胞弥漫阳性。

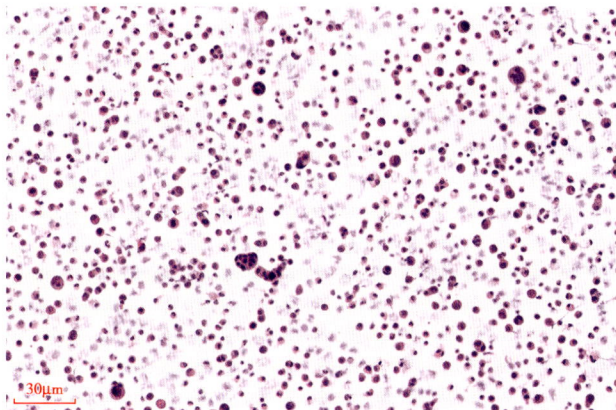

A

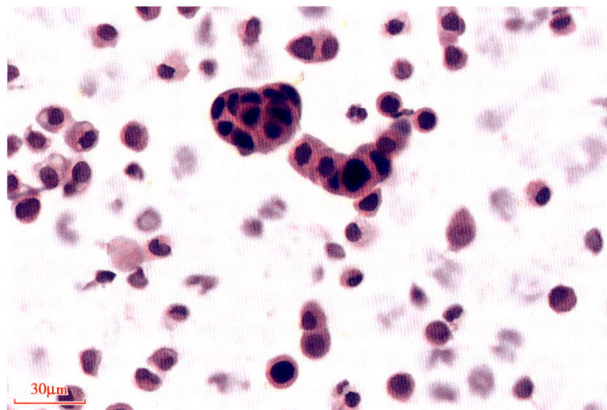

B

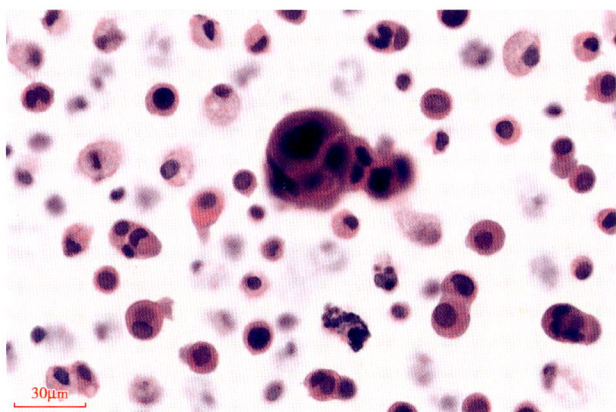

C

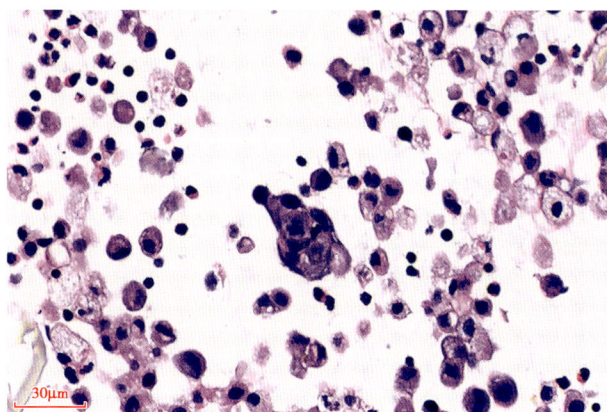

D

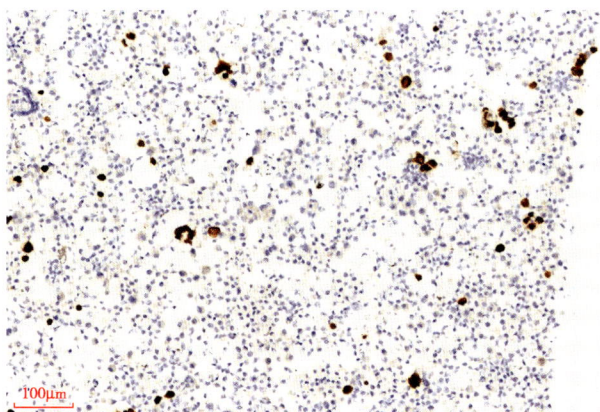

E

图7-15　胸腔积液中的鳞状细胞癌之二
A. 胸腔积液的液基细胞学检查涂片低倍镜下见大部分肿瘤细胞单个散在分布，局部见"微乳头样"结构。B、C. 高倍镜下见肿瘤细胞的"微乳头样"结构中有细胞角化和间桥，实为角化珠形成，肿瘤细胞核质比大，核深染，染色质粗糙，胞质嗜酸性。D. 细胞块包埋中依然见似"微乳头样"结构的角化珠。A～D 均为 HE 染色。E. P40 染色，部分肿瘤细胞阳性。

155

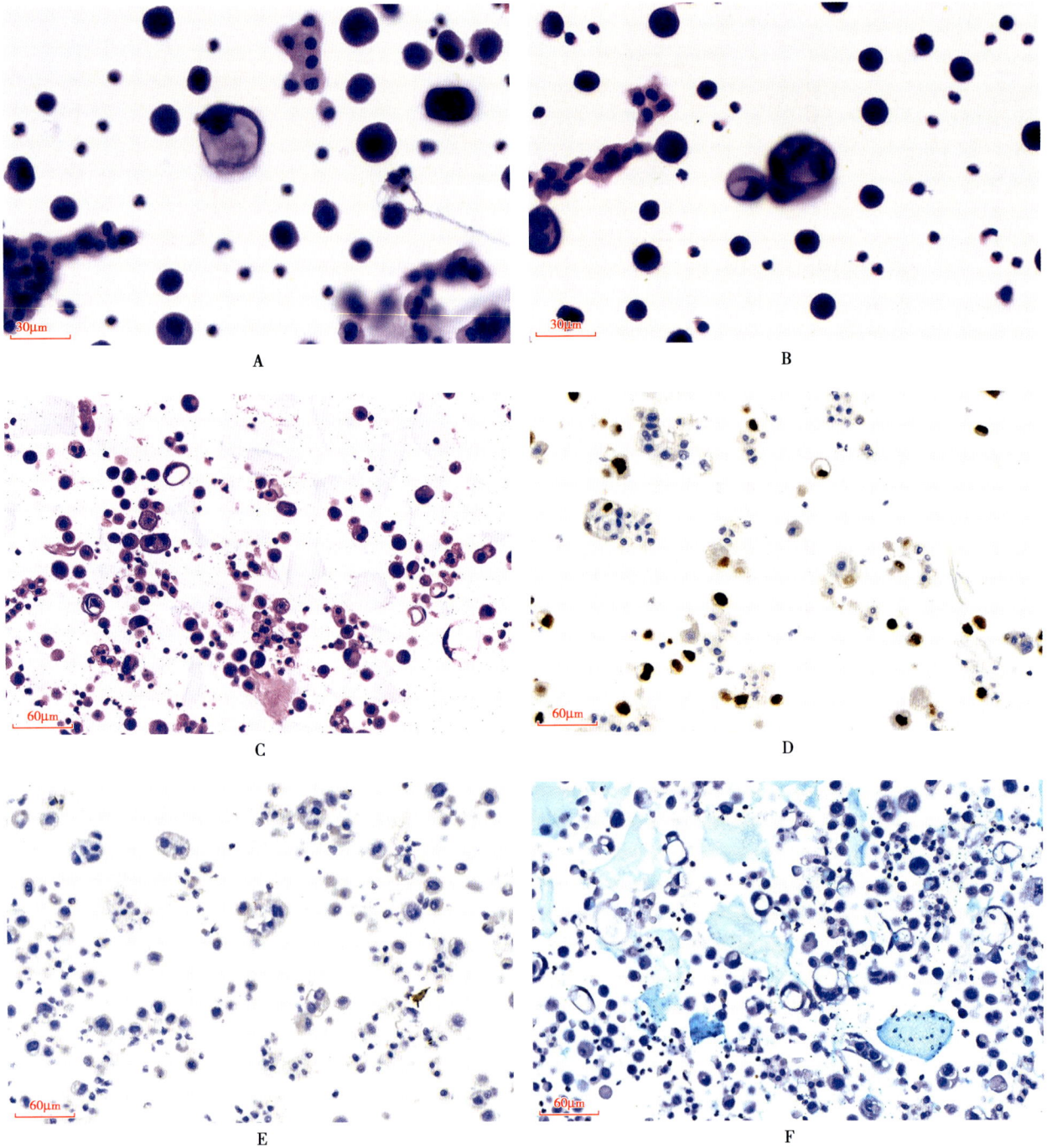

图 7-16　胸腔积液中的鳞状细胞癌之三

A、B. 胸腔积液的液基细胞学检查涂片中见肿瘤细胞散在单个排列，部分肿瘤细胞胞质内见大空泡，细胞核被挤到肿瘤细胞的边缘，形成类似腺癌中的"印戒样细胞"。C. 细胞块包埋中同样可见这种胞质透亮，细胞核被挤到一边的"印戒样细胞"。A～C 均为 HE 染色。D. 部分肿瘤细胞，包括"印戒样细胞" P40 染色阳性。E. 肿瘤细胞 TTF-1 染色阴性。F. Alcin 蓝染色阴性，那些所谓的"印戒样细胞"中并不含有黏液。

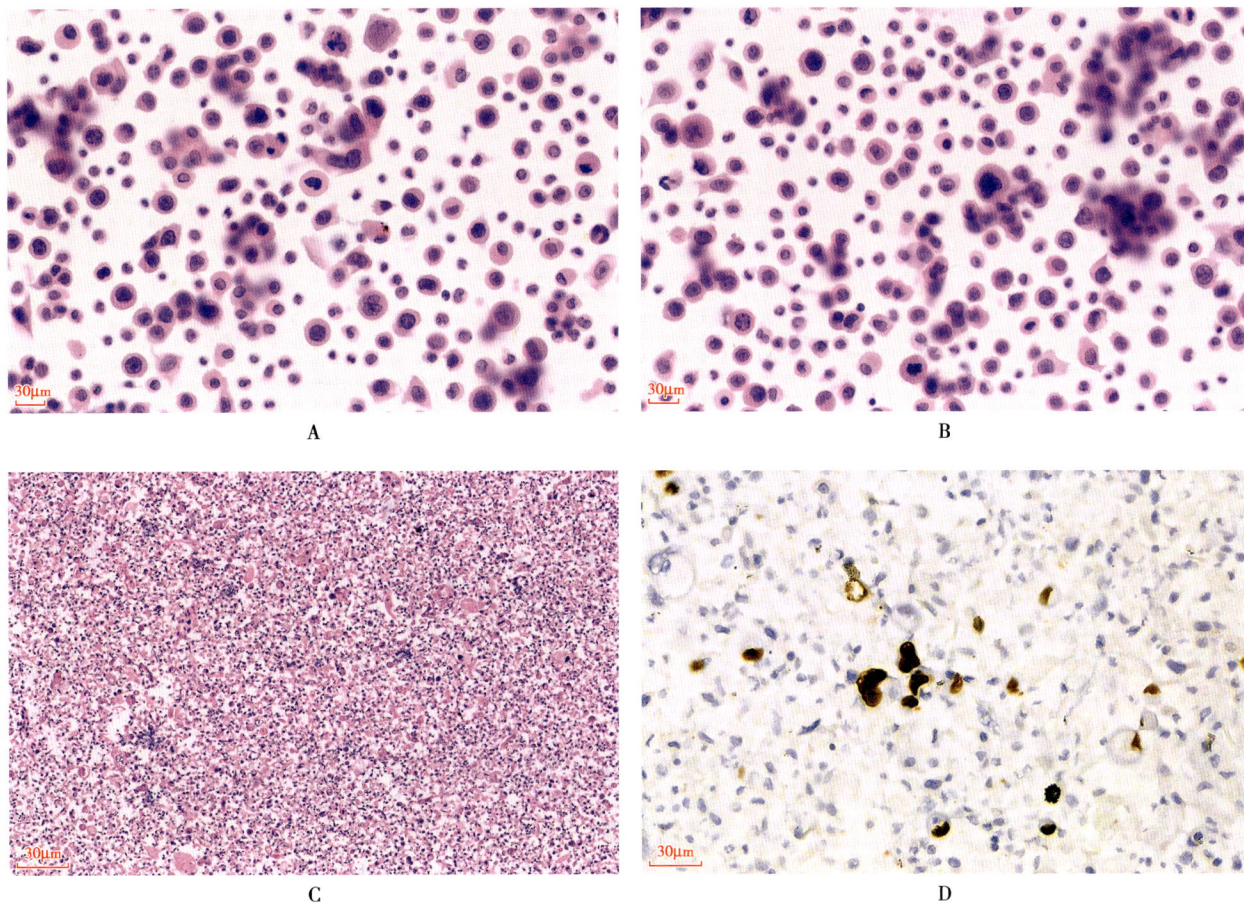

图 7-17　胸腔积液中的鳞状细胞癌之四

A、B. 液基细胞学检查涂片中见部分肿瘤细胞单个排列, 部分肿瘤细胞排列成腺样结构, 肿瘤细胞核圆形或卵圆形, 部分细胞有双核, 胞质红染, 未见明显角化(HE 染色); C. 细胞块包埋 HE 染色切片, 肿瘤细胞单个散在分布, 未见角化; D. 部分肿瘤细胞 P40 阳性。

阅片要点: 胸腔积液中的鳞状细胞癌形态多样, 分化好的肿瘤细胞有时可见角化现象, 高倍镜时能观察到角化和细胞间桥的存在; 分化差时鳞状细胞癌细胞也可以表现为单个散在分布, 甚至出现类似"印戒样细胞"及腺样结构, 此时易误诊为间皮瘤、腺癌或间皮细胞增生, 这时需要借助细胞块包埋及免疫组织化学进行鉴别。

三、肺非小细胞癌

胸腔积液中的非小细胞癌分类同经皮肺细针穿刺标本, 其中肉瘤样癌(图 7-18)及大细胞癌伴 *SMARCA4* 缺失(图 7-19)的病例在胸腔积液中的形态如图 7-18 和图 7-19 所示。

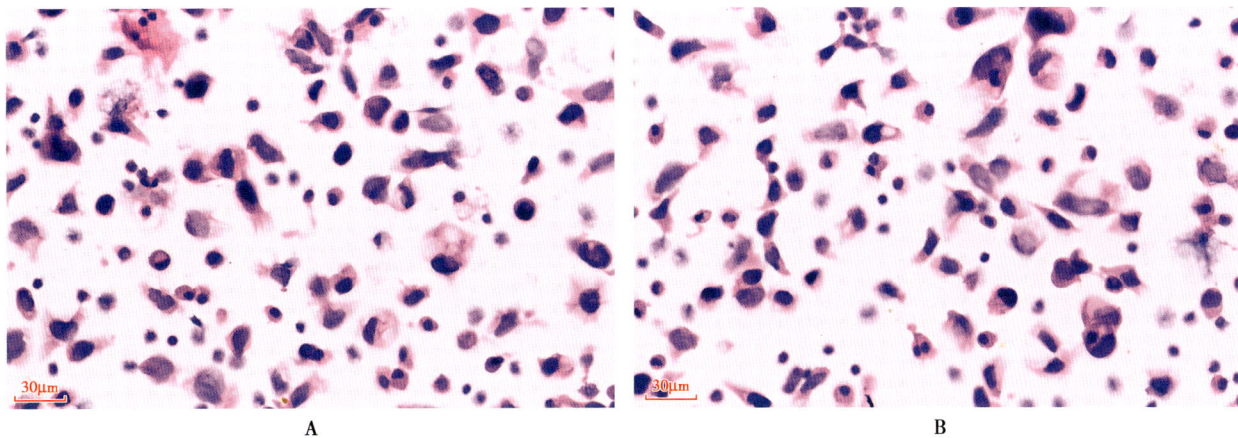

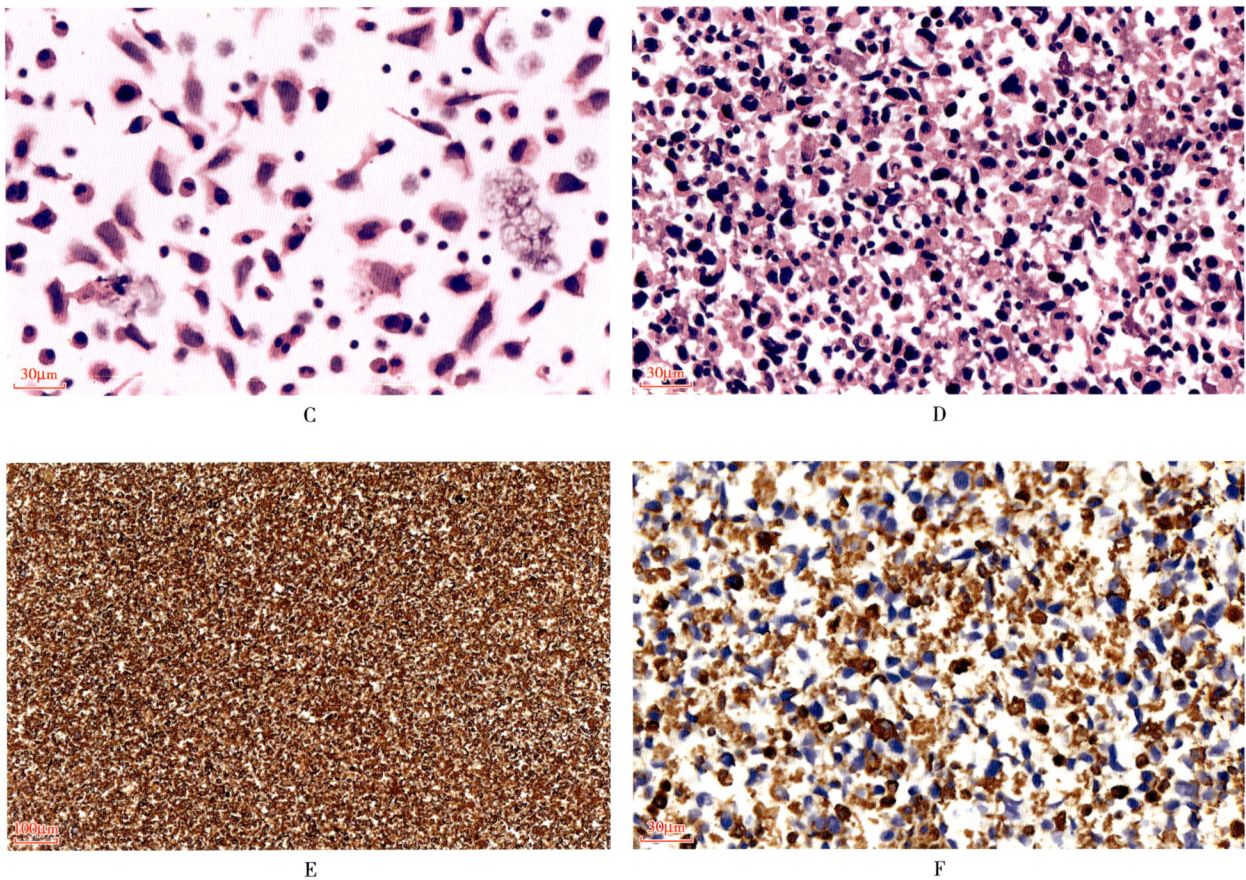

图 7-18　胸腔积液中的肉瘤样癌

A~C. 胸腔积液的液基细胞学检查涂片中见肿瘤细胞单个散在分布，细胞异型性明显，肿瘤细胞呈多角形、梭形、卵圆形，细胞核深染，核质比增大（HE 染色）；D. 细胞块包埋的 HE 染色切片中见分化差的肿瘤细胞散在分布，异型性明显；E. CK 染色肿瘤细胞弥漫强阳性；F. VIM 染色部分肿瘤细胞阳性。

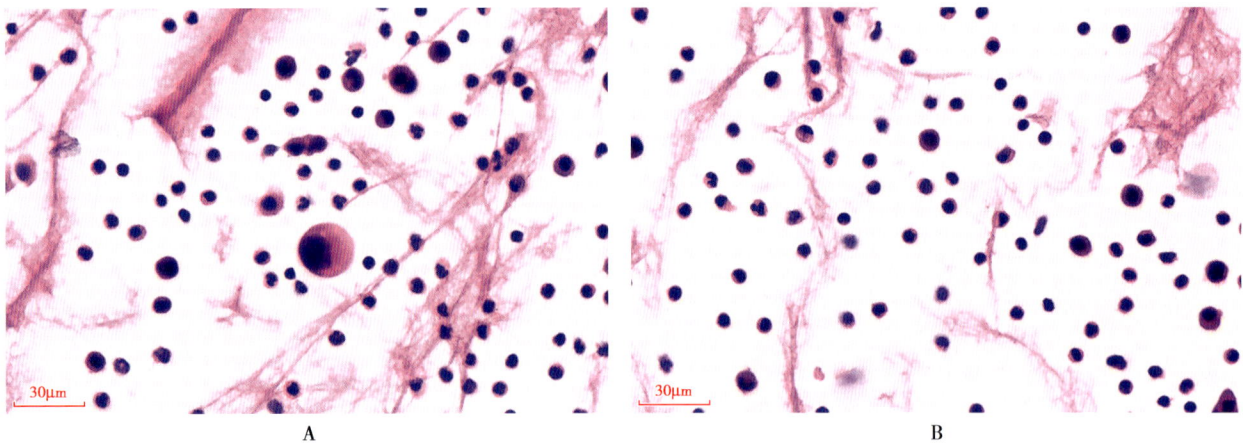

C

D

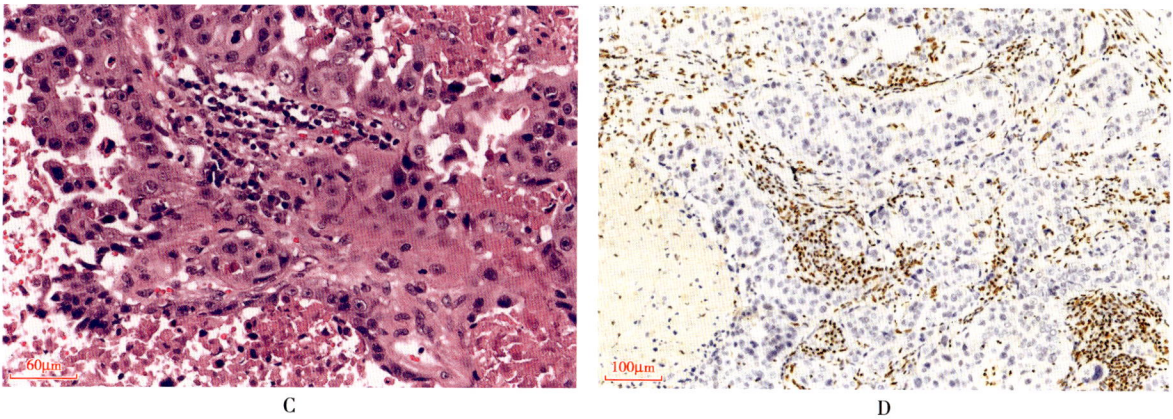

图 7-19 胸腔积液中的大细胞癌伴 SMARCA4 缺失

A、B. 胸腔积液中的肿瘤细胞散在单个分布，肿瘤细胞异型性大，可见瘤巨细胞，细胞核深染，与半年前手术切除标本中的肿瘤细胞相比，核仁不明显。C. 手术切除标本中见核大异型的肿瘤细胞，细胞核中央见明显清晰的大核仁。A～C 均为 HE 染色。D. SMARCA4 在肿瘤细胞中缺失表达，本病例 TTF-1、P40 及黏液染色均阴性。

阅片要点：对于分化差的非小细胞肺癌，如大细胞癌及肉瘤样癌，在细胞学较难诊断，当我们在胸腔积液中遇到此类细胞，特别是在肿瘤细胞较少的情况下，应避免漏诊。

四、肺神经内分泌肿瘤

肺神经内分泌肿瘤在胸腔积液中最常见的病例是小细胞癌（图 7-20、图 7-21），此外大细胞神经内分泌癌在胸腔积液中不常见（图 7-22），需借助免疫细胞化学诊断。

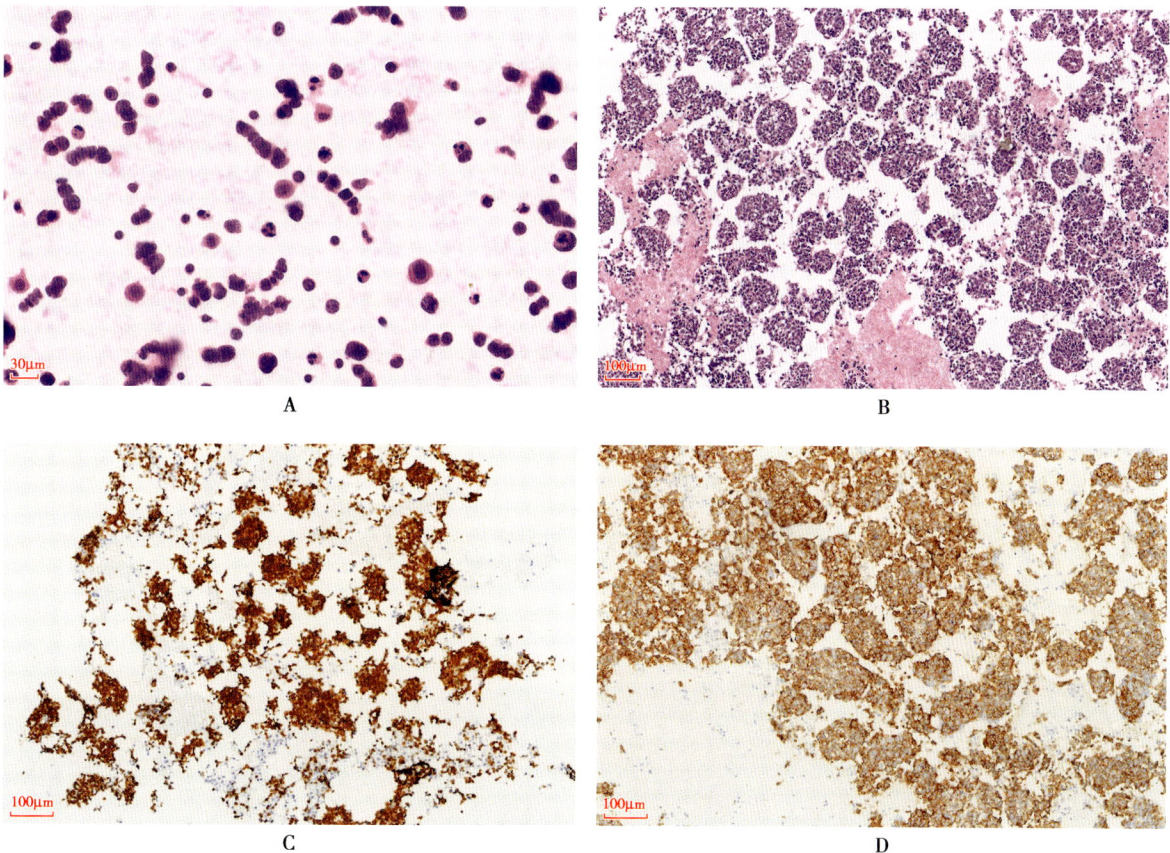

A

B

C

D

图 7-20 胸腔积液中的小细胞癌

A. 胸腔积液中的肿瘤细胞呈列兵样或串珠样排列，细胞核深染，核染色质细腻，核质比增大，胞质稀少或无胞质。B. 细胞块包埋 HE 染色切片中见肿瘤细胞成巢状排列，核深染，胞质稀少或呈裸核样。A、B 为 HE 染色。C. 肿瘤细胞 TTF-1 染色阳性。D. 肿瘤细胞 SYN 染色阳性。

A

B

C

D

E

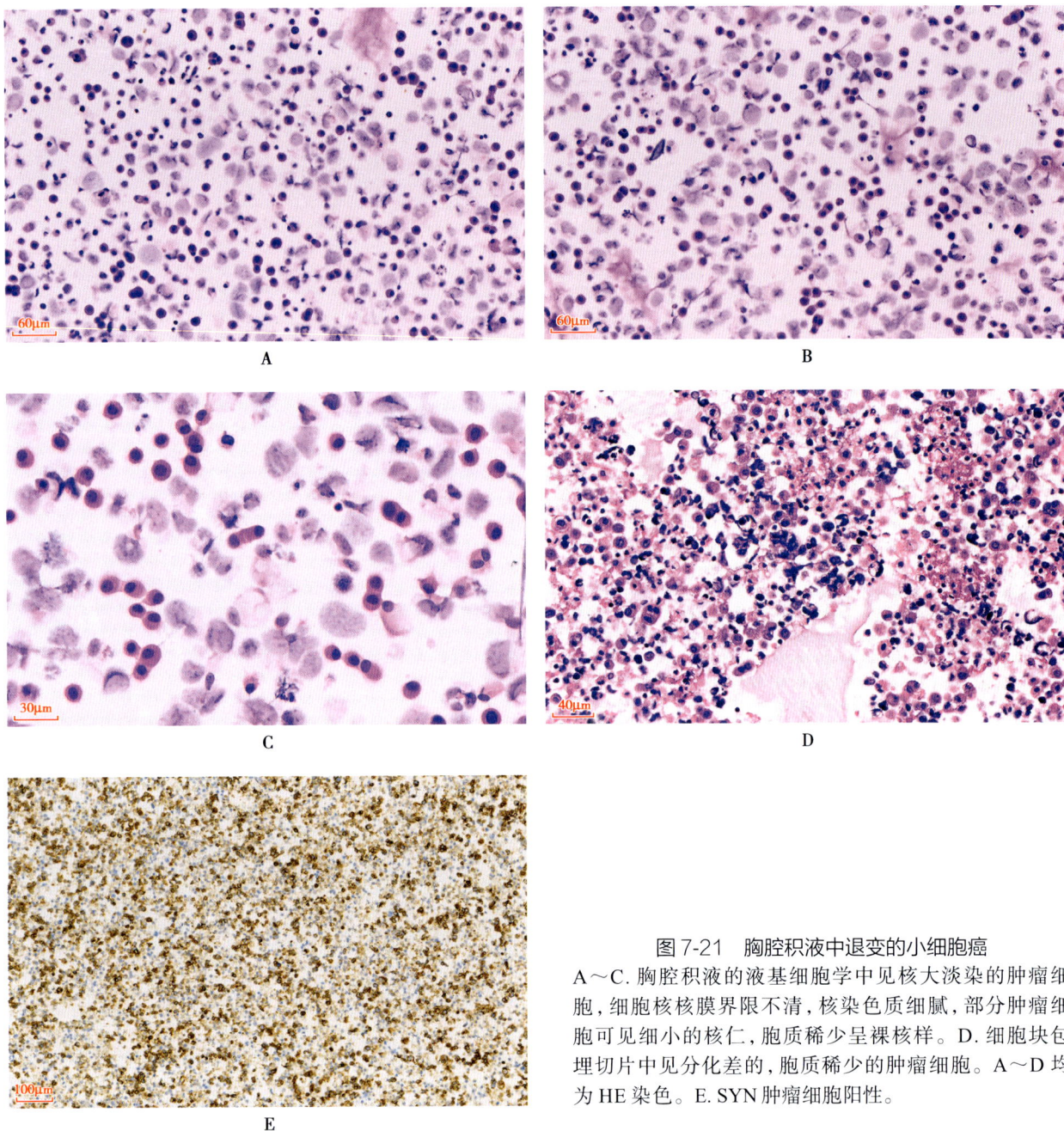

图 7-21　胸腔积液中退变的小细胞癌
A～C. 胸腔积液的液基细胞学中见核大淡染的肿瘤细胞，细胞核核膜界限不清，核染色质细腻，部分肿瘤细胞可见细小的核仁，胞质稀少呈裸核样。D. 细胞块包埋切片中见分化差的，胞质稀少的肿瘤细胞。A～D 均为 HE 染色。E. SYN 肿瘤细胞阳性。

阅片要点：小细胞癌在胸腔积液中的典型形态是串珠样排列的裸核细胞，但是在胸腔积液标本送检间隔时间较长的情况下，肿瘤细胞可以发生退变，小细胞癌的肿瘤细胞容易肿胀，肿胀后的肿瘤细胞核淡染变大，容易被漏诊，诊断时需要特别注意。

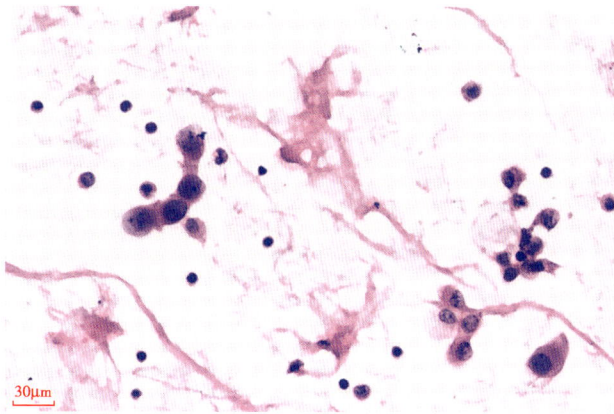

A

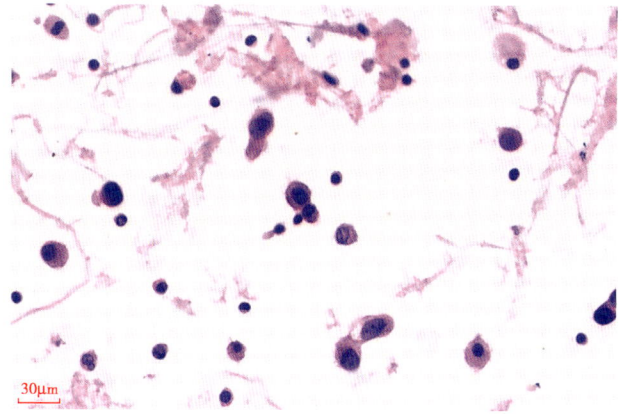

B

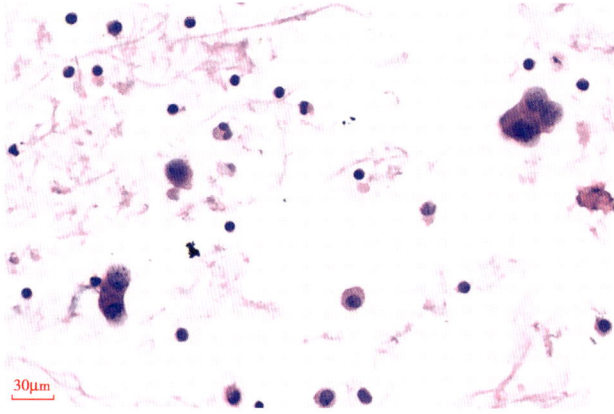

C

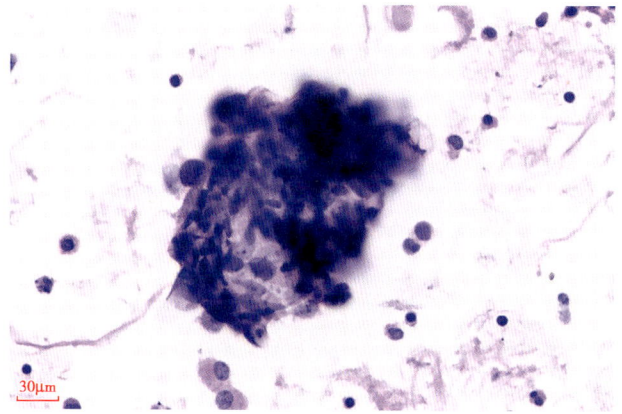

D

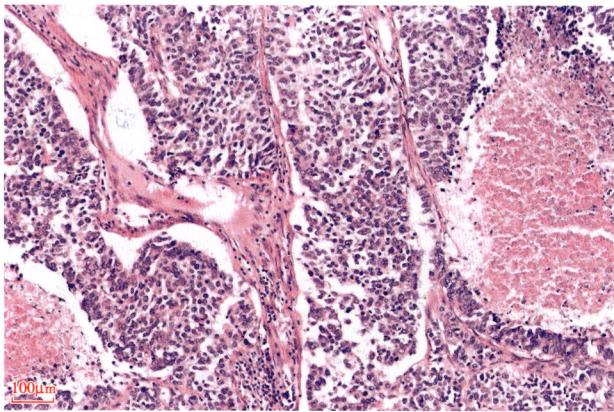

E

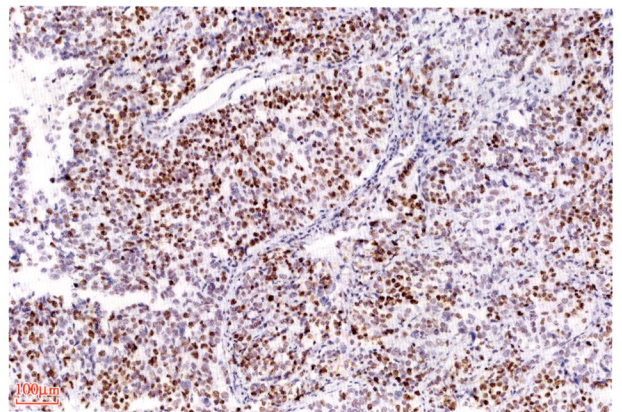

F

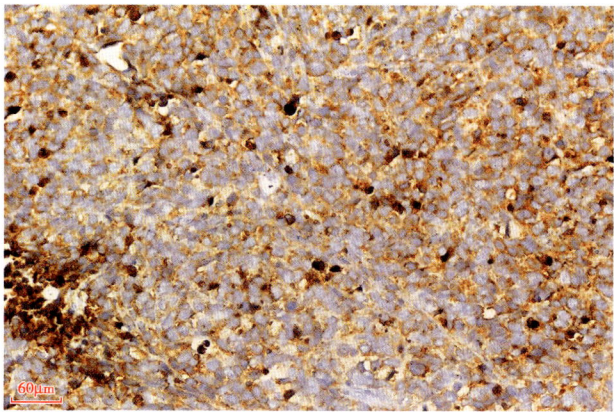

G

图 7-22　胸腔积液中的大细胞神经内分泌癌
A～D. 胸腔积液中见中等到大的肿瘤细胞，肿瘤细胞单个排列或呈部分可见半个花环样排列，细胞呈圆形或梭形，核染色质细腻，部分可见细小的核仁，细胞异型性大，胞质中等量。E. 肿瘤呈巢状，细胞巢周围细胞排列呈栅栏状，肿瘤细胞巢内见坏死。A～E 均为 HE 染色。F. INSM1 肿瘤细胞阳性。G. SYN 肿瘤细胞阳性。

阅片要点：大细胞神经内分泌癌可有花环样或基底细胞样排列方式，但仅依靠细胞学检查涂片诊断存在一定的困难，尤其在胸腔积液中与腺癌和大细胞神经内分泌癌需要鉴别诊断，需要借助免疫组织化学诊断。

五、间皮瘤

间皮瘤（mesothelioma）是最常见的胸膜原发性肿瘤，具有高度侵袭性，其中上皮样间皮瘤是间皮瘤中最常见的亚型。间皮瘤与石棉接触有关，由于肿瘤的产生与致病因素的长期暴露有关，因此目前间皮瘤的发病率呈上升趋势。直接用胸腔积液的细胞学标本诊断恶性胸膜间皮瘤较困难，需行细胞块包埋加做免疫组织化学，与增生的间皮细胞、转移性腺癌等其他恶性肿瘤鉴别（图7-23、图7-24）。

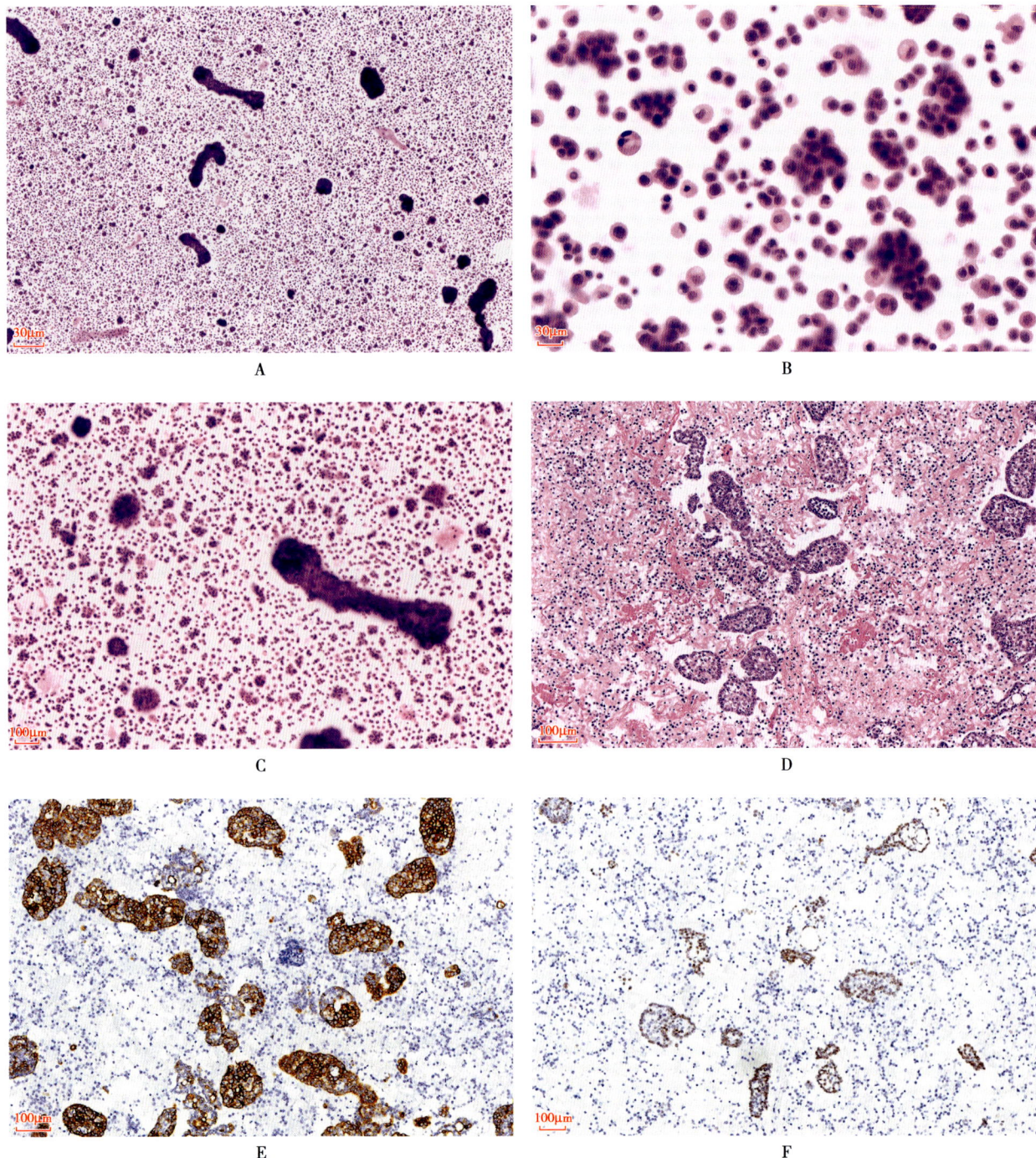

A

B

C

D

E

F

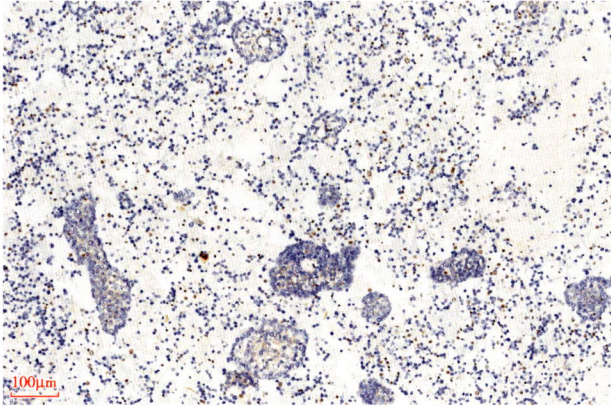

G

图 7-23 胸腔积液中的间皮瘤之一

A～C. 胸腔积液的液基细胞学中肿瘤细胞丰富，呈手指样、乳头样及小簇样生长，肿瘤细胞三维立体结构明显，肿瘤细胞大小较一致，核染色质细腻，胞质嗜酸性中等量（HE 染色）；D. 细胞块包埋 HE 染色切片中见腺泡样结构的肿瘤细胞；E. CK5/6 肿瘤细胞阳性；F. WT-1 肿瘤细胞阳性；G. BAP-1 肿瘤细胞缺失表达，BAP-1 未缺失的淋巴细胞作为内对照。

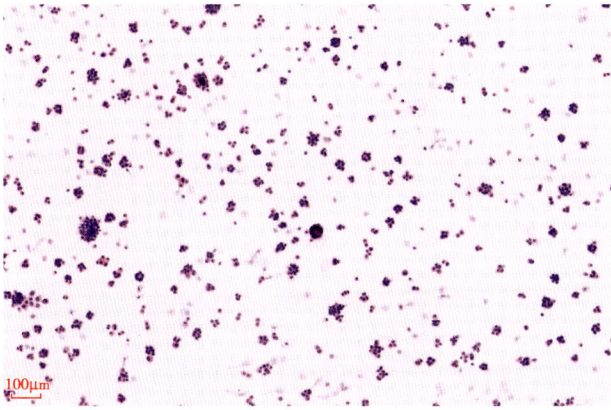

A

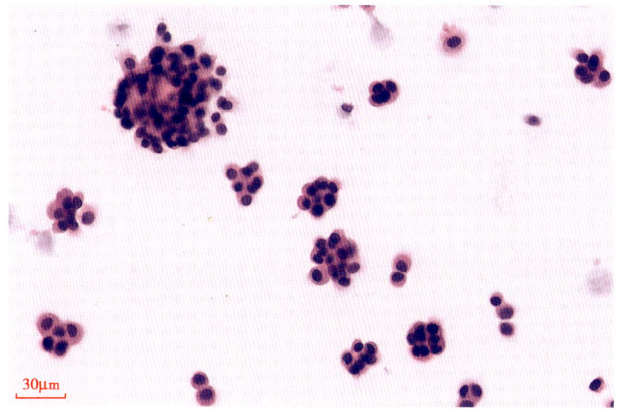

B

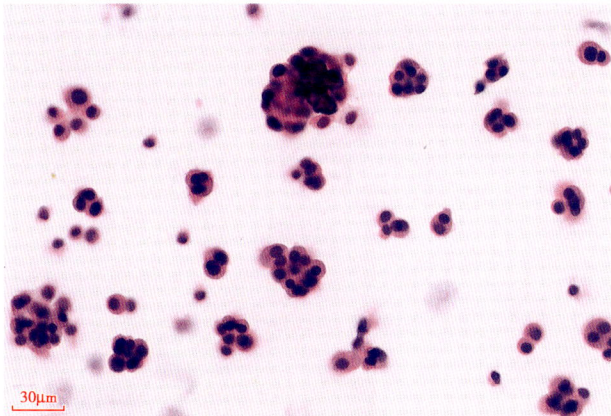

C

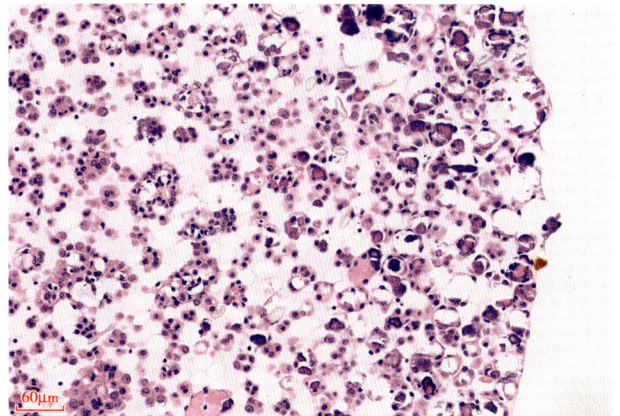

D

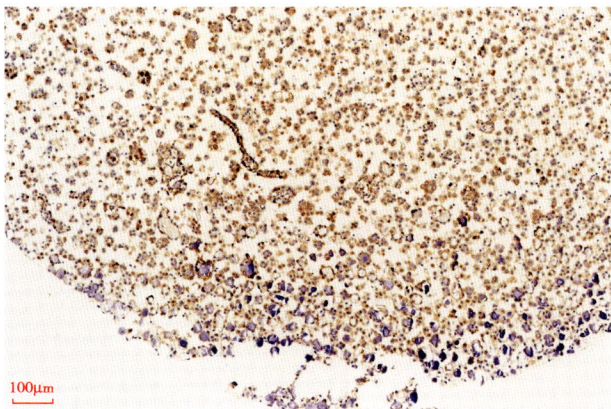

E

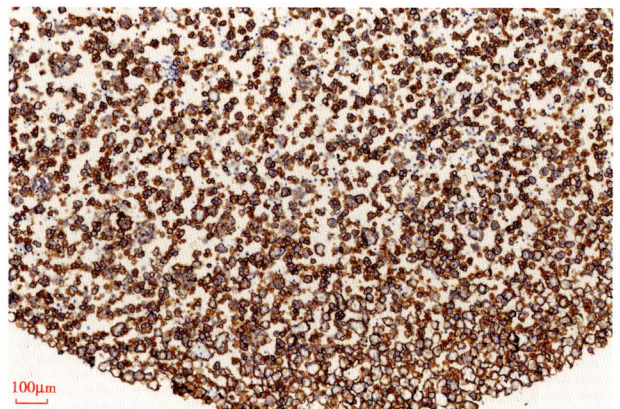

F

G

H

I

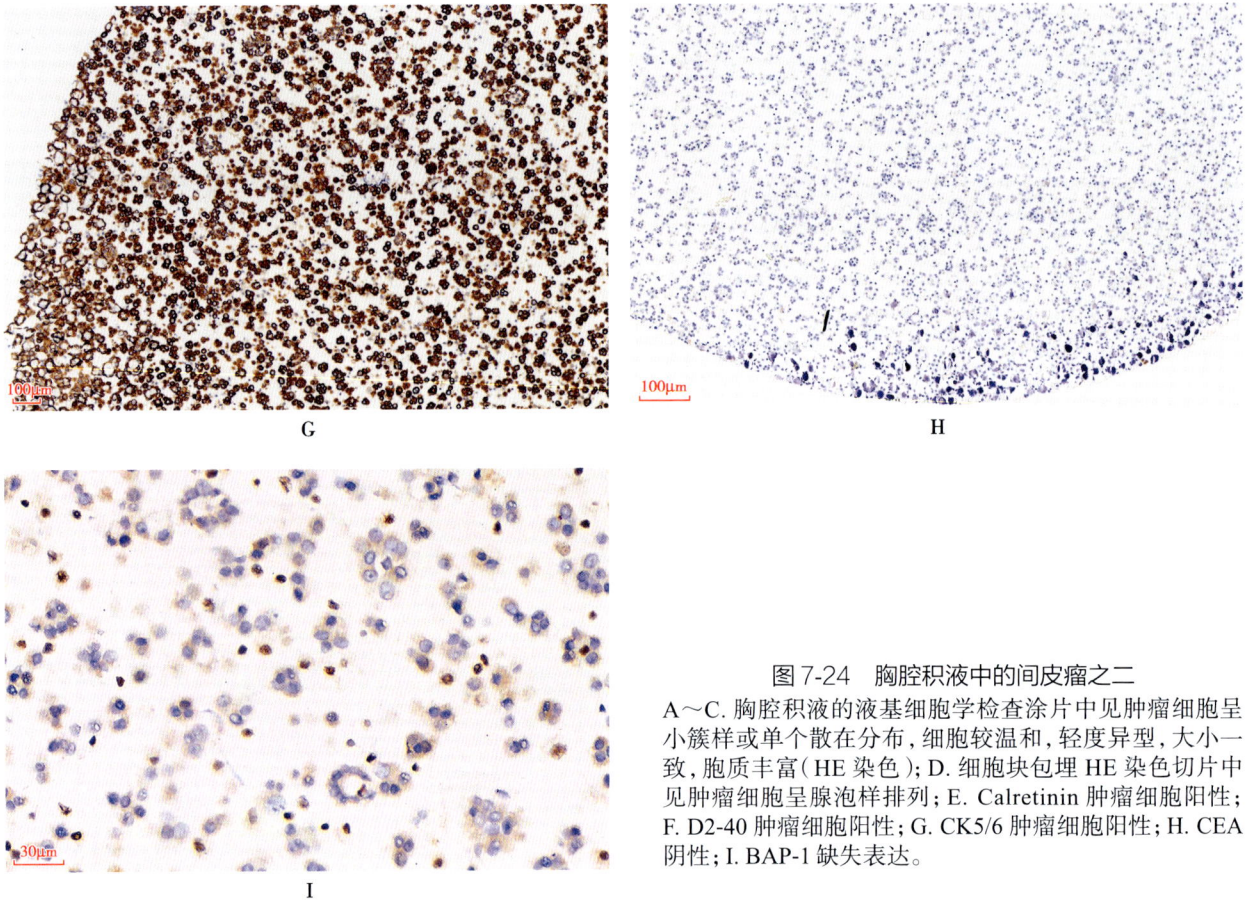

图 7-24　胸腔积液中的间皮瘤之二

A～C.胸腔积液的液基细胞学检查涂片中见肿瘤细胞呈小簇样或单个散在分布,细胞较温和,轻度异型,大小一致,胞质丰富(HE 染色);D.细胞块包埋 HE 染色切片中见肿瘤细胞呈腺泡样排列;E. Calretinin 肿瘤细胞阳性;F. D2-40 肿瘤细胞阳性;G. CK5/6 肿瘤细胞阳性;H. CEA阴性;I. BAP-1 缺失表达。

　　阅片要点:间皮瘤与腺癌在形态学上鉴别有时候存在困难(图 7-23 中间皮瘤细长的指头状结构在图 7-24 中肺腺癌同样可见),需要借助免疫组化以及分子病理进行诊断。

六、其他恶性肿瘤

　　胸腔积液中的恶性肿瘤除了肺部肿瘤及间皮瘤外,其他系统原发的癌细胞转移到胸腔积液中亦较常见,因这些肿瘤细胞没有特殊的形态学特征,往往需要借助病史以及细胞块包埋进行诊断(图 7-25～图 7-31)。

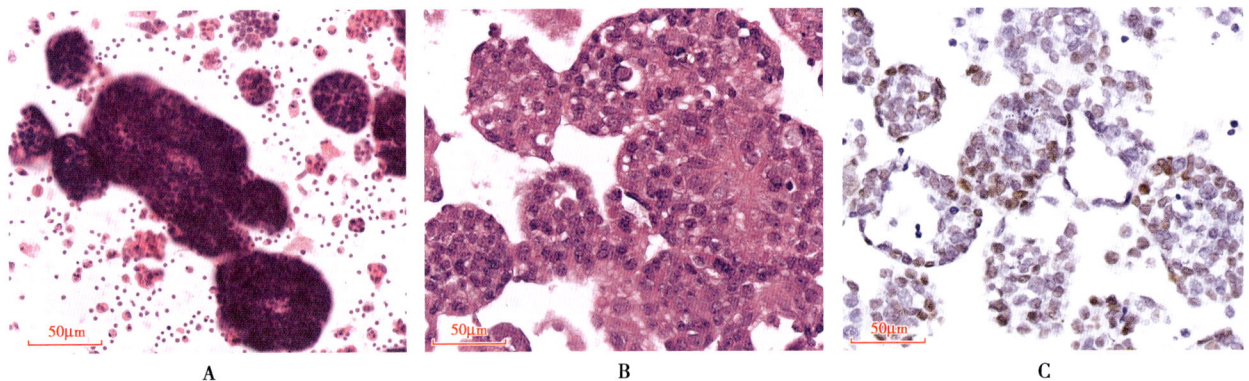

A

B

C

图 7-25　胸腔积液中的乳腺癌细胞

A、B.胸腔积液中的肿瘤细胞聚集成大小不一的细胞团,细胞之间排列紧密,细胞界限不清,核质比高(HE 染色);C.细胞块包埋中肿瘤细胞 GATA3 染色阳性。

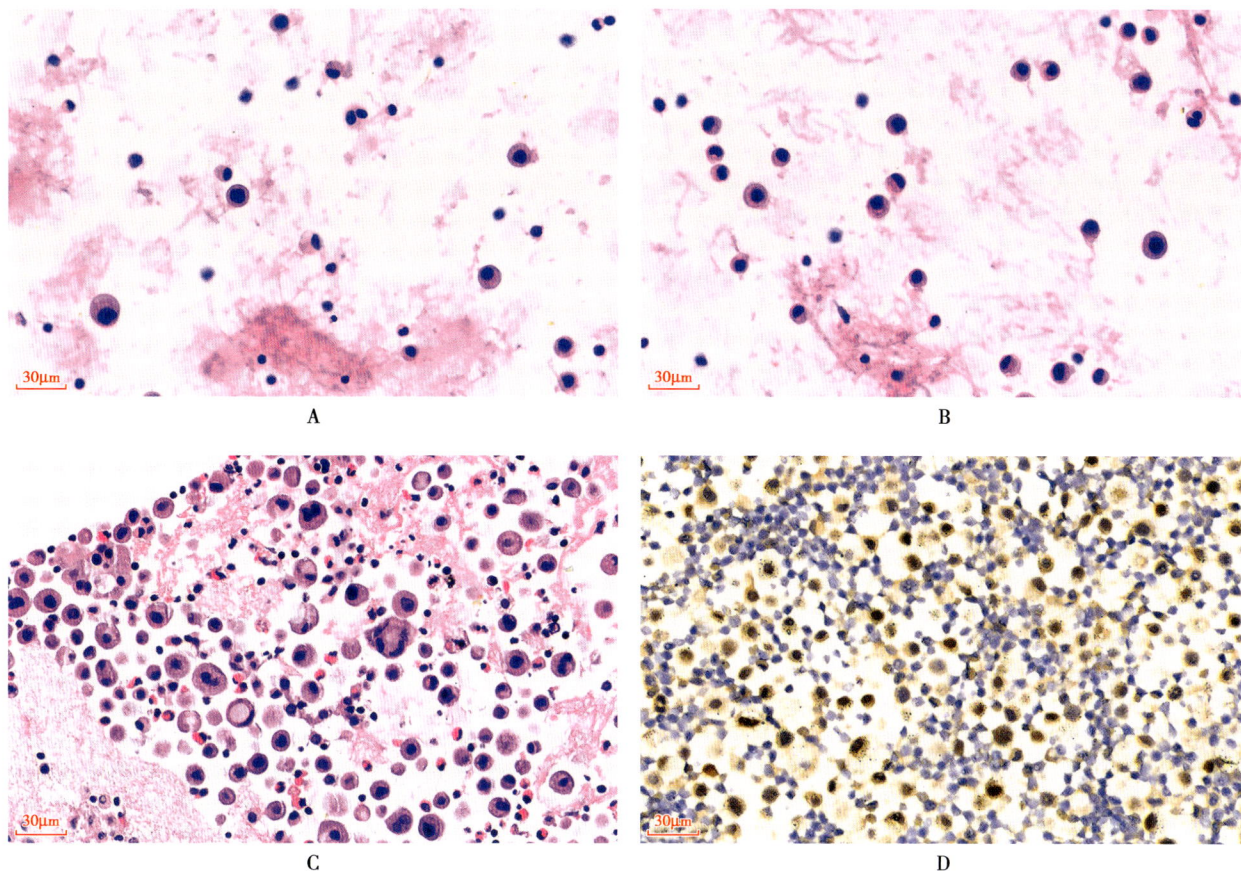

图 7-26　胸腔积液中的胆管癌细胞

A、B. 胸腔积液中见肿瘤细胞单个散在排列，细胞核居中或偏位，细胞核深染，胞质丰富嗜酸性。C. 细胞块包埋中肿瘤细胞单个散在分布，可见印戒样细胞。A～C 均为 HE 染色。D. CDX-2 染色肿瘤细胞阳性。

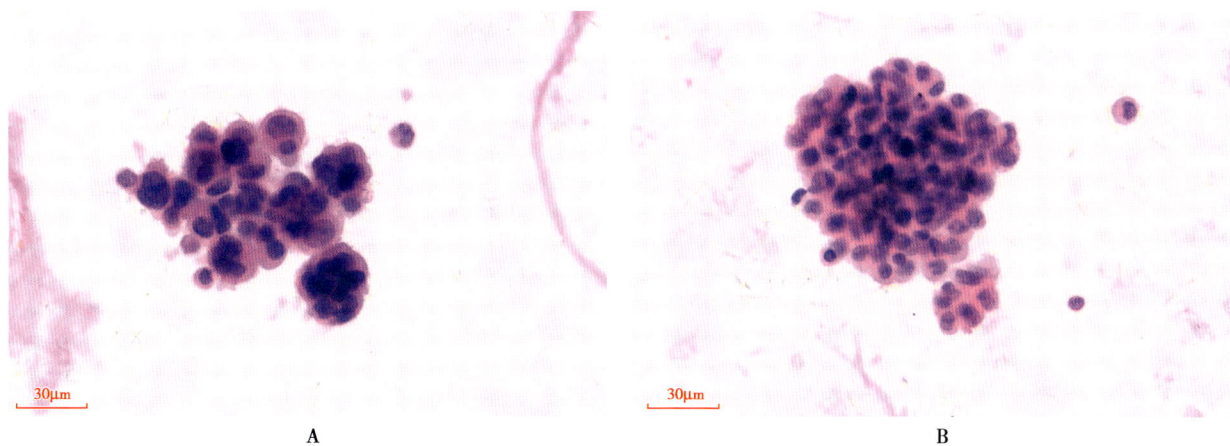

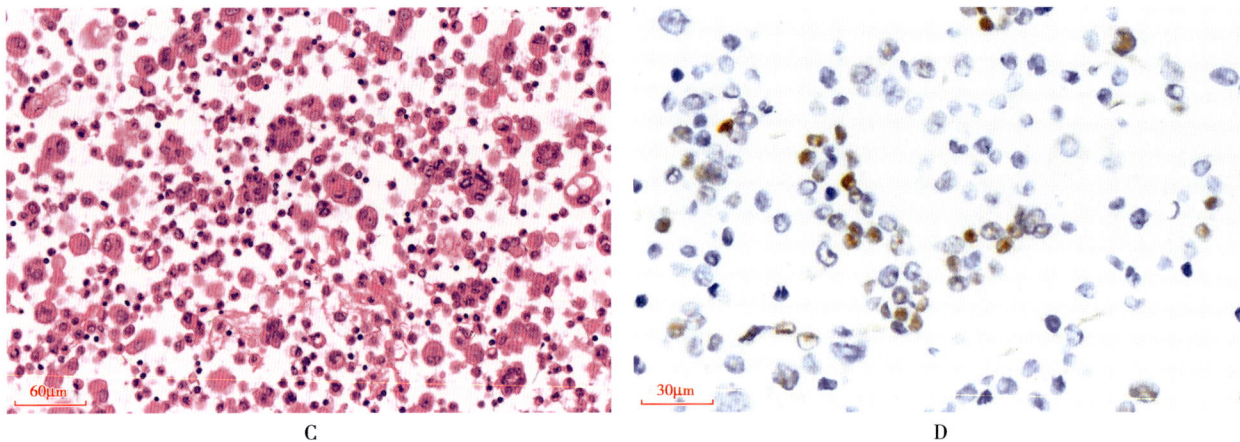

图 7-27　胸腔积液中的卵巢浆液性腺癌细胞

A、B. 胸腔积液的液基细胞学检查涂片中见肿瘤细胞呈乳头、微乳头样生长，肿瘤细胞中度异型，胞质较丰富，嗜酸性（HE 染色）；C. 细胞块包埋 HE 染色切片中见肿瘤细胞呈乳头样、腺泡样或单个散在分布；D. WT-1 部分肿瘤细胞弱阳性表达。

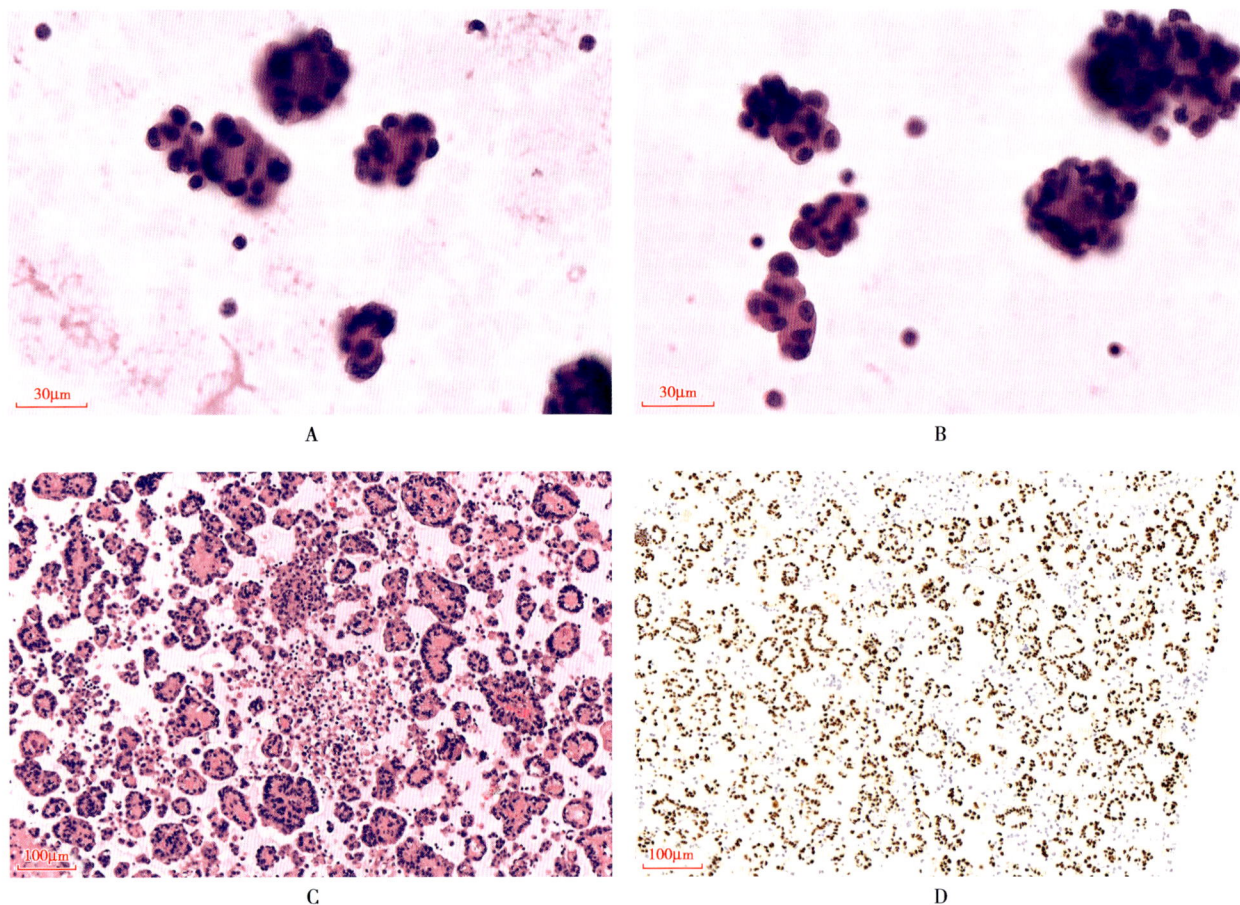

图 7-28　胸腔积液中的肾透明细胞癌细胞

A、B. 胸腔积液的液基细胞学检查涂片中见肿瘤细胞呈乳头样或腺泡样排列，细胞中度异型，细胞核深染，胞质丰富。C. 细胞块包埋切片中肿瘤细胞呈腺泡样或乳头状排列，胞质丰富嗜酸性，局部可见胞浆透亮的肿瘤细胞。A～C 均为 HE 染色。D. PAX-8 肿瘤细胞核阳性。

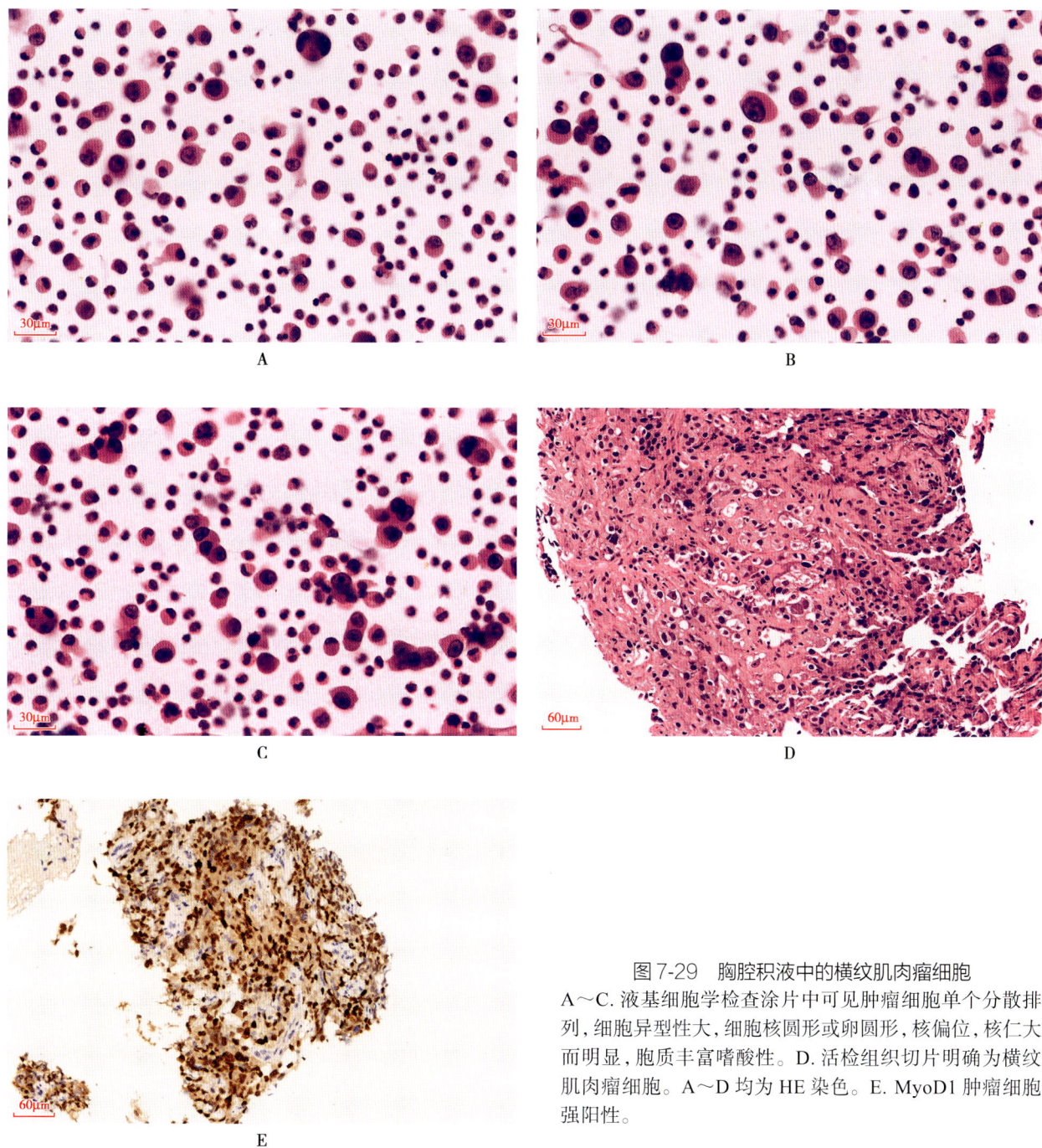

图 7-29　胸腔积液中的横纹肌肉瘤细胞

A～C. 液基细胞学检查涂片中可见肿瘤细胞单个分散排列，细胞异型性大，细胞核圆形或卵圆形，核偏位，核仁大而明显，胞质丰富嗜酸性。D. 活检组织切片明确为横纹肌肉瘤细胞。A～D 均为 HE 染色。E. MyoD1 肿瘤细胞强阳性。

阅片要点：胸腔积液中的转移性横纹肌肉瘤少见，横纹肌肉瘤根据亚型不同则细胞形态差异较大，比较常见的胚胎型横纹肌肉瘤细胞则呈小圆细胞形态，易误诊为小细胞癌，在诊断时需考虑到此类病变进行鉴别诊断。本例中的横纹肌肉瘤细胞胞质丰富，肿瘤细胞散在排列，需要与增生的间皮细胞、间皮瘤以及腺癌进行鉴别诊断。

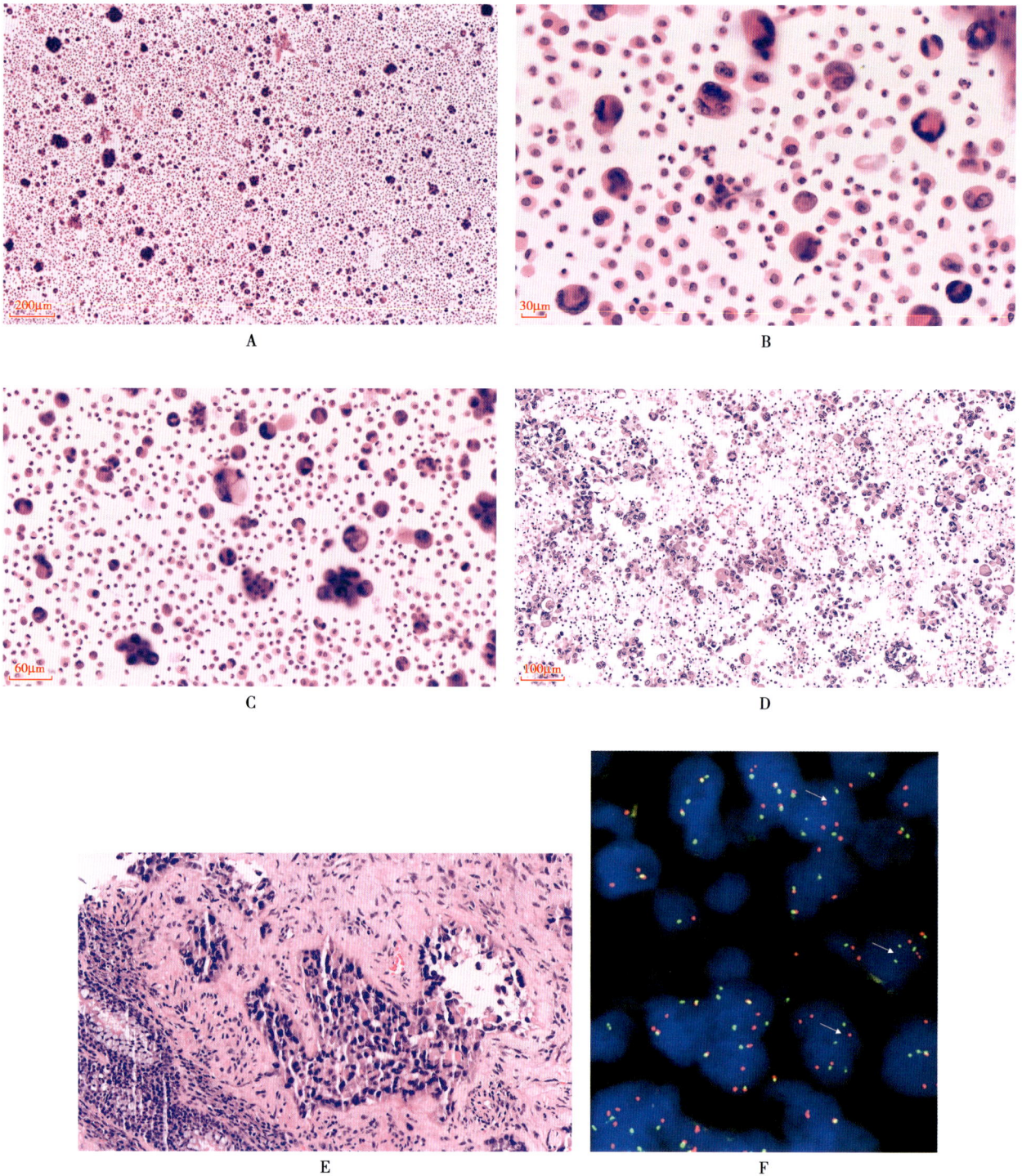

图 7-30　胸腔积液中的上皮样血管内皮瘤伴血管肉瘤转化

A. 低倍镜下见大小不等的呈三维立体结构的肿瘤细胞聚集。B、C. 高倍镜下见单个细胞散在或成团聚集，细胞异型性显著，细胞核深染，部分细胞见核偏位，胞质中等量，可见细胞内黏液。A~C 均为 HE 染色。D. 胸腔积液行细胞块包埋 HE 染色，可见细胞呈乳头状排列。E. 胸膜活检见肿瘤细胞排列成腺腔样结构，细胞异型性明显。F. FISH 断裂探针检测到 CAMTA1 红绿信号分离。

　　阅片要点：本例上皮样血管内皮瘤伴肉瘤转化，在胸腔积液中出现腺腔样或者乳头样的细胞团，液基细胞学检查涂片中与腺癌难以鉴别，因此在诊断时需要结合影像学特点。本例患者影像学表现为胸膜占位，因此不仅需要鉴别腺癌，液基细胞学检查涂片中还需要与间皮瘤鉴别，对于这部分病例的诊断，细胞块包埋和免疫组织化学是必需的。

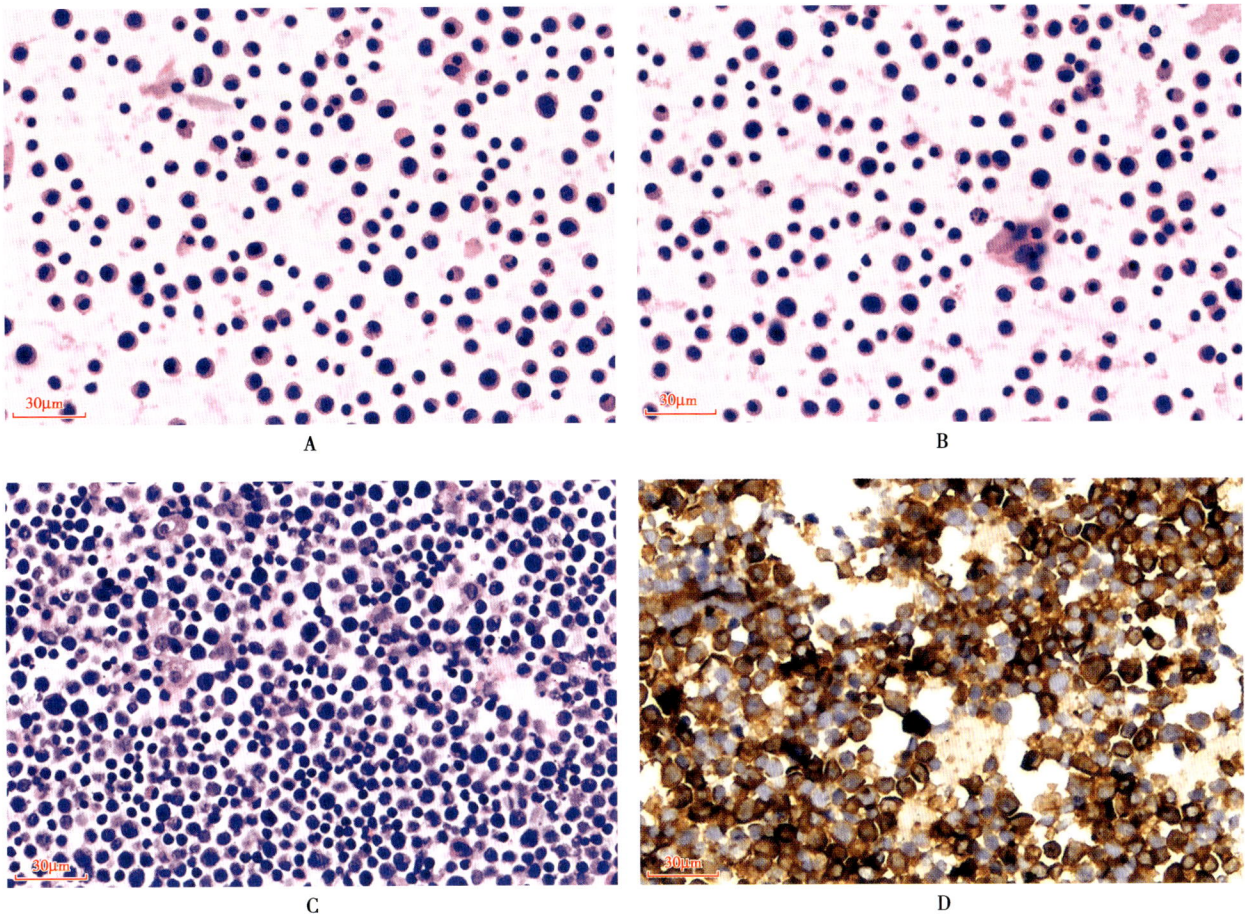

图 7-31 胸腔积液中的浆细胞瘤细胞

A、B. 胸腔积液的液基细胞学检查涂片中见大量核偏位的浆细胞样的肿瘤细胞,肿瘤细胞核深染,位于细胞一边,细胞异型性明显,胞质嗜酸性(HE 染色);C. 细胞块包埋 HE 染色切片中见核深染的肿瘤细胞,肿瘤细胞核偏位,核染色质粗块状,肿瘤细胞间夹杂有少量的组织细胞;D. 肿瘤细胞 CD38 染色强阳性。

阅片要点:胸腔积液中的浆细胞瘤少见,但有部分患者是以胸腔积液为症状就诊,不注意时易误诊为胸腔积液中增生的淋巴细胞。在胸腔积液的涂片中见弥漫一致的浆细胞样的细胞增生时,需要考虑到浆细胞瘤的可能性,此时需要细胞块包埋后的免疫组织化学帮助诊断。

参考文献

[1] JHA S, SETHY M, ADHYA AK. Application of the international system for reporting serous fluid cytopathology in routine reporting of pleural effusion and assessment of the risk of malignancy. Diagn Cytopathol, 2021, 49(10): 1089-1098.

[2] MEDINA P, BONET E, NAVARRO S, et al. Effects of oral anticoagulant therapy and haplotype 1of the endothelial protein C receptor gene on activated protein C levels. Thromb Haemost, 2012, 107(3): 448-457.

[3] DERMAWAN JKT, POLICARPIO-NICOLAS ML. Malignancies in pleural, peritoneal, and pericardial effusions. Arch Pathol Lab Med, 2020, 144(9): 1086-1091.

[4] CHIANG CL, SHEN CI, HUANG HC. Cytology-based specimen triage for epidermal growth factor receptor mutation testing of malignant pleural effusions in non-small cell lung cancer. Front Oncol, 2022(12): 810124.

[5] DORRY M, DAVIDSON K, DASH R, et al. Pleural effusions associated with squamous cell lung carcinoma have a low diagnostic yield and a poor prognosis. Transl Lung Cancer Res, 2021, 10(6): 2500-2508.

[6] FELLER-KOPMAN DJ, REDDY CB, DECAMP MM. Management of malignant pleural effusions. An official ats/sts/str clinical practice guideline. Am J Respir Crit Care Med, 2018, 198(7): 839-849.

[7] MUSSO V, DIOTTI C, PALLESCHI A, et al. Management of pleural effusion secondary to malignant mesothelioma. J Clin Med, 2021, 10(18): 4247.

[8] JEFFRIES J, GAYED M, HA TGV. Management of malignant pleural effusions and malignancy-related ascites. Semin Intervent Radiol, 2020, 37(4): 434-440.

第八章

转移性肿瘤

第一节　肺部转移性恶性肿瘤

　　肺部是恶性肿瘤最常见的部位之一。肿瘤细胞由原发部位经血道或淋巴道向肺播散,在肺内形成转移性病灶(图 8-1～图 8-14)。

　　转移性肿瘤中上皮来源的肿瘤最常见,如胃肠道、生殖道、妇科、乳腺、尿路上皮、头颈部、前列腺等,诊断时需注意鉴别。间叶源性恶性肿瘤、黑色素瘤以及生殖细胞肿瘤等常有转移到肺,因此了解患者的病史以及影像学对于细胞学诊断至关重要。同时诊断中亦应注意患者年龄和性别,如癌常见于中老年患者,而间叶源性肿瘤及生殖细胞肿瘤在年轻人中多见。

　　另外影像学特点在诊断中也应注意。肺转移瘤可表现为肺外周部位单个或者多个结节,界限清楚,最常见于肺下叶。

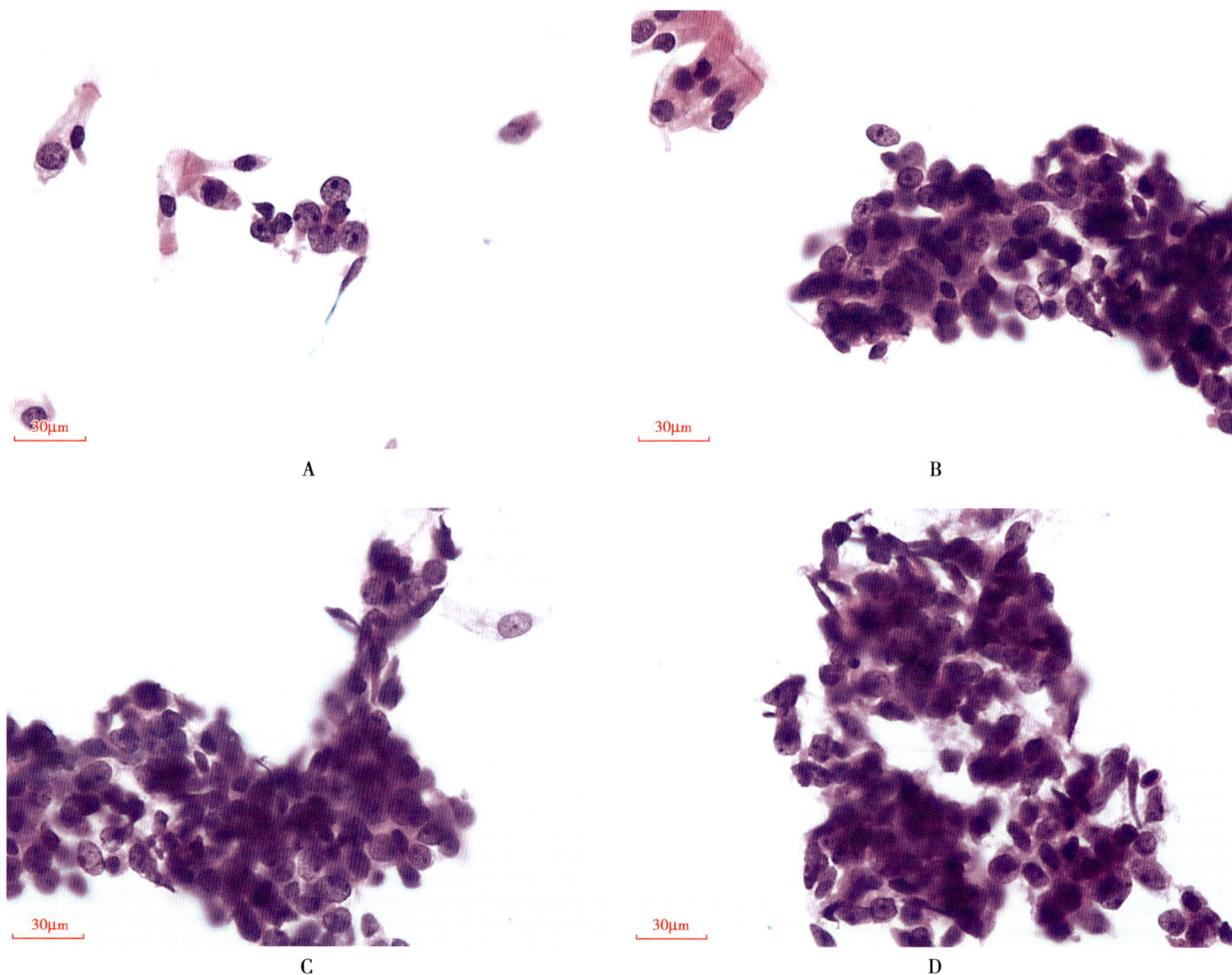

30μm

A

30μm

B

30μm

C

30μm

D

E

F

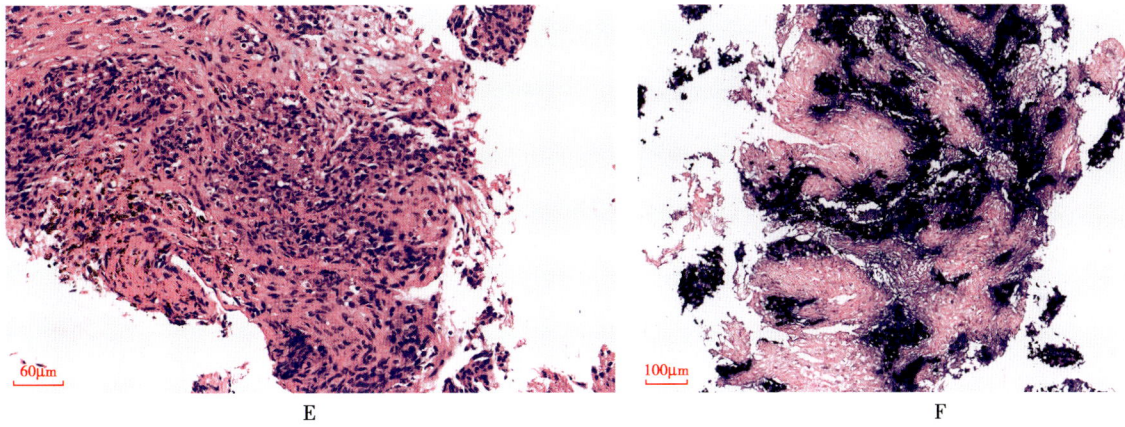

图 8-1　鼻咽癌转移

A～D. 支气管刷检液基细胞学检查涂片中见成团排列的肿瘤细胞，细胞核深染，可见细小核仁，肿瘤细胞胞质稀少（HE 染色）；E. 支气管镜活检 HE 切片；F. EBER 原位杂交阳性。

阅片要点：鼻咽癌易转移到肺，本例为支气管刷检病例，诊断时因为胞质稀少，部分细胞呈裸核样，容易误诊成小细胞癌，仔细观察肿瘤细胞有核仁不支持小细胞癌，需要与低分化鳞状细胞癌、NUT 癌等进行鉴别诊断。

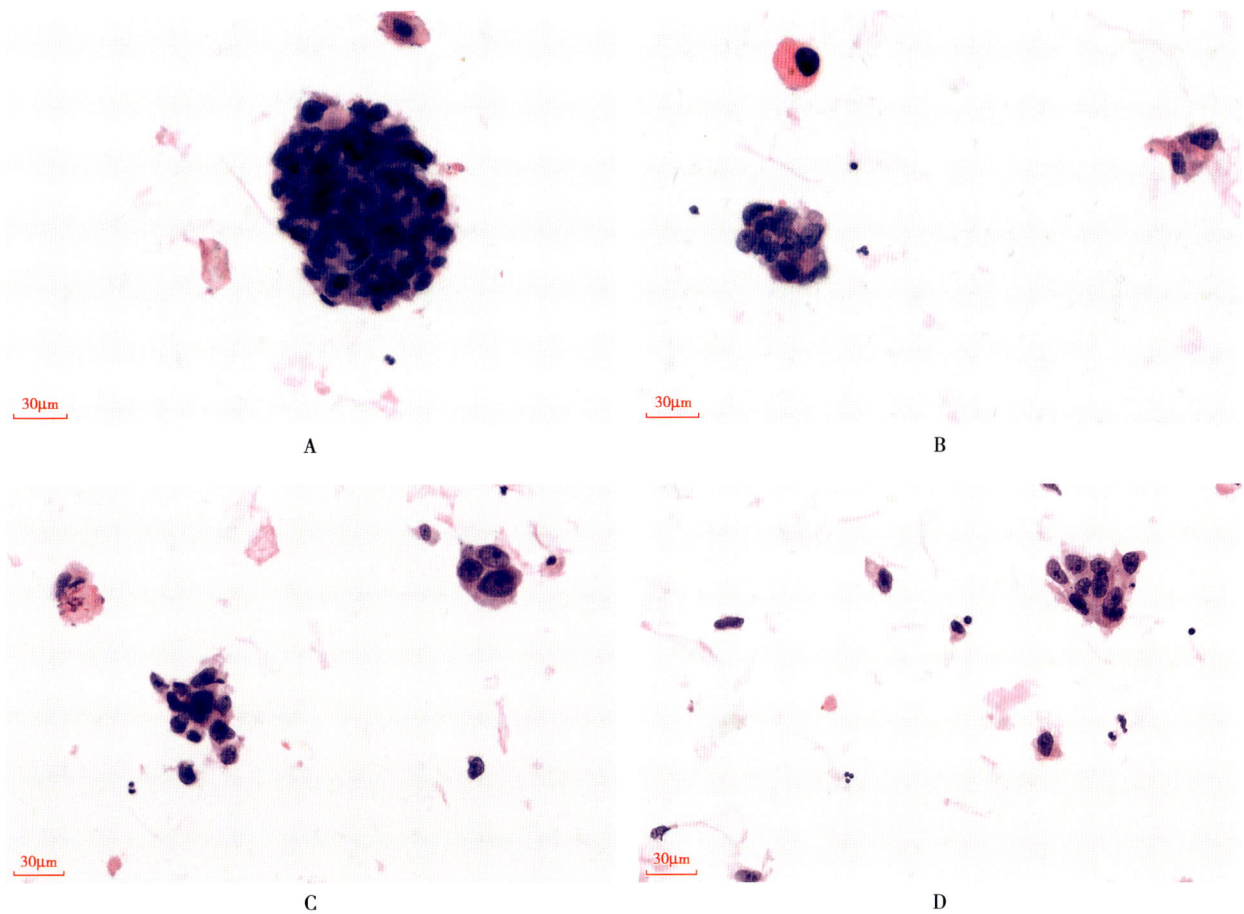

A

B

C

D

E

F

G

H

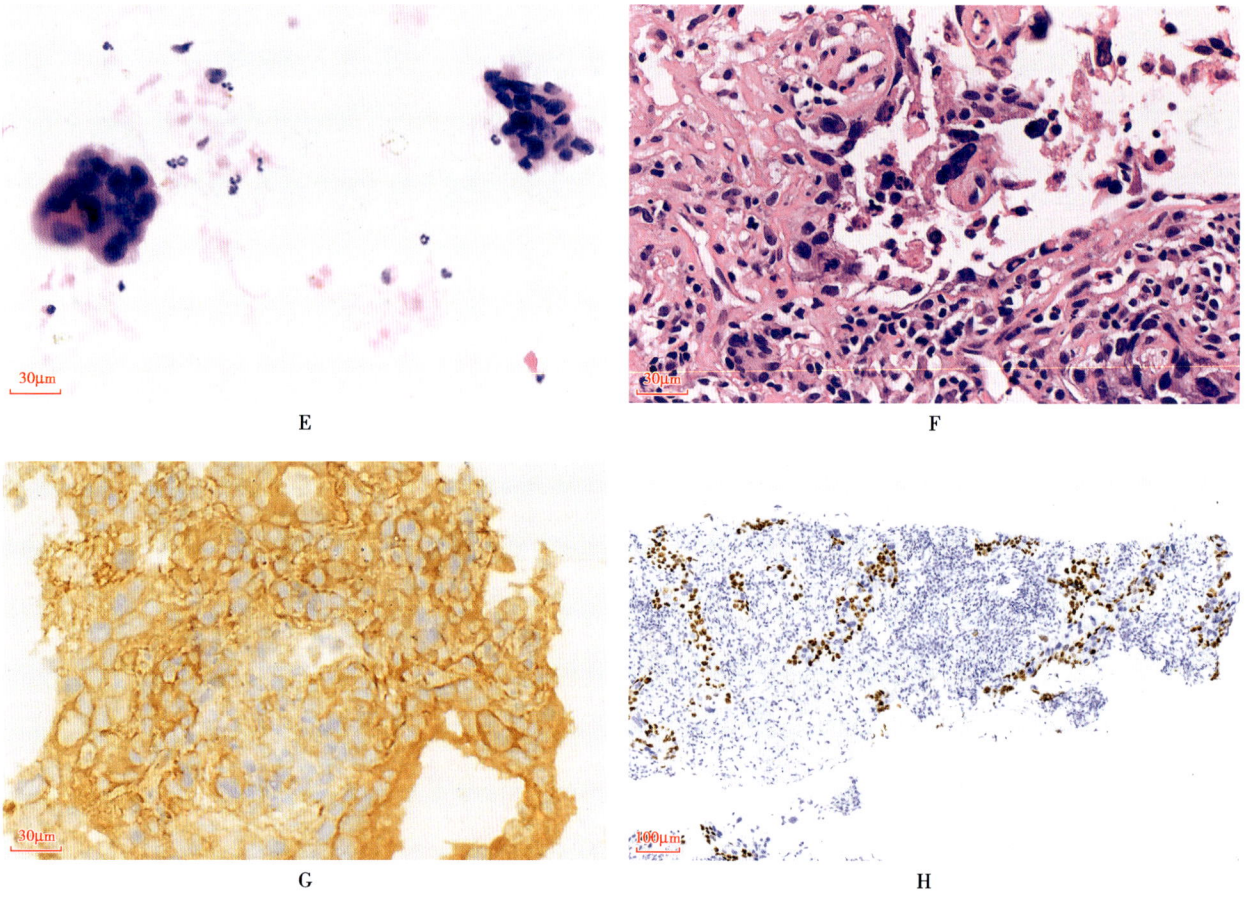

图 8-2　绒毛膜癌肺转移

A～E. 经皮肺穿刺液基细胞学检查涂片中肿瘤细胞异型性大，细胞核深染，核膜不规则，可见核仁，胞质嗜酸性，中等量。F. 活检组织中的绒毛膜癌。A～F 均为 HE 染色。G. β-HCG 染色强阳性。H. P40 部分肿瘤细胞阳性。

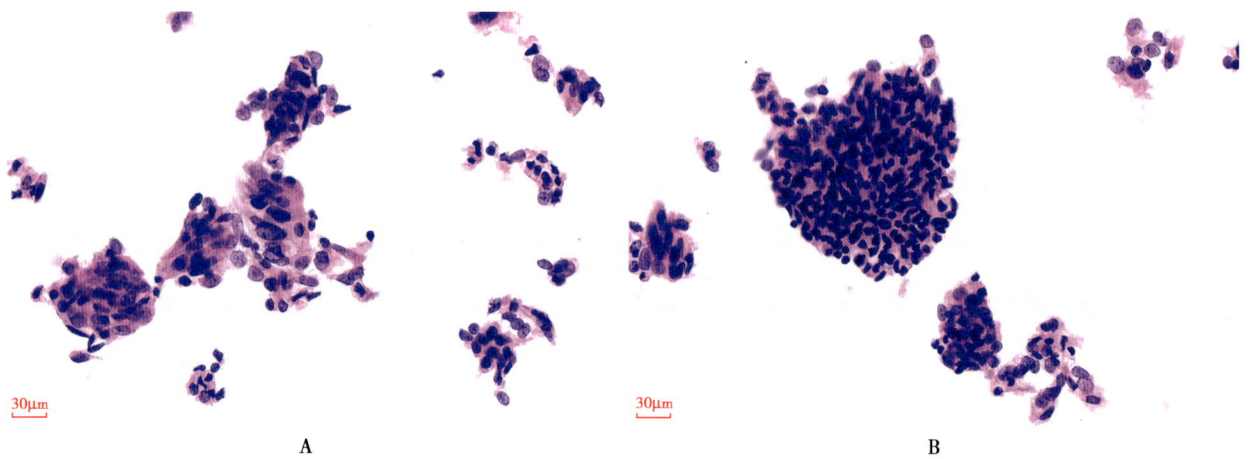

A

B

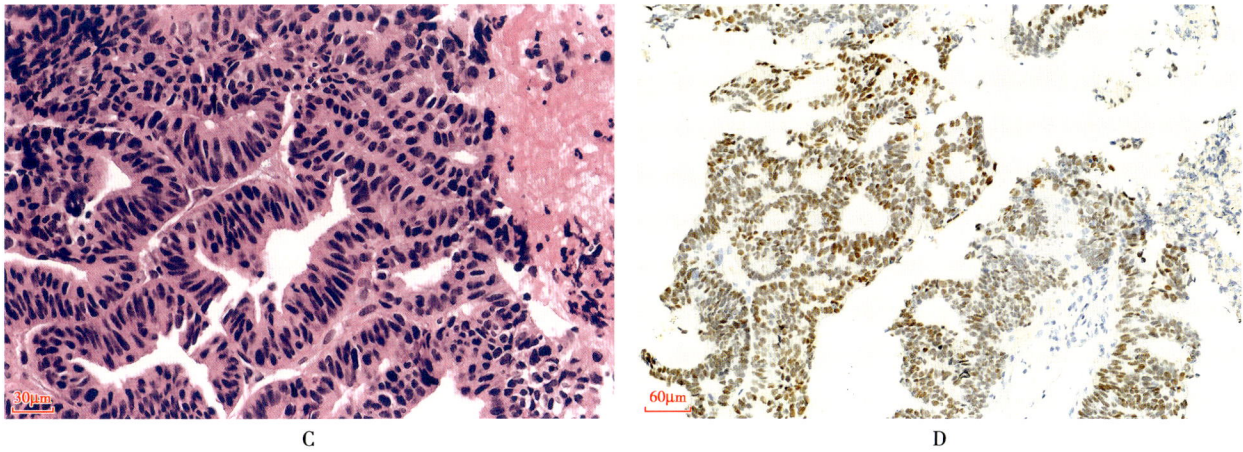

图8-3　子宫内膜癌肺转移

A、B. 肺多发结节经皮肺穿刺的液基细胞学检查涂片，肿瘤细胞呈高柱状，部分排列整齐，部分排列成球团状，细胞核深染，胞质嗜酸性。C. 活检切片中见子宫内膜癌呈腺泡样排列，细胞高柱状。A～C 均为 HE 染色。D. PAX-8 染色阳性。

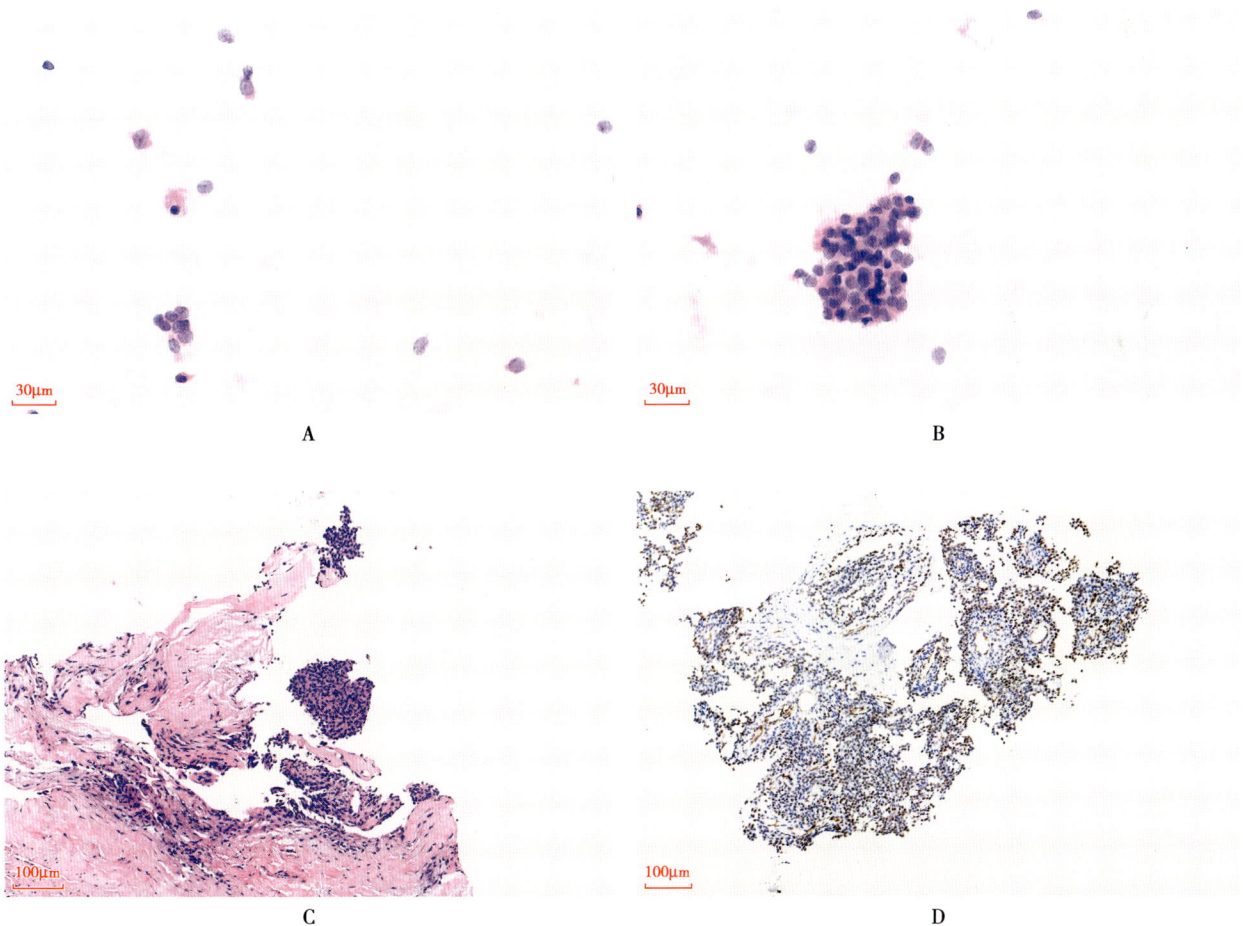

图8-4　卵巢颗粒细胞瘤肺转移

A、B. FNA 液基细胞学涂片中可见肿瘤细胞呈团状、小簇状及单个排列，肿瘤细胞核染色质细腻，可见核沟，胞质稀少嗜酸性。C. 对应肺活检切片中的卵巢颗粒细胞瘤肺转移。A～C 均为 HE 染色。D. 肿瘤细胞 WT-1 染色阳性。

A

B

C

D

E

F

G

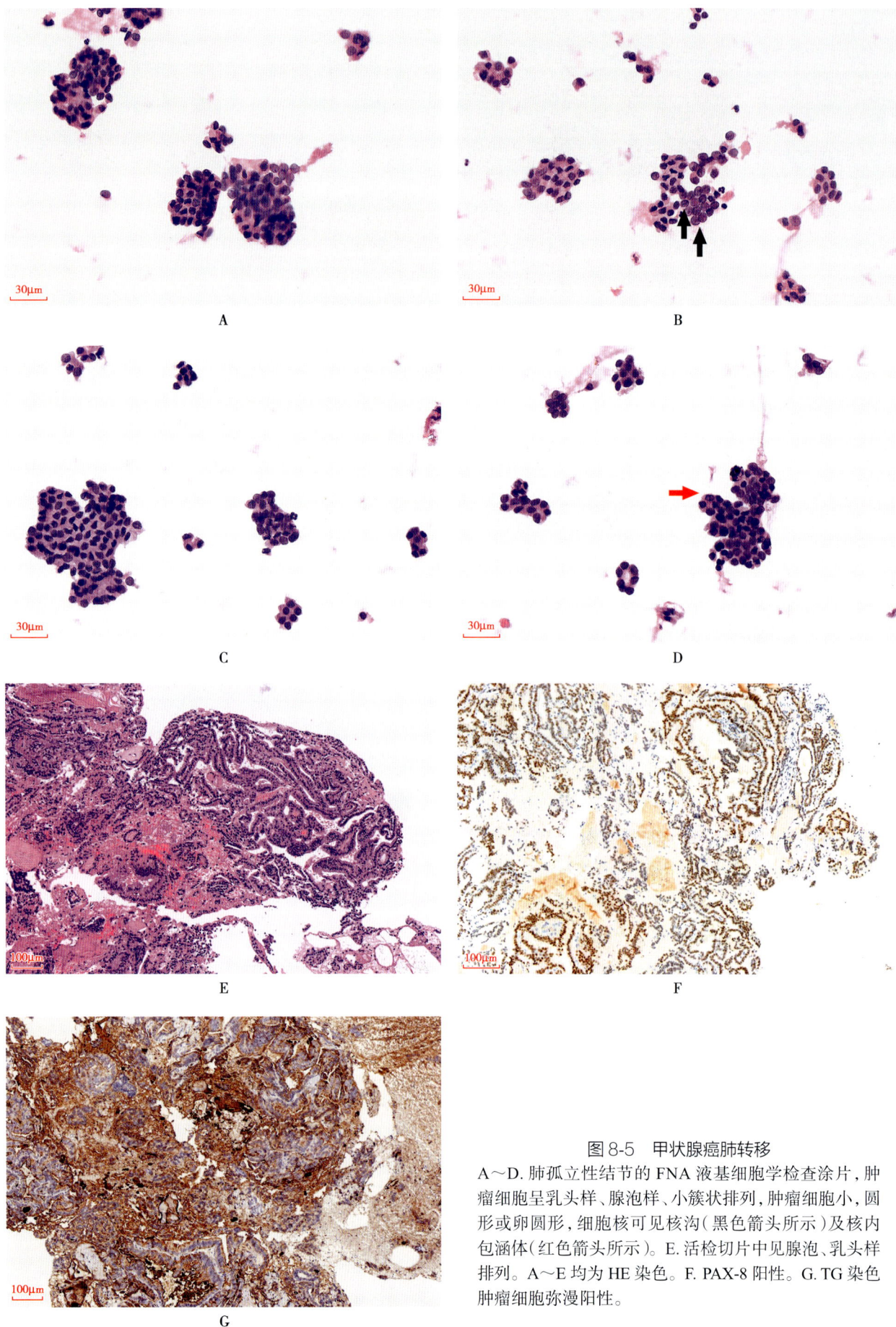

图 8-5 甲状腺癌肺转移

A～D. 肺孤立性结节的 FNA 液基细胞学检查涂片，肿瘤细胞呈乳头样、腺泡样、小簇状排列，肿瘤细胞小，圆形或卵圆形，细胞核可见核沟（黑色箭头所示）及核内包涵体（红色箭头所示）。E. 活检切片中见腺泡、乳头样排列。A～E 均为 HE 染色。F. PAX-8 阳性。G. TG 染色肿瘤细胞弥漫阳性。

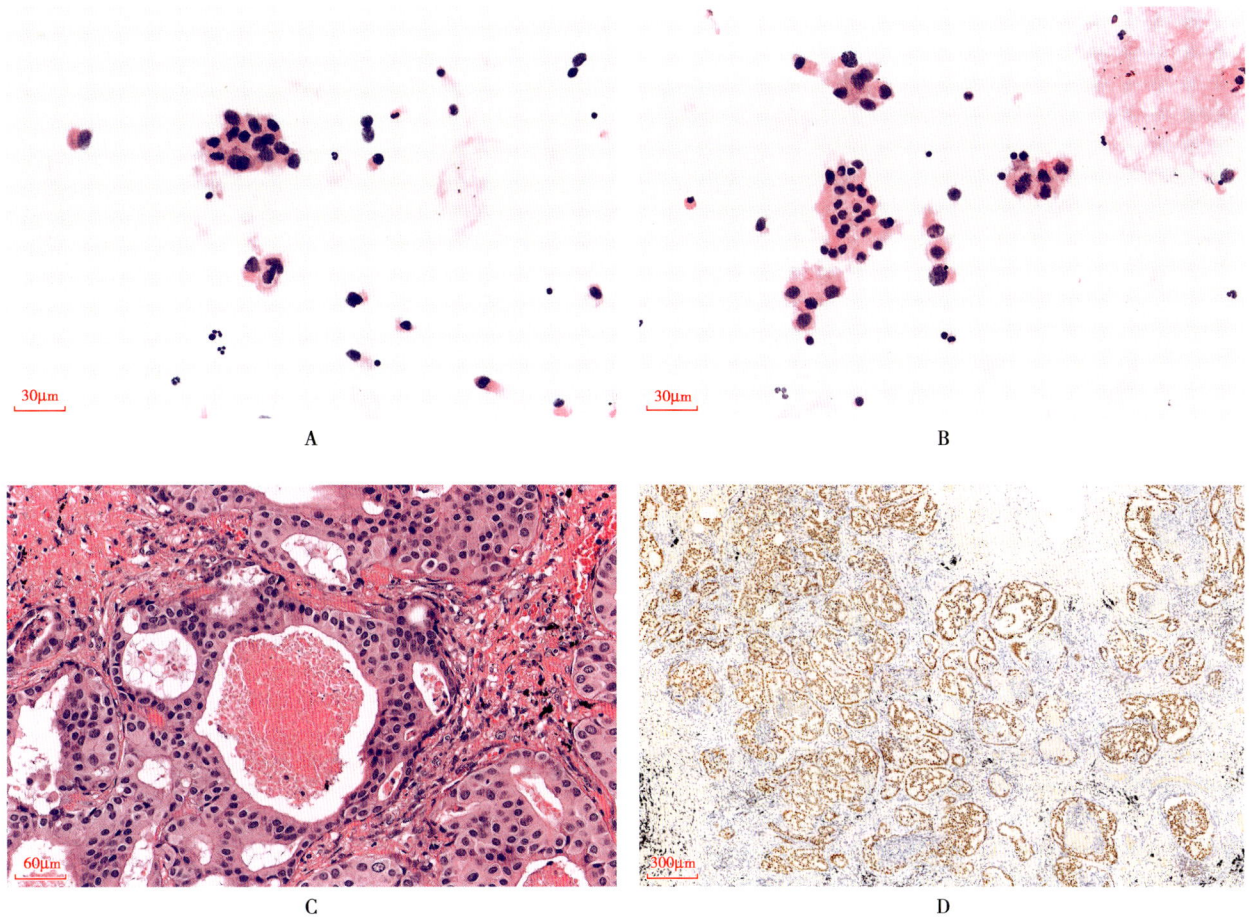

图 8-6　乳腺癌肺转移

A、B. 肺穿刺液基细胞学检查涂片中见肿瘤细胞松散聚集或单个散在排列,肿瘤细胞核大深染,核染色质粗糙,核分裂象易见,核质比增大(HE 染色);C. 活检 HE 染色切片中的乳腺浸润性导管癌肺转移,肿瘤细胞排列成腺泡样或实性片状;D. 肿瘤细胞 GATA-3 阳性。

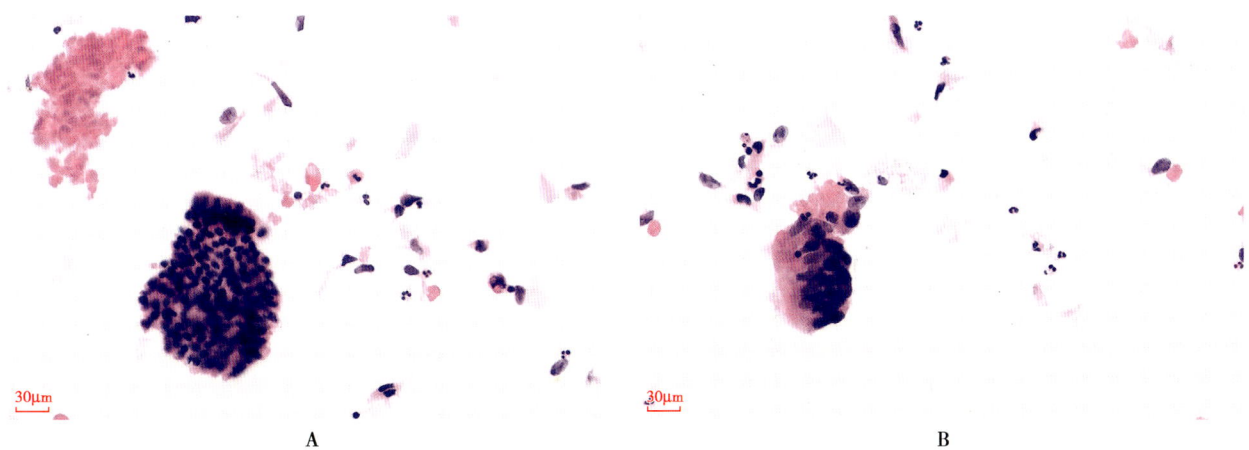

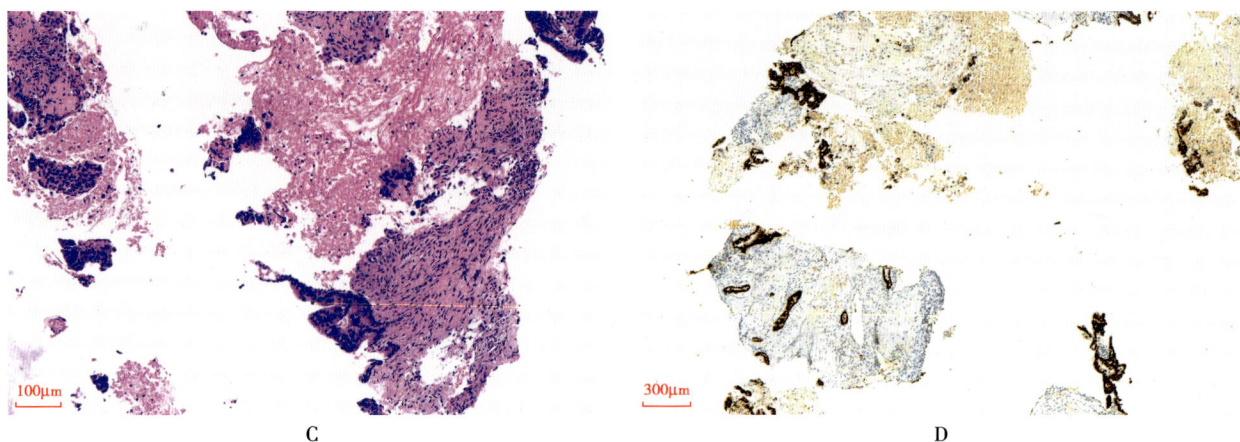

图 8-7 直肠癌肺转移

A、B.经皮肺穿刺液基细胞学检查涂片中背景见较多坏死,肿瘤细胞呈团或单个排列,细胞高柱状,核深染,胞质嗜酸性。C.活检切片中的直肠癌肺转移,见较多坏死,肿瘤细胞柱状排列成腺泡。A～C 均为 HE 染色。D. SATB2 肿瘤细胞阳性。

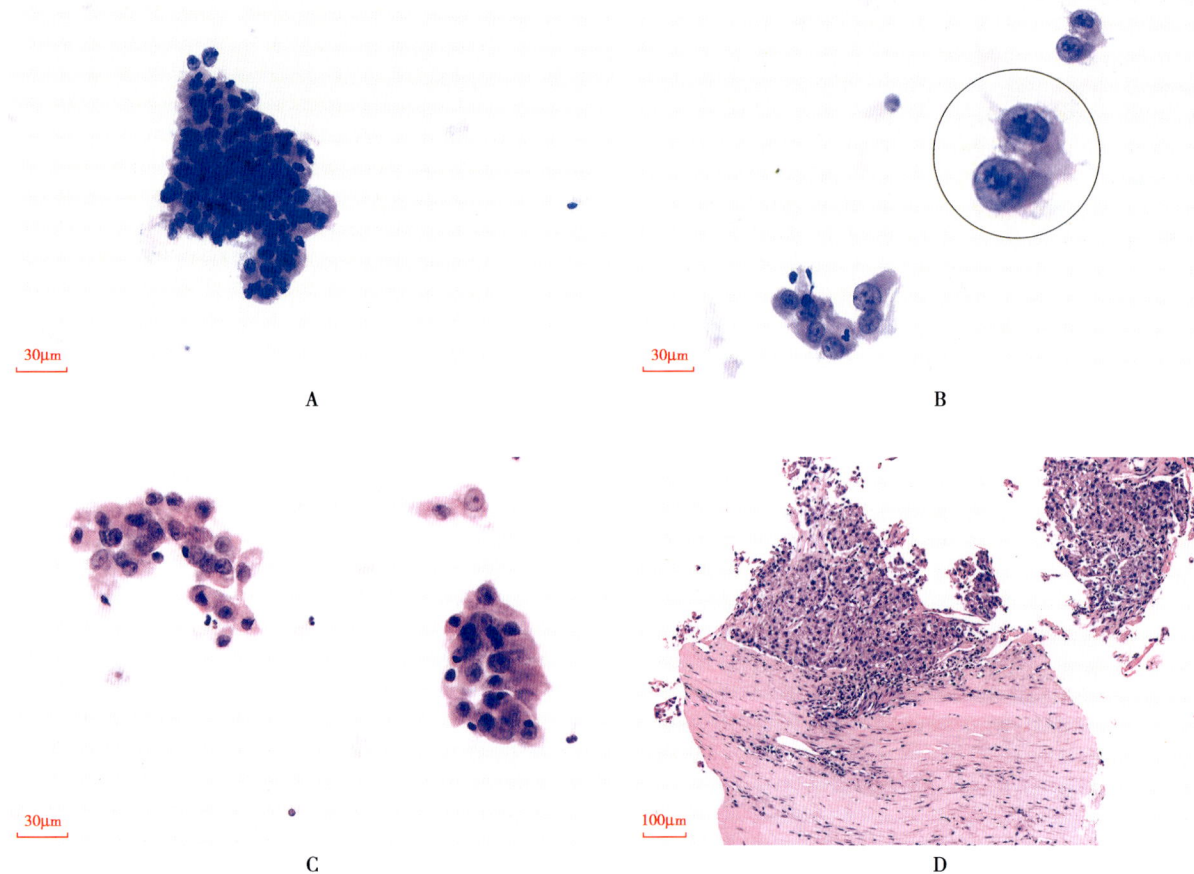

图 8-8 肝癌肺转移

A～C.经皮肺穿刺液基细胞学检查涂片中见肿瘤细胞呈巢团状分布,有乳头样结构,肿瘤细胞异型性大,胞质丰富,核分裂象易见。D.活检切片中的肝癌细胞呈实性片状分布。A～D 均为 HE 染色。

A

B

C

D

E

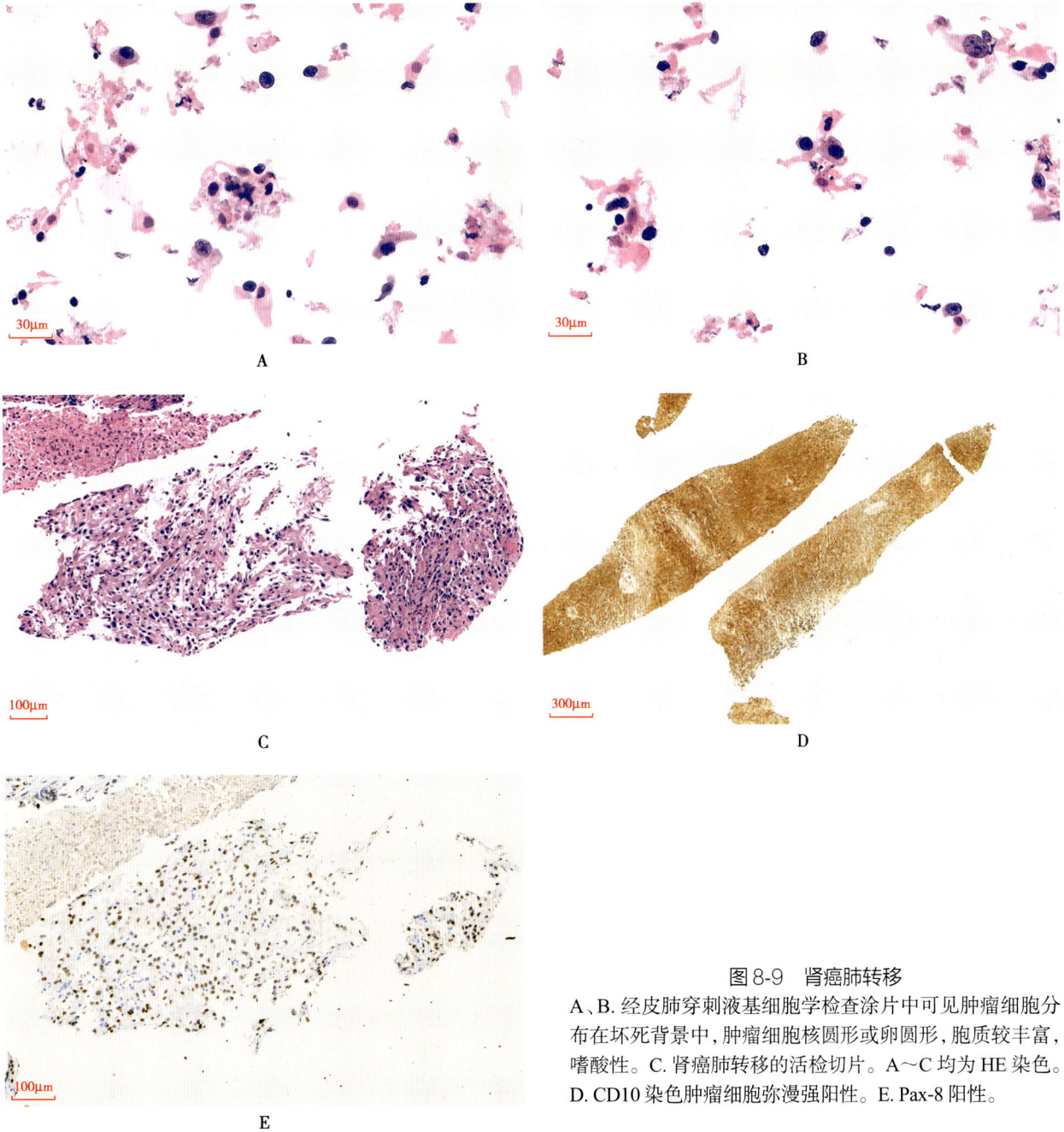

图 8-9 肾癌肺转移

A、B. 经皮肺穿刺液基细胞学检查涂片中可见肿瘤细胞分布在坏死背景中，肿瘤细胞核圆形或卵圆形，胞质较丰富，嗜酸性。C. 肾癌肺转移的活检切片。A～C 均为 HE 染色。D. CD10 染色肿瘤细胞弥漫强阳性。E. Pax-8 阳性。

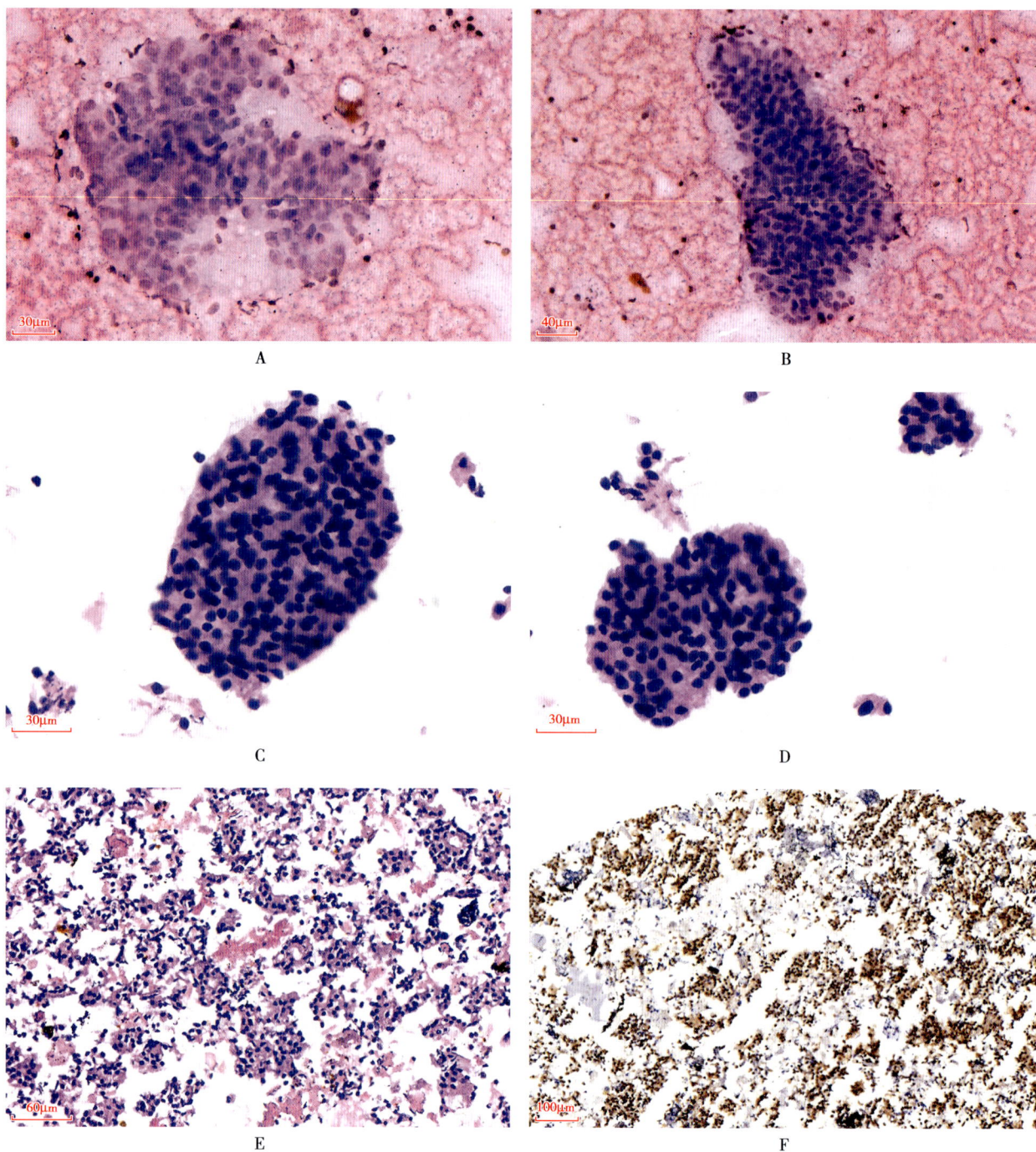

图8-10　前列腺癌肺转移

A、B. EBUS-TBNA 的常规细胞学检查涂片中见肿瘤细胞呈大团样排列。C、D. 液基细胞学检查涂片中肿瘤细胞呈大团的腺泡样排列，其内见小花环状结构，肿瘤细胞圆形或卵圆形，核深染，胞质中等量嗜酸性。E. 细胞块包埋见腺泡样结构。A～E 均为 HE 染色。F. NKX3.1 染色肿瘤细胞阳性。

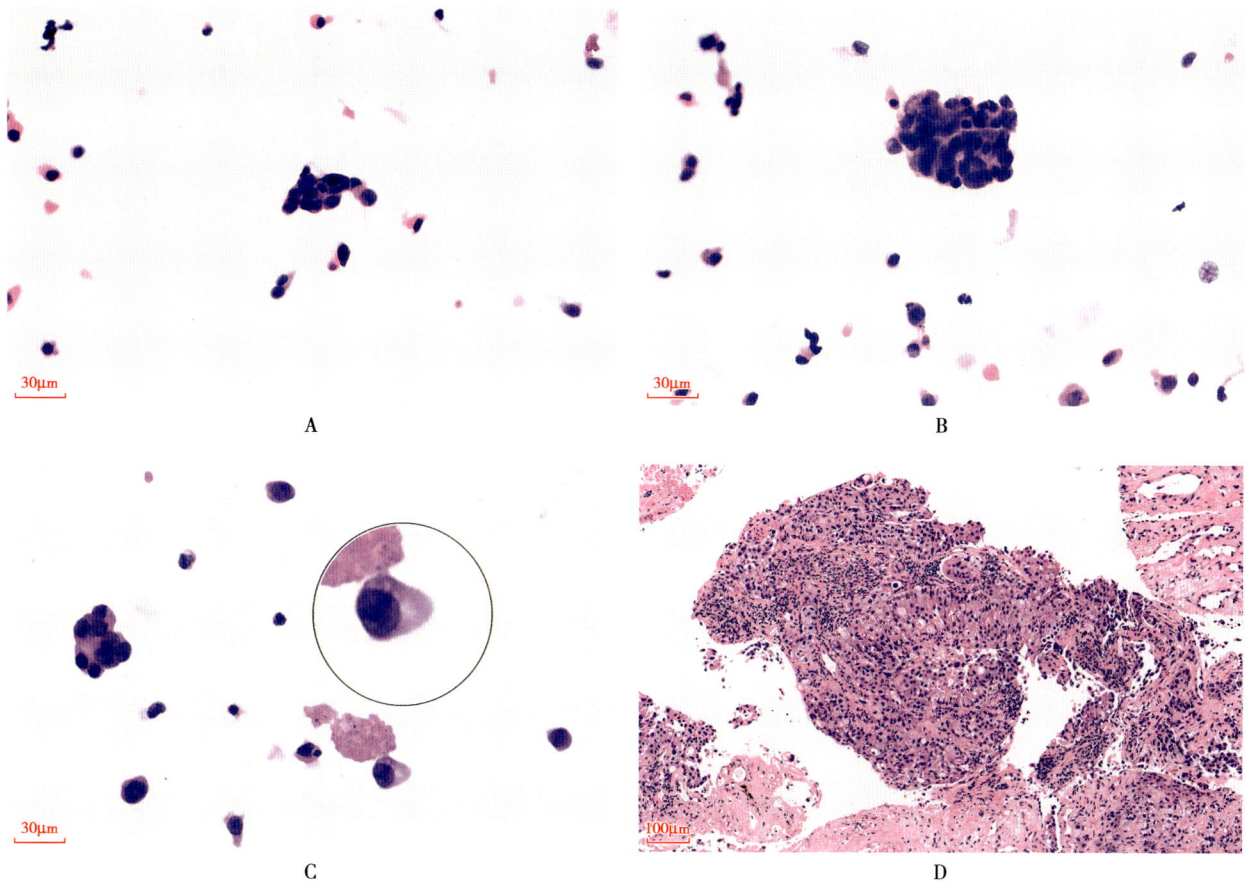

图 8-11 胃癌肺转移

A～C. 肺穿刺液基细胞学检查涂片中见肿瘤细胞成团排列,局部可见腺泡样结构,放大镜中显示肿瘤细胞胞质丰富,含有黏液,将细胞核推挤到一边,背景可见坏死组织,凋亡的细胞胞质红染。D. 经皮肺穿刺活检中的胃癌肺转移。A～D 均为 HE 染色。

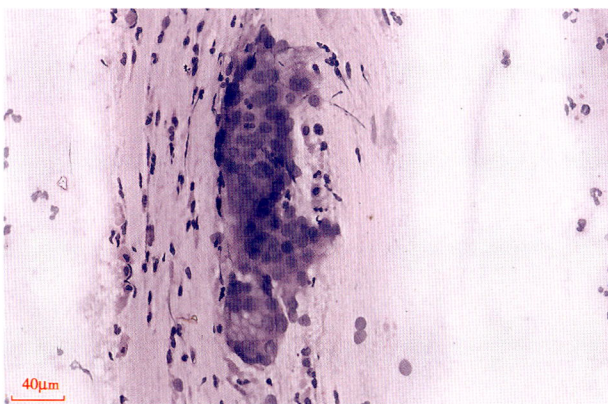

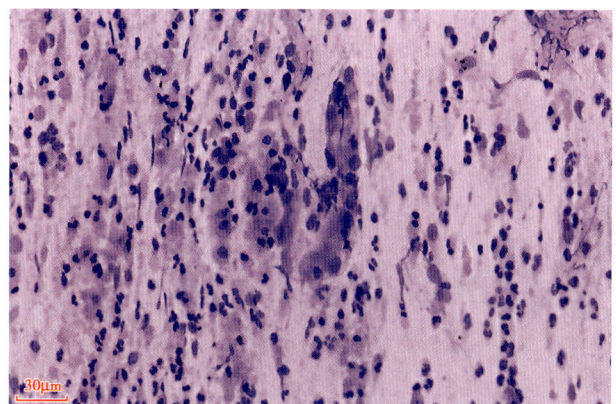

C

D

E

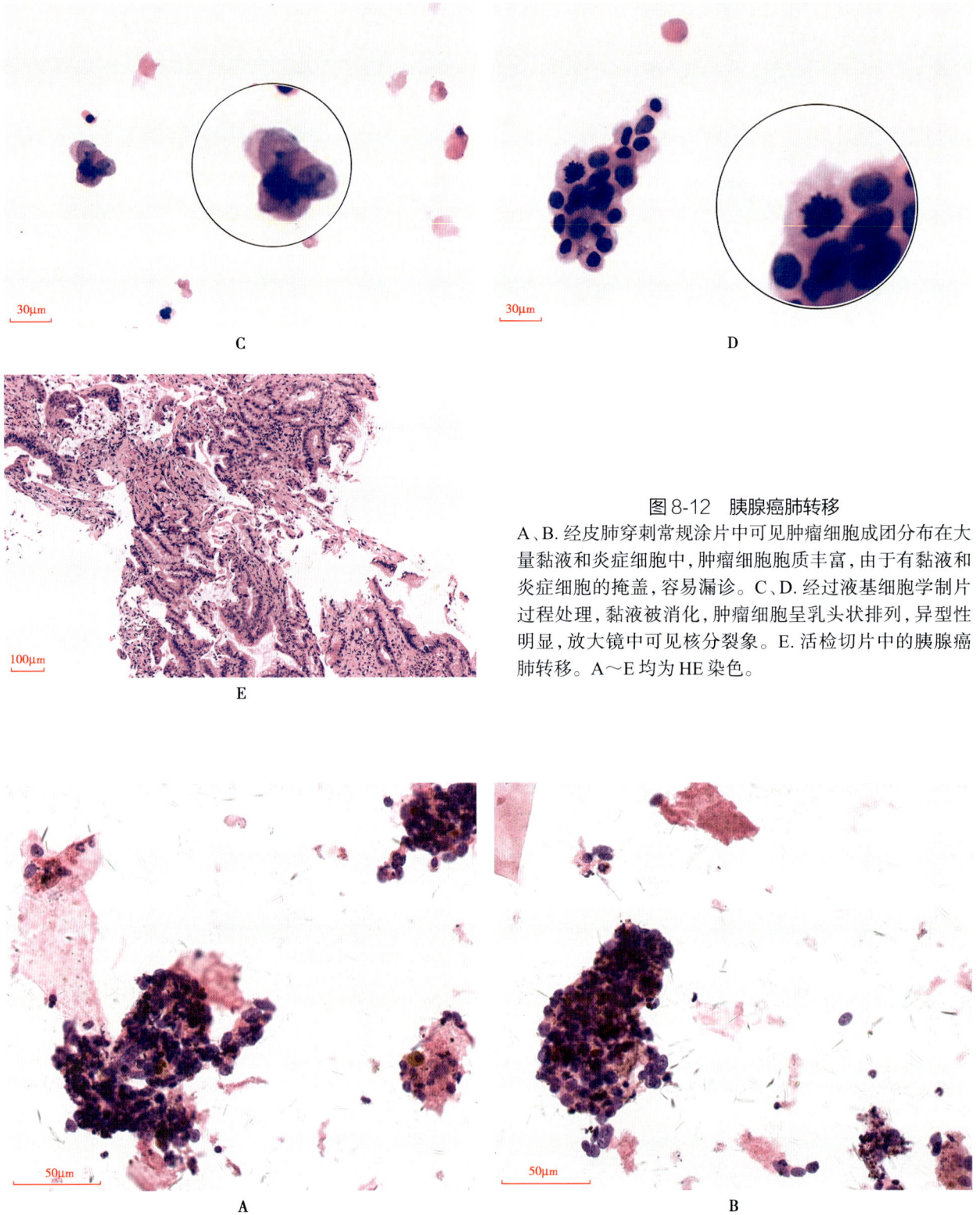

图 8-12　胰腺癌肺转移

A、B. 经皮肺穿刺常规涂片中可见肿瘤细胞成团分布在大量黏液和炎症细胞中，肿瘤细胞胞质丰富，由于有黏液和炎症细胞的掩盖，容易漏诊。C、D. 经过液基细胞学制片过程处理，黏液被消化，肿瘤细胞呈乳头状排列，异型性明显，放大镜中可见核分裂象。E. 活检切片中的胰腺癌肺转移。A～E 均为 HE 染色。

A

B

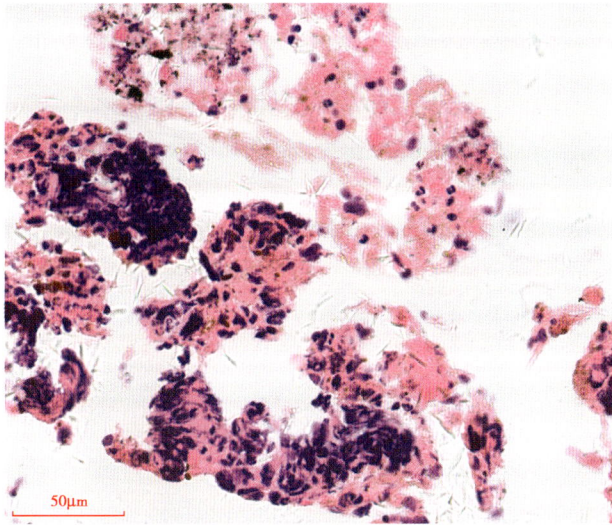

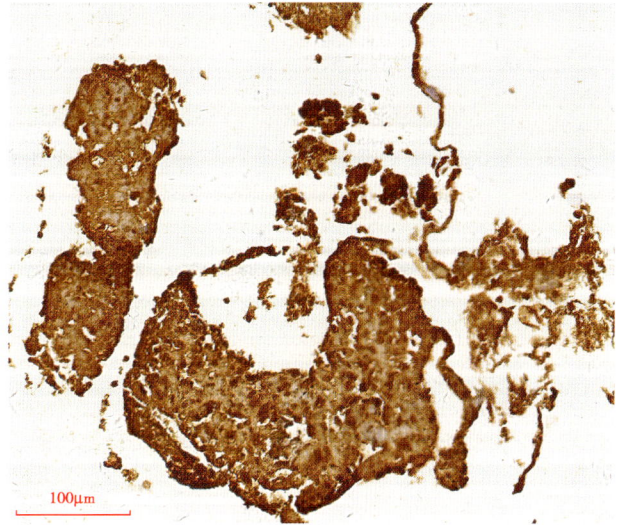

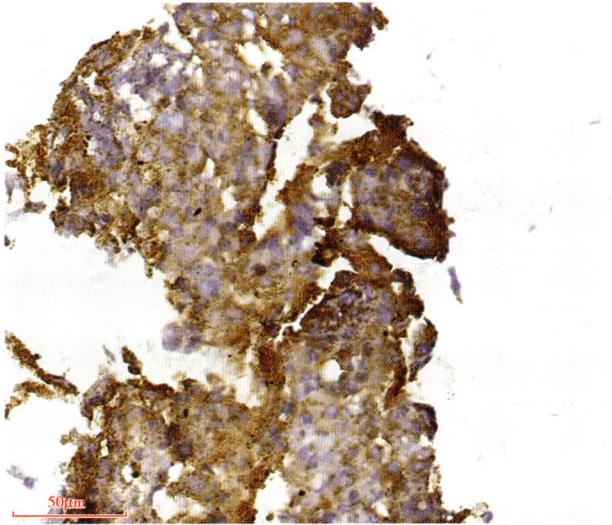

图 8-13　恶性黑色素瘤肺转移
A、B. EBUS-TBNA 液基细胞学检查涂片中见肿瘤细胞成团分布，细胞异型性大，细胞核深染，核质比高，胞质内见棕黄色色素颗粒。C. 细胞块包埋中的恶性黑色素瘤，该患者 1 年前背部肿块确诊为恶性黑色素瘤。D. S-100 在肿瘤细胞中呈阳性表达。E. HMB-45 肿瘤细胞阳性。

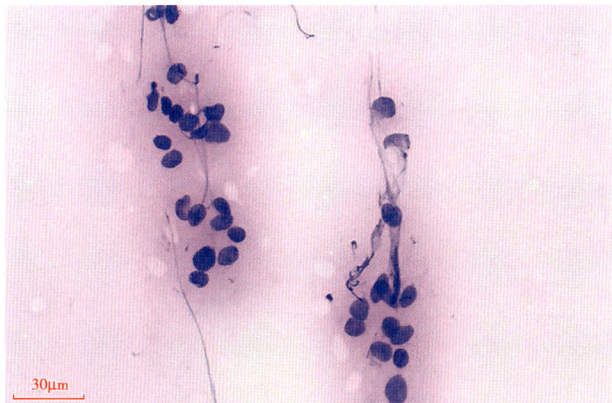

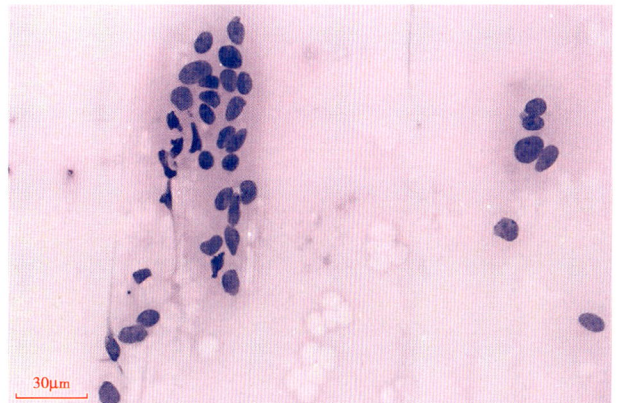

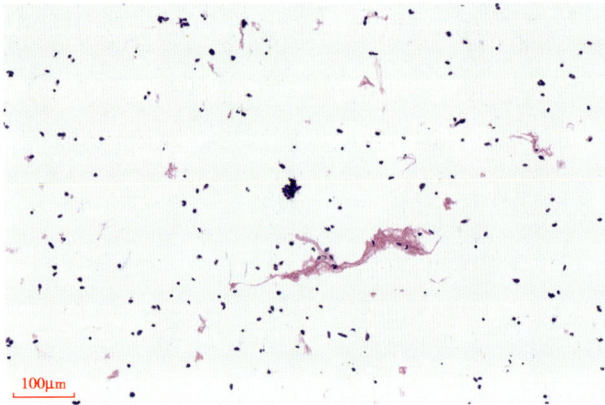

C

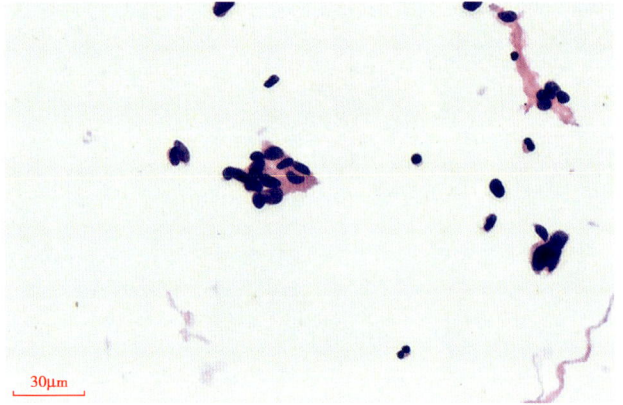

D

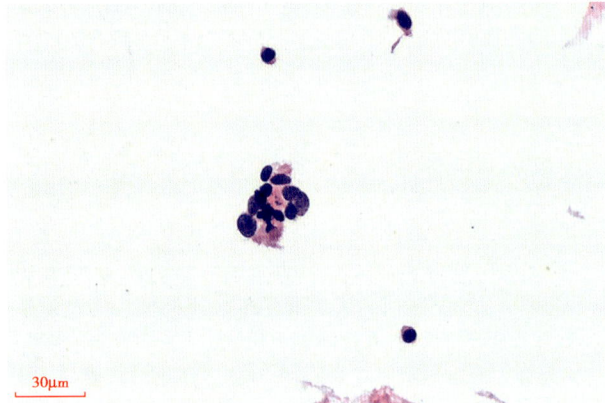

E

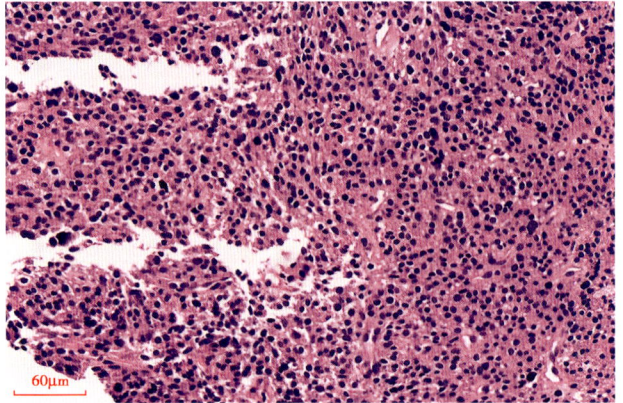

F

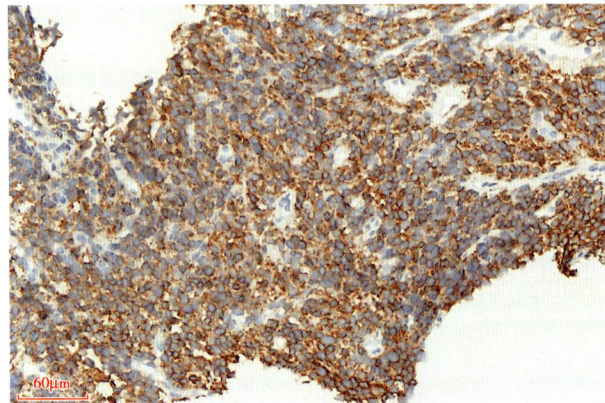

G

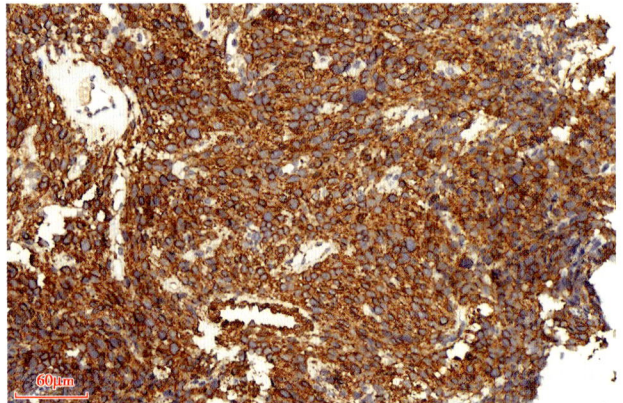

H

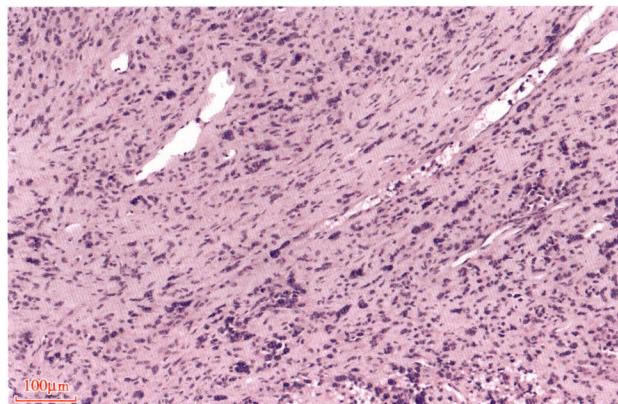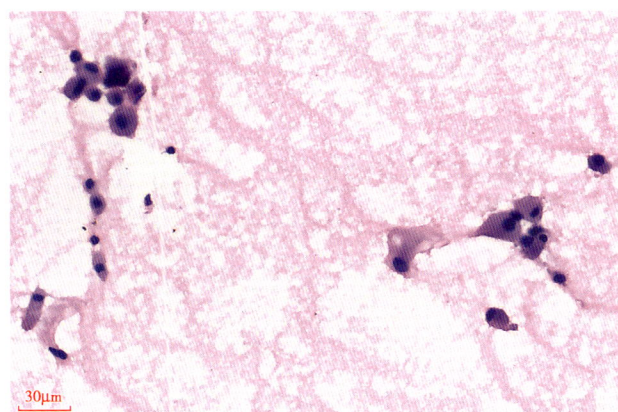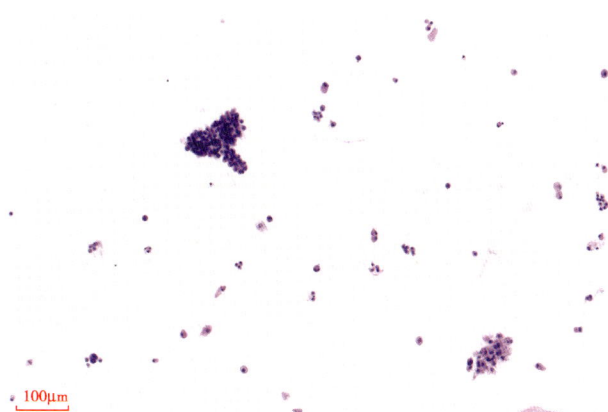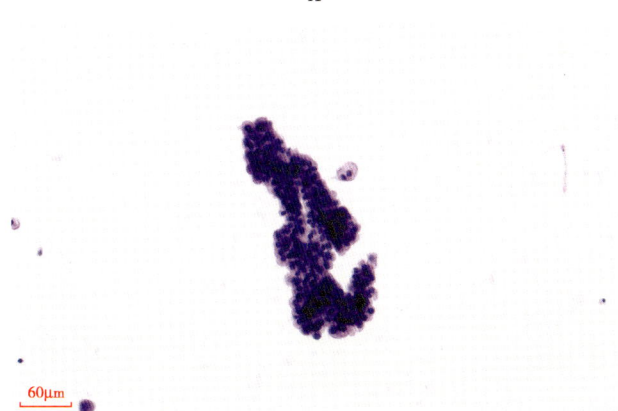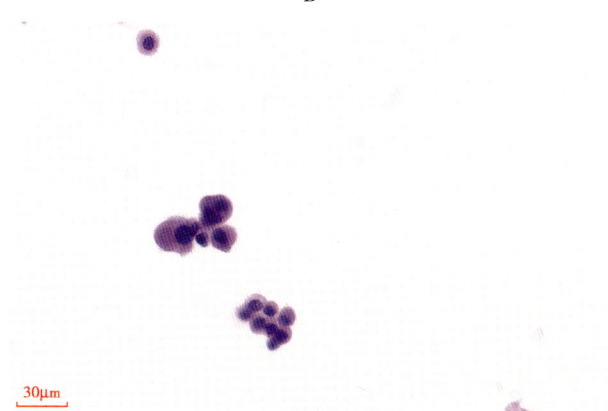

图 8-14　子宫平滑肌肉瘤肺转移
A、B. 经皮肺细针穿刺常规细胞学检查涂片中见肿瘤细胞呈卵圆形或短梭形，核染色质较细腻，胞质较丰富。C. 液基细胞学检查涂片低倍镜下见肿瘤细胞散在分布，肿瘤细胞之间黏附性差，偶见成团分布。D、E. 液基细胞学检查涂片高倍镜下见肿瘤细胞呈短梭形，核深染，部分肿瘤细胞排列围绕成腺腔样结构，需与肺腺癌仔细鉴别。A～E 均为 HE 染色。F. 穿刺活检组织的 HE 染色切片。G. 肿瘤细胞 Caldesmon 呈阳性表达。H. SMA 在肿瘤细胞中呈阳性表达。I. 该患者既往子宫平滑肌肉瘤手术切除 HE 切片。

第二节　浅表淋巴结转移性肿瘤

　　肺及其他部位的恶性肿瘤易转移到淋巴结，本节主要呈现少见的恶性肿瘤淋巴结转移病例（图 8-15～图 8-17）。淋巴结细针穿刺标本的细胞学病理诊断在细胞量少，无法行细胞块包埋的情况下，不能明确肿瘤来源，需要活检进一步明确。颈部的肿块并不完全都是肿大的淋巴结，需要与发生在此部位的涎腺腺体及涎腺型肿瘤进行鉴别，以防误诊（图 8-18、图 8-19）。

A

B

C

D

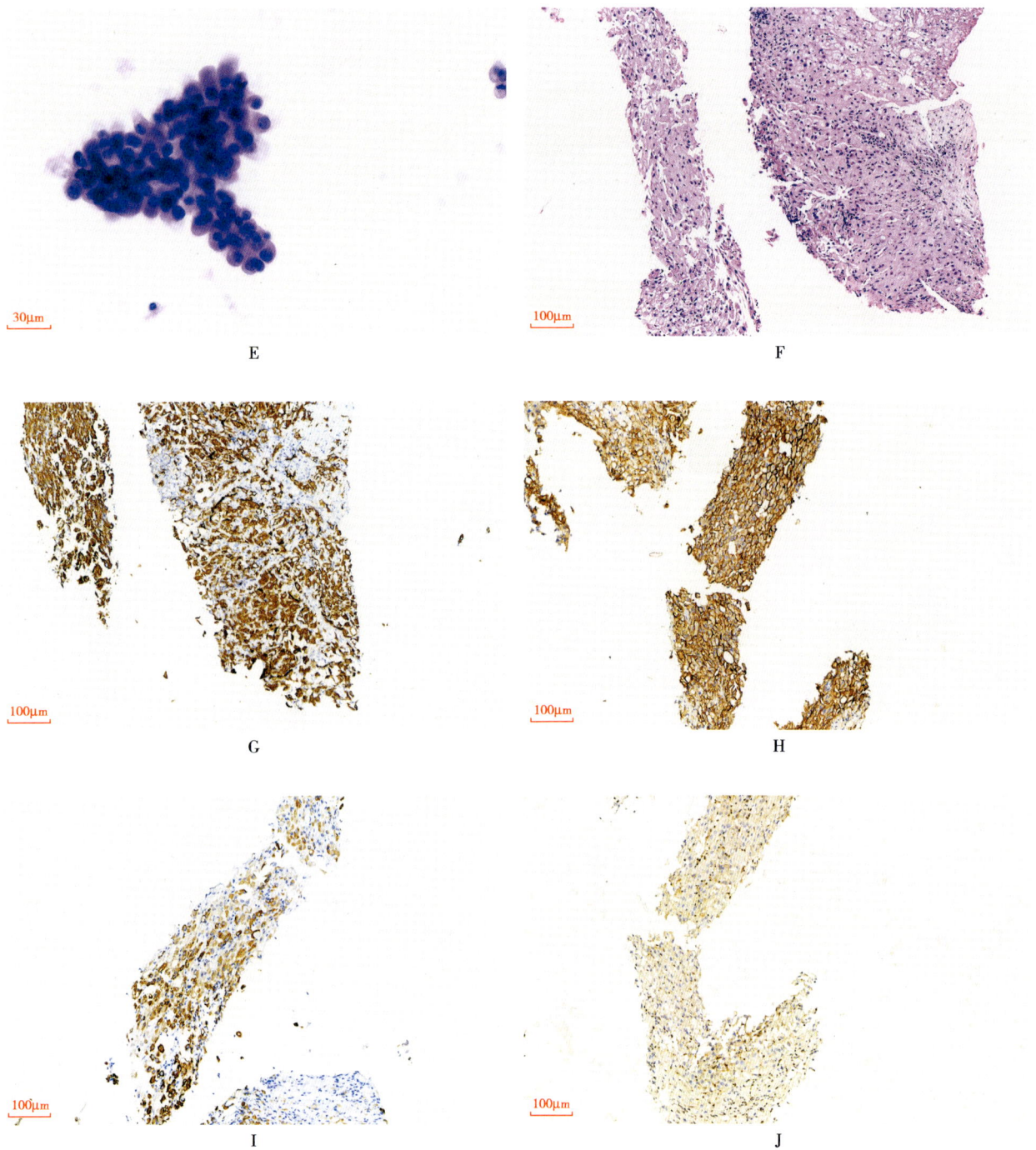

图 8-15　胸膜间皮瘤淋巴结转移

A. 常规细胞学检查涂片中见肿瘤细胞呈小簇状或乳头状排列。B～E. 液基细胞学检查涂片中见肿瘤细胞大小一致，呈乳头状或腺泡样排列，细胞核深染，圆形或卵圆形，胞质丰富，嗜酸性。F. 淋巴结穿刺活检组织中的间皮。A～F 均为 HE 染色。G. CK 肿瘤细胞弥漫阳性。H. D2-40 肿瘤细胞弥漫阳性。I. CK5/6 肿瘤细胞弥漫阳性。J. BAP-1 肿瘤细胞表达缺失。

阅片要点：间皮瘤较少发生远处淋巴结转移，淋巴结穿刺涂片中见小簇状或乳头状排列的肿瘤细胞时，需要与转移性腺癌鉴别，结合影像学及病史明确诊断。

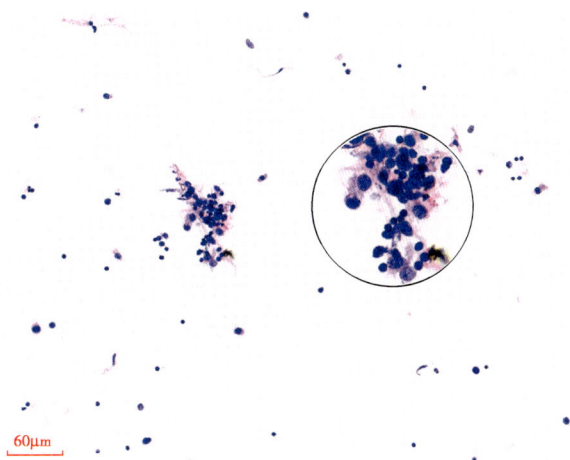

60μm

A

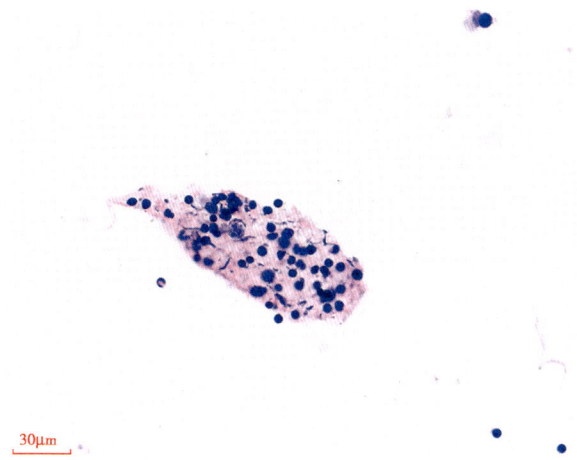

30μm

B

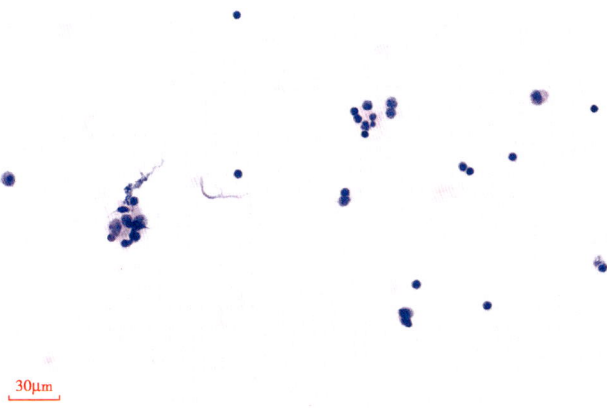

30μm

C

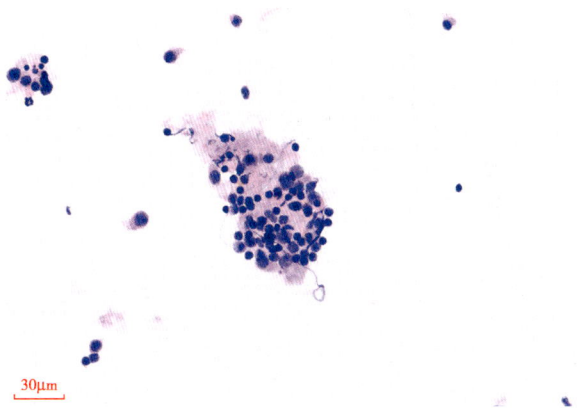

30μm

D

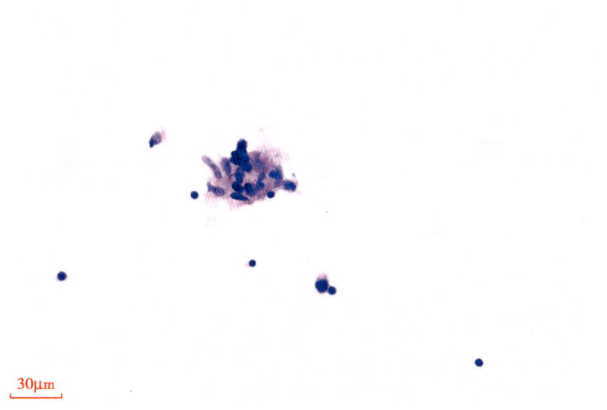

30μm

E

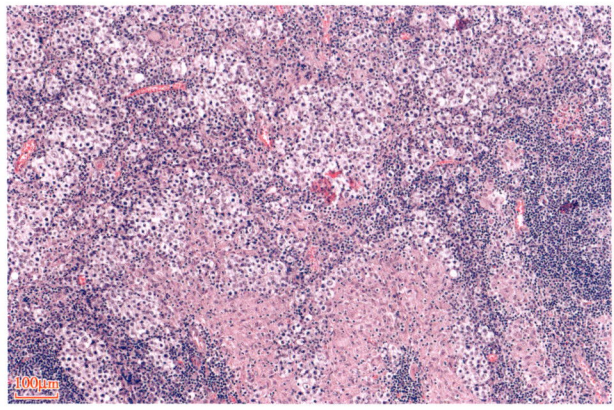

100μm

F

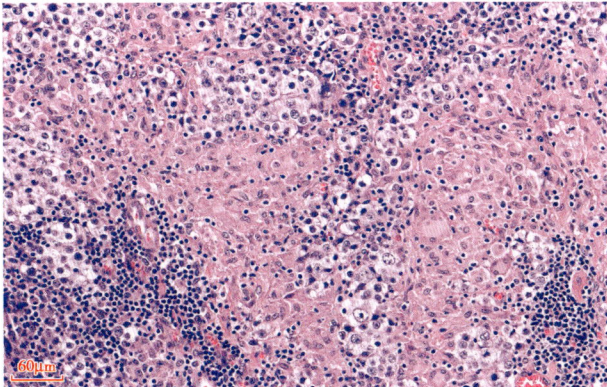

60μm

G

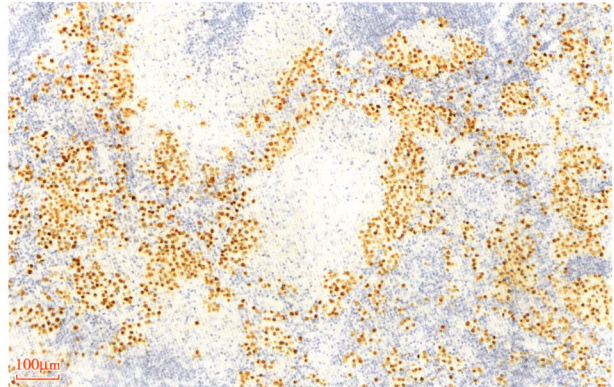

100μm

H

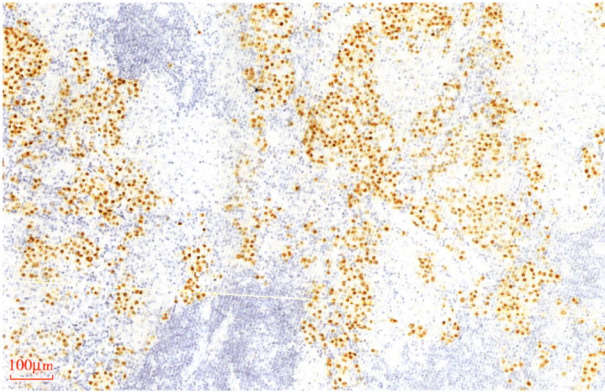

图 8-16　精原细胞瘤淋巴结转移
A～D. 大小一致的细胞呈圆形, 核深染, 部分细胞可见核仁, 核膜清晰, 胞质丰富, 另见散在的淋巴细胞。E. 液基细胞学检查涂片中见呈胖梭形的类上皮细胞。F、G. 淋巴结活检中见大小一致, 胞质透亮的肿瘤细胞, 周围可见肉芽肿性病变。A～G 均为 HE 染色。H. SALL4 肿瘤细胞阳性, 周围类上皮细胞阴性。I. OCT3/4 肿瘤细胞阳性, 周围类上皮细胞阴性。

阅片要点: 精原细胞瘤在镜下常伴淋巴细胞及类上皮细胞, 常误诊为炎症性改变, 需仔细鉴别, 避免误诊。

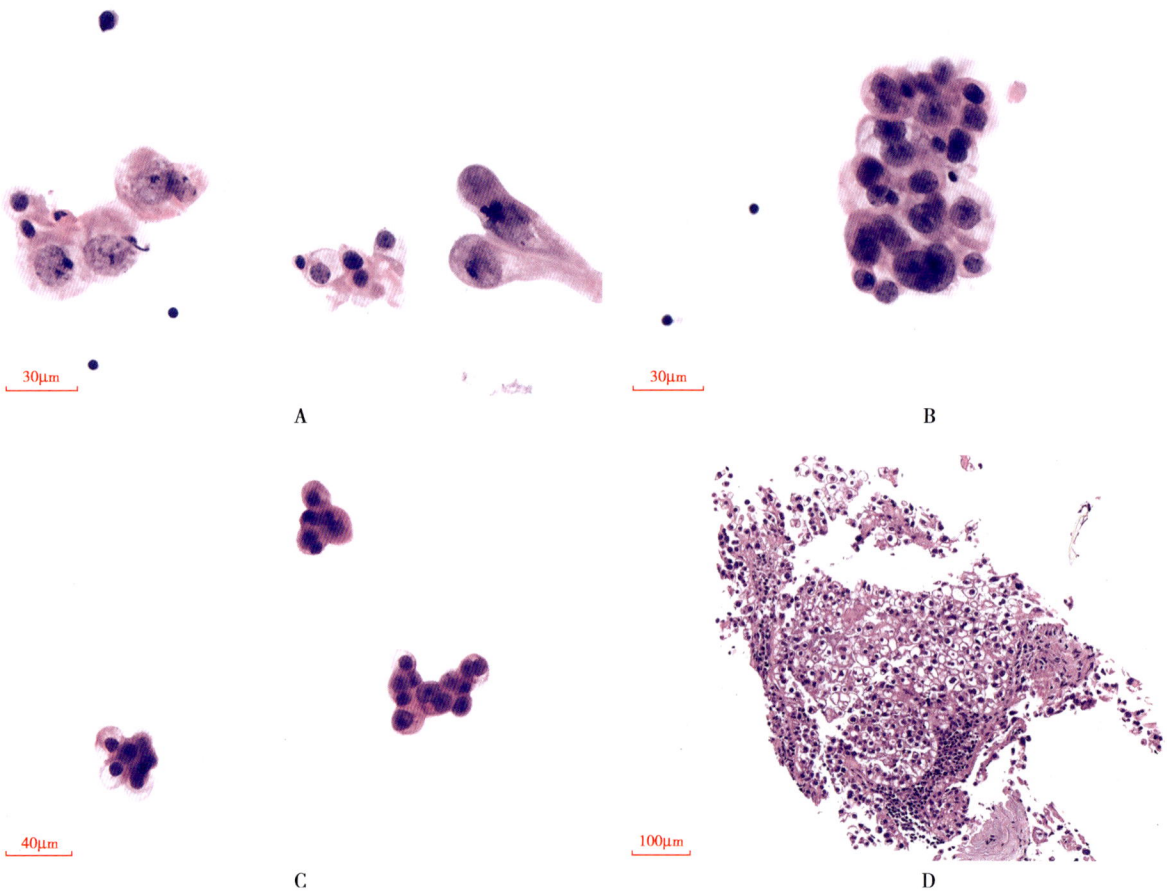

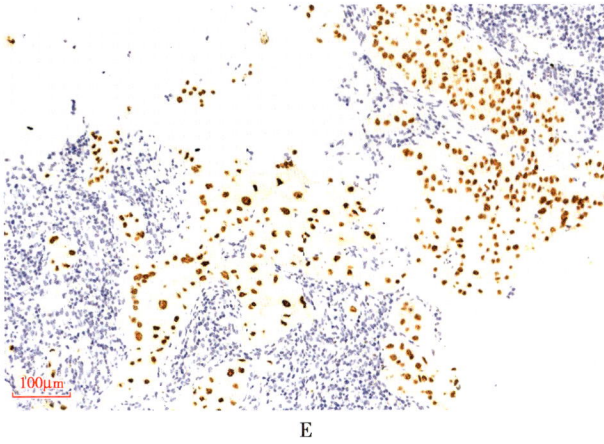

图 8-17 卵巢透明细胞癌淋巴结转移
A～C. 肿瘤细胞呈乳头样排列，核大，异型性明显，可见核
仁，胞质丰富，局部透亮（HE 染色）；D. 淋巴结活检 HE 染
色，见胞质透亮的肿瘤细胞；E.PAX-8 染色肿瘤细胞阳性。

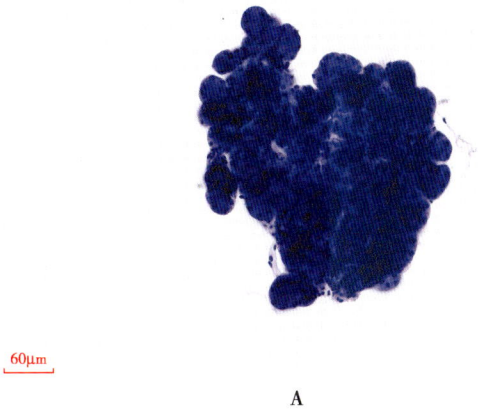

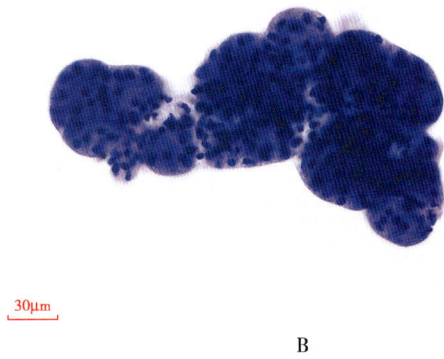

图 8-18 涎腺腺体不应误诊为转移癌
颈部淋巴结穿刺涂片中见嗜碱性深染细胞团，排列成腺泡样、乳头样结构，细胞温和，胞质丰富。

阅片要点：颈部淋巴结穿刺有时候由于淋巴结位于上颈部或者颌下时，穿刺容易误穿到涎腺腺体，此时注意不要误诊为腺癌。

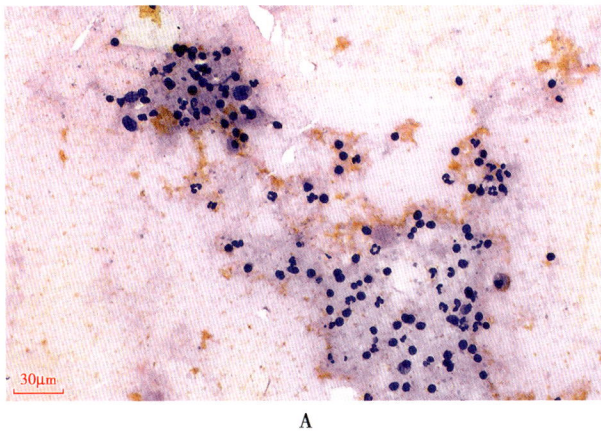

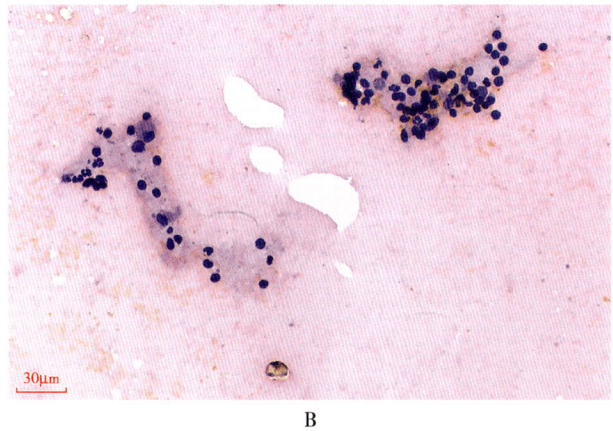

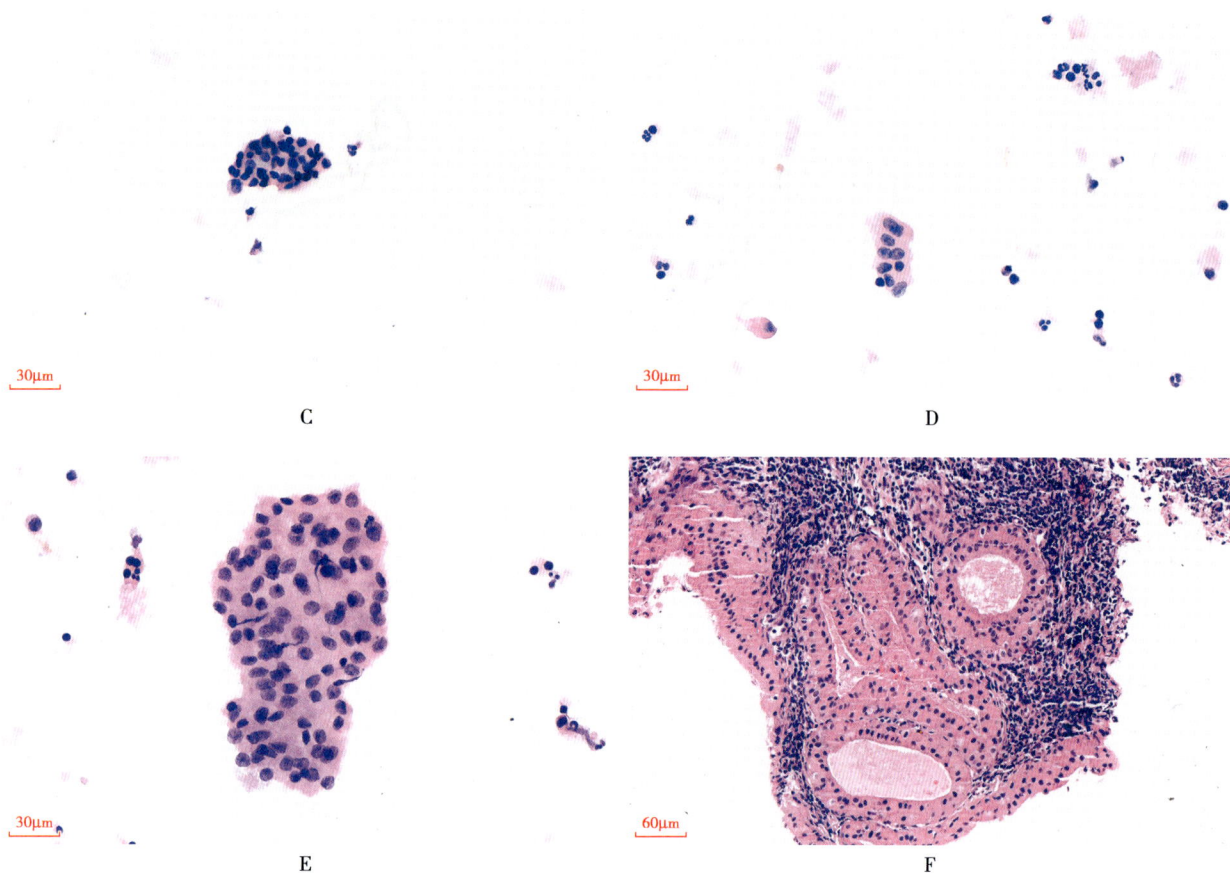

图8-19　耳后肿块穿刺中的Warthin瘤不应误诊为淋巴结转移性癌

A、B. 常规细胞学检查涂片中，在淋巴细胞、中性粒细胞的背景中见胞质丰富的上皮细胞；C～E. 液基细胞学检查涂片中见圆形、卵圆形的肿瘤细胞，细胞温和，无异型性，胞质丰富，嗜酸性；F. 耳后肿块活检。A～F均为HE染色。

阅片要点：Warthin瘤的生长位置也会被误认为是淋巴结，尤其当穿刺不是由病理医生操作时，穿刺部位由临床医生填写为"颈部淋巴结"时，涂片中出现上皮细胞和淋巴细胞，而误诊为转移性癌。Warthin瘤中的上皮细胞往往呈柱状排列，而且细胞排列整齐，细胞温和，出现这种排列方式时要警惕Warthin瘤的可能性，与临床穿刺医生联系，并确定穿刺部位，在诊断时应注意鉴别。

参考文献

［1］CHEN RL, ZHANG YQ, WANG J. Diagnostic value of medical thoracoscopy for undiagnosed pleural effusions. Exp Ther Med, 2018, 16(6): 4590-4594.

［2］KANT S, VERMA SK, SANJAY.Malignant pleural mesothelioma without asbestos exposure with distant metastasis in a peripheral lymph node: a case report. Lung India, 2008, 25(1): 31-33.

［3］ZHANG Y, TAHERI ZM, JORDA M.Systemic lymphadenopathy as the initial presentation of malignant mesothelioma: a report of three cases. Pathology Research International, 2010, 2010: 846571.

［4］ABDEL RM, GAAFAR RM, BAKI HA, et al.Prevalence and pattern of lymph node metastasis in malignant pleural mesothelioma. Annals of Thorcic Surgery, 2008, 86(2): 391-395.

［5］KLEPPE M, AMKREUTZ LCM, VAN GT, et al.Lymph-node metastasis in stage Ⅰ and Ⅱ sex cord stromal and malignant germ cell tumours of the ovary: a systematic review. Gynecologic Oncology, 2014, 133(1): 124-127.

第九章

感染性病变的细胞学诊断

细胞学不仅在恶性肿瘤的诊断中起到重要作用,细胞病理学检查对炎症性疾病的诊断同样具有价值,尤其是对化脓性感染和特异性感染性疾病(如结核及常见真菌感染等)的诊断具有重要的作用。感染性病变诊断时,需要借助特殊染色、分子生物学技术及临床和影像学信息。

第一节　分枝杆菌病

分枝杆菌主要包括结核分枝杆菌及非结核分枝杆菌,临床上结核分枝杆菌较多见,近年来分枝杆菌病的发病率有上升趋势。主要病理改变为肉芽肿性炎,伴干酪样坏死,涂片中可见特征性的朗格汉斯多核巨细胞、干酪样坏死及类上皮细胞(图 9-1、图 9-2)。抗酸染色可以将分枝杆菌染成红色。由于形态学及特殊染色无法明确分枝杆菌病亚型,需要结合分子检测或者培养结果做出明确诊断。

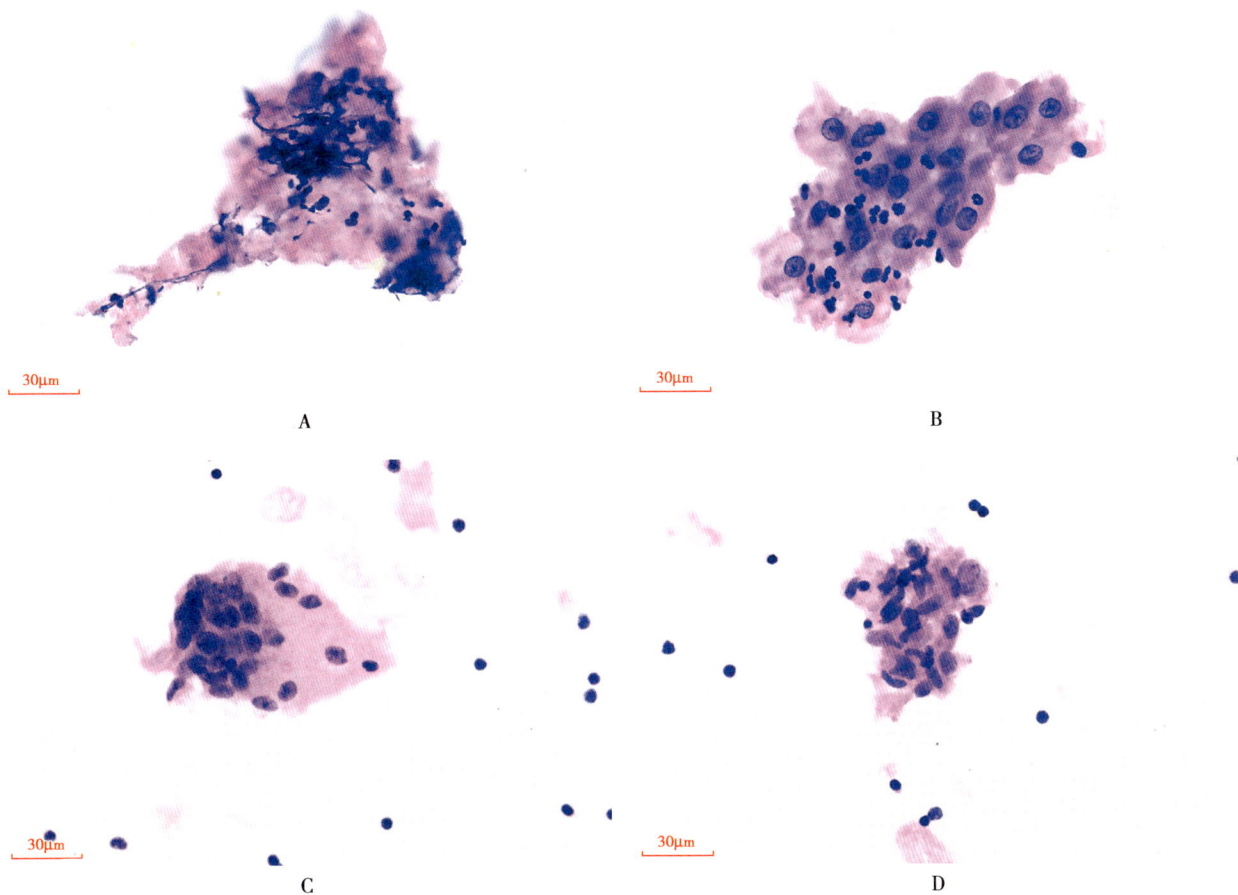

30μm

A

30μm

B

30μm

C

30μm

D

E

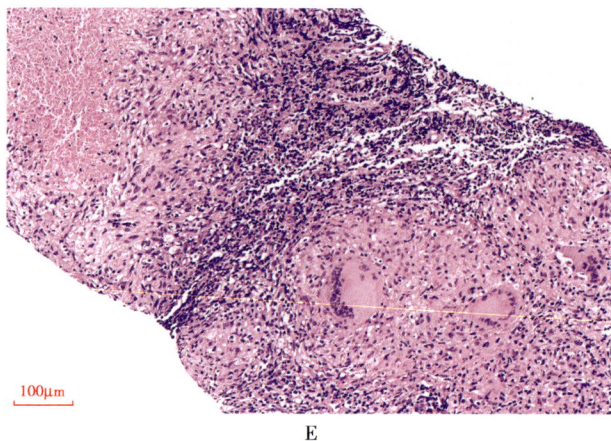

图9-1　结核性病变之一

A.结核性病变中的坏死为干酪样坏死,液基细胞学检查涂片的坏死中可见拉丝变形的嗜碱性染色的炎症细胞;B.结核分枝杆菌感染后,结核性病变的上皮细胞增生,上皮细胞团内见炎症细胞浸润;C.结核性病变液基细胞学检查涂片中的多核巨细胞;D.结核性病变液基细胞学检查涂片中的类上皮细胞;E.活检中见肉芽肿性病变伴坏死。A～E均为HE染色。

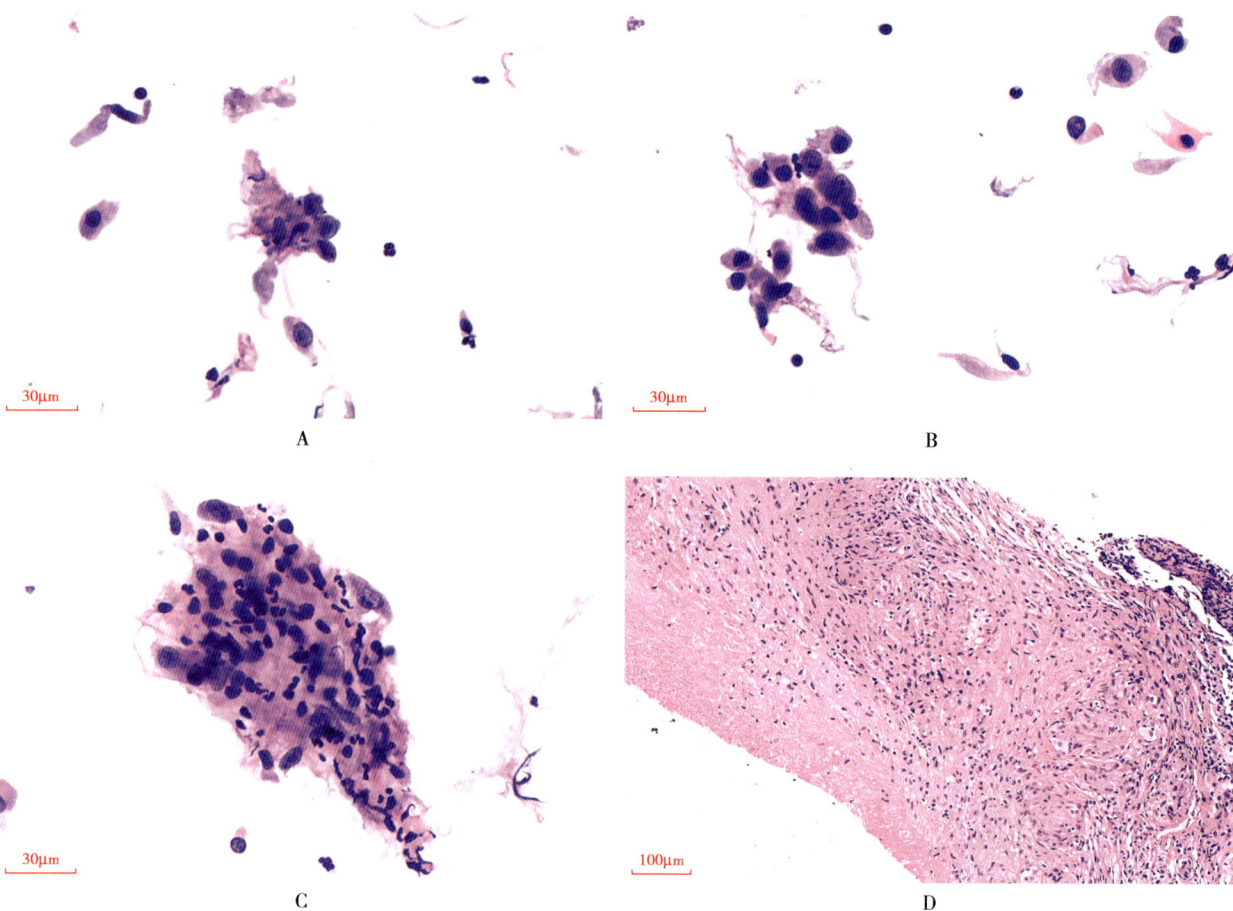

A

B

C

D

图9-2　结核性病变之二

A.坏死组织周围见少量增生的上皮细胞。B、C.上皮细胞卵圆形,细胞核增大,细胞核中央见小核仁,有轻度异型性,注意与肿瘤细胞鉴别。图B右上角见一个角化的上皮细胞。D.活检组织的坏死性肉芽肿性病变。A～D均为HE染色。

第二节 真 菌 病

　　肺部的真菌病常见的有隐球菌病及曲霉菌病等,另外念珠菌病、肺毛霉菌病、球孢子菌病、肺荚膜组织胞浆菌病、肺孢子菌病等真菌病较少见。具有典型形态的真菌通过细胞学检查涂片可以直接诊断,不典型的需要借助特殊染色及分子检测进一步明确。

一、隐球菌病

　　隐球菌主要累及肺部及脑部。新型隐球菌是隐球菌属中唯一致病的真菌。镜下菌体呈圆形或卵圆形,有厚壁荚膜,镜下似空晕,涂片经PAS、GMS染色及真菌快速荧光染色可诊断及鉴别诊断(图9-3~图9-6)。

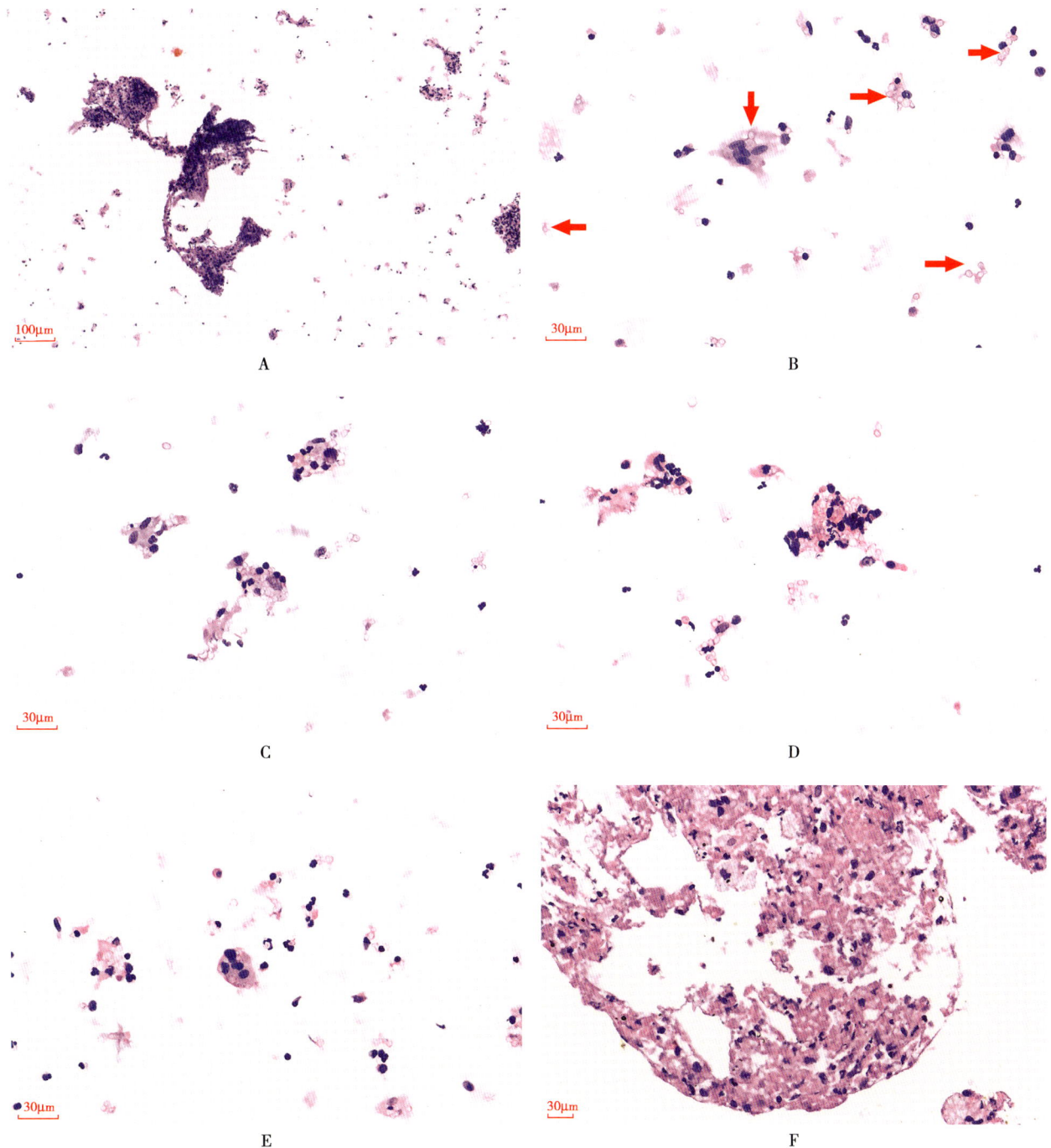

A

B

C

D

E

F

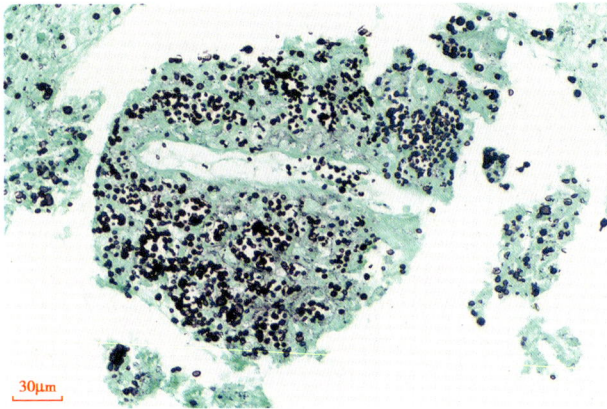

G

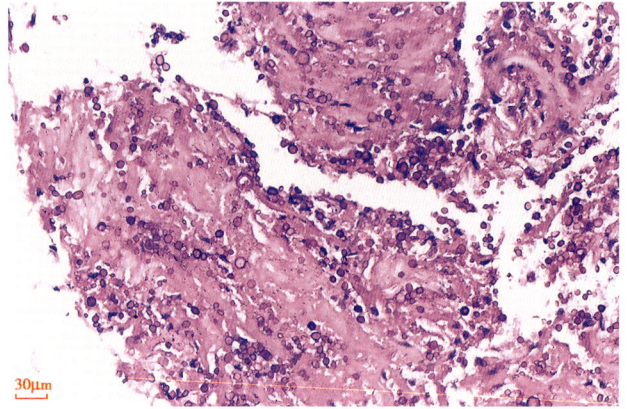

H

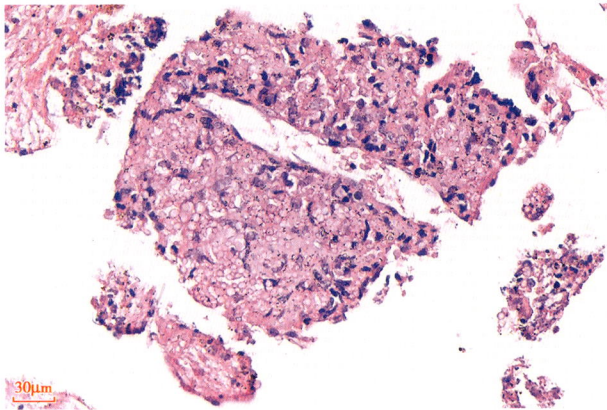

I

图9-3　肺细针穿刺涂片中的隐球菌

A. 低倍镜下见炎症细胞以及坏死的背景。B~E. 涂片中见类上皮细胞及多核巨细胞，多核巨细胞内可见具有折光性的圆球形孢子样物质，如红色箭头所示（在涂片中见大量多核巨细胞且未见坏死时需警惕隐球菌病可能）。F. 细胞块包埋标本中，在炎性坏死背景中见类上皮细胞和孢子样物质。A~F 均为 HE 染色。G. GMS 染色隐球菌孢子被染成黑色。H. PAS 染色隐球菌孢子被染成红色。I. 黏液卡红染色可以特异性地将隐球菌荚膜染成红色。

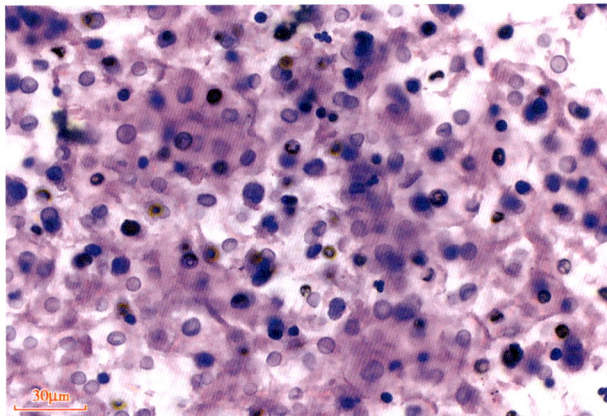

A

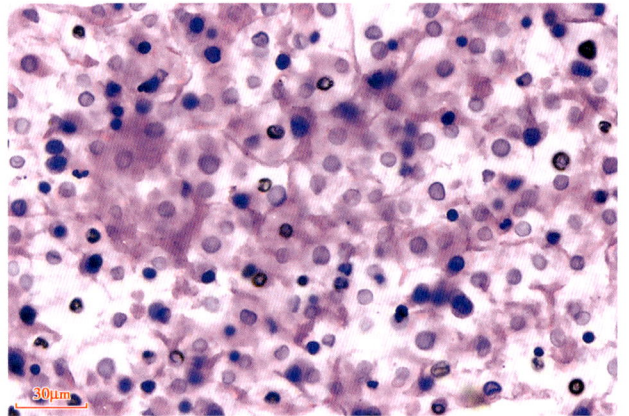

B

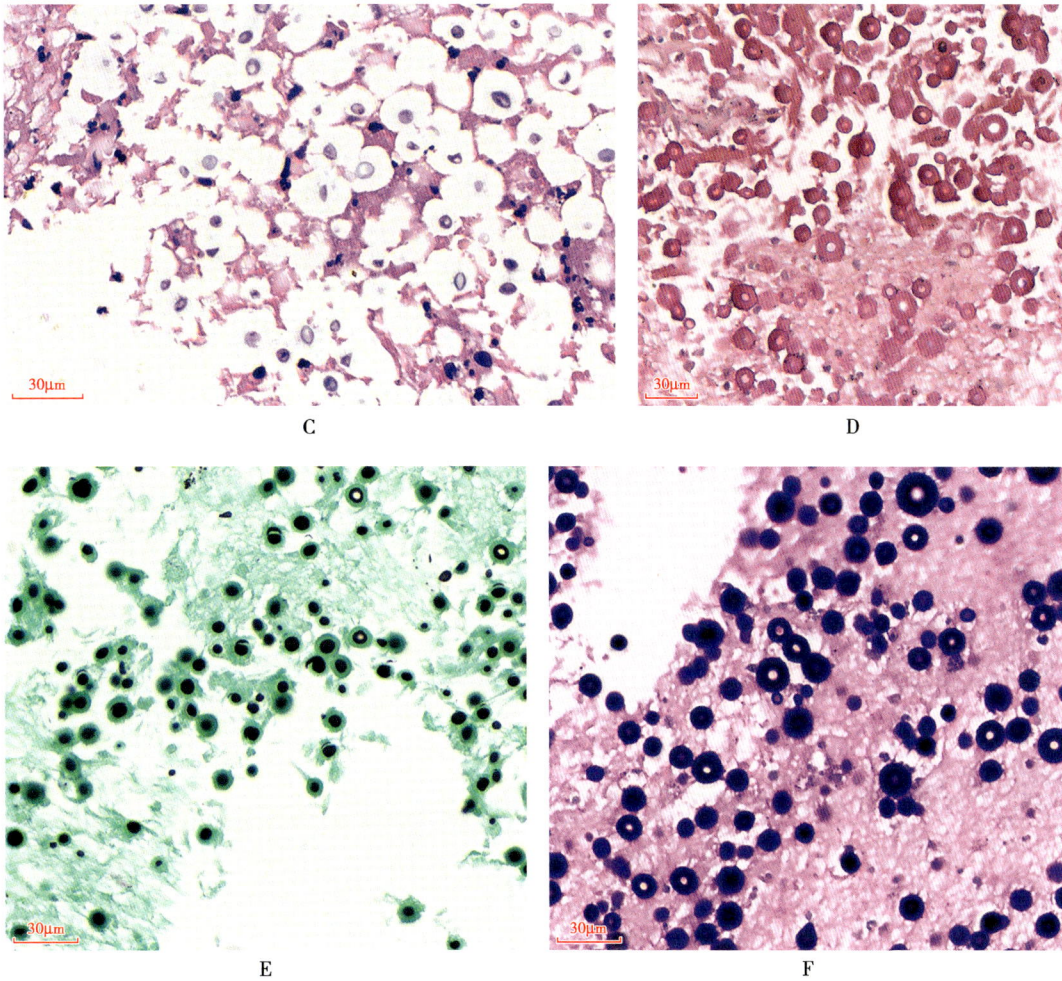

图 9-4 肺 FNA 中的厚荚膜的隐球菌

A、B. 在淋巴细胞、组织细胞及个别中性粒细胞中见大量孢子样小球,孢子样小球与淋巴细胞大小相仿或略大于淋巴细胞,孢子样物质的外周可见透明或弱嗜碱性的空晕(HE 染色);C. 细胞块包埋的 HE 染色同样有淡蓝色的孢子样小球;D. 黏液卡红染色将孢子样小球的外周空晕染成了胭脂红色,黏液卡红染色显示隐球菌较厚的荚膜,对隐球菌具有特异性的显色作用;E. GMS 染色可以看到隐球菌的细胞壁被染成了黑色,而荚膜不着色;F. PAS 染色可以将隐球菌的细胞壁和荚膜均染成红色或深紫色。

阅片要点: 隐球菌的荚膜在不同病例中厚薄不一,黏液卡红仅对隐球菌荚膜染色,在隐球菌荚膜缺如的情况下黏液卡红呈阴性;GMS 染色可以使细胞壁着色,PAS 除细胞壁外也可以使荚膜着色。如果真菌孢子的大小或者形状不典型,均建议做宏基因组测序及进一步明确真菌类型。

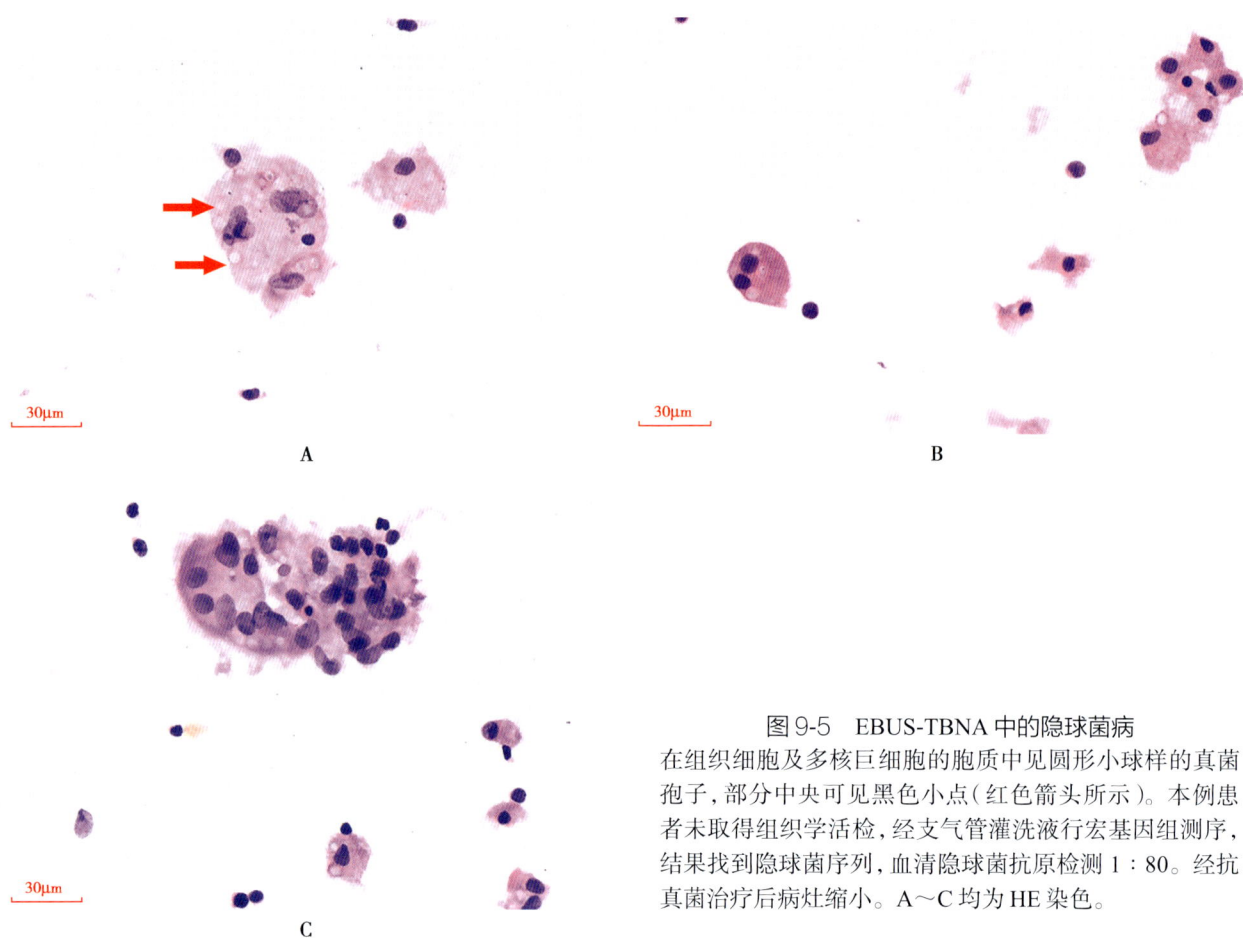

图9-5　EBUS-TBNA中的隐球菌病

在组织细胞及多核巨细胞的胞质中见圆形小球样的真菌孢子，部分中央可见黑色小点（红色箭头所示）。本例患者未取得组织学活检，经支气管灌洗液行宏基因组测序，结果找到隐球菌序列，血清隐球菌抗原检测 1：80。经抗真菌治疗后病灶缩小。A～C 均为HE 染色。

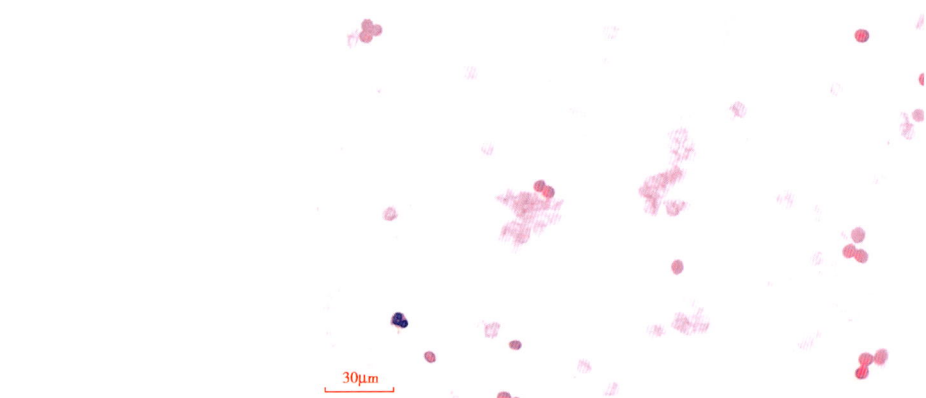

图9-6　FNA中红细胞勿误诊为隐球菌

FNA 穿刺液基细胞学检查涂片中的红细胞常呈圆形小球，淡粉色，部分有折光，未见细胞核，易误认为隐球菌（HE 染色）。

　　阅片要点：经皮肺 FNA 标本如遇出血较多时，经过冰醋酸处理后红细胞部分被破坏，形成淡粉色小球样结构，红细胞无折光性，诊断时注意不要误诊为隐球菌。真菌荧光快速染色及特殊染色均呈阴性可排除真菌感染。

二、曲霉菌病

曲霉菌主要通过吸入孢子的方式导致肺部感染，常在扩张的支气管内形成曲霉菌球。涂片内见曲霉菌属呈棕色有横膈的粗大菌丝，菌丝呈 45° 角，经 PAS 及 GMS 染色可诊断（图 9-7、图 9-8）。

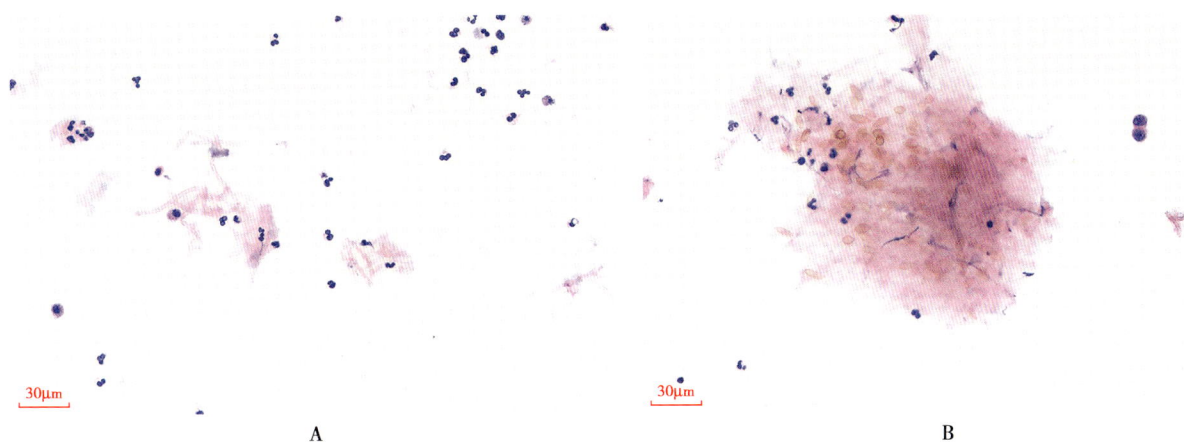

图 9-7　曲霉菌病之一

液基细胞学检查涂片显示在炎性背景中见成团的菌丝样物质，呈珊瑚状，粗细较一致，有横膈，常呈 45° 角分支，有时可见分生孢子。

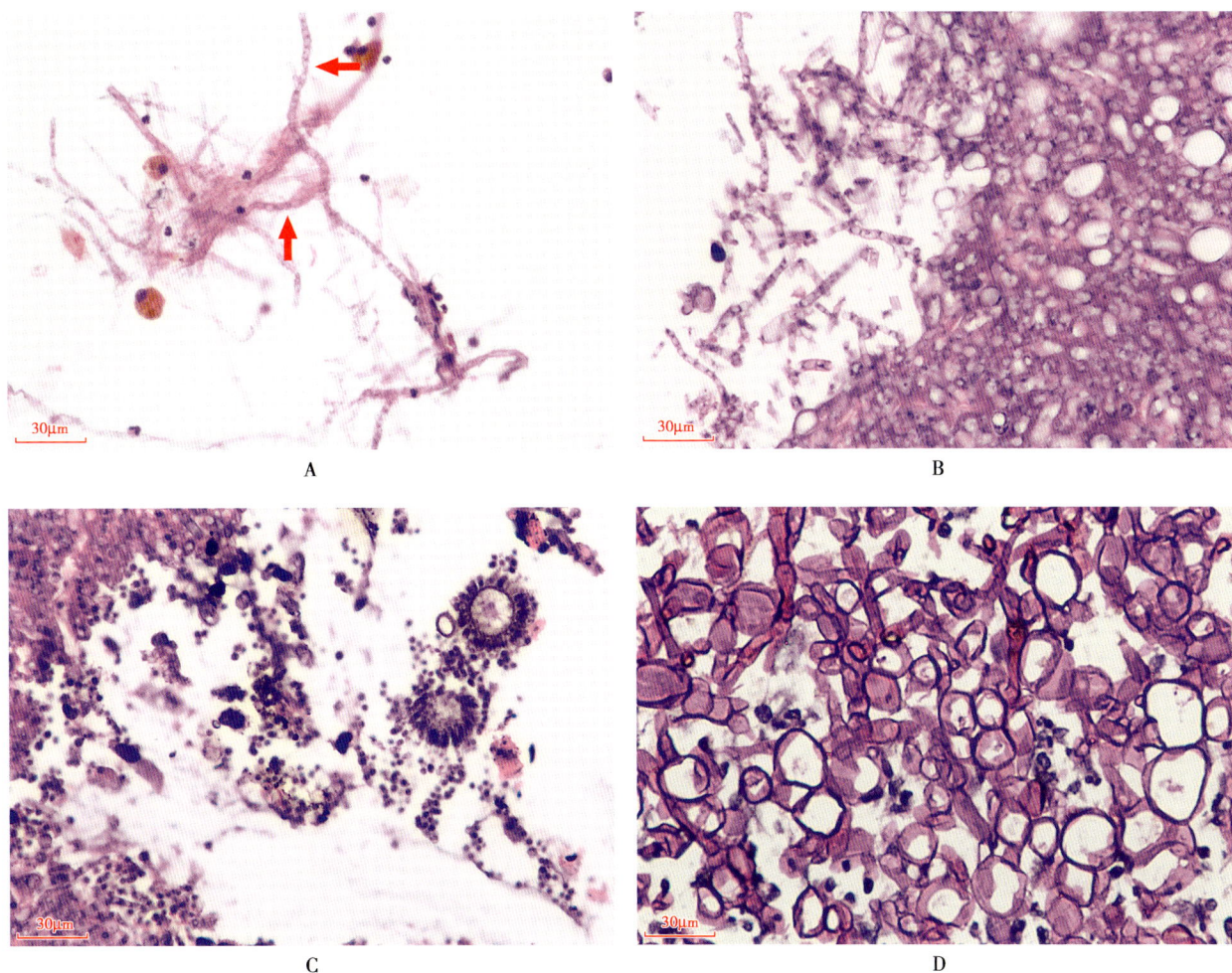

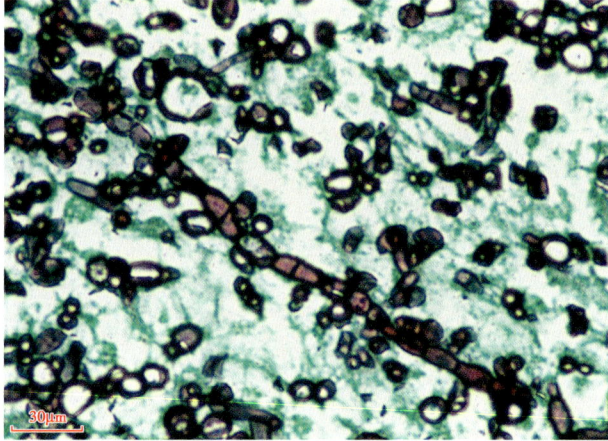

图9-8　曲霉菌病之二

A.液基细胞学检查涂片中见细长丝状真菌,可见竹节样结构(红色箭头所示),菌丝呈45°锐角分支。B.活检组织中的曲霉菌,可见菌丝及孢子结构,菌丝粗细均匀,35μm,有分隔。C.活检的不同切面可见曲霉菌的不同形态,亦可见呈放射状排列的孢子。A~C均为HE染色。D.PAS染色。E.GMS染色。

E

三、毛霉菌病

肺毛霉菌病是由真菌界接合菌门毛霉目中的致病性真菌引起的严重肺部感染,又称肺接合菌病,是一种发病急、进展快、病死率高的肺部真菌病,因此在细胞学检查涂片中诊断毛霉菌病对患者而言有重要的意义(图9-9)。

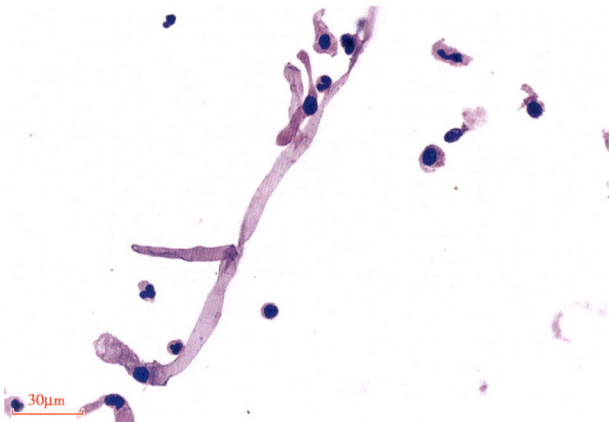

A

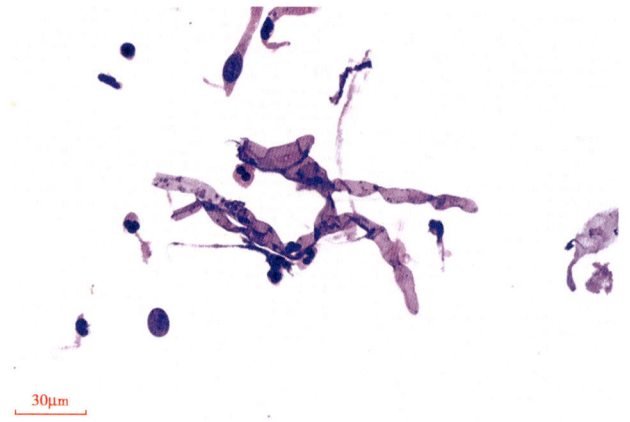

B

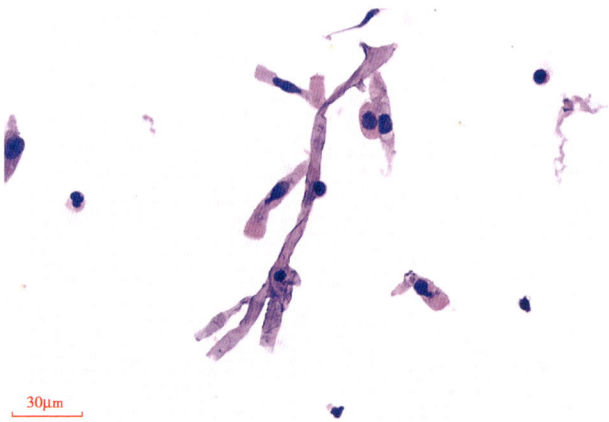

C

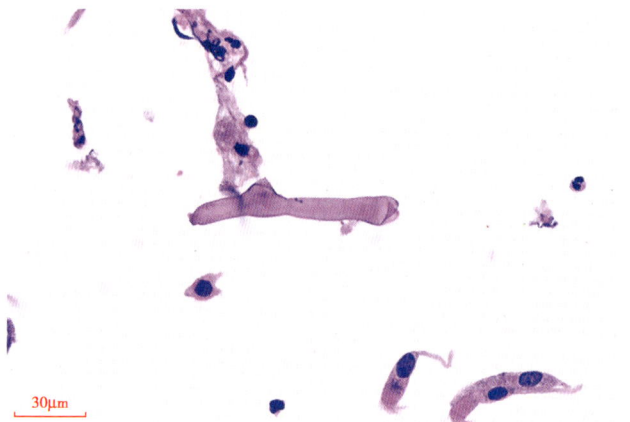

D

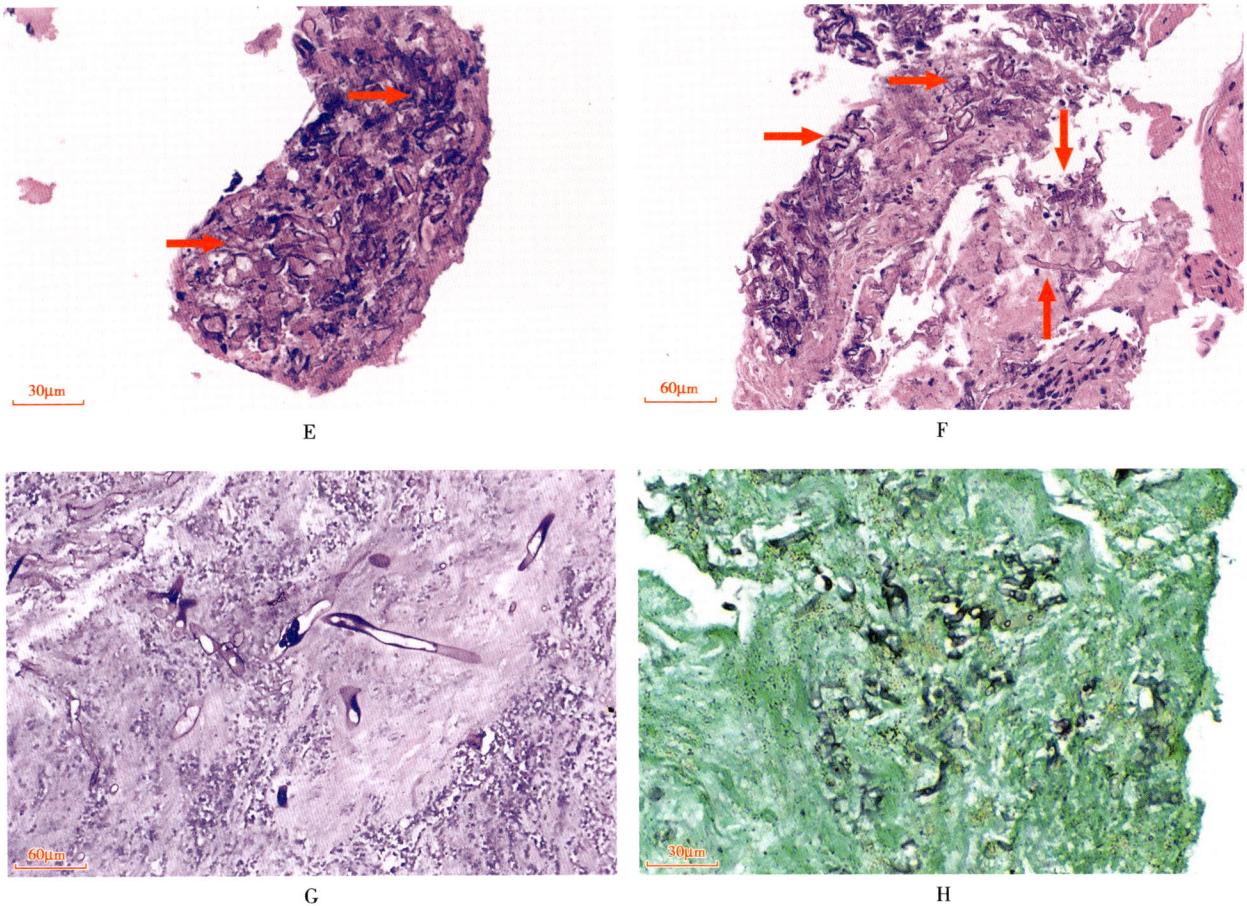

图9-9　毛霉菌病

A~D. 支气管刷检的液基细胞学检查涂片中见较多真菌菌丝，菌丝粗大，宽10~20μm，无分隔，分支不规则，呈直角样，似飘带状。E、F. 支气管镜活检，在坏死组织中或周围见粗大的菌丝（红色箭头所示）。A~F均为HE染色。G. PAS染色阳性。H.GMS染色阳性。

阅片要点：细胞学不仅在肿瘤性疾病的诊断方面有着快速、准确、方便的作用，在感染性疾病的诊断上细胞学同样也能发挥积极的作用。当我们在细胞学阅片时，观察到可疑的圆形孢子或者真菌菌丝，应该用剩余液基细胞学标本直接滴片，或者细胞块包埋后行特殊染色或真菌荧光快速染色辅助诊断。

四、其他病变

肺部的感染性病变还包括细菌性肺炎、病毒性肺炎及寄生虫等。这些病变在液基细胞学检查涂片中依靠光镜直接诊断十分困难。细胞病理学标本虽然不能直接诊断，但仍然可以作为宏基因组学等分子生物学检测的重要标本来源。

参考文献

［1］ESLAMI A, CAN NT, NG DL.Infectious disease diagnosed by fine needle aspiration biopsy. J Am Soc Cytopathol, 2020, 9（3）: 152-158.

［2］KUSHWAH A, BHATTARAI N, KOIRALA A. A histopathological study of granulomatous lesions. J Pathol Nep, 2018, 8（2）: 1341-1345.

［3］HOWARD-JONES AR, SPARKS R, PHAM D, et al. Pulmonary cryptococcosis. J Fungi（Basel）, 2022, 8（11）: 1156.

［4］CHABI ML, GORACCI A, ROCHE N, et al. Pulmonary aspergillosis. Diagn Interv Imaging, 2015, 96（5）: 435-442.

［5］WANG CP, SHAO HL, WANG P, et al. The spectrum of pathogens in 187 cases of pulmonary fungal disease diagnosed by histopathology-a retrospective analysis. Zhonghua Jie He He Hu Xi Za Zhi, 2021, 44（1）: 28-31.

［6］LI Z, WANG Q, CAO X, et al. Analysis of clinical characteristics of 43 patients with pulmonary mycosis diagnosed by pathology. Zhonghua Wei Zhong Bing Ji Jiu Yi Xue, 2021, 33（2）: 237-240.

［7］HARADA M, MANABE T, YAMASHITA K, et al. Pulmonary mucormycosis with fatal massive hemoptysis. Acta Pathol Jpn, 1992, 42（1）: 49-55.

［8］SIMONEL A, NIVIERE J, LARCAN A. Pulmonary coccidiomycosis. J Radiol Electrol Arch Electr Medicale, 1958, 39（9-10）: 638-639.

［9］GINGERICH A, NORRIS KA, MOUSA J. Pneumocystis pneumonia: immunity, vaccines, and treatments. Pathogens, 2021, 10（2）: 236-237.

第九章　感染性病变的细胞学诊断

第十章

细胞学快速现场评估

第一节　细胞学快速现场评估的临床意义

细胞学快速现场评估(rapid on-site evaluation, ROSE)主要是对不同途径获取的细胞学标本的量和质做出快速评价并给出初步诊断意见。

ROSE 在临床应用中的主要作用包含：①标本的量是否满足细胞病理形态学诊断,同时是否满足免疫组织化学及分子检测的需求；②获取标本的质是否对细胞病理学诊断有价值,如为坏死组织或出血过多等情况,建议临床应做取样部位的调整；③细胞学现场检查除了鉴别良恶性病变以外,还可以帮助细胞学标本的分流,如怀疑感染性病变,则应使标本保持新鲜无菌状态,以便行病原体培养。

细胞学现场评估在实际工作中根据病变部位的不同,主要包括两类,一是深部组织的病变,在影像学定位下细针穿刺,对不明原因的肺部阴影、胸腔积液、重症感染及结核、肿瘤等疾病做出现场快速诊断,能够缩短操作时间,减少重复活检次数,同时为患者提高检查效率和降低费用。二是对于浅表性肿块,由病理医生进行穿刺,直接进行细胞学现场评估,显著提高了 ROSE 诊断的准确性和阳性率。

综上所述, ROSE 诊断不仅可以明确肿块的良恶性及部分恶性肿瘤的分型,而且对后续分子病理检测所需的标本量和质进行初步评估。另外,纵隔及体表肿大淋巴结的 ROSE 诊断结果可以协助临床治疗方案的选择及患者预后的评估。

第二节　细胞学快速现场评估的评估方法和判读

一、细胞学快速现场评估的评估方法

据报道, ROSE 最常用的评估方法:通过穿刺等获取两张涂片,其中一张在空气中干燥后行 ROSE,最常用的染色方法为 Diff-Quik 染色,整个染色过程只需要 30s,而且不需要进行涂胶和封片。另一张在乙醇固定后进行巴氏染色。随后穿刺的针头在细胞收集液(生理盐水或者 CytoLyt 等)中涮洗,以便进行后续的液基细胞学或细胞块包埋。根据 ROSE 的初步判断结果,如为感染性疾病,获取的标本可以放入微生物的培养管做细菌学培养或 RPMI 细胞培养基行流式细胞学检查等。如果 ROSE 诊断为非鳞的非小细胞癌,则需进行进一步穿刺以获取更多的标本行免疫组织化学或靶向分子检测。每次穿刺检查的次数由 ROSE 结果及患者耐受程度所决定。上海市肺科医院的 ROSE 染色为快速 HE 染色(快速 HE 染色流程及优缺点详见第一章第三节二、肺部细胞病理学标本的染色)。

二、细胞学快速现场评估的结果判读

目前, ROSE 的判读结果及满意度可根据巴氏细胞病理学会指南(*Guidelines of the Papanicolaou Society of Cytopathology*),分为 C1~C5 五类: C1 示没有诊断性价值的标本或标本不适当; C2 示良性病变; C3 示标本有异型细胞,良、恶性未定; C4 示标本为可疑癌; C5 示为恶性肿瘤,并可根据细胞形态做出初步病理分型诊断,尤其针对肺癌患者。如判读结果为 C1、C3、C4 则提示标本取样不合格,可能需要重新取样。根据文献报道, ROSE 结果与最终的细胞学结果一致性高。

第三节 细胞学快速现场评估病例展示

细胞学快速现场评估病例展示见图 10-1～图 10-12。

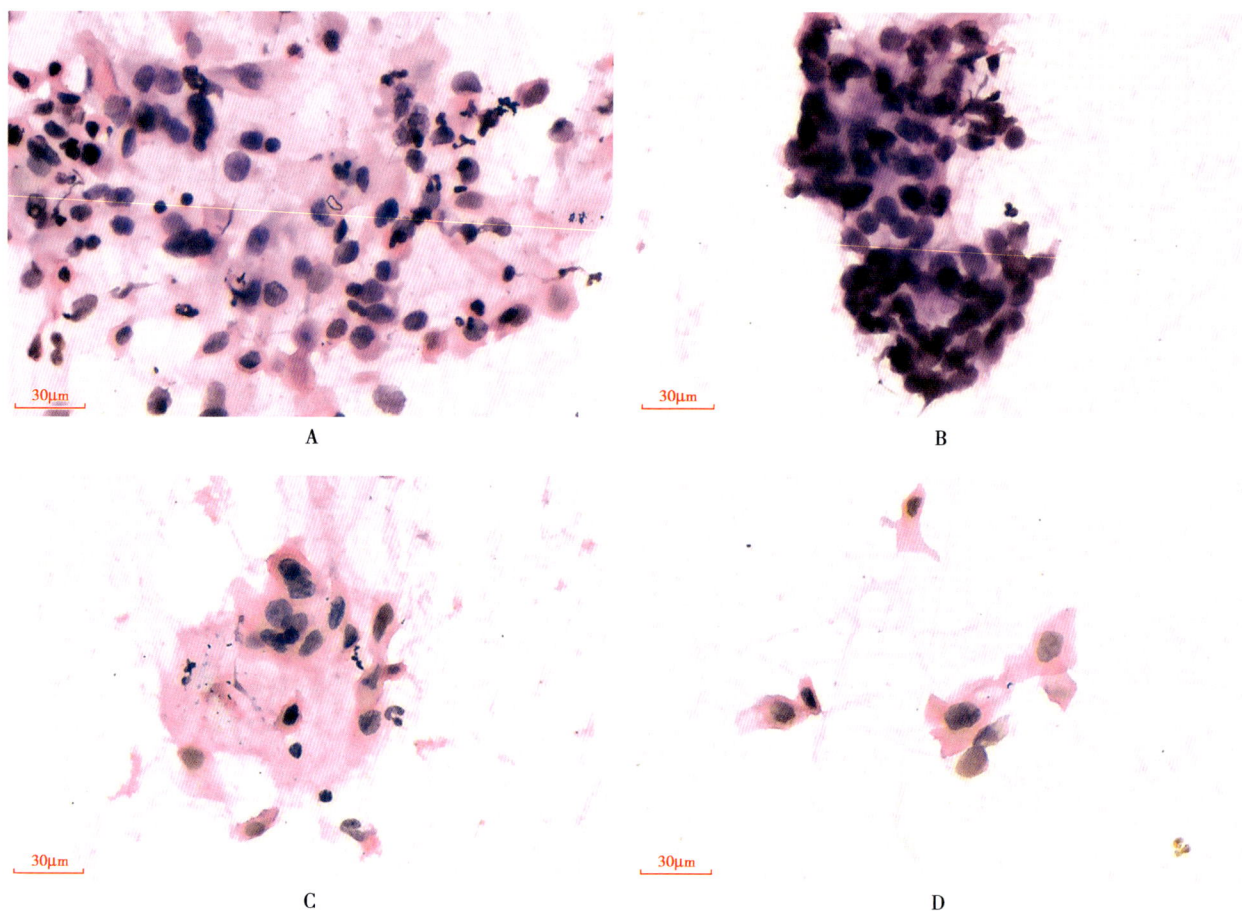

图 10-1 高分化鳞状细胞癌

A、B. ROSE 细胞学图片中见肿瘤细胞异型性大，核深染，核染色质粗糙；C、D. 找到图片中有明确角化的细胞有助于鳞状细胞癌的诊断。A～D 均为 HE 染色。

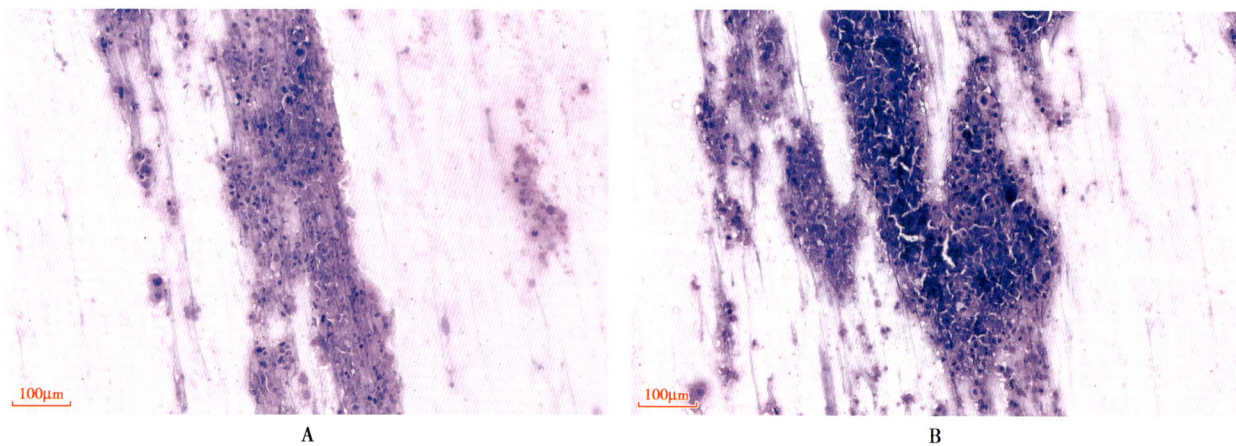

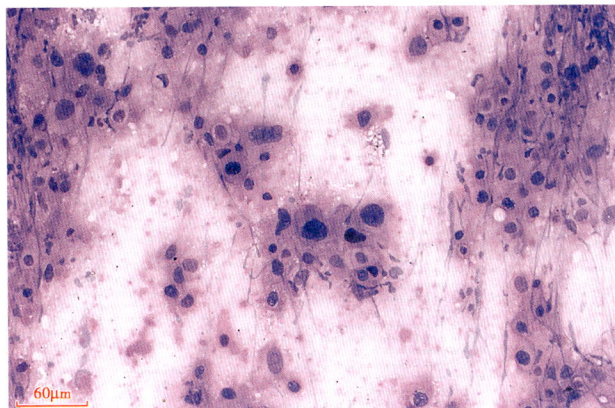

C

图 10-2　伴大量坏死的鳞状细胞癌

A、B. 鳞状细胞癌细胞容易坏死凋亡, ROSE 涂片中在坏死中见退变的异型细胞, 由于被坏死组织掩盖, 容易被漏诊; C. ROSE 诊断时仔细观察整张涂片, 寻找可以诊断的细胞, 本例中在涂片边缘见核大异型的肿瘤细胞, 细胞核染色质粗糙。A～C 均为 HE 染色。

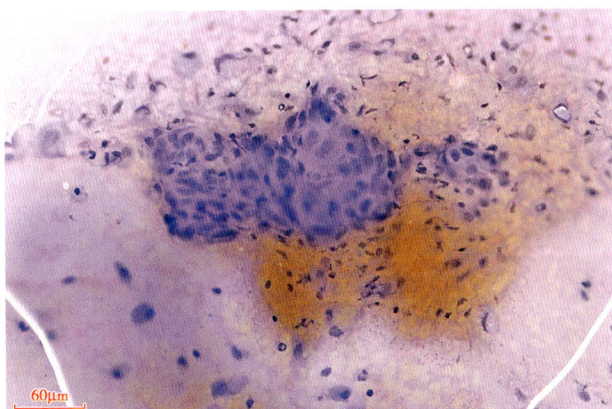

A

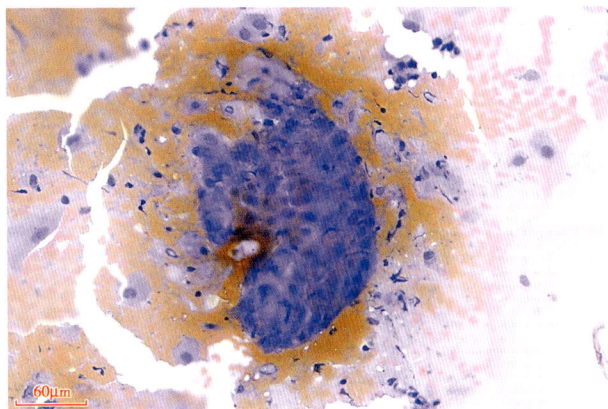

B

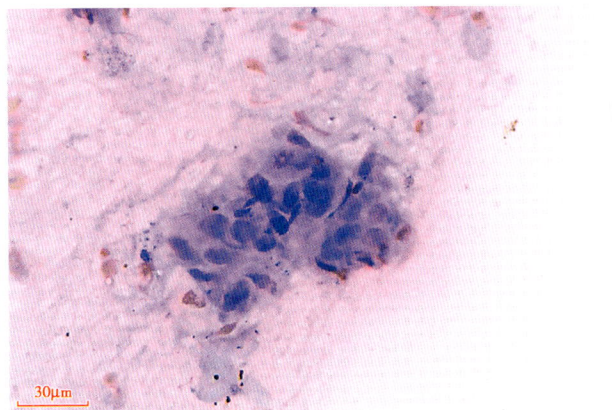

C

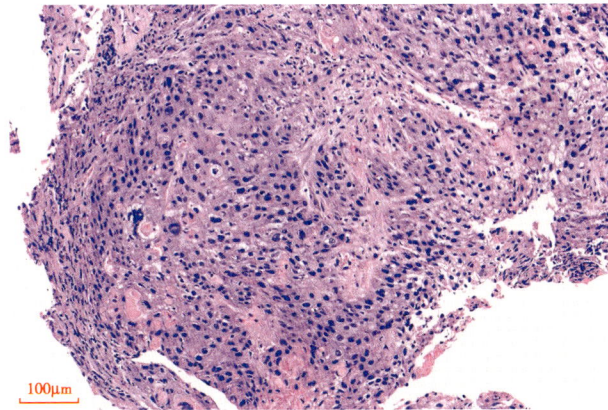

D

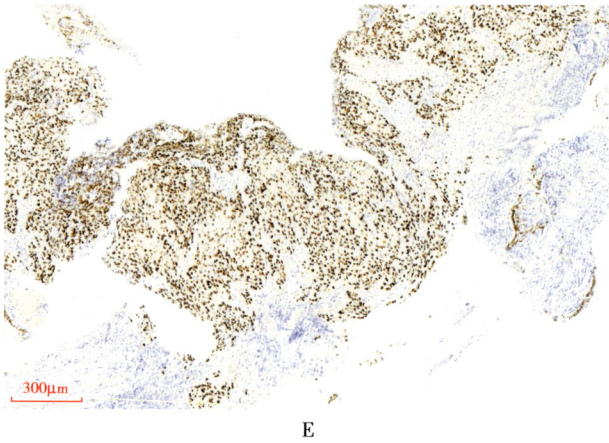

图 10-3　ROSE 涂片中的低分化非小细胞癌
A～C. 肺 FNA 的 ROSE 涂片中背景见出血及炎症细胞，肿瘤细胞成团排列，核大异型，染色质粗糙，无明显腺鳞细胞分化的特点（HE 染色）；D. 活检 HE 切片证实为鳞状细胞癌；E. P40 所有肿瘤细胞弥漫阳性。

阅片要点：鳞状细胞癌在 ROSE 涂片中如遇坏死、凋亡及退变，肿瘤细胞被炎性坏死组织掩盖，容易漏诊。当 ROSE 涂片中细胞无明显腺鳞细胞分化特点时，分型存在困难，不需要明确分型，诊断时只需诊断为非小细胞癌即可，后续进一步分型待细胞块包埋。

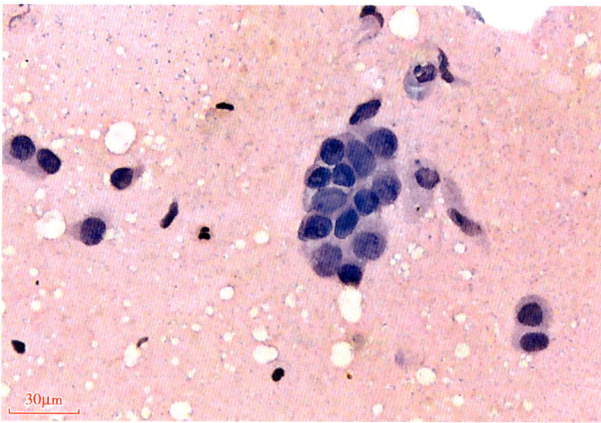

A

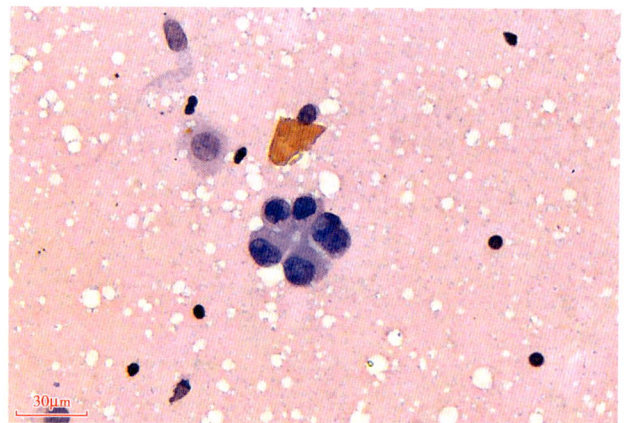

B

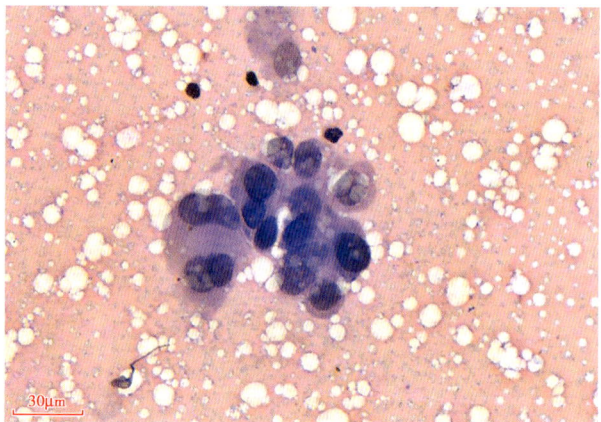

C

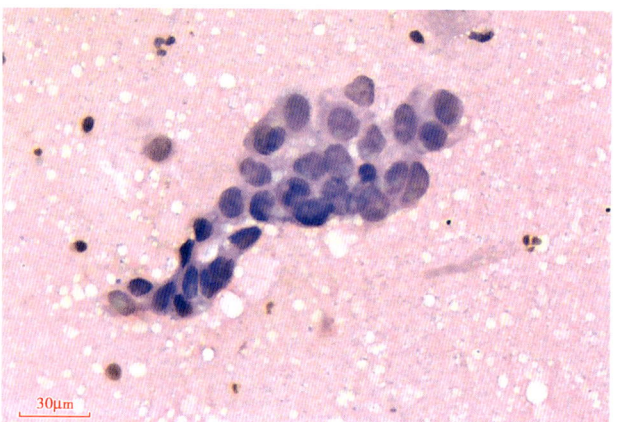

D

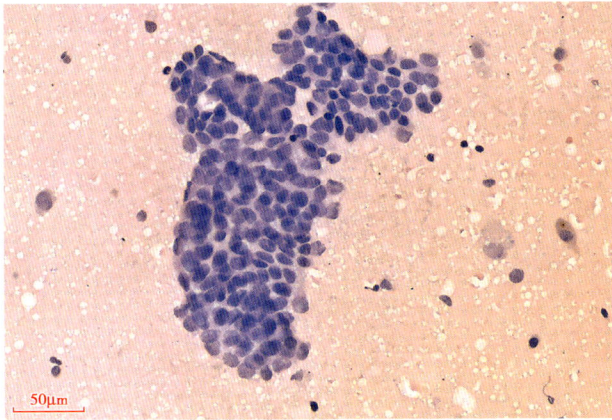

E

图 10-4　ROSE 涂片中的腺癌

A. 肺中高分化腺癌 FNA ROSE 涂片中的乳头结构；B. ROSE 中由 6 个肿瘤细胞围成的小腺泡结构；C、D. ROSE 中的腺泡及乳头样结构；E. 肿瘤细胞排列成片状，边缘可见乳头样结构。A～E 均为 HE 染色。

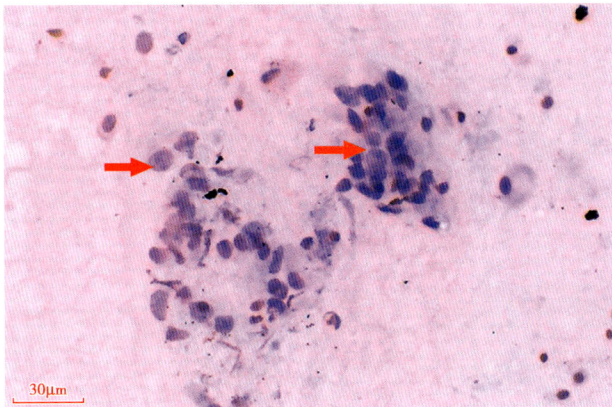

A

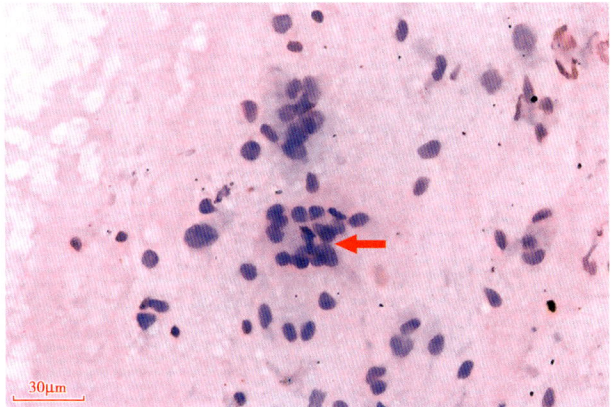

B

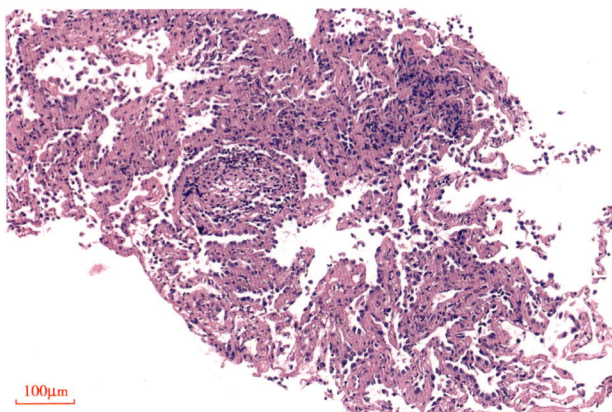

C

图 10-5　贴壁样腺癌在 ROSE 涂片中的表现

A、B. 磁导航 ROSE 涂片中细胞稀疏，仅见少量肺泡上皮细胞增大，核轻度异型，核染色质细腻，胞质中等量，部分肿瘤细胞形成小腺泡样结构（红色箭头所示）；C. 活检切片提示为贴壁样生长的腺癌。A～C 均为 HE 染色。

　　阅片要点：贴壁样生长的腺癌在 ROSE 涂片中诊断较困难，由于肿瘤含气面积大，取材细胞较少，而且贴壁样生长的腺癌细胞与炎症刺激增生的肺泡上皮难以鉴别，仅靠细胞的异型性难以明确，仔细寻找有无腺泡样或乳头样结构协助诊断，同时结合影像学及临床信息。

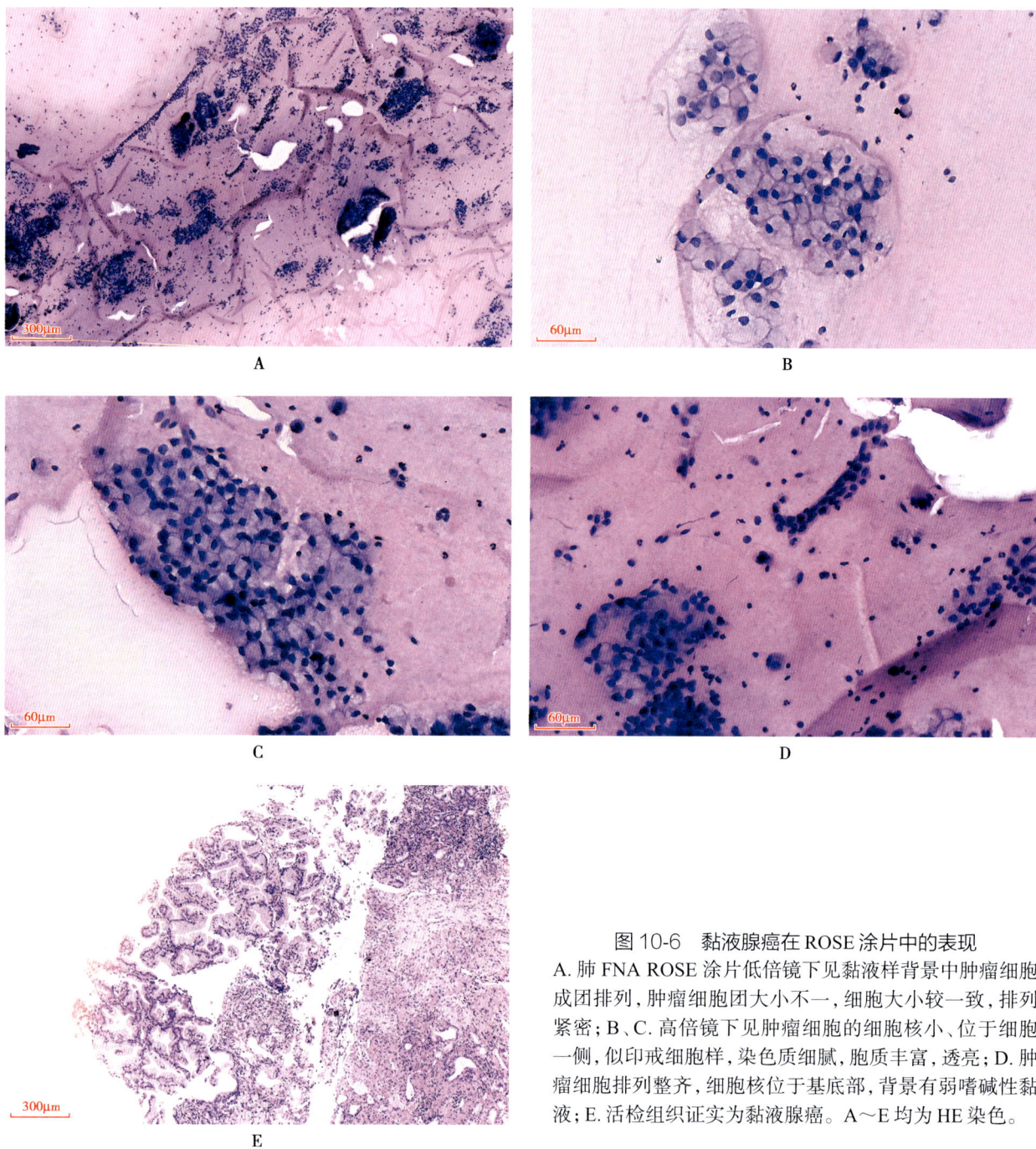

图 10-6　黏液腺癌在 ROSE 涂片中的表现

A. 肺 FNA ROSE 涂片低倍镜下见黏液样背景中肿瘤细胞成团排列，肿瘤细胞团大小不一，细胞大小较一致，排列紧密；B、C. 高倍镜下见肿瘤细胞的细胞核小、位于细胞一侧，似印戒细胞样，染色质细腻，胞质丰富，透亮；D. 肿瘤细胞排列整齐，细胞核位于基底部，背景有弱嗜碱性黏液；E. 活检组织证实为黏液腺癌。A～E 均为 HE 染色。

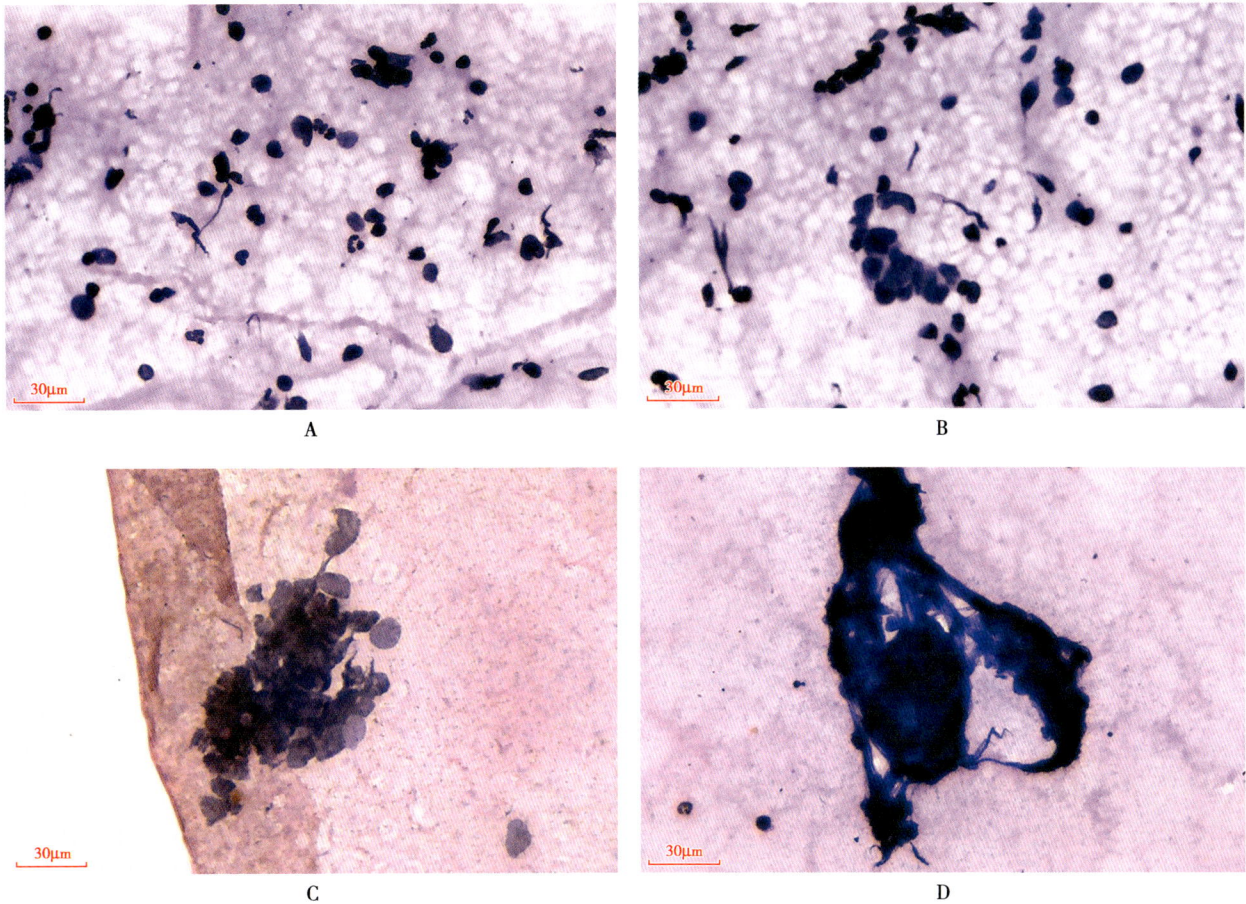

图 10-7　ROSE 涂片中的小细胞癌

A、B. EBUS-TBNA ROSE 涂片中见肿瘤细胞核深染，核染色质细腻，单个散在或镶嵌状排列，胞质稀少呈裸核样；
C、D. ROSE 涂片中小细胞癌的肿瘤细胞易挤压变形，出现退变细胞核拉丝的现象。A～D 均为 HE 染色。

阅片要点：ROSE 中小细胞癌易受人为因素影响而出现细胞退变、挤压变形的现象，这是小细胞癌的特点，需要与变形的淋巴细胞相鉴别（增生淋巴细胞或淋巴瘤细胞常散在分布，很少出现镶嵌状排列结构），观察周围形态保持完整的肿瘤细胞，根据肿瘤细胞特点可以进行诊断。

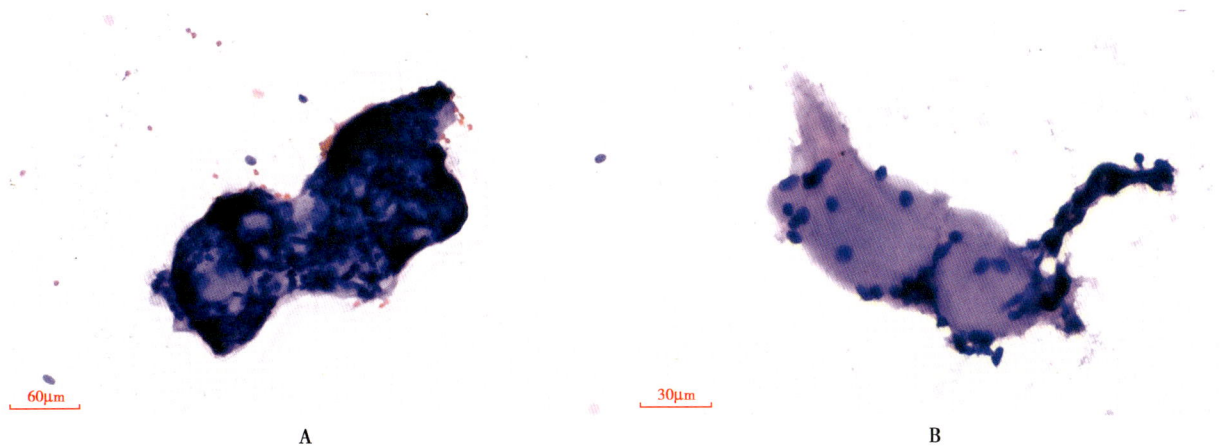

C

D

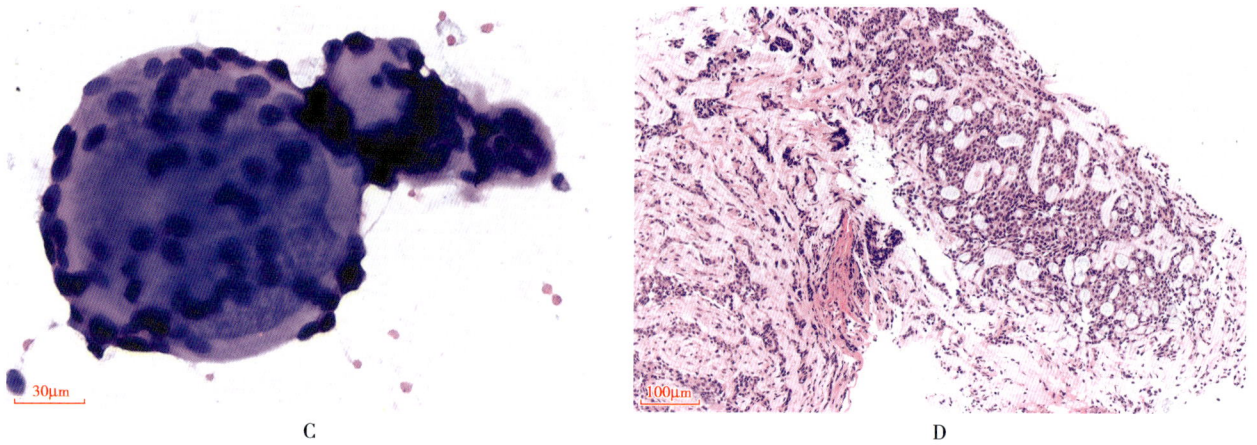

图 10-8 腺样囊性癌在 ROSE 中的表现

A. 肺 FNA 中见肿瘤细胞丰富，部分挤压变形，肿瘤细胞间见嗜碱性黏液；B. 肿瘤细胞稀疏，肿瘤细胞间有丰富的黏液，边缘见细指头样结构；C. 肿瘤细胞形成大团样三维立体结构，细胞之间有大量黏液；D. 同一患者的活检切片，见肿瘤细胞排列成筛孔样及条索样结构。A～D 均为 HE 染色。

阅片要点： 腺样囊性癌有丰富的黏液，在细胞学 ROSE 涂片中肿瘤细胞黏附在一起易形成含有黏液的圆形球状结构（对应于组织学活检中的筛孔样结构），同时涂片中亦可见像手指样的细长乳头结构（对应于组织学活检中的细条索样结构），细胞小而一致，这是腺样囊性癌的特点。

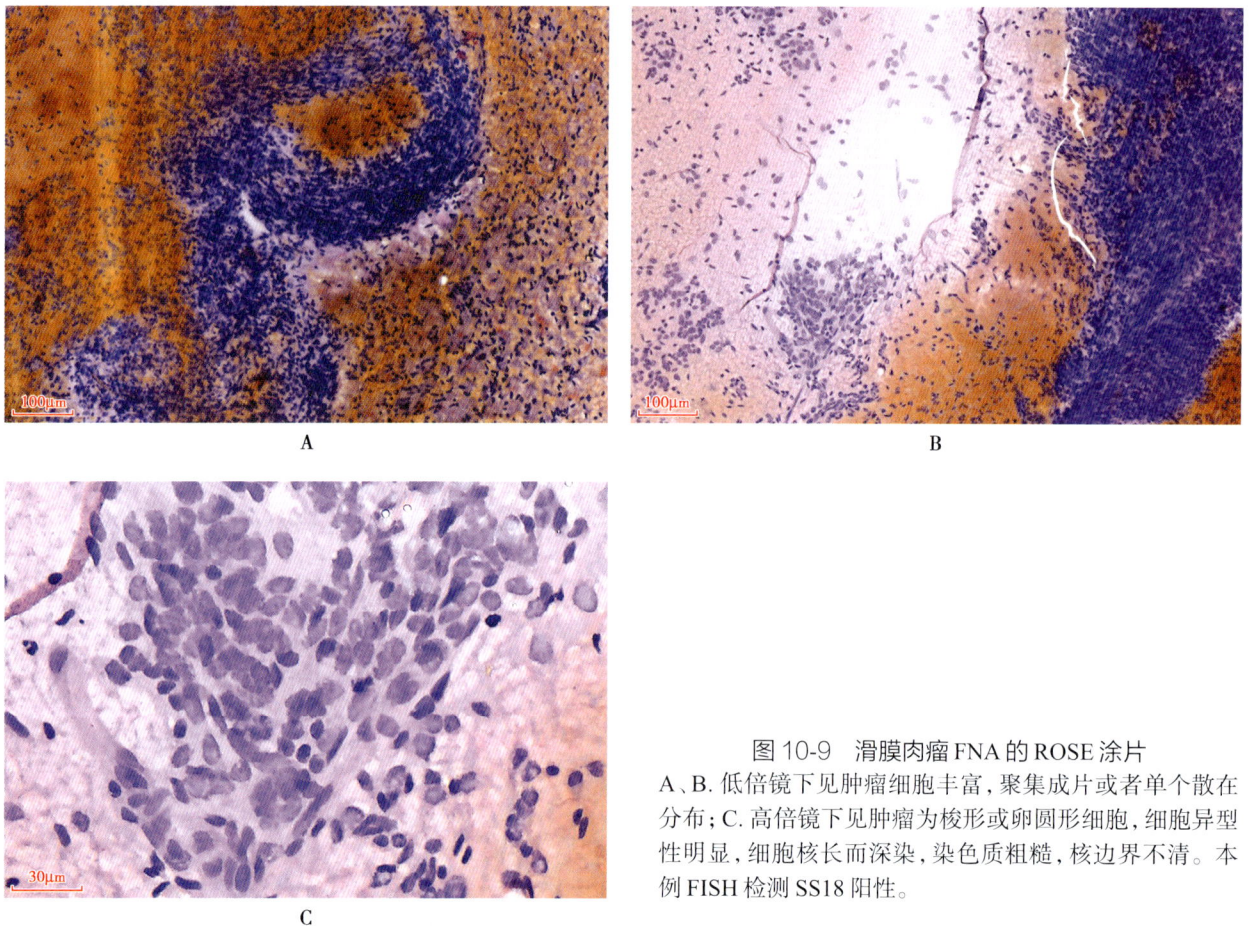

A

B

C

图 10-9 滑膜肉瘤 FNA 的 ROSE 涂片

A、B. 低倍镜下见肿瘤细胞丰富，聚集成片或者单个散在分布；C. 高倍镜下见肿瘤为梭形或卵圆形细胞，细胞异型性明显，细胞核长而深染，染色质粗糙，核边界不清。本例 FISH 检测 SS18 阳性。

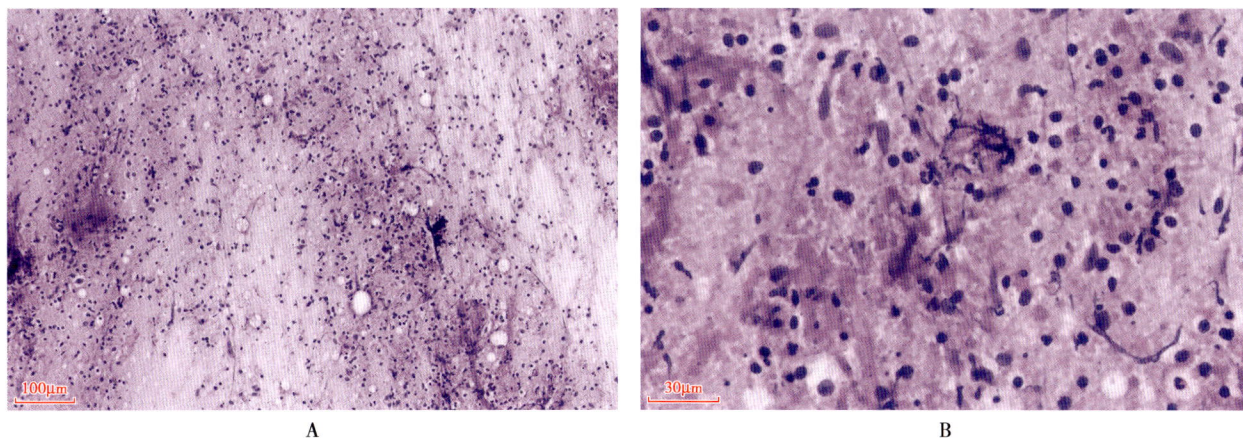

图 10-10　感染性病变的细针穿刺 ROSE 涂片

ROSE 涂片中见大量的中性粒细胞、淋巴细胞和坏死组织，低倍镜阅片时需要与鳞状细胞癌炎性坏死背景相鉴别，此时需要在高倍镜下观察诊断，仔细查找在炎症细胞中有无异型细胞是诊断的关键。A、B 为 HE 染色。

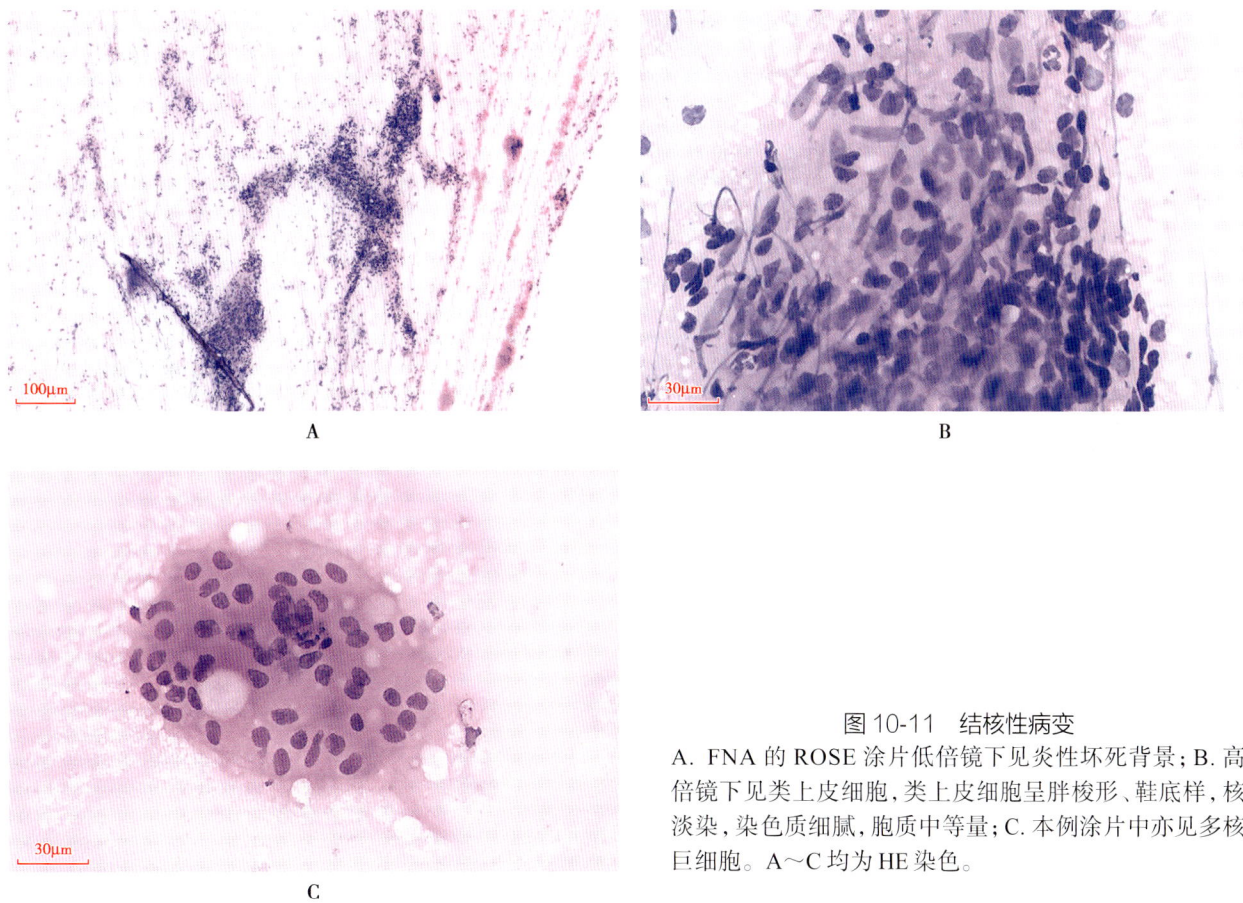

图 10-11　结核性病变

A. FNA 的 ROSE 涂片低倍镜下见炎性坏死背景；B. 高倍镜下见类上皮细胞，类上皮细胞呈胖梭形、鞋底样，核淡染，染色质细腻，胞质中等量；C. 本例涂片中亦见多核巨细胞。A～C 均为 HE 染色。

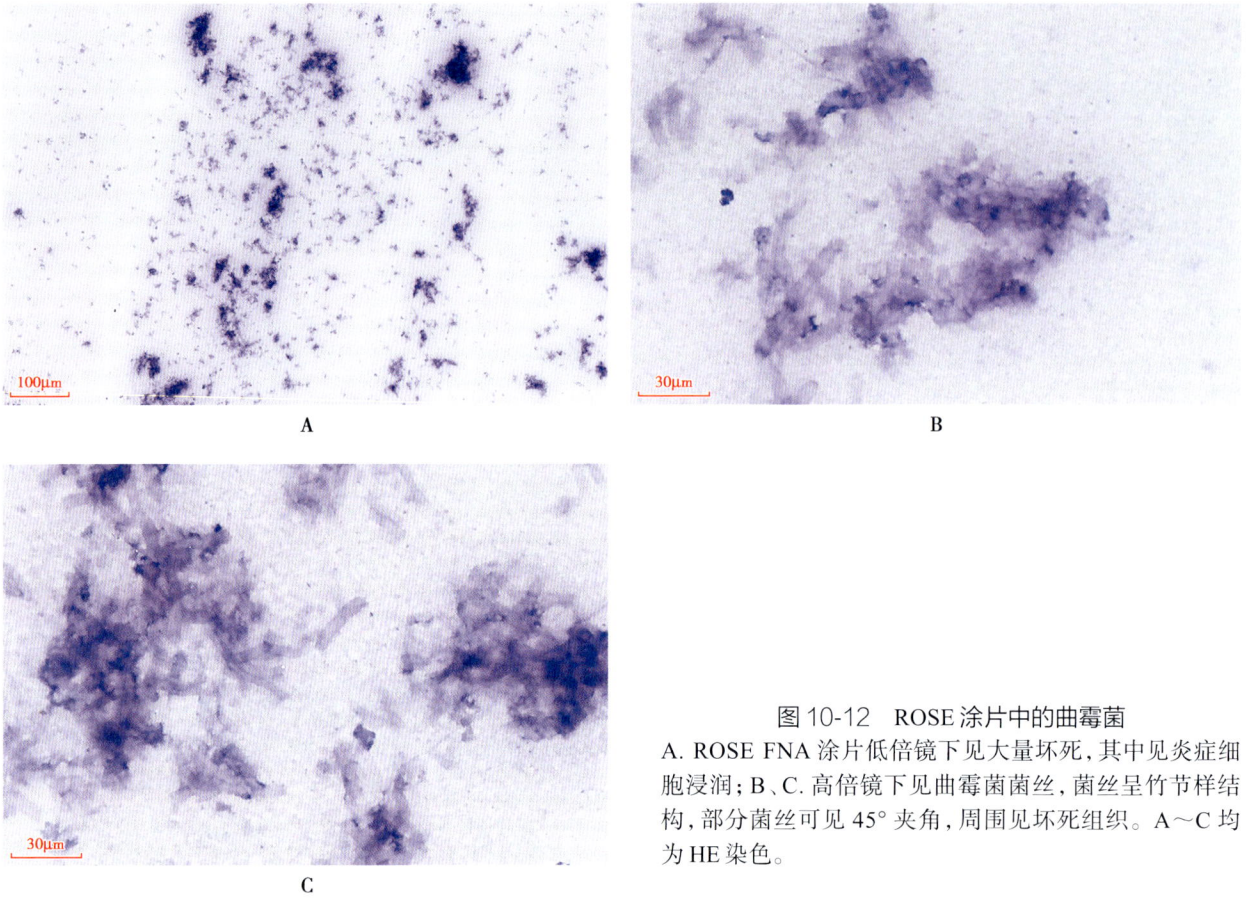

图 10-12　ROSE 涂片中的曲霉菌
A. ROSE FNA 涂片低倍镜下见大量坏死，其中见炎症细胞浸润；B、C. 高倍镜下见曲霉菌菌丝，菌丝呈竹节样结构，部分菌丝可见 45° 夹角，周围见坏死组织。A～C 均为 HE 染色。

参考文献

［1］ELZAMLY S, AL-HABIB A, TORAIH EA. The optimal approach of EBUS-FNA rapid on-site evaluation（ROSE）: a five-year experience from a large academic medical center. J Am Soc Cytopathol, 2022, 11（5）: 328-333.

［2］LIU W, XU C, LI L. The value of computed tomography-guided percutaneous lung biopsy combined with rapid on-site evaluation in diagnosis of peripheral pulmonary nodules.Technol Cancer Res Treat, 2022, 21: 15330338221118718.

［3］TAO Y, SONG L, FU H. Application of microbiological rapid on-site evaluation in respiratory intensive care units: a retrospective study. Ann Transl Med, 2022, 10（1）: 7.

［4］WANG H, WANG L, LUO Z, et al. Performance of rapid on-site evaluation of touch imprints of lung tissue biopsies for the diagnosis of pulmonary cryptococcosis in patients without HIV infection. Mycoses, 2022, 65（6）: 635-642.

［5］LI T, HUO YT, ZHENG XQ. Microbiology rapid on-site evaluation: A-B.etter method for Mucoid Pseudomonas Aeruginosa diagnosis in bronchiectasic patients. Eur Rev Med Pharmacol Sci, 2022, 26（5）: 1738-1742.

［6］ALSHARIF M, ANDRADE RS, GROTH SS. Endobronchial ultrasound-guided transbronchial fine-needle aspiration: the University of Minnesota experience, with emphasis on usefulness, adequacy assessment, and diagnostic difficulties. Am J Clin Pathol, 2008, 130（3）: 434-443.

［7］COLLINS BT, CHEN AC, WANG JF. Improved laboratory resource utilization and patient care with the use of rapid on-site evaluation for endobronchial ultrasound fine-needle aspiration biopsy. Cancer Cytopathol, 2013, 121（10）: 544-551.

第十一章

液基细胞学样本在分子检测中的应用

随着微创和无创技术的发展，细胞学样本在病理诊断中发挥着越来越重要的作用。胸部细胞学样本通过微创技术获得，包括超声引导和 CT 定位下穿刺的细胞学样本，支气管镜下刷检的细胞学样本、支气管肺泡灌洗液和胸腔积液引流恶性浆膜腔积液等多种脱落细胞学样本，不仅用于肿瘤和感染性疾病的病理形态学诊断，还可以作为多种分子检测的样本来源。前面章节介绍了肺部细胞学样本的制作流程和形态诊断，本章详细介绍细胞学样本在不同分子检测技术中的检测流程。

第一节　液基细胞学样本用于肿瘤基因检测流程

分子分型是非小细胞癌实施靶向治疗的前提，对于不可手术切除的晚期 NSCC 患者，美国病理学家学会(College of American Pathologists，CAP)、国际肺癌研究协会(International Association for the Study of Lung Cancer，IASLC)和美国分子病理学会(Association for Molecular Pathology，AMP)三大权威机构在 2018 年更新的分子检测指南中指出，细胞学样本可以作为分子检测的重要样本来源。用细胞学样本进行分子检测，在国内外多个实验室得到了广泛的应用，但是细胞学样本用于分子检测的效果在不同实验室之间仍存在差异。影响分子检测结果的因素众多，涉及检测前、检测中和检测后的各个质控环节，做好每一步的质控，可以最大效能地发挥细胞学样本在病理诊断和分子检测中的价值。

一、液基细胞学样本用于肿瘤基因检测前流程

自肿瘤基因检测商业试剂盒应用于临床之后，液基细胞学样本作为一个重要的样本类型，在不同的实验室被验证其在基因检测技术中的可行性和有效性。液基细胞学样本包含液基细胞学检查涂片、剩余液基细胞学样本和穿刺样本废弃血凝块制作成的细胞学包埋块 3 种样本类型。这 3 种样本类型用于 PCR 或测序等分子检测时，和石蜡组织样本检测类似，样本基因检测前的质控非常关键，是决定基因检测结果可靠性的重要因素。本节详细介绍不同类型细胞学样本在 PCR 或测序检测前的肿瘤细胞含量评估流程和关键质控点。

1. **液基细胞学检查涂片用于肺癌靶向基因检测的操作流程**　细胞学检查涂片制作完毕之后，首先进行 HE 染色，经过专业细胞病理医师诊断之后，评估 HE 染色片上的肿瘤细胞数量，如果肿瘤细胞数量＞200 个，则可以使用一次性刀片刮取细胞涂片上的细胞至 1.5mL 离心管中，之后使用组织核酸提取试剂进行核酸提取，核酸定量之后用 PCR 或者下一代测序(next generation sequencing，NGS)方法进行肺癌靶向基因检测。细胞涂片用于分子检测的优点是核酸质量优，肿瘤细胞计数明确；不足之处是固定剂和染色剂可能影响核酸纯度，但是不影响基因检测结果。细胞涂片用于分子检测有几个关键点：①细胞固定需要快速、均匀；②同时多制备几张细胞涂片，预留诊断用存档涂片；③需要用独立的二甲苯溶液脱盖玻片，并且用独立的刀片将组织刮到 1.5ml 离心管中，防止交叉污染。

2. **剩余液基细胞学样本用于肺癌靶向基因检测的操作流程**　细胞学 HE 染色片经过专业细胞病理医师诊断之后，将其对应的剩余液基细胞学样本转移至 15mL 离心管，3 000r/min 的转速离心 5min，弃去上清，将沉淀转至 1.5mL 离心管中，评估肿瘤细胞和沉淀后用于核酸提取。同石蜡组织学样本一样，细胞学样本在用于分子检测前，最重要的也是评估肿瘤细胞的数量或含量，目前还没有精确评估剩余液基中肿瘤细胞含量的方法。Doxtader 实验室借鉴石蜡组织样本的评估方法，评估剩余液基细胞对应细胞涂片

上肿瘤细胞占有核细胞的百分比,如果≥20%,其对应剩余液基细胞学样本可以用于后续 PCR 或测序等分子检测。上海市肺科医院病理科建立了液基细胞学样本在分子检测前的肿瘤细胞含量评估体系,通过 HE 染色涂片肿瘤细胞计数和剩余液基细胞学沉淀大小两个标准,综合评估剩余液基细胞学肿瘤细胞含量,为临床使用细胞学样本进行靶向驱动基因检测提供参考。具体评估方法如下:当肿瘤细胞≥200 个,根据沉淀大小选择检测项目,沉淀直径≥2mm,同时进行脱氧核糖核酸(deoxyribonucleic acid,DNA)和核糖核酸(ribonucleic acid,RNA)项目的检测,沉淀直径<2mm 但肉眼可见,尝试 EGFR 检测;当 50 个≤肿瘤细胞<200 个,沉淀直径<2mm 但肉眼可见,可以尝试 EGFR 检测,沉淀直径≥2mm,可尝试进行 DNA 和 RNA 项目的检测。肿瘤细胞含量评估体系可以对绝大多数细胞学样本进行质控,有少量样本存在不确定性,主要有两种情况:一是当 HE 染色涂片上肿瘤细胞数量较少,50 个<肿瘤细胞<200 个,而对应的剩余液基细胞沉淀物直径较大,如果靶向基因检测结果为阳性,可以认为是真阳性;如果结果为阴性,可能为假阴性,因为肿瘤细胞数量少而沉淀物多,说明样本中含有一些正常上皮细胞或其他细胞成分较多,肿瘤细胞在样本中的占比较低,此样本是否为真阴性还需要验证。另外一种情况是当肿瘤细胞较少而沉淀物也很小时,尝试进行 EGFR 检测,如果结果为阳性,则为真阳性;如果结果为阴性,也需要考虑肿瘤细胞是否足量的问题,不能轻易判读为阴性。

3. 细胞学包埋块样本用于肺癌靶向基因检测的操作流程　细胞学包埋块样本用于分子检测质控的要求和石蜡小活检组织类似,需要评估肿瘤细胞的含量和数量,当肿瘤细胞含量≥20% 时可以用于 PCR 或 NGS 检测;当肿瘤细胞含量<20%,HE 染色片上评估肿瘤细胞数量≥100 个,可以通过刮片或显微切割富集肿瘤细胞后再进行分子检测。

二、液基细胞学样本用于肿瘤基因检测中流程

液基细胞学样本在用于肿瘤基因检测的过程中,重要的质控点是对 DNA 和 RNA 核酸质量的评估,下面分别介绍 PCR 和 NGS 测序过程中样本的关键质控及特点。

1. PCR 技术　PCR 检测技术重要的质控参数是样本核酸质量,通过紫外分光光度计测定核酸质量的指标,包括核酸纯度[OD 值(A_{260}/A_{280})]和浓度(ng/μL),根据测定结果计算 PCR 上机需要的核酸量。细胞学样本作为分子检测的重要样本类型,它的核酸质量如何,受哪些因素影响? Martini 研究团队详细介绍了细胞学样本在前处理中可能会对样本核酸质量造成影响的因素,包括离体后固定时间、洗涤液成分、固定液成分和保存条件等。多个实验室已经证实,Hologic 公司的白色细胞固定液优于红色细胞固定液,主要原因是白色细胞固定液中不含甲醛成分,而红色细胞固定液中含有少量甲醛,其保存样本的核酸量仅是白色细胞固定液的 1/5。总体来说,保存完好的细胞学样本,核酸片段完整,降解少,核酸质量较好,类似于新鲜组织标本。

2. NGS 测序技术　应用于临床检测的测序试剂盒是基于石蜡组织样本进行研发和临床试验,细胞学样本用于临床测序检测,需要探索细胞学样本的质控条件,并且和石蜡组织样本做性能比对。液基细胞学标本用于测序检测,除了评估样本核酸质量之外,还需要评估样本片段化情况以及文库质量等参数,包括初步核酸浓度和纯度用紫外分光光度计进行定量,完整双链 DNA 浓度用 Qubit 荧光计进行定量,核酸完整性和污染程度通过凝胶成像系统评估,文库片段大小使用生物分析仪上分析等。细胞学样本能够成功用于二代测序实验中,已经在多篇文献中报道,如果石蜡组织样本上机样本需求量是 90~200ng,细胞学样本 10~30ng 即可满足,细胞学样本核酸质量类似于新鲜组织,核酸完整,较少片段化,优于石蜡组织样本,使用更少的核酸投入量,也可以成功建库及满足后续上机检测。

三、液基细胞学样本用于肿瘤基因检测后流程

液基细胞学样本在用于肿瘤基因检测后,不同的方法有不同的评估质控点,PCR 技术质控评估相对简单,而 NGS 测序技术则包含的质控评估比较复杂,下面分别介绍 PCR 和 NGS 测序检测后的特点。

1. PCR 技术　液基细胞学样本用于 PCR 检测,其上机后的结果判读和石蜡组织样本类似,根据说明书判读标准,首先分析阴性和阳性对照品是否合格,接下来分析检测样本的外控是否在说明书的合理范围内,最后根据说明书判读标准解读检测样本是否有基因变异。Super-ARMS PCR Kit 是一种针对血液检

测 EGFR 突变的试剂盒,Super-ARMS PCR 方法的灵敏度优于 ARMS PCR 方法,上海市肺科医院病理科团队研究发现,对于肿瘤细胞含量低的细胞学样本,Super-ARMS PCR 在细胞学样本中同样具有更高的灵敏性,可以提高低肿瘤细胞含量样本的阳性率。

2. NGS 测序技术　测序完成后,生物信息分析人员对测序数据进行处理、筛选和注释等,得到一份可解读的变异结果文件。完整的高通量测序生物信息学分析流程中,设置合理的质控指标来对数据分析过程进行监控是必不可少的。主要包含:①测序数据及其常见质控指标,例如合格的 Clean data 中不应该包含接头序列,需要去除低质量的碱基或读段,GC 的含量应接近于正态分布,一般要求样本 Q30 要高于80%,Q30 是用来评估测序碱基检测错误率的重要指标。②序列比对及其质控指标,例如一般合格的比对率至少为 90% 以上,临床靶向测序的深度一般要求达到 500× 以上,检测区域中被读段覆盖达到一定深度的区域占比,测序读段在目标区域分布的均一性越高,结果越可信。③变异的识别、注释和过滤,寻找测序碱基与参考基因组序列之间的异同,根据需要选择不同的软件来识别所有变异类型,之后利用各种已知的数据库或预测的软件对变异位点进行注释,方便后续选择合适的信息对位点进行过滤。通过变异注释,我们可以得到变异位点在基因组上的位置信息,变异的具体内容,变异对氨基酸序列的改变和变异位点的临床意义。胚系变异根据《遗传变异分类标准与指南》进行变异基因解读,体系变异根据 AMP/ASCO/CAP 共识肿瘤序列变异的解释和报告标准和指南(*Standards and Guidelines for the Interpretation and Reporting of Sequence Variants in Cancer*)、美国医学遗传学与基因组学学会(American College of Medical Genetics and Genomics, ACMG)等推荐的基因变异解读流程和二代测序临床报告解读专家组著作的《二代测序临床报告解读指引》,进行变异基因解读。

第二节　液基细胞学样本用于荧光原位杂交检测流程

荧光原位杂交(fluorescence in situ hybridization, FISH)检测是利用杂交的原理,用荧光染料标记特异的探针 DNA,变性成单链后与变性后的染色体或细胞核特定靶 DNA 序列进行杂交,然后通过荧光显微镜或共聚焦激光扫描仪观察荧光信号的位置、大小以及数量来判断待测序列的缺失、扩增以及易位等情况。

细胞学包埋块和细胞学 HE 染色片,这两种样本类型除了可以用于 PCR、NGS 等分子检测之外,还可用于 FISH 检测。本节分别介绍这两种样本类型的 FISH 检测流程和要点。

一、细胞学包埋块的荧光原位杂交检测流程

细胞学包埋块的 FISH 检测流程和石蜡组织样本流程基本类似。由于其无组织结构,操作流程稍做改良优化,具体操作流程如下:①在切片机上以 3～5μm 厚度切片,1 张 HE 切片 +2 张防脱片(1 张行 FISH 检测,1 张备用)。②HE 切片于 65℃烤箱中烤片 30min,HE 染色后交予分子诊断医生,评估肿瘤区域和肿瘤细胞比例。③FISH 检测片于 65℃烤箱中烤片 30min,进行脱蜡和预处理:二甲苯脱蜡 10min,2 次,无水乙醇 10min,2 次,取出待检测片。④待检测片依次放入无水乙醇、90% 乙醇、70% 乙醇各 3min,再放入纯水中 3min,甩去多余的水,放入 1×EDTA 缓冲液中,90℃以上煮 30min,捞出晾干。⑤将配制好的胃蛋白酶 37℃预热,每张片滴加 200μL 的胃蛋白酶工作液进行消化,消化时间长短根据消化情况判定,消化程度要适宜。细胞学包埋块无组织结构,消化时间和组织样本相比,相对较短。⑥消化结束后放入室温 2×SSC 缓冲液中 3min,再依次放入室温 70% 乙醇、90% 乙醇、无水乙醇中各脱水 2min,室温晾干。⑦变性和杂交(此步骤及之后步骤需要避光),探针应提前取出放置于暗处解冻,使用前应振荡混匀,瞬时离心,暗室中滴加目标荧光探针 10μL,迅速盖上裁剪好的盖玻片,轻压盖玻片使探针分布均匀,避免产生气泡,同时用橡皮胶封住盖玻片边缘。⑧将玻片放入杂交仪中,放好湿条,85℃ 5～10min 变性,37℃杂交过夜。⑨洗涤和复染,在洗涤前,将 2×SSC 缓冲液和 0.1%NP-40/2×SSC 提前放入 37℃恒温水浴锅中,关闭杂交仪,取出玻片,轻轻撕去胶条,移除盖玻片,将玻片放入 37℃ 2×SSC 缓冲液中放置 10min,之后转入 37℃ 0.1%NP-40/2×SSC 缓冲液中放置 5min,取出玻片,室温 70% 乙醇放置 3min,取出玻片,室温晾干。⑩滴加 10μL

DAPI 染液至盖玻片上,反转样本片,使盖玻片与载玻片的目的区域接触,反转后轻压盖玻片,避免产生气泡,-20℃存放,荧光显微镜下观察判读。

二、细胞学检查涂片的荧光原位杂交检测流程

细胞学检查涂片用于 FISH 检测,其检测流程基本步骤和细胞学包埋样本一样,只是在预杂交和消化等步骤需要的时间更短。①细胞诊断医师评估细胞学 HE 染色片上肿瘤细胞数量,肿瘤细胞需大于 100 个;②将该 HE 染色片进行扫描保存,同时在此 HE 染色片反面标记肿瘤细胞区域;③轻轻移去盖玻片,若是难移动,可在二甲苯内浸泡片刻后移去盖玻片,之后按照组织 FISH 检测流程进行操作;④在预杂交和消化步骤中缩短时间,每个实验室可以摸索出适合自己的最佳条件。

细胞学检查涂片用于 FISH 检测的优势是无纤维类组织结构和杂质,容易被消化,背景干净,细胞非常完整,荧光信号清晰;劣势是部分肿瘤细胞成团出现,不易消化分离,肿瘤细胞叠加会影响结果判读,另外细胞学检查涂片上不止有肿瘤等恶性细胞,还包含一些组织上皮细胞,荧光显微镜下难以区分出哪些是肿瘤细胞,计数会产生偏差。

第三节　液基细胞学样本用于感染性疾病的分子检测

液基细胞学样本类似于检验科的体液样本,同样可用于分子技术在感染性疾病中的诊断。细胞病理学检查不仅在恶性肿瘤的诊断中起到重要作用,对炎症性疾病的诊断同样具有重要价值,尤其是对化脓性感染和特异性感染性疾病(如结核及常见真菌的感染)的诊断具有重要的作用。

感染性病变的诊断需要借助特殊染色、分子生物学技术及临床和影像学信息。在胸部细胞学样本检测中,检测感染性疾病的分子生物学方法包括传统的 DNA 扩增、巢式 PCR、实时荧光定量 PCR(quantitative PCR,qPCR)、数字 PCR 和宏基因组测序等。以目前应用最广泛的荧光 PCR 检测结核分枝杆菌为例,检测步骤如下:

1. 样本 DNA 的提取　①取 1ml 细胞学样本至 1.5ml EP 管中,12 000r/min 离心 3min;②弃上清液,加入 200μl 裂解液及 20μl 蛋白酶 K 至 EP 管中;③振荡混匀,离心后加入 220μl 结合液及 250μl 无水乙醇;④12 000r/min 离心 3min 后,转移上清至 DNA 吸附柱后离心;⑤洗去核酸中的蛋白及 RNA 以得到纯化的 DNA;⑥加入 DNA 清洗液后离心,收集 DNA 至新的离心管中;⑦将获得的 DNA 保存至 4℃或 -20℃备用。

2. 实时荧光定量 PCR(qPCR)检测及结果判读　取 DNA 溶液 4μl 作为 PCR 扩增的模板,反应条件:37℃ 2min UDG 酶反应,95℃ 3min 预变性;94℃ 15s,60℃ 35s,45 个循环;25℃ 60s 冷却机器。在 60℃ 35s 时收集 FAM/VIC 通道荧光信号。扩增结束后进行数据分析,得出结果。其中,VIC 为内标通道,FAM 为靶基因通道。

结果判定:①VIC 通道无 Ct 值时,结果无效。②VIC 通道的 Ct 值<45 时,根据 FAM 通道的 Ct 值进行结果判读:Ct 值(即循环阈值)≤37 定义为阳性;当 37<Ct 值≤40 时复检 1 次,若结果 Ct 值≤40,则为阳性;Ct 值>40 或无 Ct 值时,结果为阴性。细胞学样本的优势是取材简单,无创伤或者创伤小,获取核酸的操作较石蜡样本简单、快速、安全,人源干扰少,常用于感染性疾病的初筛,可提高结核检测的阳性率。

石蜡样本用于检测的缺点是:①易污染造成假阳性结果;②无法区分死菌和活菌;③无法获得药敏信息;④假阳性患者可能是近期感染或治疗过。

PCR 方法正确诊断结核还与很多因素有关,包括:①样本 DNA 的质量;②靶 DNA 序列的大小;③扩增序列的重复性;④引物的选择;⑤专业人员的培训等。因此,分子病理技术检测结核分枝杆菌具有敏感性和特异性较高的优点,但其结果仍具有局限性,对患者的临床诊治应结合其症状/病史、其他实验室检查及治疗反应等情况综合考虑。

侵袭性真菌病起病隐匿且临床症状不典型,早期诊断困难,而细菌学样本可通过直接镜检用于侵袭性真菌病的早期诊断,提高侵袭性真菌病的诊断水平。直接镜检是病理科常规开展的项目,比如对 HE 染

色、真菌荧光染色、GMS 染色、PAS 等特殊染色检查，可以直接在显微镜下观察到病原体的形态，做出相应的诊断。真菌直接镜检中真菌形态对疾病的诊断有重要的临床价值，但存在假阴性、敏感性低等问题，因此需要结合真菌培养和鉴定、血清学检查、分子生物学方法（荧光定量 PCR、宏基因组测序等方法）及组织学检查结果综合判断，实现真菌病的早期正确诊断。

细胞学标本在分子检测中的应用日益广泛，同时也会有一些局限性，需要继续完善和优化其在分子检测过程中的质控，使该类标本在临床中发挥出更大的价值，为患者带来更多获益。

参考文献

［1］LINDEMAN NI, CAGLE PT, AISNER DL, et al. Updated molecular testing guideline for the selection of lung cancer patients for treatment with targeted tyrosine kinase inhibitors. J Mol Diagn, 2018, 20(2): 129-159.

［2］ALLEGRINI S, ANTONA J, MEZZAPELLE R, et al. Epidermal growth factor receptor gene analysis with a highly sensitive molecular assay in routine cytologic specimens of lung adenocarcinoma. Am J Clin Pathol, 2012, 138(3): 377-381.

［3］MALAPELLE U, DE ROSA N, ROCCO D, et al. EGFR and KRAS mutations detection on lung cancer liquid-based cytology: a pilot study. J Clin Pathol, 2012, 65(1): 87-91.

［4］WU CY, HOU LK, REN SX, et al. High feasibility of liquid-based cytological samples for detection of EGFR mutations in Chinese patients with NSCLC. Asian Pac J Cancer Prev, 2014, 15(18): 7885-7889.

［5］ZHAO H, QIU T, GUO H, et al. Detection of EGFR and KRAS gene mutations using suspension liquid-based cytology specimens in metastatic lung adenocarcinoma. Oncotarget, 2017, 8(63): 106685-106692.

［6］HOWARD H WU, JOSEPH P EATON, KELLY J JONES, et al. Utilization of cell-transferred cytologic smears in detection of EGFR and KRAS mutation on adenocarcinoma of lung. Mod Pathol, 2014, 27(7): 930-935.

［7］JORDAN E BAUM, PAN ZHANG, RANA S HODA, et al. Accuracy of next-generation sequencing for the identification of clinically relevant variants in cytology smears in lung adenocarcinoma. Cancer Cytopathol, 2017, 125(6): 398-406.

［8］MARIA D LOZANO, JOSE I ECHEVESTE, MARTA ABENGOZAR, et al. Cytology Smears in the Era of Molecular Biomarkers in Non-Small Cell Lung Cancer. Arch Pathol Lab Med, 2018, 142(3): 291-298.

［9］DOXTADER EE, CHENG YW, ZHANG Y. Molecular testing of non-small cell lung carcinoma diagnosed by endobronchial ultrasound-guided transbronchial fine-needle aspiration. Arch Pathol Lab Med, 2019, 143(6): 670-676.

［10］吴伟, 曹紫阳, 侯立坤, 等. 非小细胞肺癌液基细胞学标本用于分子检测前的评估体系及表皮生长因子受体突变状态检测. 中华病理学杂志, 2018, 47(12): 955-958.

［11］MAURIZIO MARTINI, SARA CAPODIMONTI, TONIA CENCI, et al.To obtain more with less: cytologic samples with ancillary molecular techniques-the useful role of liquid-based cytology. Arch Pathol Lab Med, 2018, 142(3): 299-307.

［12］da CUNHA SANTOS G, SAIEG MA. Preanalytic specimen triage: smears, cell blocks, cytospin preparations, transport media, and cytobanking. Cancer Cytopathol, 2017, 125(S6): 455-464.

［13］SULE CANBERK, MARIANNE ENGELS. Cytology samples and molecular biomarker testing in lung cancer—advantages and challenges. Virchows Archiv, 2021, 478(1): 45-57.

［14］AMANDA L TREECE, NATHAN D MONTGOMERY, NIRALI PATEL, et al. Source of DNA for targeted next-generation sequencing of lung adenocarcinomas. Cancer Cytopathol, 2016, 124(6): 406-414.

［15］HWANG DH, GARCIA EP, DUCAR MD, et al. Next-generation sequencing of cytologic preparations: An analysis of quality metrics. Cancer Cytopathol, 2017, 125(10): 786-794.

［16］PISAPIA P, PEPE F, IACCARINO A, et al. Next generation sequencing in cytopathology: focus on non-small cell lung cancer. Front Med (Lausanne), 2021 (8): 633923.

［17］WEI WU, ZIYANG CAO, WEI ZHANG, et al. Comparison of the superARMS and ARMS for detecting EGFR mutations in liquid based cytology specimens from NSCLC patients. Diagn Pathol, 2020, 15(1): 9.

［18］王秋菊, 沈亦平, 邬玲仟, 等. 遗传变异分类标准与指南. 中国科学: 生命科学, 2017, 47(6): 668-688.

［19］LI MM, DATTO M, DUNCAVAGE EJ, et al. Standards and guidelines for the interpretation and reporting of sequence variants in cancer: a joint consensus recommendation of the association for molecular pathology, American society of clinical oncology, and college of American pathologists. J Mol Diagn, 2017, 19(1): 4-23.

［20］二代测序临床报告解读专家组. 二代测序临床报告解读指引. 循证医学, 2020, 20(4): 193-202.

［21］ALIA GUPTA, MARK MICALE, KURT D BERNACKI. Fluorescence in situ hybridization analysis on cytologic smears: an accurate and efficient method in the diagnosis of melanotic Xp11 translocation renal cancer. Diagn Cytopathol, 2018, 46(9):

786-789.

[22] MACLEAN E, KOHLI M, WEBER S F, et al. Advances in molecular diagnosis of tuberculosis. J Clin Microbiol, 2020, 58(10): e01582-19.

[23] CAO Z, WU W, WEI H, et al. Using droplet digital pcr in the detection of mycobacterium tuberculosis DNA in FFPE samples. Int J Infect Dis, 2020(99): 77-83.

[24] CHO S M, SHIN S, KIM Y, et al. A novel approach for tuberculosis diagnosis using exosomal DNA and droplet digital PCR. Clin Microbiol Infect, 26(7): 942e1-942e5.

[25] 中国医药教育协会真菌病专业委员会, 国家皮肤与免疫疾病临床医学研究中心(北京大学第一医院), 国家血液疾病临床医学研究中心(北京大学人民医院). 侵袭性真菌病实验室诊断方法临床应用专家共识. 中华内科杂志, 2022, 61(2): 134-141.